U0225860

全国科学技术名词审定委员会
公　布

消化病学名词
CHINESE TERMS IN GASTROENTEROLOGY

2022

医学名词审定委员会

消化病学名词审定分委员会

国家自然科学基金资助项目

科学出版社

北　京

内 容 简 介

本书是全国科学技术名词审定委员会审定公布的消化病学基本名词，内容包括：总论、食管、胃十二指肠、小肠、阑尾、结直肠、肛管、腹膜、网膜、肠系膜、疝、肝脏、胆囊与胆道、胰腺、炎症性肠病、缺血性胃肠疾病、功能性胃肠病、消化内镜操作后疾病共 18 部分，共 3286 条。这些名词是科研、教学、生产、经营及新闻出版等部门应遵照使用的消化病学规范名词。

图书在版编目(CIP)数据

消化病学名词 / 医学名词审定委员会，消化病学名词审定分委员会审定. —北京：科学出版社，2022.10
全国科学技术名词审定委员会公布
ISBN 978-7-03-073448-8

Ⅰ. ①消…　Ⅱ. ①医…　②消…　Ⅲ. ①消化系统疾病–名词术语
Ⅳ. ①R57-61

中国版本图书馆 CIP 数据核字（2022）第 191161 号

责任编辑：王小辉　沈红芬　许红霞　路　倩 / 责任校对：张小霞
责任印制：肖　兴 / 封面设计：吴霞暖

科学出版社 出版
北京东黄城根北街 16 号
邮政编码：100717
http://www.sciencep.com
中国科学院印刷厂 印刷
科学出版社发行　各地新华书店经销

*

2022 年 10 月第 一 版　　开本：787×1092 1/16
2022 年 10 月第一次印刷　　印张：25
字数：580 000

定价：198.00 元
（如有印装质量问题，我社负责调换）

全国科学技术名词审定委员会
第七届委员会委员名单

特邀顾问：路甬祥　许嘉璐　韩启德

主　　任：白春礼

副 主 任：梁言顺　黄　卫　田学军　蔡　昉　邓秀新　何　雷　何鸣鸿
　　　　　裴亚军

常　　委（以姓名笔画为序）：

田立新	曲爱国	刘会洲	孙苏川	沈家煊	宋　军	张　军
张伯礼	林　鹏	周文能	饶克勤	袁亚湘	高　松	康　乐
韩　毅	雷筱云					

委　　员（以姓名笔画为序）：

卜宪群	王　军	王子豪	王同军	王建军	王建朗	王家臣
王清印	王德华	尹虎彬	邓初夏	石　楠	叶玉如	田　淼
田胜立	白殿一	包为民	冯大斌	冯惠玲	毕健康	朱　星
朱士恩	朱立新	朱建平	任　海	任南琪	刘　青	刘正江
刘连安	刘国权	刘晓明	许毅达	那伊力江·吐尔干		孙宝国
孙瑞哲	李一军	李小娟	李志江	李伯良	李学军	李承森
李晓东	杨　鲁	杨　群	杨汉春	杨安钢	杨焕明	汪正平
汪雄海	宋　彤	宋晓霞	张人禾	张玉森	张守攻	张社卿
张建新	张绍祥	张洪华	张继贤	陆雅海	陈　杰	陈光金
陈众议	陈言放	陈映秋	陈星灿	陈超志	陈新滋	尚智丛
易　静	罗　玲	周　畅	周少来	周洪波	郑宝森	郑筱筠
封志明	赵永恒	胡秀莲	胡家勇	南志标	柳卫平	闻映红
姜志宏	洪定一	莫纪宏	贾承造	原遵东	徐立之	高　怀
高　福	高培勇	唐志敏	唐绪军	益西桑布	黄清华	黄璐琦
萨楚日勒图		龚旗煌	阎志坚	梁曦东	董　鸣	蒋　颖
韩振海	程晓陶	程恩富	傅伯杰	曾明荣	谢地坤	赫荣乔
蔡　怡	谭华荣					

第四届医学名词审定委员会委员名单

主　任：陈　竺

副主任：饶克勤　刘德培　贺福初　郑树森　王　宇　罗　玲

委　员（以姓名笔画为序）：

于　欣　王　辰　王永明　王汝宽　李兆申　杨伟炎

沈　悌　张玉森　陈　杰　屈婉莹　胡仪吉　徐建国

曾正陪　照日格图　魏丽惠

秘书长：张玉森（兼）

消化病学名词审定分委员会委员名单

主　　任：陈旻湖

副　主　任（以姓名笔画为序）：

李延青　杨云生　吴开春　周丽雅　房静远　唐承薇

主任助理：韩　英　肖英莲

委　　员（以姓名笔画为序）：

丁士刚　王江滨　王兴鹏　左秀丽　田字彬　田德安

白文元　吕　宾　吕农华　任建林　刘玉兰　李　锐

李　鹏　李景南　时永全　吴本俨　邹多武　张　军

陆　伟　陈卫昌　陈东风　陈其奎　陈胜良　陈旻昡

赵景民　柏　愚　郜恒骏　侯晓华　郭晓钟　庹必光

谢渭芬　蔺　蓉

秘　　书：陈旻昡　时永全　左秀丽　蔺　蓉

消化病学名词编写委员会委员名单

主　　编：陈旻湖

副 主 编（以姓名笔画为序）：

李延青　杨云生　吴开春　周丽雅　房静远　唐承薇

主编助理：韩　英　肖英莲

常务编委（以姓名笔画为序）：

丁士刚	王江滨	王兴鹏	左秀丽	田字彬	田德安
白文元	吕　宾	吕农华	任建林	刘玉兰	李　锐
李　鹏	李景南	时永全	吴本俨	邹多武	张　军
陆　伟	陈卫昌	陈东风	陈其奎	陈胜良	陈蒜暄
赵景民	柏　愚	郜恒骏	侯晓华	郭晓钟	庹必光
谢渭芬	蔺　蓉				

编　　委（以姓名笔画为序）：

于亚男	于岩波	马　雄	王　瑞	王邦茂	王良静
王学红	王俊平	王蔚虹	亓文骞	田字彬	白飞虎
宁北芳	年媛媛	朱振华	向雪莲	刘　旭	刘　苓
刘文徽	刘思德	刘晓琳	刘雪梅	许　乐	许洪伟
许鸿志	孙　刚	孙秀静	杜奕奇	李　岩	李　蒙
李　静	李　骥	李西梅	李宏宇	李良平	杨　玲
杨仕明	杨幼林	吴　东	吴小平	汪芳裕	沈锡中
宋志强	张　千	张　伟	张　玲	张志广	张国新
张炳勇	张晓岚	陈　平	陈　烨	陈　敏	陈正义
陈红梅	邵晓冬	范建高	林志辉	周永宁	周新民
庞雪芹	郑　勇	郑鹏远	胡平方	钟子劭	郜恒骏
姜海行	祝　荫	袁耀宗	聂玉强	徐　严	栾富娟
高　峰	高锦航	诸葛宇征	盛剑秋	梁　洁	董卫国
舒　徐	童　欢	曾　欣	曾　悦	曾维政	谢　川
谢　睿	蓝　宇	缪应雷			

秘　　书：陈蒜暄　时永全　左秀丽　蔺　蓉　熊珊珊　李　莉

白春礼序

科技名词伴随科技发展而生，是概念的名称，承载着知识和信息。如果说语言是记录文明的符号，那么科技名词就是记录科技概念的符号，是科技知识得以传承的载体。我国古代科技成果的传承，即得益于此。《山海经》记录了山、川、陵、台及几十种矿物名；《尔雅》19篇中，有16篇解释名物词，可谓是我国最早的术语词典；《梦溪笔谈》第一次给"石油"命名并一直沿用至今；《农政全书》创造了大量农业、土壤及水利工程名词；《本草纲目》使用了数百种植物和矿物岩石名称。延传至今的古代科技术语，体现着圣哲们对科技概念定名的深入思考，在文化传承、科技交流的历史长河中做出了不可磨灭的贡献。

科技名词规范工作是一项基础性工作。我们知道，一个学科的概念体系是由若干个科技名词搭建起来的，所有学科概念体系整合起来，就构成了人类完整的科学知识架构。如果说概念体系构成了一个学科的"大厦"，那么科技名词就是其中的"砖瓦"。科技名词审定和公布，就是为了生产出标准、优质的"砖瓦"。

科技名词规范工作是一项需要重视的基础性工作。科技名词的审定就是依照一定的程序、原则、方法对科技名词进行规范化、标准化，在厘清概念的基础上恰当定名。其中，对概念的把握和厘清至关重要，因为如果概念不清晰、名称不规范，势必会影响科学研究工作的顺利开展，甚至会影响对事物的认知和决策。举个例子，我们在讨论科技成果转化问题时，经常会有"科技与经济'两张皮'""科技对经济发展贡献太少"等说法，尽管在通常的语境中，把科学和技术连在一起表述，但严格说起来，会导致在认知上没有厘清科学与技术之间的差异，而简单把技术研发和生产实际之间脱节的问题理解为科学研究与生产实际之间的脱节。一般认为，科学主要揭示自然的本质和内在规律，回答"是什么"和"为什么"的问题，技术以改造自然为目的，回答"做什么"和"怎么做"的问题。科学主要表现为知识形态，是创造知识的研究，技术则具有物化形态，是综合利用知识于需求的研究。科学、技术是不同类型的创新活动，有着不同的发展规律，体现不同的价值，需要形成对不同性质的研发活动进行分类支持、分类评价的科学管理体系。从这个角度来看，科技名词规范工作是一项必不可少的基础性工作。我非常同意老一辈专家叶笃正的观点，他认为："科技名词规范化工作的作用比我们想象的还要大，是一项事关我国科技事业发展的基础设施建设工作！”

科技名词规范工作是一项需要长期坚持的基础性工作。我国科技名词规范工作已经有110年的历史。1909年清政府成立科学名词编订馆，1932年南京国民政府成立国立编译馆，是为了学习、引进、吸收西方科学技术，对译名和学术名词进行规范统一。中华人民共和国成立后，随即成立了"学术名词统一工作委员会"。1985年，为了更好地促进我国科学技术的发展，推动我国从科技弱国向科技大国迈进，国家成立了"全国自然科学名词审定委员会"，主要对自然科学领域的名词进行规范统一。1996年，国家批准将"全国自然科学名词审定委员会"改为"全国科学技术名词审定委员会"，是为了响应科教兴国战略，促进我国由科技大国向科技强国迈进，而将工作范围由自然科学技术领域扩展到工程技术、人文社会科学等领域。科学技术发展到今天，信息技术和互联网技术在不断突进，前沿科技在不断取得突破，新的科学领域在不断产生，新概念、新名词在不断涌现，科技名词规范工作仍然任重道远。

110年的科技名词规范工作，在推动我国科技发展的同时，也在促进我国科学文化的传承。科技名词承载着科学和文化，一个学科的名词，能够勾勒出学科的面貌、历史、现状和发展趋势。我们不断地对学科名词进行审定、公布、入库，形成规模并提供使用，从这个角度来看，这项工作又有几分盛世修典的意味，可谓"功在当代，利在千秋"。

在党和国家重视下，我们依靠数千位专家学者，已经审定公布了65个学科领域的近50万条科技名词，基本建成了科技名词体系，推动了科技名词规范化事业协调可持续发展。同时，在全国科学技术名词审定委员会的组织和推动下，海峡两岸科技名词的交流对照统一工作也取得了显著成果。两岸专家已在30多个学科领域开展了名词交流对照活动，出版了20多种两岸科学名词对照本和多部工具书，为两岸和平发展做出了贡献。

作为全国科学技术名词审定委员会现任主任委员，我要感谢历届委员会所付出的努力。同时，我也深感责任重大。

十九大的胜利召开具有划时代意义，标志着我们进入了新时代。新时代，创新成为引领发展的第一动力。习近平总书记在十九大报告中，从战略高度强调了创新，指出创新是建设现代化经济体系的战略支撑，创新处于国家发展全局的核心位置。在深入实施创新驱动发展战略中，科技名词规范工作是其基本组成部分，因为科技的交流与传播、知识的协同与管理、信息的传输与共享，都需要一个基于科学的、规范统一的科技名词体系和科技名词服务平台作为支撑。

我们要把握好新时代的战略定位，适应新时代新形势的要求，加强与科技的协同发展。一方面，要继续发扬科学民主、严谨求实的精神，保证审定公布成果的权威性和规范性。科技名词审定是一项既具规范性又有研究性，既具协调性又有长期性的综合性工作。在长期的科技名词审定工作实践中，全国科学技术名词审定委员会积累了丰富的经验，形成了一套完整的组织和审定流程。这一流程，有利于确立公布名词的权威性，有利于保证公布名词的规范性。但是，我们仍然要创新审定机制，高质高效地完成科技名词审定公布任务。另一方面，在做好科技名词审定公布工作的同时，我们要瞄准世界科技前沿，服务于前瞻性基础研究。习总书记在报告中特别提到"中国天眼"、"悟空号"暗物质粒子探测卫星、"墨子号"量子科学实验卫星、天宫二号和"蛟龙号"载人潜水器等重大科技成果，这些都是随着我国科技发展诞生的新概念、新名词，是科技名词规范工作需要关注的热点。围绕新时代中国特色社会主义发展的重大课题，服务于前瞻性基础研究、新的科学领域、新的科学理论体系，应该是新时代科技名词规范工作所关注的重点。

未来，我们要大力提升服务能力，为科技创新提供坚强有力的基础保障。全国科学技术名词审定委员会第七届委员会成立以来，在创新科学传播模式、推动成果转化应用等方面作了很多努力。例如，及时为 113 号、115 号、117 号、118 号元素确定中文名称，联合中国科学院、国家语言文字工作委员会召开四个新元素中文名称发布会，与媒体合作开展推广普及，引起社会关注。利用大数据统计、机器学习、自然语言处理等技术，开发面向全球华语圈的术语知识服务平台和基于用户实际需求的应用软件，受到使用者的好评。今后，全国科学技术名词审定委员会还要进一步加强战略前瞻，积极应对信息技术与经济社会交汇融合的趋势，探索知识服务、成果转化的新模式、新手段，从支撑创新发展战略的高度，提升服务能力，切实发挥科技名词规范工作的价值和作用。

使命呼唤担当，使命引领未来，新时代赋予我们新使命。全国科学技术名词审定委员会只有准确把握科技名词规范工作的战略定位，创新思路，扎实推进，才能在新时代有所作为。

是为序。

白春礼

2018 年春

路甬祥序

我国是一个人口众多、历史悠久的文明古国，自古以来就十分重视语言文字的统一，主张"书同文、车同轨"，把语言文字的统一作为民族团结、国家统一和强盛的重要基础和象征。我国古代科学技术十分发达，以四大发明为代表的古代文明，曾使我国居于世界之巅，成为世界科技发展史上的光辉篇章。而伴随科学技术产生、传播的科技名词，从古代起就已成为中华文化的重要组成部分，在促进国家科技进步、社会发展和维护国家统一方面发挥着重要作用。

我国的科技名词规范统一活动有着十分悠久的历史。古代科学著作记载的大量科技名词术语，标志着我国古代科技之发达及科技名词之活跃与丰富。然而，建立正式的名词审定组织机构则是在清朝末年。1909 年，我国成立了科学名词编订馆，专门从事科学名词的审定、规范工作。到了新中国成立之后，由于国家的高度重视，这项工作得以更加系统地、大规模地开展。1950 年政务院设立的学术名词统一工作委员会，以及 1985 年国务院批准成立的全国自然科学名词审定委员会（现更名为全国科学技术名词审定委员会，简称全国科技名词委），都是政府授权代表国家审定和公布规范科技名词的权威性机构和专业队伍。他们肩负着国家和民族赋予的光荣使命，秉承着振兴中华的神圣职责，为科技名词规范统一事业默默耕耘，为我国科学技术的发展做出了基础性的贡献。

规范和统一科技名词，不仅在消除社会上的名词混乱现象，保障民族语言的纯洁与健康发展等方面极为重要，而且在保障和促进科技进步，支撑学科发展方面也具有重要意义。一个学科的名词术语的准确定名及推广，对这个学科的建立与发展极为重要。任何一门科学（或学科），都必须有自己的一套系统完善的名词来支撑，否则这门学科就立不起来，就不能成为独立的学科。郭沫若先生曾将科技名词的规范与统一称为"乃是一个独立自主国家在学术工作上所必须具备的条件，也是实现学术中国化的最起码的条件"，精辟地指出了这项基础性、支撑性工作的本质。

在长期的社会实践中，人们认识到科技名词的规范和统一工作对于一个国家的科技发展和文化传承非常重要，是实现科技现代化的一项支撑性的系统工程。没有这样一个系统的规范化的支撑条件，不仅现代科技的协调发展将遇到极大困难，而且在科技日益渗透人们生活各方面、各环节的今天，还将给教育、传播、交流、经贸等多方面带来困难和损害。

全国科技名词委自成立以来，已走过近 20 年的历程，前两任主任钱三强院士和卢嘉锡院士为我国的科技名词统一事业倾注了大量的心血和精力，在他们的正确领导和广大专家的共同努力下，取得了卓著的成就。2002 年，我接任此工作，时逢国家科技、经济飞速发展之际，因而倍感责任的重大；及至今日，全国科技名词委已组建了 60 个学科名词审定分委员会，公布了 50 多个学科的 63 种科技名词，在自然科学、工程技术与社会科学方面均取得了协调发展，科技名词蔚成体系。而且，海峡两岸科技名词对照统一工作也取得了可喜的成绩。对此，我实感欣慰。这些成就无不凝聚着专家学者们的心血与汗水，无不闪烁着专家学者们的集体智慧。历史将会永远铭刻着广大专家学者孜孜以求、精益求精的艰辛劳作和为祖国科技发展做出的奠基性贡献。宋健院士曾在1990 年全国科技名词委的大会上说过："历史将表明，这个委员会的工作将对中华民族的进步起到奠基性的推动作用。"这个预见性的评价是毫不为过的。

科技名词的规范和统一工作不仅仅是科技发展的基础，也是现代社会信息交流、教育和科学普及的基础，因此，它是一项具有广泛社会意义的建设工作。当今，我国的科学技术已取得突飞猛进的发展，许多学科领域已接近或达到国际前沿水平。与此同时，自然科学、工程技术与社会科学之间交叉融合的趋势越来越显著，科学技术迅速普及到了社会各个层面，科学技术同社会进步、经济发展已紧密地融为一体，并带动着各项事业的发展。所以，不仅科学技术发展本身产生的许多新概念、新名词需要规范和统一，而且由于科学技术的社会化，社会各领域也需要科技名词有一个更好的规范。另外，随着香港、澳门的回归，海峡两岸科技、文化、经贸交流不断扩大，祖国实现完全统一更加迫近，两岸科技名词对照统一任务也十分迫切。因而，我们的名词工作不仅对科技发展具有重要的价值和意义，而且在经济发展、社会进步、政治稳定、民族团结、国家统一和繁荣等方面都具有不可替代的特殊价值和意义。

最近，中央提出树立和落实科学发展观，这对科技名词工作提出了更高的要求。我们要按照科学发展观的要求，求真务实，开拓创新。科学发展观的本质与核心是以人为本，我们要建设一支优秀的名词工作队伍，既要保持和发扬老一辈科技名词工作者的优良传统，坚持真理、实事求是、甘于寂寞、淡泊名利，又要根据新形势的要求，面向未来、协调发展、与时俱进、锐意创新。此外，我们要充分利用网络等现代科技手段，使规范科技名词得到更好的传播和应用，为迅速提高全民文化素质做出更大贡献。科学发展观的基本要求是坚持以人为本，全面、协调、可持续发展，因此，科技名词工作既要紧密围绕当前国民经济建设形势，着重开展好科技领域的学科名词审定工作，同时又要在强调经济社会以及人与自然协调发展的思想指导下，开展好社会科学、文化教育和资源、生态、环境领域的科学名词审定工作，促进各个学科领域的相互融合和共同繁荣。科学发展观非常注重可持续发展的理念，因此，我们在不断丰富和发展已建立的科技名词体系的同时，还要进一步研究具有中国特色的术语学理论，以创建中国的术语学派。研究和建立中国特色的术语学理论，也是一种知识创新，是实现科技名词工作可持续发展的必由之路，我们应当为此付出更大的努力。

当前国际社会已处于以知识经济为走向的全球经济时代，科学技术发展的步伐将会越来越快。我国已加入世贸组织，我国的经济也正在迅速融入世界经济主流，因而国内外科技、文化、经贸的交流将越来越广泛和深入。可以预言，21 世纪中国的经济和中国的语言文字都将对国际社会产生空前的影响。因此，在今后 10 到 20 年之间，科技名词工作就变得更具现实意义，也更加迫切。"路漫漫其修远兮，吾将上下而求索"，我们应当在今后的工作中，进一步解放思想，务实创新、不断前进。不仅要及时地总结这些年来取得的工作经验，更要从本质上认识这项工作的内在规律，不断地开创科技名词统一工作新局面，做出我们这代人应当做出的历史性贡献。

2004 年深秋

卢 嘉 锡 序

科技名词伴随科学技术而生，犹如人之诞生其名也随之产生一样。科技名词反映着科学研究的成果，带有时代的信息，铭刻着文化观念，是人类科学知识在语言中的结晶。作为科技交流和知识传播的载体，科技名词在科技发展和社会进步中起着重要作用。

在长期的社会实践中，人们认识到科技名词的统一和规范化是一个国家和民族发展科学技术的重要的基础性工作，是实现科技现代化的一项支撑性的系统工程。没有这样一个系统的规范化的支撑条件，科学技术的协调发展将遇到极大的困难。试想，假如在天文学领域没有关于各类天体的统一命名，那么，人们在浩瀚的宇宙当中，看到的只能是无序的混乱，很难找到科学的规律。如是，天文学就很难发展。其他学科也是这样。

古往今来，名词工作一直受到人们的重视。严济慈先生 60 多年前说过，"凡百工作，首重定名；每举其名，即知其事"。这句话反映了我国学术界长期以来对名词统一工作的认识和做法。古代的孔子曾说"名不正则言不顺"，指出了名实相副的必要性。荀子也曾说"名有固善，径易而不拂，谓之善名"，意为名有完善之名，平易好懂而不被人误解之名，可以说是好名。他的"正名篇"即是专门论述名词术语命名问题的。近代的严复则有"一名之立，旬月踟蹰"之说。可见在这些有学问的人眼里，"定名"不是一件随便的事情。任何一门科学都包含很多事实、思想和专业名词，科学思想是由科学事实和专业名词构成的。如果表达科学思想的专业名词不正确，那么科学事实也就难以令人相信了。

科技名词的统一和规范化标志着一个国家科技发展的水平。我国历来重视名词的统一与规范工作。从清朝末年的科学名词编订馆，到 1932 年成立的国立编译馆，以及新中国成立之初的学术名词统一工作委员会，直至 1985 年成立的全国自然科学名词审定委员会(现已改名为全国科学技术名词审定委员会，简称全国名词委)，其使命和职责都是相同的，都是审定和公布规范名词的权威性机构。现在，参与全国名词委领导工作的单位有中国科学院、科学技术部、教育部、中国科学技术协会、国家自然科学基金委员会、新闻出版署、国家质量技术监督局、国家广播电影电视总局、国家知识产权局和国家语言文字工作委员会,这些部委各自选派了有关领导干部担任全国名词委的领导,有力地推动科技名词的统一和推广应用工作。

全国名词委成立以后,我国的科技名词统一工作进入了一个新的阶段。在第一任主任委员钱三强同志的组织带领下,经过广大专家的艰苦努力,名词规范和统一工作取得了显著的成绩。1992 年三强同志不幸谢世。我接任后,继续推动和开展这项工作。在国家和有关部门的支持及广大专家学者的努力下,全国名词委 15 年来按学科共组建了 50 多个学科的名词审定分委员会,有 1800 多位专家、学者参加名词审定工作,还有更多的专家、学者参加书面审查和座谈讨论等,形成的科技名词工作队伍规模之大、水平层次之高前所未有。15 年间共审定公布了包括理、工、农、医及交叉学科等各学科领域的名词共计 50 多种。而且,对名词加注定义的工作经试点后业已逐渐展开。另外,遵照术语学理论,根据汉语汉字特点,结合科技名词审定工作实践,全国名词委制定并逐步完善了一套名词审定工作的原则与方法。可以说,在 20 世纪的最后 15 年中,我国基本上建立起了比较完整的科技名词体系,为我国科技名词的规范和统一奠定了良好的基础,对我国科研、教学和学术交流起到了很好的作用。

在科技名词审定工作中,全国名词委密切结合科技发展和国民经济建设的需要,及时调整工作方针和任务,拓展新的学科领域开展名词审定工作,以更好地为社会服务、为国民经济建设服务。近些年来,又对科技新词的定名和海峡两岸科技名词对照统一工作给予了特别的重视。科技新词的审定和发布试用工作已取得了初步成效,显示了名词统一工作的活力,跟上了科技发展的步伐,起到了引导社会的作用。两岸科技名词对照统一工作是一项有利于祖国统一大业的基础性工作。全国名词委作为我国专门从事科技名词统一的机构,始终把此项工作视为自己责无旁贷的历史性任务。通过这些年的积极努力,我们已经取得了可喜的成绩。做好这项工作,必将对弘扬民族文化,促进两岸科教、文化、经贸的交流与发展做出历史性的贡献。

科技名词浩如烟海,门类繁多,规范和统一科技名词是一项相当繁重而复杂的长期工作。在科技名词审定工作中既要注意同国际上的名词命名原则与方法相衔接,又要依据和发挥博大精深的汉语文化,按照科技的概念和内涵,创造和规范出符合科技规律和汉语文字结构特点的科技名词。因而,这又是一项艰苦细致的工作。广大专家学者字斟句酌，精益求精，以高度的社会责任感和敬业精神投身于这项事业。可以说，全国名词委公布的名词是广大专家学者心血的结晶。这里，我代表全国名词委，向所有参与这项工作的专家学者们致以崇高的敬意和衷心的感谢！

审定和统一科技名词是为了推广应用。要使全国名词委众多专家多年的劳动成果——规范名词，成为社会各界及每位公民自觉遵守的规范，需要全社会的理解和支持。国务院和 4 个有关部委［国家科委(今科学技术部)、中国科学院、国家教委(今教育部)和新闻出版署］已分别于 1987 年和 1990 年行文全国，要求全国各科研、教学、生产、经营以及新闻出版等单位遵照使用全国名词委审定公布的名词。希望社会各界自觉认真地执行，共同做好这项对于科技发展、社会进步和国家统一极为重要的基础工作，为振兴中华而努力。

值此全国名词委成立 15 周年、科技名词书改装之际，写了以上这些话。是为序。

卢嘉锡

2000 年夏

钱 三 强 序

科技名词术语是科学概念的语言符号。人类在推动科学技术向前发展的历史长河中，同时产生和发展了各种科技名词术语，作为思想和认识交流的工具，进而推动科学技术的发展。

我国是一个历史悠久的文明古国，在科技史上谱写过光辉篇章。中国科技名词术语，以汉语为主导，经过了几千年的演化和发展，在语言形式和结构上体现了我国语言文字的特点和规律，简明扼要，蓄意深切。我国古代的科学著作，如已被译为英、德、法、俄、日等文字的《本草纲目》《天工开物》等，包含大量科技名词术语。从元、明以后，开始翻译西方科技著作，创译了大批科技名词术语，为传播科学知识，发展我国的科学技术起到了积极作用。

统一科技名词术语是一个国家发展科学技术所必须具备的基础条件之一。世界经济发达国家都十分关心和重视科技名词术语的统一。我国早在 1909 年就成立了科学名词编订馆，后又于 1919 年中国科学社成立了科学名词审定委员会，1928 年大学院成立了译名统一委员会。1932 年成立了国立编译馆，在当时教育部主持下先后拟订和审查了各学科的名词草案。

新中国成立后，国家决定在政务院文化教育委员会下，设立学术名词统一工作委员会，郭沫若任主任委员。委员会分设自然科学、社会科学、医药卫生、艺术科学和时事名词五大组，聘任了各专业著名科学家、专家，审定和出版了一批科学名词，为新中国成立后的科学技术的交流和发展起到了重要作用。后来，由于历史的原因，这一重要工作陷于停顿。

当今，世界科学技术迅速发展，新学科、新概念、新理论、新方法不断涌现，相应地出现了大批新的科技名词术语。统一科技名词术语，对科学知识的传播，新学科的开拓，新理论的建立，国内外科技交流，学科和行业之间的沟通，科技成果的推广、应用和生产技术的发展，科技图书文献的编纂、出版和检索，科技情报的传递等方面，都是不可缺少的。特别是计算机技术的推广使用，对统一科技名词术语提出了更紧迫的要求。

为适应这种新形势的需要，经国务院批准，1985 年 4 月正式成立了全国自然科学名词审定委员会。委员会的任务是确定工作方针，拟定科技名词术语审定工作计划、实施方案和步骤，组织审定自然科学各学科名词术语，并予以公布。根据国务院授权，委员会审定公布的名词术语，科研、教学、生产、经营以及新闻出版等各部门，均应遵照使用。

全国自然科学名词审定委员会由中国科学院、国家科学技术委员会、国家教育委员会、中国科学技术协会、国家技术监督局、国家新闻出版署、国家自然科学基金委员会分别委派了正、副主任担任领导工作。在中国科协各专业学会密切配合下，逐步建立各专业审定分委员会，并已建立起一支由各学科著名专家、学者组成的近千人的审定队伍，负责审定本学科的名词术语。我国的名词审定工作进入了一个新的阶段。

这次名词术语审定工作是对科学概念进行汉语订名，同时附以相应的英文名称，既有我国语言特色，又方便国内外科技交流。通过实践，初步摸索了具有我国特色的科技名词术语审定的原则与方法，以及名词术语的学科分类、相关概念等问题，并开始探讨当代术语学的理论和方法，以期逐步建立起符合我国语言规律的自然科学名词术语体系。

统一我国的科技名词术语，是一项繁重的任务，它既是一项专业性很强的学术性工作，又涉及亿万人使用习惯的问题。审定工作中我们要认真处理好科学性、系统性和通俗性之间的关系；主科与副科间的关系；学科间交叉名词术语的协调一致；专家集中审定与广泛听取意见等问题。

汉语是世界五分之一人口使用的语言，也是联合国的工作语言之一。除我国外，世界上还有一些国家和地区使用汉语，或使用与汉语关系密切的语言。做好我国的科技名词术语统一工作，为今后对外科技交流创造了更好的条件，使我炎黄子孙，在世界科技进步中发挥更大的作用，做出重要的贡献。

统一我国科技名词术语需要较长的时间和过程，随着科学技术的不断发展，科技名词术语的审定工作，需要不断地发展、补充和完善。我们将本着实事求是的原则，严谨的科学态度做好审定工作，成熟一批公布一批，提供各界使用。我们特别希望得到科技界、教育界、经济界、文化界、新闻出版界等各方面同志的关心、支持和帮助，共同为早日实现我国科技名词术语的统一和规范化而努力。

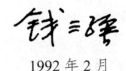

1992 年 2 月

前　言

　　众所周知，规范及统一的医学专业名词是准确记录临床诊疗过程、分享医学科研成果及进行学术交流的重要前提。随着经济社会的发展及医学科学的进步，消化系统疾病谱发生了很大的变化，新的技术、方法及药物在消化系统疾病诊疗的应用也日益广泛。在此过程中产生了不少新的名词，部分旧名词也已过时，及时对消化病学名词进行系统、准确的审定非常必要。受全国科学技术名词审定委员会和中华医学会医学名词办公室的委托，中华医学会消化病学分会组织国内消化病学专家和学者，成立了消化病学名词编写委员会和审定分委员会，进行《消化病学名词》的编写和审定工作。

　　2021年1月25日，中华医学会消化病学名词审定分委员会成立，审定工作正式启动。由中华医学会消化病学分会现任主任委员陈旻湖教授担任审定分委员会主任，前任主任委员杨云生教授，候任主任委员唐承薇教授，副主任委员吴开春、房静远、李延青、周丽雅教授担任审定分委员会副主任。消化病学分会的全体常委担任委员，全体委员作为编者参与编审工作。编写过程中，编委会克服新冠疫情的影响，召开多场线上讨论会，完成了两轮名词和释义的撰写与审核工作，并于2021年5月27～28日及7月15～16日两次在广州召开《消化病学名词》审定会，对全部名词、对应的英文及释义逐条进行审核和修改，最后于8月中旬完成全部审定工作，《消化病学名词》定稿。

　　《消化病学名词》编写过程中，得到了消化病学界各位同道的高度关注和支持，消化病学分会的委员们参考国内外权威专著，查阅大量文献，反复推敲本领域名词的中英文表达方式，力图使《消化病学名词》架构清晰，用词规范、准确，满足学科发展的需求。对目前存在的使用混乱的名词，力求进行准确规范的统一定义。对外文引入的名词，根据中文使用习惯确定了词义贴合、释义详细的名词，力求做到"洋为中用"，成为我们自己的名词。

　　科学是不断发展进步的，新的诊疗技术也不断涌现，因此不可避免地产生新的名词或新的释义。本版《消化病学名词》必定受限于编写当时对本领域知识的认识，受限于编者学术水平的广度与深度，因而难免存在不足之处，祈盼各位同行在使用过程中不吝批评指正。本书审定过程中得到了全国科学技术名词审定委员会和中华医学会医学名词办公室的支持与指导，科学出版社医药卫生分社编审人员、中华医学会杂志社原社长游苏宁编审参加了审定工作，对稿件进行了专业细致的审稿。在本名词编写审定过程中，还有不少参与文献收集及名词撰写的同行未能在审定分委员会委员名单中列出，在此深表谢意。

消化病学名词审定分委员会

2021年9月

编 排 说 明

一、本书公布的是消化病学基本名词，共 3286 条，每条名词均给出了定义或注释。

二、全书分 18 部分：总论、食管、胃十二指肠、小肠、阑尾、结直肠、肛管、腹膜、网膜、肠系膜、疝、肝脏、胆囊与胆道、胰腺、炎症性肠病、缺血性胃肠疾病、功能性胃肠病、消化内镜操作后疾病。

三、正文按汉文名所属学科的相关概念体系排列。汉文名后给出了与该词概念相对应的英文名。

四、每个汉文名都附有相应的定义或注释。定义一般只给出其基本内涵，注释则扼要说明其特点。当一个汉文名有不同的概念时，则用（1）、（2）等表示。

五、一个汉文名对应几个英文同义词时，英文词之间用"，"分开。

六、凡英文词的首字母大、小写均可时，一律小写；英文除必须用复数者，一般用单数形式。

七、"[ ]"中的字为可省略的部分。

八、主要异名和释文中的条目用楷体表示。"全称""简称"是与正名等效使用的名词；"又称"为非推荐名，只在一定范围内使用；"俗称"为非学术用语；"曾称"为被淘汰的旧名。

九、正文后所附的英汉索引按英文字母顺序排列；汉英索引按汉语拼音顺序排列。所示号码为该词在正文中的序码。索引中带"*"者为规范名的异名或在释文中出现的条目。

目　录

01. 总 论

01.01 概 述

01.001 消化病学 gastroenterology
研究消化系统疾病流行病学、病因、发病机制、病理、诊断、治疗、康复和预防的医学学科。

01.002 消化系统 digestive system
参与食物消化和吸收的器官总称。由消化道和消化腺两大部分组成，包括口、咽、食管、胃、小肠、大肠、肝脏、胆囊、胰腺、阑尾和网膜等。

01.003 消化系统疾病 digestive system disease
发生于食管、胃、小肠、大肠、肝脏、胆囊、胰腺、阑尾和网膜等器官的疾病。

01.004 腹腔 abdominal cavity
由腹膜构成的体腔。其上以横膈为界，前以肌肉和组织壁为界，后以脊柱为界，下与盆腔相连。

01.005 腹部器官 abdominal organ
位于人体腹腔的器官。由肝脏、胆囊、胰腺、胃、十二指肠、小肠、大肠、阑尾、网膜等消化腺和消化道组成，还包括脾脏、肾脏、肾上腺、输尿管等其他器官。

01.006 消化器官 digestive organ
由消化道和消化腺两大部分组成。功能是将食物中的营养成分（糖、蛋白质、脂肪）消化成小分子化合物，与水、电解质、维生素等一起吸收入血液，通过血液循环运送到身体各部分，供组织细胞利用。

01.007 消化道 gastrointestinal tract, GI tract
起自口腔，延续为咽、食管、胃、小肠、大肠，终于肛管的管道。

01.008 消化腺 digestive gland
人体分泌消化液的腺体。包括腮腺、下颌下腺、舌下腺、肝脏、胰腺等腺体。

01.009 胃肠道神经系统 gastrointestinal nervous system
由胃肠壁内的神经元、神经纤维等组成的周围神经系统。调节胃肠道的运动、分泌、血流和物质转运。

01.010 胃肠道内分泌系统 gastrointestinal endocrine system
由胃肠道的内分泌细胞及其分泌物质组成的系统。调节营养物质代谢、胰腺外分泌、胆囊功能及胃肠道运动和血流。

01.011 胃肠道免疫系统 gastrointestinal immune system
由胃肠道免疫细胞、免疫活性物质等组成的发挥胃肠道相关免疫应答及免疫功能的系统。可以识别和排除抗原性异物、与机体其他系统相互协调，共同维持机体内环境稳定和生理平衡。

01.012 肠道免疫 intestinal immunity
肠道识别并清除外来入侵的病原体所产生的生物学效应。具有免疫监视、防御和调控作用，以维持肠道微环境稳定。包括肠道先天性免疫和获得性免疫。

01.013 肠道先天性免疫 intestinal innate immunity
又称"肠道非特异性免疫（intestinal nonspecific immunity）"。肠道以非特异性的方式识别并作用于病原体，提供迅速、短暂的抗感染免疫。

01.014 肠道获得性免疫 intestinal acquired immunity
又称"肠道适应性免疫（intestinal adaptive immunity）"。肠道感染后机体获得的针对某一特异病原体的抗感染免疫。具有特异性、耐受性和记忆性的特点。

01.015 肠黏膜免疫 intestinal mucosal immunity
由大量弥散分布于肠黏膜上皮细胞内和固有层的免疫细胞及肠道相关淋巴组织等组成的免疫系统。在肠道受到抗原刺激后产生免疫应答并分泌免疫球蛋白，发挥免疫效应。

01.016 肠道相关淋巴组织 gut-associated lymphoid tissue，GALT
位于肠黏膜下的淋巴组织。由小肠派尔集合淋巴结、散在于整个肠道的独立淋巴滤泡、肠系膜淋巴结、阑尾及弥散的免疫细胞组成。派尔集合淋巴结和独立淋巴滤泡经淋巴管与肠系膜淋巴结相连，是肠黏膜免疫细胞识别抗原和活化的部位。

01.017 食物抗原 food antigen
可引起抗体生成、诱发免疫反应的食物成分。

01.018 胃肠道免疫性疾病 immune gastrointestinal disease
免疫调节失去平衡影响机体的免疫应答而引起的胃肠道疾病。包括萎缩性胃炎、溃疡性结肠炎和克罗恩病等。

01.019 胃肠动力 gastrointestinal motility
消化道管壁的纵行肌和环形肌有规律地收缩和舒张及括约肌协调性开闭产生的胃肠运动。有助于食物的消化、吸收及残渣的排泄。

01.020 胃肠道平滑肌 gastrointestinal smooth muscle
分布在胃肠道的具有自主收缩功能的非横纹肌组织。除食管上段及直肠末端由横纹肌组成外，整个胃肠道的固有肌层，包括胆囊和胆管，均由平滑肌构成。受自主神经支配。

01.021 胃肠激素 gastrointestinal hormone
分布于胰腺及全消化道的内分泌细胞分泌的一类性质不同的具有激素或类激素功能的多肽。包括胆囊收缩素、肠抑胃肽、肠胰高血糖素、表皮生长因子、尿抑素、胃抑制性多肽、促胃动素、促胰液素和血管活性肠肽等。

01.022 脑-肠轴 gut-brain axis
将中枢神经系统与肠神经系统、神经-内分泌-免疫系统连接起来而形成的双向调节通路。在调节胃肠运动功能、内脏敏感性、脑肠肽分泌、机体对应激的反应性、中枢认知功能等方面发挥重要作用。

01.023 胃黏膜屏障 gastric mucosal barrier
胃黏膜上皮细胞顶端和相邻细胞侧膜之间存在的紧密连接。可防止胃腔内的H^+向黏膜上皮细胞内扩散。

01.024 肠黏膜屏障 intestinal mucosal barrier
肠黏膜上皮细胞之间的紧密连接、黏液层、正常菌群、肠道免疫系统和肠-肝轴共同组成的机械屏障和免疫屏障。可防止肠内有害物质（如细菌和毒素）穿过肠黏膜进入体内其他组织、器官和血液循环。

01.025 肠道稳态 gut homeostasis
宿主、肠道内环境、营养和代谢产物等相互作用所构成的动态平衡状态。受环境、生活方式、饮食习惯等多种因素影响。

01.026 食物摄取 food intake
机械性地获得食物，将食物咀嚼和吞咽的过程。

01.027 消化 digestion
食物在消化道内分解成可被吸收的小分子物质的过程。

01.028 吸收 absorption
消化后的小分子物质及水、无机盐和维生素通过消化道黏膜进入血液和淋巴循环的过程。

01.029 排便 defecation, bowel movement
粪便刺激直肠感受器，引起便意，大脑皮质控制排便活动，通过盆神经传出冲动，使降结肠、直肠收缩，肛门括约肌舒张，将粪便排出体外的过程。

01.030 肠内营养 enteral nutrition, EN
通过口服或管饲的方法，经胃肠道途径为机体提供代谢需要的营养素的营养支持方式。

01.031 全胃肠外营养 total parenteral nutrition, TPN
完全经静脉途径输入营养物质，提供氨基酸、葡萄糖、脂肪、电解质、微量元素、维生素和水分，以维持机体正常生理需要和促进疾病康复的治疗方法。由中心静脉或末梢静脉输入。

01.032 部分胃肠外营养 partial parenteral nutrition, PPN
当肠内营养无法满足机体的目标需求量时，部分经静脉途径供应机体所需营养素的治疗方法。

01.033 营养状态 nutritional status
反映营养摄入量和营养需求量可否维持机体健康需要的状况。一般用标准体重、体重指数及血清蛋白、维生素和矿物质等进行评估。受疾病影响，也影响疾病预后。

01.034 营养评估 nutrition assessment
判定机体营养状况的方法。主要根据临床病史、人体测量和血清蛋白等的测定确定营养状态，并监测营养支持治疗的疗效。

01.035 体重指数 body mass index, BMI
又称"体质[量]指数"。用体重千克数除以身高米数平方得出的数值。是以体重为主判断营养状况的指标，是国际上常用的衡量人体胖瘦程度及是否健康的标准。

01.036 肥胖 obesity
以体内脂肪异常累积为特征的代谢性疾病。根据体重指数（BMI）进行肥胖的判定，世界卫生组织将BMI≥30kg/m²视为肥胖，我国将BMI≥28kg/m²视为肥胖。

01.037 代谢综合征 metabolic syndrome
人体的蛋白质、脂肪、碳水化合物等物质发生代谢紊乱的病理状态。是一组复杂的代谢紊乱综合征。包括肥胖、血脂代谢异常、高血糖、高血压等。

01.038 营养不良 malnutrition
能量、蛋白质或其他营养素缺乏或过量，对机体功能乃至临床结局产生影响的现象。包括营养不足和营养过剩。

01.039 低纤维饮食 low-fiber diet
每日总膳食纤维摄入量＜10g的饮食方式。常推荐作为消化系统疾病中的炎症性肠病、肠易激综合征、结直肠憩室炎，以及结肠镜检查准备、腹部手术前和（或）术后患者的饮食。

01.040 高脂饮食 high fat diet
膳食脂肪占摄入总热量30%以上的饮食方式。在营养过剩的情况下，高脂饮食会导致机体脂肪和非脂肪组织的脂质沉积增加。

01.041 低脂饮食 low fat diet
膳食脂肪占摄入总热量30%以下或全天脂肪摄入量小于50g的饮食方式。

01.042 生酮饮食 ketogenic diet
以高脂肪、低碳水化合物、适量蛋白质为特点的饮食方式。该饮食方式降低碳水化合物供能的比例，提高脂肪供能的比例，通过代谢产生酮体供能。早期用于癫痫的治疗，目前亦用于减重，但需在专业医生指导下进行。

01.043 脂肪餐 fatty meal
用于观察胆囊运动功能的诊断性饮食。要求脂肪含量不低于50g。

01.02 症　　状

01.044 口臭 halitosis
从口腔或其他充气空腔（如鼻腔、鼻窦、咽、食管、胃肠道）中散发出令人不悦气味的症状。多由细菌感染、消化不良、胃食管反流等引起。

01.045 口干燥[症] xerostomia
在咀嚼食物，特别是较干燥的食物时，不能形成食团而影响吞咽的症状。

01.046 咽部不适 pharyngeal discomfort
咽部或咽部以外病变引起的咽部不舒服的感觉。

01.047 进食呛咳 choking cough after eating
摄入的食物或水进入气管引起咳嗽、突然喷出食物的症状。多由消化系统或中枢神经系统疾病所致。

01.048 咽部异物感 foreign body sensation in pharynx
咽部的异常感觉。如球塞感、瘙痒感、紧迫感、黏着感、烧灼感、蚁行感。

01.049 恶心 nausea
上腹部或咽喉部体验到迫切要呕吐的不适感。

01.050 干呕 retching
口腔和声门紧闭而强烈吸气，并无胃内容物由口腔排出的症状。

01.051 呕吐 vomiting
胃内容物经口用力吐出，同时伴随腹肌和膈肌收缩的症状。

01.052 反射性呕吐 reflex vomiting
内脏神经末梢传来的冲动引起的呕吐。多见于消化道急性炎症、胆道蛔虫病、肠梗阻、输尿管结石、心肌梗死、充血性心力衰竭等疾病。

01.053 中枢性呕吐 central vomiting
中枢神经系统病变引起的呕吐。多见于颅内肿瘤、颅内出血、脑炎、脑膜炎、颅脑外伤等疾病引起的颅内压增高时。呕吐常呈喷射性，多伴有头痛，一般无恶心症状。

01.054 前庭障碍性呕吐 vestibular dysfunction vomiting
前庭功能异常引起的呕吐。常见于迷路炎、梅尼埃病、晕动病等疾病，常伴有头晕、眩晕、耳鸣、听力下降等。

01.055 神经性呕吐 nervous vomiting
自发或故意诱发的反复呕吐。呕吐物为刚进食的食物。不伴有其他的明显症状，以无明显器质性病变为基础，发病多与精神心理因素有关。

01.056 术后恶心呕吐 postoperative nausea and vomiting
手术后出现的恶心、呕吐。通常与手术和麻醉有关，儿童、青少年、成年女性常见。

01.057 周期性呕吐 periodic vomiting
有规律的反复发作的严重恶心和呕吐。多发生于无器质性基础疾病的精神障碍。常见于儿童。

01.058 流行性呕吐 epidemic vomiting
又称"冬季呕吐病（winter vomiting disease）"。通常指由病毒感染引起的急性胃肠炎所致的呕吐。常见病毒有诺如病毒、轮状病毒等。发病高峰常在11月到次年2月，常伴随恶心及腹泻。

01.059 呃逆 hiccup
膈肌和肋间肌等呼吸肌不自主阵发性痉挛，伴吸气期声门突然闭锁，空气迅速流入气管内，发生特异性声音的一种常见生理现象。

01.060 短暂性呃逆 transient hiccup
仅持续数分钟的膈肌和肋间肌等呼吸肌的不自主阵发性痉挛。可见于健康人受精神刺激或快速吞咽药物、食物及吸入冷空气等情况时。

01.061 持续性呃逆 persistent hiccup
持续或反复超过48h的膈肌和肋间肌等呼吸肌的不自主阵发性痉挛。

01.062 顽固性呃逆 intractable hiccup
又称"难治性呃逆（refractory hiccup）"。持续或反复发作超过2个月的膈肌和肋间肌等呼吸肌的不自主阵发性痉挛。可见于某些器质性疾病包括中枢神经系统病变、周围神经病变、药物和代谢异常、癔症及腹腔手术后等。

01.063 反刍 rumination
刚咽下的食物不费力地反流入口腔，再咀嚼后咽下或吐出的过程。

01.064 反流 regurgitation
胃或食管内容物未经恶心即轻易返回口腔的过程，胸、腹及胃肠肌皆无痉挛性收缩。

01.065 反食 food regurgitation
未消化食物由胃腔往食管、口腔反流的过程。

01.066 反酸 acid regurgitation
酸味液体由胃腔往食管、口腔方向反流的过程。

01.067 烧心 heartburn
胸骨后烧灼样不适或疼痛。是胃食管反流病的常见症状。

01.068 上腹烧灼感 epigastric burning
上腹部灼热不舒服的主观感觉。常由胃酸分泌过多引起。

01.069 吞咽困难 dysphagia
食团从口腔至胃运送过程中受阻而产生的食物滞留感或食团传输异常感。

01.070 机械性吞咽困难 mechanical dysphagia

由大块食团梗阻或管腔本身狭窄引起的食物滞留感或食团传输异常感。

01.071　动力性吞咽困难　dynamic dysphagia
由食管蠕动性收缩或非蠕动性收缩无力和（或）括约肌松弛障碍引起的食物滞留感或食团传输异常感。

01.072　吞咽疼痛　odynophagia
伴随吞咽动作而出现疼痛的症状。多由扁桃体炎、咽喉炎、食管炎、弥漫性食管痉挛、食管肿瘤引起。

01.073　嗳气　belching
间断地出现气体从食管或胃内逸出，并在咽部发出声音的症状。

01.074　胸骨后疼痛　retrosternal pain
胸骨前区正中、剑突以上区域的疼痛感觉。是缺血性心脏病及胃食管反流病的常见症状。严重时可放射至下胸两侧，甚至颈颌部，偶尔放射至背部。

01.075　食欲缺乏　loss of appetite
缺乏进食欲望。是许多疾病的伴发症状。可由消化系统疾病、全身性疾病、药物及精神心理因素等引起。

01.076　食欲亢进　hyperorexia
容易饥饿、想进食及进食量明显增加的现象。多由机体热能消耗过多、代谢过分旺盛或胰岛素分泌亢进等引起。常见于糖尿病、甲状腺功能亢进、胰岛 B 细胞瘤等。

01.077　食欲反常　abnormal appetite
精神心理因素所致的进食障碍。包括神经性畏食、神经性贪食和神经性厌食。

01.078　神经性畏食　afraid of eating
进食前或进食时出现心理恐惧、惊慌感的进食障碍。以故意节食导致体重减轻为特征。

01.079　神经性贪食　bulimia nervosa
反复发作性暴食，伴随防止体重增加的补偿性行为的进食障碍。主要表现为反复发作、不可控制、冲动性地暴食，继之采取防止增重的不适当的补偿性行为，如禁食、过度运动、诱导呕吐及滥用利尿剂、泻药、食欲抑制剂、代谢加速药物等。

01.080　神经性厌食　anorexia nervosa
通过节食等手段，有意造成并维持体重明显低于正常标准为特征的进食障碍。主要特征是尽管体重已明显减轻，但对体重增加和发胖仍持强烈恐惧感。

01.081　消瘦　marasmus
体内脂肪储量减少、肌肉消耗所致的体重减轻，低于标准体重10%以上的症状。

01.082　吸收不良　malabsorption
消化道内消化、黏膜吸收或营养物质向体循环转运出现异常，营养物质不能正常吸收，从而引起营养缺乏的临床症状。

01.083　消化不良　dyspepsia
上腹部不适或疼痛、饱胀、反酸和嗳气等综合征。分为功能性消化不良和器质性消化不良。

01.084　功能性消化不良　functional dyspepsia
以上腹痛、上腹烧灼感、餐后饱胀、早饱为主要症状的一组疾病。与脑-肠轴调节异常有关。

01.085　器质性消化不良　organic dyspepsia
器质性疾病导致的上腹部不适或疼痛、饱胀、反酸和嗳气等综合征。

01.086 腹胀 abdominal bloating
腹部胀满的不适感。可由胃肠道胀气、腹水、腹腔肿瘤等引起，也可由内脏敏感性增加所致。

01.087 饱胀 fullness
进食过多、过饱、过快引起的腹胀不适。

01.088 餐后饱胀 postprandial fullness
餐后食物较长时间存留在胃内的不舒服感。常由暴饮暴食或胃动力不足引起。

01.089 早饱 early satiety
进食后很快感觉胃内饱胀不适，与进餐量不成比例，以至于不能完成正常餐量的现象。

01.090 胀气 flatulence
腹部的饱胀、压迫感。由于胃肠道炎症、反流或肿瘤时，食物不断对胃肠道壁产生压力，同时食物在胃肠道内过度发酵后产生大量气体，进一步增加胃肠道内压力。

01.091 腹痛 abdominal pain
腹腔内外器质性或功能性疾病所表现的腹部疼痛症状。多由腹内组织或器官受到某种强烈刺激或损伤所致，也可由胸部疾病及全身性疾病所致。

01.092 急性腹痛 acute abdominal pain
起病急、病程短，一般比较剧烈的腹部疼痛。可伴反跳痛、肌紧张、恶心、呕吐、发热，病因复杂，部分可产生严重后果，甚至危及生命。

01.093 慢性腹痛 chronic abdominal pain
起病缓慢、病程较长，或急性发病后时发时愈的腹部疼痛。是最常见的消化系统疾病症状之一，病因复杂，诊断较困难，有时可转化为急性腹痛。

01.094 内脏性腹痛 visceral abdominal pain
由机械性牵拉、痉挛、缺血和炎症等刺激所致的腹部疼痛。定位不准确，多为钝痛，常伴自主神经功能失调，如出汗、恶心、呕吐、面色苍白等表现。

01.095 躯体性腹痛 somatic abdominal pain
因壁腹膜受到刺激产生的疼痛。定位精确，一般较剧烈，可因变换体位和咳嗽而加剧。

01.096 放射性腹痛 radioactive abdominal pain
发生于远离病变部位而与患病器官有相同的脊髓段神经供应的皮肤或深部组织的腹部疼痛。一般定位较精确。

01.097 转移性右下腹痛 metastatic right lower abdominal pain
起初上腹部或脐周疼痛，随着病情发展，疼痛转移至右下腹部的症状。70%~80%的急性阑尾炎患者有此特征性症状。

01.098 反射痛 reflex pain
神经的一个分支受到刺激或损害时，疼痛除向该分支支配区放射外，还可累及该神经的其他分支支配区而产生的疼痛。

01.099 沙尔科三联征 Charcot triad
由上腹痛、寒战高热、黄疸3个症状及体征构成。常由急性胆管炎引起。

01.100 雷诺五联征 Reynolds pentad
在沙尔科三联征（上腹痛、寒战高热、黄疸）基础上，出现休克及精神症状，如谵妄、烦躁、嗜睡、昏迷等。常由急性胆管炎引起。

01.101 腹部不适 abdominal discomfort
位于腹部、患者和医生均未能更好表达的非疼痛但不舒服的感觉。

01.102 消化道出血 gastrointestinal hemorrhage
从食管到肛门的消化器官的出血。包括食管、胃、十二指肠、空肠、回肠、结肠及直肠的出血。可分为上消化道出血和下消化道出血。

01.103 上消化道出血 upper gastrointestinal hemorrhage
屈氏韧带以上（包括食管、胃、十二指肠和胰管、胆管）病变引起的出血。胃空肠吻合术后吻合口附近的空肠上段病变所致出血也属此范围。临床表现为呕血、黑便、便血等。

01.104 下消化道出血 lower gastrointestinal hemorrhage
屈氏韧带以下（包括空肠、回肠、结肠、直肠）病变引起的出血。通常临床表现为便血、黑便。

01.105 隐匿性消化道出血 occult gastrointestinal hemorrhage
不为患者觉察，仅表现为缺铁性贫血和（或）粪便隐血试验阳性的消化道出血。病程长者可出现倦怠、乏力、食欲缺乏、心悸，有时可伴腹胀、腹泻、排便异常等。

01.106 呕血 hematemesis
呕吐红色血液或咖啡渣样物。通常由上消化道（食管、胃、十二指肠、胃空肠吻合术后的空肠、胰腺、胆道）急性出血所致。

01.107 柏油样便 asphalt stool
颜色呈黑色，表面具有光泽，形、色如沥青的粪便。一般由上消化道或小肠出血在肠腔内长时间停留，红细胞受破坏后，血红蛋白在肠道内与硫化物结合形成硫化铁所致。

01.108 便血 hematochezia

鲜红、暗红色血液自肛门排出。多见于下消化道出血，特别是结肠与直肠病变的出血，亦可见于上消化道大出血。

01.109 黑便 melena
颜色呈黑色的粪便。一般由消化道出血引起，少数也可由进食某些特殊的食物或药物引起。

01.110 粪便隐血 fecal occult blood
粪便外观无异常改变，肉眼无法辨认的出血。可通过粪便隐血试验发现。

01.111 脓血便 bloody purulent stool
混有脓性分泌物及血液的粪便。多由肠道炎症引起，如细菌性痢疾、炎症性肠病等。

01.112 黏液血便 mucous bloody stool
混有黏液和血液的粪便。多由肠道炎症、感染或肿瘤引起。

01.113 黏液脓血便 mucous purulent bloody stool
混有黏液、脓性分泌物及血液的粪便。可由细菌感染、炎症性肠病或肠道肿瘤等疾病引起。

01.114 腹泻 diarrhea
排便次数增多（>3次/天），或粪便量增加（>200g/d）且粪质稀薄（含水量>85%）的症状。可带有黏液、脓血或未消化的食物。

01.115 急性腹泻 acute diarrhea
起病急、病程短于4周的腹泻。常见于急性肠道感染、急性中毒、急性变态反应性疾病等。

01.116 慢性腹泻 chronic diarrhea
病程超过4周或长期反复发作的腹泻。常见于慢性肠道感染、肠道肿瘤、吸收不良综合征等。

01.117 脱水 dehydration
体液容量减少（超过体重的2%），并出现一系列功能和代谢紊乱的病理过程。临床上常根据血钠浓度和血浆渗透压将其分为高渗性脱水、低渗性脱水和等渗性脱水。

01.118 高渗性脱水 hypertonic dehydration
体液容量减少，失水多于失钠，血清钠浓度高于145mmol/L，血浆渗透压高于320mmol/L，并伴有组织间液量显著减少的病理过程。

01.119 低渗性脱水 hypotonic dehydration
体液容量减少，失钠多于失水，血清钠浓度低于135mmol/L，血浆渗透压也相应低于280mmol/L，细胞外液容量减少不显著的病理过程。

01.120 等渗性脱水 isotonic dehydration
体液容量减少，失水同时伴有失钠，且两者丢失的比例相同或大体相同，血浆钠浓度和渗透压皆维持在正常范围，并伴有细胞外液容量减少的病理过程。

01.121 里急后重 tenesmus
排便频繁但每次排便量少，伴有排便不尽或排便急迫感。

01.122 排便急迫 defecation urgency, bowel urgency
便意来袭难以控制，急切想要排便的现象。常见于肠易激综合征或炎症性肠病等。

01.123 大便失禁 fecal incontinence
肛门不自主地排出固体或液体粪便。常见于肛门先天发育异常、外伤、神经系统病变和肛门直肠病变等。

01.124 脂肪泻 steatorrhea
粪便外观呈油脂状或泡沫状的腹泻。粪便色淡，量多，常浮于水面，味恶臭。是吸收不良综合征的典型表现，常见于胰腺外分泌功能不全。

01.125 黏液便 mucous stool
黏液含量增多的粪便。单纯黏液便时黏液呈无色、透明，稍黏稠；脓性黏液便则呈黄白色、不透明。

01.126 水样便 watery stool
稀薄，呈水样的粪便。见于各种感染性和非感染性腹泻。

01.127 果酱样便 jam-like stool
粪便中血和黏液混合使其呈暗红色果酱样。镜检可见大量红细胞，而白细胞少。见于阿米巴痢疾、肠套叠等。

01.128 便秘 constipation
排便次数减少，每周少于3次，伴有粪便干硬和（或）排便困难的症状。分为器质性便秘和功能性便秘。

01.129 器质性便秘 organic constipation
由肠道疾病、内分泌和代谢性疾病、神经肌肉系统疾病及药物和化学品中毒等导致的便秘。

01.130 功能性便秘 functional constipation
病程至少 6 个月的排便困难和（或）排便次数减少，粪便干硬，无器质性疾病证据的便秘。排便困难包括排便费力、排出困难、排便不尽感、肛门直肠堵塞感、排便费时及需辅助排便。排便次数减少指每周排便少于 3 次。

01.131 粪便嵌塞 fecal impaction

粪便在肠道停留过久、水分过度吸收形成坚硬的粪团而难以排出的现象。

01.132 排便困难 difficult defecation
排便费力、排便时间延长、排便不尽感或肛门直肠堵塞感，其至需要手法辅助排便的现象。

01.133 排便不尽感 defecation incompletely
排便窘迫或排便不畅的感觉。一般由肠道疾病、肛门直肠疾病或盆底肌病变引起。

01.134 肛门直肠堵塞感 anorectal blockage
肛门直肠部的异物阻塞感。常见于直肠黏膜脱垂、直肠肿瘤等疾病。

01.135 黄疸 jaundice

血清中胆红素含量升高，使皮肤、巩膜、黏膜及其他组织和体液发生黄染的现象。

01.136 皮肤巩膜黄染 yellow dye of skin and sclera
血清中胆红素含量超过正常值所导致的皮肤和巩膜呈现黄染的体征。

01.137 皮肤瘙痒 pruritus
皮肤烧灼感或蚂蚁在皮肤上爬行的感觉。一般由皮肤干燥、感染、过敏、药物或全身性疾病等引起。

01.138 白陶土样便 acholic stool
呈灰白色陶土样外观的粪便。一般由胆道梗阻导致胆汁无法正常排泄进入肠道引起。

01.03 体 征

01.139 腹部膨隆 abdominal protuberance
平卧时前腹壁明显高于肋缘与耻骨联合的平面，外观呈凸起状。分为全腹膨隆和局部膨隆。

01.140 全腹膨隆 protuberance of whole abdomen
腹部弥漫性凸起，呈球形或近椭球形。常见于腹水、腹内积气、腹内巨大肿块等。

01.141 局部膨隆 protuberance of localized abdomen
腹部局部凸起。常由脏器肿大、腹内肿瘤或炎性肿块、胃或肠胀气，以及腹壁肿块和疝等引起。

01.142 蛙腹 frog belly
平卧位时侧腹壁明显膨出，呈现出扁而宽的腹部外形。常为腹腔大量液体因重力作用积聚于腹腔两侧所致。

01.143 尖腹 apical belly
尖凸型的腹部外形。常见于腹膜有炎症或肿瘤浸润时。

01.144 气腹 pneumoperitoneum
腹腔中积存游离气体的现象。见于胃肠道穿孔或治疗性人工气腹。

01.145 腹部平坦 flat abdomen
平卧时前腹壁大致处于肋缘与耻骨联合同一平面或略凹陷。

01.146 腹部凹陷 abdominal concavity
仰卧时前腹壁明显低于肋缘与耻骨联合的平面。分为全腹凹陷和局部凹陷。

01.147 全腹凹陷 concavity of whole abdomen
仰卧时前腹壁整体明显低于肋缘与耻骨联合的平面。见于消瘦和脱水者。严重时称舟状腹。

01.148 局部凹陷 concavity of localized abdomen

仰卧时前腹壁局部明显低于肋缘与耻骨联合的平面。多由手术后腹壁瘢痕收缩所致。患者立位或加大腹压时,凹陷可更明显,白线疝、切口疝于卧位时可见凹陷,但立位或腹压增加时局部反而膨出。

01.149 舟状腹 scaphoid abdomen

仰卧时前腹壁明显低至几乎贴近脊柱,肋弓、髂嵴和耻骨联合显露,腹外形如舟状。见于营养不良和极度消瘦者。

01.150 吸气式全腹凹陷 concavity of whole abdomen during inhalation

吸气动作时出现的全腹凹陷。见于膈肌麻痹和上呼吸道梗阻。

01.151 格雷–特纳征 Grey-Turner sign

血性腹水自腹膜后间隙渗到两侧腹壁皮下时,可见两侧胁腹皮肤呈蓝灰色的体征。见于重症急性胰腺炎等。

01.152 卡伦征 Cullen sign

脐周围或下腹壁皮肤发蓝的体征。为腹腔内大出血的征象。见于重症急性胰腺炎或宫外孕破裂等。

01.153 腹壁静脉曲张 abdominal wall varicosis

腹壁静脉显而易见或迂曲变粗的体征。常见于门静脉高压致循环障碍或上、下腔静脉回流受阻而有侧支循环形成时。

01.154 水母头征 caput medusa sign

脐部见一簇曲张静脉向四周放射,形如水母头的体征。可听到静脉血管杂音。常见于显著门静脉高压。

01.155 胃型 gastral pattern

胃因饱满隆起而显现出轮廓的体征。常见于十二指肠球部或幽门管溃疡伴狭窄、胃窦癌伴梗阻等。

01.156 肠型 intestinal pattern

肠段因饱满隆起而显现出轮廓的体征。常见于肠道良恶性狭窄或粪石嵌顿等导致的机械性肠梗阻。

01.157 胃蠕动波 gastral peristaltic wave

胃因蠕动增强呈现波浪式起伏运动的体征。常见于十二指肠球部或幽门管溃疡伴狭窄、胃窦癌伴梗阻等。

01.158 肠蠕动波 intestinal peristaltic wave

肠段因蠕动增强呈现波浪式起伏运动的体征。常见于肠道良恶性狭窄或粪石嵌顿等导致的机械性肠梗阻。

01.159 肠鸣音 bowel sound

肠管蠕动时,肠腔内气体和液体随之流动所产生的断续的气过水声或咕噜声。正常情况下,肠鸣音每分钟3～5次,有规律地出现。

01.160 肠鸣音活跃 active bowel sound

肠蠕动增强时,肠腔内断续的气过水声或咕噜声次数增加达每分钟6～10次,但音调不特别高亢的体征。见于饥饿状态、急性肠炎、服用泻药后或胃肠道大出血等。

01.161 肠鸣音亢进 hyperactive bowel sound

肠蠕动增强时,肠腔内断续的气过水声或咕噜声次数明显增加,每分钟多达10次以上,且音调响亮、高亢,甚至呈叮当声或金属音的体征。见于机械性肠梗阻。

01.162 气过水声 gas-over-water sound

断断续续的咕噜声，其音调高亢且连续出现，如闻气泡自水中穿行。是腹部特有的听诊音，见于机械性肠梗阻。

01.163 肠鸣音减弱 hypoactive bowel sound
肠蠕动减弱，3～5min方能听到一次肠鸣音的体征。见于便秘、腹膜炎、低钾血症及胃肠动力减弱者。

01.164 肠鸣音消失 disappearance of bowel sound
腹部听诊3～5min仍未能听到肠鸣音，用手指轻叩或搔弹刺激腹部后也听不到肠鸣音的体征。见于急性腹膜炎、低钾血症、腹部大手术后或麻痹性肠梗阻等。

01.165 血管杂音 vascular murmur
遇到血流加速、异常血流通道或血管腔径异常时，血管中正常血流由层流转变为湍流或旋涡而冲击血管壁，使之产生振动形成的杂音。

01.166 摩擦音 friction sound
听诊时闻及的短暂的搔抓样或摩擦样声音。可由发炎的心包层或胸膜层相互摩擦所致，也可见于脾周围炎、肝周围炎或胆囊炎累及局部腹膜等情况。

01.167 移动性浊音 shifting dullness
仰卧位时，腹腔内积聚的液体因重力作用储积于腹腔的低处，叩诊时呈浊音，而腹中部由于含气的肠管浮于液面之上，叩诊时呈鼓音，通过体位改变而伴随出现腹部浊音区移动的体征。当腹腔内游离的腹水量超过1000ml时可出现移动性浊音阳性。

01.168 胆囊区叩击痛 cholecystic percussion pain
叩诊位于右侧肋弓和右锁骨中线交界处的胆囊区时出现疼痛的体征。是急性胆囊炎的重要体征。

01.169 板状腹 board-like rigidity
腹膜受刺激而引起腹肌痉挛、腹壁明显紧张，甚至强直硬如木板的体征。常见于急性弥漫性腹膜炎。

01.170 柔韧感 dough kneading sensation
又称"揉面感（doughy sensation）"。结核性炎症或其他慢性病变导致腹膜增厚及与肠管、肠系膜粘连，形成腹壁柔韧而具抵抗力、不易压陷的体征。

01.171 腹部压痛 abdominal tenderness
用一定力量按压腹部时出现腹部疼痛的体征。常见于腹壁或腹腔内疾病。

01.172 麦氏点压痛 McBurney point tenderness
于脐与右髂前上棘连线的中外1/3交界处按压腹壁时，产生明显疼痛感的体征。常见于急性阑尾炎。

01.173 反跳痛 rebound tenderness
以一定力量按压腹壁产生压痛后，稍作停留后突然释放时，因腹膜受到牵拉、激惹出现疼痛的体征。是腹腔内脏器病变累及邻近壁腹膜的标志。

01.174 腹膜刺激征 peritoneal irritation sign
又称"腹膜炎三联征（triad of peritonitis）"。腹部压痛、反跳痛和腹肌紧张3种体征并存的征象。

01.175 腹部包块 abdominal mass
腹部检查时可触及的异常包块。可为肿大或异位的脏器、炎症性肿块、囊肿、肿大淋巴结，以及肿瘤、胃内结石和肠内粪块等。

01.176 液波震颤 fluid thrill
腹腔内有大量游离液体时，检查者以一手掌面贴于受检者一侧腹壁，另一手四指并拢屈曲，用指端叩击对侧腹壁（或以指端冲击式触诊），则贴于腹壁的手掌有被液体波动冲击的感觉。以此法检查，当腹水量达到3000～4000ml时才能查出。

01.177 振水音 succussion splash
当胃腔内有大量气体、液体存留时，应用冲击触诊法振动胃部可听到的气体、液体撞击的声音。正常人餐后或饮多量液体时可有上腹部振水音；若餐后6～8h仍有此体征，则提示幽门梗阻或胃扩张。

01.178 墨菲征阳性 Murphy sign positive
检查者左手掌放于患者右胸下部，以左手拇指指腹勾压胆囊点处，然后嘱患者缓慢深吸气，在吸气过程中发炎的胆囊下移碰到用力按压的拇指，患者因剧烈疼痛而吸气终止的体征。是胆囊炎的重要体征。

01.179 腹水 ascites
又称"腹腔积液（seroperitoneum）"。全身或局部因素导致体液进入腹腔速度超过了腹膜吸收能力而引起的腹腔内液体病理性积聚。常见于肝硬化门静脉高压、腹腔恶性肿瘤、心力衰竭、结核性腹膜炎等。

01.180 血性腹水 bloody ascites
含血液的腹水。肉眼见腹水呈红色或洗肉水样，显微镜下可见大量红细胞。多见于原发性或转移性腹膜恶性肿瘤、腹腔脏器急性穿孔或破裂、急性出血坏死性胰腺炎、肠系膜血管栓塞或血栓形成等。

01.181 乳糜样腹水 chylous ascites
腹腔内淋巴系统中的乳糜液异常漏出导致的腹腔内乳糜液积聚。可由腹腔淋巴管先天性发育异常或外伤、手术、腹腔内感染和肿瘤等导致。

01.182 肝大 hepatomegaly
肝脏体积增大。弥漫性肝大见于肝炎、脂肪肝、肝淤血、白血病、血吸虫病等；局限性肝大见于肝脓肿、肝肿瘤及肝囊肿等。

01.183 脾大 splenomegaly
脾脏体积增大。轻度脾大见于急慢性肝炎、伤寒等疾病；中度脾大见于肝硬化、慢性淋巴细胞白血病、淋巴瘤等；高度脾大（又称巨脾）多见于慢性粒细胞白血病、慢性疟疾等。

01.184 水肿 edema
组织间隙过量的体液潴留引起的组织肿胀。通常表现为皮肤及皮下组织体液潴留，指压后可见组织凹陷。

01.04 检 查

01.185 血清学检查 serologic test
通过对血清中各种成分如电解质、酶类、血脂、蛋白质、某些代谢分解产物、抗体等检测进行辅助诊断的方法。

01.186 血常规 blood routine test
对外周血血红蛋白浓度及血细胞的分类、数量和形态变化等进行检测的方法。

01.187 大便常规 stool routine test
观察粪便的颜色、性状，并在显微镜下检查细胞、寄生虫等的检查方法。

01.188 粪便隐血试验 fecal occult blood test
采用化学方法或免疫方法检测粪便微量血液的试验。正常为阴性，凡是能引起消化道出血的疾病或损伤均可呈阳性。

01.189 甲胎蛋白 α-fetoprotein，AFP

胚胎卵黄囊及胚胎肝细胞产生的糖蛋白。成人血中含量极低。明显升高见于肝细胞性肝癌、生殖细胞肿瘤等。

01.190 癌胚抗原 carcinoembryonic antigen，CEA

胚胎组织产生，出生后逐渐消失，或仅存极微量的蛋白多糖复合物。血液中升高见于胰腺癌、结肠癌、直肠癌、乳腺癌、胃癌、肺癌等。

01.191 糖类抗原 19-9 carbohydrate antigen 19-9，CA19-9

一种糖蛋白，属于唾液酸化路易斯血型物质。升高见于胰腺癌、肝胆和胃肠道疾病，是胰腺癌的首选肿瘤标志物。

01.192 淀粉酶 amylase

能水解淀粉、糖原和有关多糖中 O-葡萄糖键的酶。生理状况下主要分布于胰腺和腮腺，升高见于胰腺炎、胰管阻塞和腮腺炎等，血清、尿液淀粉酶检测可用于急性胰腺炎的诊断和急腹症的鉴别诊断。

01.193 脂肪酶 lipase

能水解长链脂肪酸三酰甘油的酶。主要由胰腺分泌，升高常见于胰腺疾病，急性胰腺炎发病4～8h开始升高，24h达到峰值，可持续10～15天，特异性较淀粉酶高。

01.194 胃蛋白酶原 pepsinogen，PG

胃蛋白酶的无活性前体。根据生化和免疫原性特征可分为两种亚型。可反映胃体、胃窦黏膜外分泌功能，PG I 或PG I /PG II 值降低提示胃黏膜萎缩。

01.195 胃泌素 gastrin

主要由胃窦和上段小肠黏膜G细胞分泌的肽类激素。人体内主要有大胃泌素和小胃泌素两种。主要生理作用包括促进胃酸、胃蛋白酶原分泌，促进消化道黏膜生长，以及加强胃肠运动和胆囊收缩等。

01.196 粪便钙卫蛋白 fecal calprotectin

肠黏膜中炎症细胞释放的钙结合蛋白。因在肠道不易被细菌分解而能够真实反映肠道炎症程度。临床上常用于炎症性肠病的诊断、炎症活动性和治疗效果的评价等。

01.197 幽门螺杆菌检测 detection of *Helicobacter pylori*

判断机体是否感染幽门螺杆菌的各种检测方法的统称。包括侵入性和非侵入性两大类，前者包括快速尿素酶试验、胃黏膜组织切片镜检和幽门螺杆菌培养，后者包括 ^{13}C 或 ^{14}C 呼气试验、血清学和粪便抗原检查。

01.198 腹部彩色多普勒超声检查 abdominal color Doppler ultrasonography

利用多普勒原理，实时显示腹腔器官形态、血流速度、血液状态等信息的超声诊断技术。

01.199 腹部X射线检查 abdominal X-ray examination

通过腹部X射线透视或平片检查，辅助判断是否存在腹部异物、肠梗阻、消化道穿孔、泌尿系结石等疾病。

01.200 胃肠道 X 射线检查 X-ray examination of gastrointestinal tract

通过服用对比剂后进行消化道X射线摄影检查，辅助消化道疾病的诊断。如贲门失弛缓症、消化性溃疡、消化道肿瘤及炎症性肠病等。

01.201 数字减影血管造影 digital subtraction

angiography，DSA

利用计算机处理数字化的影像信息，消除骨骼和软组织影，仅呈现血管影响的诊断技术。主要用于观察血管病变及血流动态改变。

01.202　血管造影　angiography

将对比剂注入血管内，通过对比剂在X射线下所呈现的影像进行血管疾病诊断和介入治疗的技术。

01.203　选择性动脉造影　selective arterio-graphy

将对比剂通过导管注入某一特定动脉的血管造影技术。用于血管疾病的精准诊断和介入治疗。

01.204　腹部计算机体层成像　computed tomography of abdomen，CT of abdomen

利用人体各种组织吸收X射线的差异，用高灵敏度探测器收集X射线从不同角度通过受检层面后衰减而产生的大量信息，经电子计算机处理，得出该层面内各种组织密度的数据，并转换成图像对腹部脏器进行检查诊断的特殊X射线成像技术。主要用于腹部实质和空腔脏器相关疾病的诊断。

01.205　血管造影CT　angiography computed tomography，angiography CT

CT检查时，经外周静脉快速注入对比剂，通过血液循环，在目标血管中对比剂浓度达到最高峰值的时间窗内进行断层扫描并重建血管三维立体影像的成像技术。

01.206　正电子发射体层成像　positron emis-sion tomography，PET

利用发射正电子的放射性药物与CT相结合产生影像的检查方法。可同时获得病灶详尽的功能与代谢等分子信息及精确解剖定位。

01.207　腹部磁共振成像　magnetic resonance imaging of abdomen，MRI of abdomen

利用原子核在强磁场内发生共振产生信号，经计算机处理图像重建后对腹部脏器进行检查诊断的成像技术。可以做出横断面、矢状面、冠状面和各种斜面的体层图像，主要用于腹部实质和空腔脏器相关疾病的诊断。

01.208　磁共振血管成像　magnetic resonance angiography，MRA

利用血液流动的磁共振成像特点，显示血管和血流信号特征的无创造影技术。能在不使用对比剂的情况下显示成像范围内大血管及侧支血管，主要用于动脉瘤、血管畸形、血管狭窄或闭塞等疾病的诊断。

01.209　核素扫描　radioisotope scan

将放射性核素及其药物注入体内，到达靶组织释放能量作为辐射，以用于成像的技术。根据靶组织或疾病选择不同的核素标记物，对某一组织器官中放射性核素分布进行检测并获取图像。

01.210　胃镜检查术　gastroscopy

对食管、胃和十二指肠乳头水平以上部位进行观察和活体组织病理检查的消化内镜检查技术。

01.211　结肠镜检查术　colonoscopy

对肛管、直肠、结肠及回肠末端进行观察和活体组织病理检查的消化内镜检查技术。

01.212　超声内镜检查术　endoscopic ultra-sonography，EUS

将微型高频超声探头置于内镜前端，在内镜观察消化道黏膜的同时，进行超声实时扫描观察消化道壁内及周围邻近脏器情况的消化内镜检查技术。

01.213 内镜活组织检查术 endoscopic biopsy
内镜检查时通过活组织检查通道借助特殊器械获取活体组织进行病理学检查的技术。

01.214 超声内镜引导细针穿刺抽吸术 EUS-guided fine needle aspiration, EUS-FNA
超声内镜实时引导下，用穿刺针对消化道管壁或周围脏器、组织进行穿刺抽吸，从而获取细胞或组织进行病理诊断的技术。

01.215 超声内镜引导细针穿刺活检术 EUS-guided fine needle biopsy, EUS-FNB
超声内镜实时引导下，使用切割式活检钳对消化道管壁或周围脏器进行穿刺获取较多量的细胞或较大块组织，从而获得组织病理学诊断的方法。

01.216 共聚焦内镜检查术 confocal laser endomicroscopy
全称"激光共聚焦显微内镜检查术"。使用头端整合共聚焦激光探头的内镜，通过特殊荧光试剂使激光激发产生人体局部组织学图像的检查技术。

01.217 电子染色内镜检查术 electronic staining endoscopy
通过彩色电荷耦合元件和智能分析软件等技术将多个光谱重建合成图像的消化内镜检查技术。常用的有窄带成像内镜、智能分光比色内镜、蓝激光内镜等。

01.218 化学染色内镜检查术 chromoendos-copy
又称"色素内镜检查术"。使用色素染料对消化道黏膜进行染色，使病灶与正常黏膜对比更加突出的消化内镜检查方法。

01.219 十二指肠镜检查术 duodenoscopy
用于十二指肠、胆道和胰腺疾病的诊断和治疗的侧视型消化内镜检查技术。

01.220 小肠镜检查术 enteroscopy
用于小肠疾病诊断和治疗的消化内镜检查技术。包括双气囊小肠镜、单气囊小肠镜及螺旋式小肠镜。

01.221 细胞内镜检查术 endocytoscopy
使用显微内镜技术，在内镜检查过程中对消化道黏膜进行类似于体外显微镜下的实时观察，从而在细胞水平发现及诊断病变的内镜检查技术。

01.222 乙状结肠镜检查术 sigmoidoscopy
对直肠和乙状结肠进行观察和活体组织病理检查的消化内镜检查技术。

01.223 腹腔镜检查术 laparoscopy
通过腹腔镜实施腹腔探查进行疾病诊断和治疗的内镜检查技术。

01.224 腹腔镜超声检查术 laparoscopic ultrasonography
将腹腔镜技术和术中超声结合的检查技术。可获得所观察脏器和病灶内部结构的影像，并可分辨病灶与周边正常组织之间的界限。

01.225 腹腔穿刺术 peritoneocentesis
通过穿刺针或导管直接从腹壁刺入腹膜腔用以协助诊断和治疗腹腔疾病的技术。

01.05 治　疗

01.226 内镜治疗 endoscopic therapy
以消化内镜为核心技术开展疾病治疗的统称。

01.227　内镜息肉切除术　endoscopic poly-pectomy
内镜下以圈套器套住息肉后使用高频电或机械力等方式将消化道息肉切除的手术。

01.228　内镜黏膜切除术　endoscopic mucosal resection，EMR
内镜下先通过黏膜下注射将黏膜下层与固有肌层分离，然后将黏膜病灶整块或分块切除的手术。

01.229　内镜扩张术　endoscopic dilatation
内镜直视下或借助内镜引出导丝，通过球囊、探条等专用器械使狭窄处发生机械性撕裂达到扩张狭窄管腔目的的方法。主要用于食管、胃、肠道及胆道狭窄治疗。

01.230　内镜异物取出术　endoscopic foreign body retrieval
通过内镜及辅助器械将误入消化道内的异物取出的治疗方法。

01.231　内镜止血术　endoscopic hemostasis
内镜下治疗消化道出血技术的统称。包括内镜药物喷洒止血术、内镜药物注射止血术、内镜热凝固止血术和内镜金属夹止血术等。

01.232　内镜射频治疗术　endoscopic radio-frequency therapy
内镜下将不同类型射频电极贴敷于消化道黏膜表面或刺入组织器官，通过射频电流产生热损伤而消除病变或改变组织结构功能的内镜微创治疗技术。用于治疗消化道肿瘤、良恶性狭窄、消化道出血、胃食管反流病等。

01.233　内镜支架置入术　endoscopic stent placement
内镜下在梗阻或狭窄的消化道内放置支架以重建消化道畅通功能的治疗方法。适用于食管、胃、肠道及胆道狭窄的治疗。

01.234　经自然腔道内镜手术　natural orifice transluminal endoscopic surgery，NOTES
利用人体自然存在的与体外相通的管道（如食管、胃、结直肠、阴道和尿道等）置入手术器械进行腹腔、胸腔、后腹膜腔手术操作的方式。用于明确诊断及治疗各种良恶性疾病。

01.235　内镜介入治疗　endoscopic interventional treatment
在内镜影像设备的引导和监视下（可联合X射线），利用各种介入器材，通过人体自然孔道或微小的创口将特定的器械导入人体病变部位进行的各种微创治疗。包括活检、止血、支架置入、穿刺、取石、组织器官切除等。

01.236　内镜氩等离子体凝固术　endoscopic argon plasma coagulation
内镜下利用特殊装置通过氩气的离子化将能量导向靶组织表面，产生高温凝固、血管闭塞而止血的方法。不直接接触创面，作用表浅，对周围组织损伤小。

01.237　经口内镜食管下括约肌切开术　peroral endoscopic myotomy，POEM
经内镜在黏膜下层建立隧道，并在隧道内进行食管下括约肌切开的微创技术。主要用于贲门失弛缓症的治疗。

01.238　内镜十二指肠乳头括约肌切开术　endoscopic sphincterotomy，EST
经内镜到达十二指肠乳头开口处，用切开刀通过高频电发生器将乳头括约肌切开，使开口扩大后进行各种内镜下治疗的手术方法。

01.239　内镜黏膜下剥离术　endoscopic sub-

mucosal dissection，ESD
内镜下进行黏膜下注射后使用特殊电刀逐渐分离黏膜层与固有肌层之间的组织，将病变黏膜及黏膜下层完整剥离的方法。主要用于早期消化道肿瘤的诊断和治疗。

01.240　内镜黏膜下肿瘤切除术　endoscopic enucleation of submucosal tumor
运用各种内镜技术将黏膜下肿瘤完整切除的微创手术。包括内镜圈套切除术、内镜黏膜下挖除术、隧道法内镜黏膜下肿物切除术、内镜全层切除术及内镜和腹腔镜联合技术等。

01.241　消化内镜隧道技术　digestive endo- scopic tunnel technique，DETT
利用内镜在消化道黏膜下建立一条位于黏膜肌层与固有肌层之间的通道，通过该通道进行黏膜层侧、固有肌层侧及穿过固有肌层到消化管腔外的诊疗技术。

01.242　隧道法内镜黏膜下肿物切除术 submucosal tunnel endoscopic resection，STER
利用消化内镜隧道技术在消化道黏膜下层建立隧道，在隧道内将瘤体完整切除的微创手术。主要用于治疗消化道黏膜下肿瘤。

01.243　经口胆道镜胆管结石碎石术　peroral choledochoscopic lithotripsy of bile duct stone
利用经口胆道镜，经十二指肠乳头开口处进入胆管，在直视下利用激光或液电碎石术治疗胆管结石的技术。

01.244　内镜逆行阑尾炎治疗术　endoscopic retrograde appendicitis therapy
用结肠镜经肛门到达回盲部找到阑尾开口，应用导丝、导管、取石球囊、塑料支架等解除阑尾腔梗阻的治疗方法。

01.245　生物反馈治疗　biofeedback therapy
利用现代生理科学仪器，通过人体内生理或病理信息的自身反馈，使患者经过特殊训练后，进行有意识的意念控制和心理训练，从而消除病理过程、恢复身心健康的新型心理治疗方法。

01.246　放射性粒子植入治疗　radioactive particle implantation therapy
将放射性粒子植入肿瘤内部，通过射线持续对肿瘤组织进行照射以摧毁肿瘤的治疗手段。

01.247　胃肠减压术　gastrointestinal decom- pression
将胃管从鼻腔或口腔插入，连接一次性胃肠减压器，在负压和虹吸原理的作用下将胃内容物引出患者体外的治疗方法。

01.248　粪菌移植　fecal microbiota transplan- tation
又称"肠菌移植（intestinal microbiota trans- plantation）"。将健康人粪便中的功能菌群通过一定方式移植到患者胃肠道内，通过重建新的肠道菌群发挥肠内及肠外疾病治疗作用的菌群移植技术。

01.249　假性囊肿引流术　pseudocyst drainage
超声、CT或超声内镜引导下，在消化道和假性囊肿之间放置引流支架或导管进行引流的治疗方法。

01.250　囊肿内注射术　intracystic injection
超声、CT或超声内镜引导下，使用特定穿刺针穿刺进入囊肿内并注射药物的治疗方法。

01.251　囊肿开窗术伴腹腔引流　cyst fenes-

tration with abdominal drainage

在腹腔镜或内镜直视下完成囊肿去顶开窗及囊液抽吸，术后留置腹腔引流管行腹腔引流的治疗方法。

01.252 腹腔闭式引流术 closed abdominal drainage

当腹腔内出现炎性渗液、脓肿、组织坏死及空腔脏器术后渗漏等情况时，通过留置腹腔引流管，一端放置在病灶附近，而另一端接入外引流装置进行引流的治疗方式。

02. 食　管

02.01　食管解剖

02.001　食管颈段 cervical segment of esophagus

食管自入口至胸骨柄上沿的胸廓入口处的节段。长约5cm。

02.002　食管胸段 thoracic segment of esophagus

食管自胸廓上口至贲门的节段。位于后纵隔脊柱前方，气管、心脏之后，为食管最长段。

02.003　食管胸上段 upper thoracic segment of esophagus

食管自胸廓上口水平至气管分叉平面的节段。

02.004　食管胸中段 middle thoracic segment of esophagus

食管自气管分叉平面至贲门口全长的上1/2节段。

02.005　食管胸下段 lower thoracic segment of esophagus

食管自气管分叉平面至贲门口全长的下1/2节段。

02.006　食管腹段 abdominal segment of esophagus

食管自食管裂孔部位至胃部贲门部位的节段。通常将食管腹段包括在食管胸下段内。

02.007　食管第1狭窄 first stricture of esophagus

食管入口。是环咽部狭窄，由环咽肌收缩所致，距上切牙约15cm，相当于第6颈椎下缘平面，为食管最狭窄、异物最容易嵌顿的部位。

02.008　食管第2狭窄 second stricture of esophagus

食管位于主动脉弓处的狭窄。由主动脉弓压迫食管所致，距上切牙约23cm，相当于第4胸椎水平。

02.009　食管第3狭窄 third stricture of esophagus

食管位于支气管水平的狭窄。由左主支气管横越食管前壁压迫食管所致，在食管第2狭窄下4cm。

02.010　食管第4狭窄 fourth stricture of esophagus

食管裂孔处狭窄。距上切牙约40cm，相当于第10胸椎水平。

02.011　[膈肌]食管裂孔 esophageal hiatus

of diaphragm

食管穿过膈肌进入腹腔的裂孔。位置大约平对第10胸椎。是食管和迷走神经的下行通道。

02.012 食管上括约肌 upper esophageal sphincter

位于咽与食管交界处，是一个肌性的功能高压区。静息状态下关闭，吞咽时开放。具有防止食物反流入咽、阻挡空气吸入食管、保证食团通过咽部进入食管等功能。

02.013 食管下括约肌 lower esophageal sphincter

测压法检测到的食管和贲门连接处的一段高压区。其内压力比胃内高5~10mmHg，成为阻止胃内容物逆流入食管的一道屏障，起到生理性括约肌的作用。

02.014 食管胃连接部 esophagogastric junction，EGJ

胃和食管在解剖学和组织学上的分界点。通常距离切牙约40cm。

02.015 食管壁 esophageal wall

食管的外围组织结构。厚度为3~4mm，共有4层，即黏膜层、黏膜下层、肌层与外膜。

02.016 食管黏膜层 esophageal mucosa

食管壁的最内层，由复层鳞状上皮、固有膜与黏膜肌组成的结构。

02.017 食管黏膜下层 esophageal submucosa

食管壁由内向外的第二层，由疏松结缔组织构成的结构。内有血管、淋巴管、黏液性腺体和黏膜下神经丛。

02.018 食管肌层 muscular layer of esophagus

食管壁由内向外的第三层，由内环形肌与外纵行肌两种肌纤维组成的结构。肌层内包括平滑肌与横纹肌，食管上1/3为横纹肌，下1/3为平滑肌，中1/3由横纹肌和平滑肌混合组成。

02.019 食管外膜 adventitia of esophagus

食管壁的最外层。除食管腹段为浆膜外，其余食管由一层含有神经丛、血管网和弹力纤维的疏松结缔组织所构成的纤维膜被覆。

02.020 食管腹段浆膜 serosa of abdominal esophagus

包绕在食管腹段外面的薄膜。

02.021 食管上段静脉 superior esophageal vein

源于食管自入口至胸骨柄上沿的胸廓入口处的黏膜下静脉丛及周围静脉丛。经甲状腺下静脉汇入上腔静脉。

02.022 食管中段静脉 middle esophageal vein

源于食管自胸廓上口至贲门的黏膜下静脉丛及周围静脉丛。经奇静脉、半奇静脉回流入上腔静脉。

02.023 食管下段静脉 inferior esophageal vein

源于食管自食管裂孔部位至胃部贲门部位的黏膜下静脉丛及周围静脉丛。经胃冠状静脉、胃短静脉回流入门静脉系统。

02.02 食管疾病诊断与治疗

02.024 食管 X 射线钡剂造影 X-ray barium radiography of esophagus

受检者通过吞食糊状对比剂（硫酸钡）进行食管显影的诊断方法。

02.025 定时食管造影 timed esophagography
受检者一次性吞食糊状对比剂(硫酸钡)后,按预先确定的时间间隔连续拍摄多张食管胶片以进行诊断的方法。

02.026 食管测压 esophageal manometry
通过压力传感器记录食管腔内静息和吞咽状态下各部分压力的方法。主要用于诊断食管动力障碍性疾病。根据感应器的不同分为固态及水灌注测压。

02.027 食管滴酸试验 esophageal acid drop test
通过向食管内滴入一定浓度的酸性溶液,诱发食管症状的检查方法。可用来明确食管对酸的敏感性。

02.028 质子泵抑制剂试验 proton pump inhibitor test
应用标准剂量的质子泵抑制剂治疗2周辅助诊断胃食管反流病的方法。以第2周无反流症状或仅有一次轻度的反流症状作为阳性判断标准。

02.029 内镜食管射频消融术 endoscopic radiofrequency ablation of esophagus
在内镜下利用特定的射频导管产生的热效应对食管胃连接部的组织进行消融,从而改善食管胃连接部抗反流屏障功能的治疗方法。

02.030 经口无切口胃底折叠术 transoral incisionless fundoplication
在无外科切口情况下,通过特殊内镜装置在胃腔内重建解剖结构,在食管胃连接部形成胃食管抗反流瓣而完成的治疗方法。

02.031 经口内镜贲门缩窄术 peroral endo-scopic cardial constriction,PECC
在内镜下用圈套器在食管胃连接部近端约1cm处吸引黏膜层和肌层组织,释放套扎环,使组织基底部缩成半球形,达到缩窄贲门径宽效果的治疗方法。

02.032 内镜抗反流黏膜切除术 anti-reflux mucosectomy,ARMS
在内镜下通过对齿状线上方的食管黏膜及下方的贲门黏膜进行新月体形切除,利用术后的瘢痕挛缩形成的良性狭窄,重塑胃食管阀瓣的形态,防止胃内容物反流的治疗方法。

02.033 内镜食管黏膜切除术 endoscopic esophageal mucosal resection,EEMR
在内镜下通过标记、黏膜下注射、应用透明帽或套扎等方法辅助,将黏膜完整或多次分片切除的治疗方法。

02.034 多环套扎内镜黏膜切除术 multi-band mucosectomy,MBM
内镜下使用改良食管曲张静脉套扎器进行多块黏膜切除的技术。主要包括标记、套扎、圈套切除和处理创面等步骤。

02.035 内镜食管黏膜下剥离术 esophageal endoscopic submucosal dissection,esophageal ESD
在内镜下通过标记、黏膜下注射、逐步切开等方法,在确保病灶完全抬举的基础上实施黏膜下剥离,力争将病灶一次性完整切除的治疗方法。

02.036 食管光动力治疗 esophageal photo-dynamic therapy
在有氧状态下利用光敏物质和外部光源治疗食管肿瘤和不典型增生等病变的方法。

02.037 食管扩张术 esophageal dilatation
在内镜直视下或借助内镜引出导丝,放置扩

张器，以扩张狭窄的食管管腔的治疗方法。

02.038　食管球囊扩张术　esophageal pneumatic dilatation
运用扩张的球囊使食管狭窄的肌纤维断裂，达到扩张效果的治疗方法。

02.039　食管探条扩张术　esophageal bougie dilatation
运用不同直径的探条使食管狭窄处的肌纤维断裂，达到扩张效果的治疗方法。

02.040　内镜肉毒毒素注射术　endoscopic botulinum toxin injection，EBTI
在内镜下将肉毒毒素分多点注入贲门处固有肌层，以降低食管下括约肌压力，缓解贲门失弛缓症患者症状的治疗方法。

02.041　食管切除术　esophagectomy
在开胸、开腹或腔镜下将食管部分或全部切除的治疗方法。

02.042　食管根治术　radical esophagectomy
对食管癌进行手术切除的治疗。包括肿瘤切除、肿瘤上下端足够长度的食管和受累组织器官的切除、胃切除、周围软组织和淋巴结清扫、消化道重建及围术期处理的全过程。

02.043　食管肌切开术　esophagomyotomy
通过传统开胸、开腹、腔镜、内镜等方法将食管肌层切开的方法。

02.044　外科食管肌切开术　surgical esophagomyotomy
通过传统开胸、开腹或腔镜辅助等外科方式将食管肌层切开的治疗方法。

02.045　胃底折叠术　fundoplication
通过开腹或腹腔镜将胃底沿着食管进行不同

角度的包绕，以收紧贲门口，同时在胃内建立折叠瓣以阻拦胃食管反流的治疗方法。

02.046　内镜胃底折叠术　medigus ultrasonic surgical endostapler，MUSE
在内镜下翻转镜身，用缝合装置夹住黏膜皱襞，在超声探头引导下完成浆膜对浆膜组织缝合，形成人工抗反流阀瓣的治疗方法。

02.047　外科胃底折叠术　surgical fundoplication
通过开腹方法进行的胃底折叠术。

02.048　腹腔镜下胃底折叠术　laparoscopic fundoplication
通过腹腔镜技术将胃底沿着食管下段进行不同角度折叠的治疗方法。

02.049　内镜食管肿瘤剜除术　endoscopic excavation of esophageal tumor
以内镜黏膜下剥离术为基础进一步发展，可对食管肿物行直接挖除或通过黏膜下隧道法进行切除，还可以对消化道壁进行全层切除的治疗方法。

02.050　隧道法内镜食管肿瘤切除术　submucosal tunnel endoscopic resection of esophageal tumor
在内镜下距病变上方3～5cm处建立黏膜下隧道，逐步剥离并充分暴露瘤体、完整取出肿瘤，最后用钛夹封闭隧道口，完成肿瘤切除的治疗方法。

02.051　内镜食管氩等离子体凝固术　endoscopic esophageal argon plasma coagulation
在内镜下通过离子化的氩气把能量传到病变组织，实现对靶组织干燥、凝固和灭活的治疗方法。

02.052　内镜食管止血术　endoscopic esophageal hemostasis
内镜下治疗食管出血的方法。包括局部喷洒止血剂、局部注射（无水乙醇、硬化剂/组织黏合剂等）、高频电凝止血、微波、激光、止血夹、氩离子凝固、血管套扎等。

02.053　食管异物内镜取出术　endoscopic removal of esophageal foreign body
利用内镜将食管内异物取出的治疗方法。

02.03　食　管　疾　病

02.054　食管炎　esophagitis
各种原因的刺激或损伤引起的食管黏膜炎性损伤。

02.055　剥脱性食管炎　exfoliative esophagitis
由进食仓促、进食粗糙或干硬食物、应用某些药物等导致的食管黏膜剥脱。临床表现为进食后出现胸骨后不适，继而可能出现恶心、呕吐等症状。

02.056　出血性食管炎　hemorrhagic esophagitis
由食管黏膜糜烂或溃疡导致出血的食管炎。多见于反流性食管炎患者，临床表现可有呕血和黑便及不同程度的缺铁性贫血。

02.057　非特异性食管炎　non-specific esophagitis
又称"特发性食管炎（idiopathic esophagitis）"。病因不明的食管炎。病理学改变无特异性，可见黏膜层血管充血、水肿，炎症细胞浸润等改变，肌层一般无明显改变。部分患者可表现为胸骨后烧灼感，吞咽时胸骨后不适感、胸骨后疼痛、梗阻感或吞咽困难等。

02.058　嗜酸细胞性食管炎　eosinophilic esophagitis
以食管壁全层嗜酸性粒细胞浸润为特征的炎症性疾病。主要病理表现为上皮内嗜酸性粒细胞浸润（每个高倍镜视野达到或超过15个嗜酸性粒细胞）、基底层增生和上皮下纤维化。临床表现包括吞咽困难、食物嵌顿、上腹痛、烧心、反酸等。

02.059　化脓性食管炎　suppurative esophagitis
食管黏膜损伤的基础上发生的细菌感染性炎症。食管黏膜损伤的原因包括异物或食物的机械刺激、剧烈呕吐、憩室及其他炎症等。

02.060　病毒性食管炎　viral esophagitis
由病毒引起的食管炎症性改变。主要症状是胸骨后异物感或胸骨后疼痛、吞咽疼痛和吞咽困难，偶有食管出血。轻微感染多无症状。

02.061　真菌性食管炎　fungal esophagitis
真菌侵入食管黏膜造成的溃疡性假膜性感染。是食管炎的特殊类型，病原菌以念珠菌最为多见，最常见的是白念珠菌。

02.062　放射性食管炎　radiation-induced esophagitis
食管暴露于过量放射线照射下而发生的非特异性炎症。临床症状包括吞咽困难和吞咽疼痛等。

02.063　医源性食管炎　iatrogenic esophagitis
医疗干预措施造成的食管黏膜的炎症性改变。

02.064　腐蚀性食管炎　corrosive esophagitis

吞服了强酸、强碱等化学腐蚀剂造成食管严重损伤所引起的炎症。临床表现与腐蚀剂的种类、性质、浓度、吞服的量等有关。

02.065 创伤性食管炎 traumatic esophagitis
由各种创伤导致食管黏膜损伤所引起的炎症。

02.066 天疱疮样食管炎 pemphigoid esophagitis
天疱疮累及食管黏膜引起的食管炎。大多无临床症状，部分可表现为吞咽困难等。

02.067 急性食管炎 acute esophagitis
各种原因导致的食管急性炎症性改变。多表现为食管黏膜充血、水肿甚至糜烂等。临床以胸骨后或剑突下灼痛和吞咽困难为主要表现。

02.068 慢性食管炎 chronic esophagitis
长期慢性刺激（包括化学、机械、温热及烟酒等刺激）导致的食管慢性非特异性炎症。主要临床症状为烧心、胸痛等。

02.069 食管炎性肉芽肿 inflammatory granuloma of esophagus
由巨噬细胞增生形成的边界清晰的食管结节状病灶。可由感染、异物等原因引起，也可由克罗恩病导致。临床表现为胸骨后不适、吞咽疼痛、哽噎感等。

02.070 反流性食管狭窄 reflux endoscopic stricture
食管炎反复发作导致纤维组织增生，最终导致瘢痕狭窄。是严重食管炎的表现。可表现为吞咽困难、食物嵌顿，而烧心症状多较前缓解。

02.071 创伤性食管狭窄 traumatic esophageal stricture
各种创伤导致食管黏膜受损、瘢痕形成、食管腔缩窄。临床以吞咽困难及胸骨后疼痛为特征性表现。

02.072 食管空肠吻合口炎 esophagojejunostomy stomatitis
手术后由各种原因导致的食管空肠吻合口炎症。表现为黏膜充血、水肿、糜烂甚至溃疡形成。

02.073 食管化学性灼伤 esophageal chemical burn
由服用各种化学性液体（常见于强酸、强碱）导致的食管黏膜损伤。临床症状与摄入腐蚀剂的性质、食管损伤的程度相关。主要表现为吞咽困难、胸痛等。

02.074 食管梅毒 syphilis of esophagus
由梅毒螺旋体感染引起的食管病变。主要见于三期梅毒。主要病理改变为血管病变，最常见的症状是吞咽困难，多为无痛性，病程长、进展缓慢。

02.075 食管结核 tuberculosis of esophagus
结核分枝杆菌感染食管引起的疾病。典型病理表现为干酪样坏死。

02.076 巴雷特食管 Barrett esophagus
食管下段的正常复层鳞状上皮被化生上皮所取代的食管病变。是胃食管反流病的一个分型，常见临床表现为烧心和反流，部分患者无症状。

02.077 长段巴雷特食管 long segment Barrett esophagus
食管下段的正常复层鳞状上皮被化生的柱状上皮取代，累及全周且长度≥3cm的病变。

02.078 短段巴雷特食管 short segment Barrett esophagus

食管下段的正常复层鳞状上皮被化生的柱状上皮取代，但未累及全周或虽累及全周但长度为1～3cm的病变。

02.079 全周型巴雷特食管 circumference type of Barrett esophagus
食管下段的正常复层鳞状上皮被化生的柱状上皮取代，累及食管全周的巴雷特食管。

02.080 舌型巴雷特食管 tongue type of Barrett esophagus
食管下段的正常复层鳞状上皮被化生的柱状上皮取代的黏膜呈舌状伸展的巴雷特食管。

02.081 岛型巴雷特食管 island type of Barrett esophagus
食管下段的正常复层鳞状上皮被化生的柱状上皮取代的黏膜呈岛状的巴雷特食管。

02.082 隆起型早期食管病变 protruded superficial neoplastic lesion of esophagus
突出黏膜长径>2.5mm的早期食管腺癌及癌前病变。分为带蒂息肉型和无蒂息肉型。

02.083 平坦型早期食管病变 flat superficial neoplastic lesion of esophagus
突出黏膜长径<2.5mm的早期食管腺癌及癌前病变。分为平坦隆起型、完全平坦型、平坦凹陷型。

02.084 凹陷型早期食管病变 excavated superficial neoplastic lesion of esophagus
内镜下呈凹陷外观的早期食管腺癌及癌前病变。

02.085 贲门失弛缓症 achalasia
以食管下括约肌松弛障碍、食管蠕动缺乏为特征的疾病。临床表现为吞咽困难及胸痛等，食管造影可见鸟嘴样改变及食管扩张。

02.086 弥漫性食管痉挛 diffuse esophageal spasm
食管中下段呈现非推进性收缩的食管疾病。食管造影提示食管呈串珠状或螺旋状狭窄，而近端食管及食管下括约肌多不受累。常以慢性间歇性胸痛和吞咽困难为主要症状。

02.087 胡桃夹食管 nutcracker esophagus
食管测压检查中以高波幅食管收缩并伴有收缩时限延长为主要特点的疾病。

02.088 食管胃连接部流出道梗阻 esophagogastric junction outflow obstruction
食管高分辨率测压检查中食管下括约肌的整合松弛压升高但仍存在食管蠕动的一组疾病。可发生于无症状人群，亦可表现为吞咽困难、胸痛、反流，存在较大的异质性。

02.089 高压收缩食管 hypercontractile esophagus
食管高分辨率测压检查中至少20%的吞咽远端收缩积分（distal contractile integral，DCI）>8000mmHg·s·cm的一种食管动力障碍性疾病。高压收缩部位包括远端食管及食管下括约肌。

02.090 食管失蠕动 esophageal aperistalsis
以食管体部蠕动缺失为特点的食管动力障碍性疾病。食管高分辨率测压检查中，所有吞咽活动均表现为食管无效吞咽，完整松弛压力多为正常。临床表现为不同程度的吞咽困难、反酸、烧心、胸痛、咳嗽等症状。

02.091 无效食管动力 ineffective esophageal motility
食管远端平滑肌的收缩蠕动不同程度减弱而引起的食团排空障碍。临床表现为不同程度的吞咽困难、反酸、烧心、胸痛、咳嗽等症状。

02.092 食管囊肿 esophageal cyst

由胚胎时期发育异常或后天食管壁慢性炎症导致的食管良性病变。包括支气管源性、肠源性囊肿和食管重复囊肿，表面黏膜正常。可有压迫周围结构所致的吞咽困难、胸骨后疼痛及呼吸道症状（如咳嗽、喘息）等。

02.093　贲门息肉　cardiac polypus
贲门部黏膜突向腔内的隆起性病变。包括鳞状上皮乳头状瘤、巴雷特食管相关的息肉状异型增生、息肉状癌、胃底腺息肉、增生性息肉等。可无症状或出现进食梗阻、疼痛。

02.094　食管息肉　esophageal polyp
源于食管上皮细胞的腔内隆起性病变。大多无症状，较大息肉可有吞咽困难、疼痛、出血及呼吸困难等压迫症状。

02.095　广基食管息肉　sessile esophageal polyp
形态呈半球形、根部相对粗大的食管息肉。

02.096　亚蒂食管息肉　subpedunculated esophageal polyp
形态介于广基食管息肉和带蒂食管息肉之间的食管息肉。

02.097　带蒂食管息肉　pedunculated esophageal polyp
根部相对细小、顶端粗大的食管息肉。

02.098　增生性食管息肉　hyperplastic esophageal polyp
组织学表现为上皮细胞增生伴不同程度间质炎症的食管息肉。最常见于食管胃连接部（67%），其次是食管远端（30%）和食管中段（3%），多发生于胃食管反流病，还可能与药物、感染、吻合术等有关。

02.099　炎性食管息肉　inflammatory esophageal polyp

组织学表现为黏膜组织慢性炎症的食管息肉。多呈亚蒂性隆起，被覆白浊黏膜，表面光滑，或黏膜发红伴凹凸不平，多见于食管胃连接部，可能为反流刺激所致。

02.100　腺瘤性食管息肉　adenomatous esophageal polyp
组织学表现为黏膜组织呈腺瘤样生长的食管息肉，可伴有不典型增生，有恶变倾向。多见于巴雷特食管患者，可能与反流刺激相关。

02.101　食管肌瘤　myoma of esophagus
组织学表现为源于食管肌层或黏膜肌层的食管肿瘤。被覆正常黏膜，多为良性，一般无特异性症状，较大者可有吞咽困难、胸骨后不适或压迫周围组织表现。

02.102　食管平滑肌瘤　esophageal leiomyoma
组织学表现为源于黏膜肌层及固有肌层的食管良性肿瘤。呈半球形，质硬，被覆正常黏膜，较大者可有吞咽困难等症状。

02.103　食管纤维肌瘤　fibromyoma of esophagus
食管纤维瘤成分及肌层组织混合存在的食管良性肿瘤。源于纤维结缔组织。

02.104　食管脂肪肌瘤　lipomyoma of esophagus
食管脂肪组织及肌层组织混合存在的食管良性肿瘤。源于纤维结缔组织。

02.105　食管纤维瘤　esophageal fibroma
内含致密网状胶原纤维，成纤维细胞、肌成纤维细胞增生的食管良性肿瘤。源于纤维结缔组织，食管下1/3多见，质硬，呈膨胀性生长，表面光滑，生长缓慢。

02.106　食管脂肪瘤　esophageal lipoma

以脂肪细胞为主的食管良性肿瘤。源于中胚层，生长缓慢，无恶变。一般无蒂，密度均匀。内镜下示食管黏膜下隆起性病变，临床可出现上腹部持续性胀痛或慢性进行性吞咽困难。

02.107　食管黏液纤维瘤 esophageal myxofibroma

源于中胚层，以纤维成分为主，间质有黏液变的食管良性肿瘤。

02.108　食管神经鞘瘤 esophageal schwannoma

由胸中上段食管壁内神经丛施万细胞（Schwann cell）病变引起的食管良性肿瘤。可发生恶变。临床表现为渐进性吞咽困难，亦可因支气管压迫表现为呼吸困难或喘鸣，甚至咯血、呕血。

02.109　食管乳头状瘤 esophageal papilloma

源于食管鳞状上皮的良性肿瘤。可发生于食管的任何位置，多数呈息肉样隆起。组织学见有血管的间质和过度增生的复层鳞状上皮，病因尚不明确。大多无特异性症状。

02.110　食管颗粒细胞瘤 esophageal granular cell tumor

源于施万细胞分化的神经鞘膜细胞或周围神经的神经源性肿瘤。食管下段多见。多为良性，极少数为恶性，大多无明显特异性症状，少数可有吞咽困难或胸骨后不适。

02.111　食管血管瘤 esophageal hemangioma

源于中胚层，以海绵状血管或毛细血管为主的食管良性肿瘤。呈蓝色、蓝紫色半球形，多为单发，大多无症状，较大者可出现吞咽困难，少见出血。

02.112　食管静脉瘤 esophageal venoma

由先天或后天性的血管闭塞、狭窄，导致近端食管上皮或黏膜下静脉扩张呈孤立性、散在性或非连续性的蓝色囊状静脉瘤。多无明显症状，偶有间歇性出血，瘤体较大时可出现明显吞咽困难症状。

02.113　食管间质瘤 esophageal stromal tumor, EST

好发于食管中、下段，镜下以梭形细胞型为主的食管肿瘤。可呈腔内或腔外生长。临床症状与肿瘤大小、部位、侵袭性有关，可表现为吞咽困难、进食不适、胸骨后隐痛、胸闷不适、胸骨后烧灼感、呕血或黑便等。

02.114　良性食管间质瘤 benign esophageal stromal tumor

内镜下表现为表面光滑、黏膜色泽如常、形状规则、边界清楚的食管间质瘤。钡餐及CT/MRI检查显示呈外压性或内肿块影，可伴有不同程度的管腔狭窄。临床表现通常无特异性。

02.115　恶性食管间质瘤 malignant esophageal stromal tumor

内镜下黏膜表面有糜烂或溃疡形成，肿块较大、境界不清的食管间质瘤。超声内镜下显示病灶回声不均匀，出现液性暗区等，侵袭度较高。

02.116　食管淋巴管瘤 esophageal lymphangioma

侵犯食管的消化道淋巴瘤。大多数为非霍奇金淋巴瘤，以B细胞型为主。病因尚不明确。早期常无明显临床症状，中晚期可出现胸骨后不适、进食梗阻等症状。临床表现缺乏特异性。

02.117　食管骨软骨瘤 esophageal osteochondroma

源于骨外软组织的食管良性软骨肿瘤。临床

表现多为单发、局部缓慢生长的孤立性结节或肿块。镜下病理见分叶状透明软骨，肿瘤组织由分化成熟的脂肪组织构成。临床表现无特异性。

02.118　食管巨细胞瘤　esophageal giant cell tumor

原发于食管的巨细胞瘤。组织学上由大量多核瘤巨细胞和单核细胞组成，具有潜在恶性。临床症状无特异性，诊断需依靠病理和免疫组织化学检查。

02.119　食管神经内分泌肿瘤　esophageal neuroendocrine neoplasm

源于食管黏膜上皮基底层的神经内分泌细胞和（或）食管黏膜下层黏液腺或化生腺体中的干细胞，向上皮或内分泌细胞分化并形成的肿瘤。主要症状为吞咽时胸骨后不适或进食后哽噎感，部分可合并类癌综合征。

02.120　食管癌　esophageal cancer

食管的恶性肿瘤。主要发生于食管中段，下段次之，上段最少。根据组织来源，主要可分为食管鳞癌和食管腺癌。早期多无明显特异性症状，中晚期出现吞咽困难、反流或呕吐、胸骨后疼痛、恶病质等表现。

02.121　食管鳞[状细胞]癌　esophageal squamous cell carcinoma

食管鳞状细胞分化的恶性上皮性肿瘤。由鳞状上皮内瘤变进展而来。临床早期多无明显症状。中晚期可表现为吞咽困难、反流或呕吐、胸骨后疼痛及消瘦。

02.122　食管腺癌　esophageal adenocarcinoma

主要源于巴雷特食管黏膜的腺管状分化的恶性上皮性肿瘤。偶可源于上段食管的异位胃黏膜或黏膜和黏膜下腺体。早期多无明显症状，中晚期可表现为吞咽困难、反流或呕

吐、胸骨后疼痛及消瘦。

02.123　食管癌癌前病变　esophageal precancerous lesion

已证实的与食管癌发生密切相关的病理变化。如食管鳞状上皮异型增生是食管鳞癌的癌前病变，巴雷特食管相关异型增生是食管腺癌的癌前病变。

02.124　食管鳞癌癌前病变　precancerous lesion of esophageal squamous cell carcinoma

主要指食管鳞状上皮异型增生。根据细胞异型增生的程度和上皮累及的深度又分为低级别上皮内瘤变和高级别上皮内瘤变。通过内镜检查结合组织病理学活检可确诊。

02.125　食管腺癌癌前病变　precancerous lesion of esophageal adenocarcinoma

主要指巴雷特食管相关异型增生。根据细胞异型增生的程度和上皮累及的深度又分为低级别上皮内瘤变和高级别上皮内瘤变。通过内镜检查结合组织病理学活检可确诊。

02.126　食管鳞状上皮内瘤变　esophageal squamous intraepithelial neoplasia

以食管黏膜鳞状上皮内不同级别的异型鳞状细胞为特征的癌前病变。可分为低级别上皮内瘤变和高级别上皮内瘤变。

02.127　巴雷特食管相关上皮内瘤变　Barrett esophagus associated intraepithelial neoplasia

以食管腺上皮不同程度的细胞异型性和结构异常为特征的癌前病变。主要见于巴雷特食管，即肠上皮化生取代食管的鳞状上皮。

02.128　食管上皮内瘤变　esophageal intraepithelial neoplasia

食管癌的癌前病变。即基底膜以上上皮的非

浸润性肿瘤性改变。在细胞形态学和细胞排列方式上较正常组织有明显的异型性。包括鳞癌的癌前病变和腺癌的癌前病变，即鳞状上皮和腺上皮的上皮内瘤变。

02.129 食管低级别上皮内瘤变 esophageal low-grade intraepithelial neoplasia
包括轻度和中度异型增生，浸润范围局限于鳞状上皮下1/2的病变。

02.130 食管高级别上皮内瘤变 esophageal high-grade intraepithelial neoplasia
包括重度异型增生和原位癌，浸润范围超过食管鳞状上皮层1/2但未突破基底膜的病变。

02.131 早期食管癌 early esophageal cancer
病灶局限于黏膜层及黏膜下层而无区域及远处淋巴结转移的食管浸润性癌。包括原位癌、黏膜内癌和黏膜下癌。

02.132 原位食管癌 esophageal carcinoma *in situ*
早期食管癌的类型。病灶局限于上皮内，未突破基底膜的早期食管癌。

02.133 食管黏膜内癌 esophageal intramucosal carcinoma
在原位癌基础上，病灶突破基底膜并浸润黏膜固有层和黏膜肌层的早期食管癌。

02.134 食管黏膜下癌 esophageal submucosal carcinoma
病灶向下浸润穿透黏膜肌层，到达黏膜下层的早期食管癌。

02.135 隐伏型早期食管癌 concealed early esophageal cancer
原位食管癌发展中最早的类型。特点为癌变处黏膜的变化轻微，与周围正常黏膜的粗糙程度

基本一致，可进一步发展为糜烂型或其他类型早期癌，随病程延长多数发展为髓质型。

02.136 糜烂型早期食管癌 erosive early esophageal cancer
早期食管癌的病理类型。可为原位癌或早期浸润癌，病变处黏膜显示糜烂、较粗糙，可有小颗粒，呈地图样，与周围黏膜不同，色较灰暗，质较脆。

02.137 斑块型早期食管癌 plaque early esophageal cancer
早期食管癌的病理类型。可为原位癌或早期浸润癌，病变范围最小，癌变处黏膜较肿胀、隆起，呈苔藓状，色灰白，质较脆，表面粗糙。病变处黏膜下结缔组织较丰富并引起周围黏膜间中心性、呈放射状挛缩样改变，随病程延长可发展成缩窄型癌。

02.138 乳头型早期食管癌 papillary early esophageal cancer
早期食管癌的病理类型。多为早期浸润癌，癌变处黏膜有明显突起或呈乳头状、蕈伞状，向腔内形成占位性病变。

02.139 隆起型早期食管癌 elevated early esophageal cancer
早期食管癌的病理类型。病灶突出于周围黏膜，可分为有蒂隆起型和扁平隆起型。

02.140 进展期食管癌 advanced esophageal cancer
癌组织累及食管黏膜下层和肌层的中晚期食管癌。癌灶表面常有深浅不一的溃疡，食管壁增厚。病理类型为髓质型、蕈伞型、溃疡型、缩窄型、腔内型。临床表现为吞咽困难、反流或呕吐、胸骨后疼痛及消瘦。

02.141 髓质型食管癌 medullary type of esophageal cancer

进展期食管癌病理形态分型中的一种。表现为在食管壁内浸润性生长，以食管壁增厚为特点，边缘坡状隆起，管腔变窄。切面癌组织为灰白色，质地较软、似脑髓组织，表面可形成浅表溃疡。

02.142 蕈伞型食管癌 fungating type of esophageal cancer

进展期食管癌病理形态分型中的一种。表现为肿瘤边缘隆起，为卵圆形扁平肿块，似唇状/蘑菇样外翻突入食管腔内，表面可伴有浅溃疡。侵透肌层者较其他类型少见。

02.143 溃疡型食管癌 ulcerative type of esophageal cancer

进展期食管癌病理形态分型中的一种。表现为肿瘤表面形成溃疡，溃疡外形不整，边缘隆起，底部凹凸不平，深达肌层。

02.144 缩窄型食管癌 constrictive type of esophageal cancer

进展期食管癌病理形态分型中的一种。表现为癌组织在食管壁内浸润性生长，以管腔明显狭窄为特点，累及食管全周，形成明显的环形狭窄，近端食管腔明显扩张。临床上患者的吞咽困难症状明显。

02.145 腔内型食管癌 intracavity type of esophageal cancer

进展期食管癌病理形态分型中的一种。少见，也可见于早期癌。病变呈蘑菇样或大息肉样，有细蒂。

02.146 未定型食管癌 indeterminate esophageal cancer

不能归入其他病理形态类型的中晚期进展期食管癌。

02.147 食管基底细胞样鳞癌 esophageal

basaloid squamous cell carcinoma

食管鳞癌的一个变异亚型。具有独特的组织形态特点和明显的侵袭性行为，较普通食管鳞癌预后更差。组织学上主要由基底样细胞组成，瘤细胞较小，胞质少，胞核呈圆形或卵圆形，核分裂象多见，癌细胞呈实性巢状排列。

02.148 食管疣状鳞癌 esophageal verrucous squamous cell carcinoma

高分化鳞状细胞癌的一个特殊类型。呈乳头状生长。内镜检查示突入食管腔的菜花状肿块，可致管腔狭窄，表面可有坏死或污物附着。常出现吞咽不适或进食梗阻及伴有恶心、呕吐等症状。

02.149 食管梭形细胞鳞癌 esophageal spindle cell squamous carcinoma

食管鳞癌的一个特殊亚型。好发于食管中下段，具有不等量肉瘤样梭形细胞成分。患者常以进行性吞咽困难、进食哽噎为主要症状，也可出现发热等症状。

02.150 食管腺鳞癌 esophageal adenosquamous carcinoma

食管恶性肿瘤的一种类型。组织学特征是鳞状细胞癌和腺癌组织混合存在。组织学发生尚不清楚，一般认为最初可能源于鳞癌，而后化生出现腺癌成分，或由腺癌化生而来。

02.151 食管黏液表皮样癌 esophageal mucoepidermoid carcinoma

食管恶性肿瘤的一种特殊类型。组织学表现为在鳞癌的癌巢中存在黏液分泌细胞。临床以食管中下段多见，男性多于女性，中老年人多见。临床表现缺乏特异性。

02.152 食管腺样囊性癌 esophageal adenoid cystic carcinoma

食管恶性肿瘤的一种特殊类型。绝大多数观点认为其源于食管黏膜下腺体。内镜下常表现为黏膜隆起，主要发生于食管中下段，男性多于女性。常见的肿瘤表现为隆起，其次为溃疡。

02.153 食管小细胞癌 esophageal small cell carcinoma

食管恶性肿瘤的一种类型。肿瘤常位于黏膜下，癌细胞常弥漫成片排列，胞体小，胞核深染、异型明显。免疫组化NSE、Syn和CgA等神经标志物阳性，而S-100和CD117阴性。临床症状以吞咽困难最常见。亦可伴吞咽疼痛、胸背部疼痛、胸骨后不适。

02.154 食管肉瘤样癌 esophageal sarcoma-toid carcinoma

由癌和梭形细胞两种成分双向分化生长，癌与肉瘤样成分掺杂的食管恶性肿瘤。肉瘤成分可有多种，而癌成分多为鳞癌。主要症状为进行性吞咽困难，部分患者可表现为消瘦、吞咽疼痛、胸背部疼痛等。

02.155 食管未分化癌 esophageal undiffer-entiated carcinoma

原发于食管的具有高度侵袭性的恶性上皮性肿瘤。恶性程度、局部复发及远处转移率均较高。好发于远端食管和食管胃连接部。通常临床表现为进行性吞咽困难、胸痛或体重减轻。

02.156 食管横纹肌肉瘤 esophageal rhabdo-myosarcoma

多发生于食管中下段的食管恶性肿瘤。多源于横纹肌细胞，或向横纹肌分化的间叶细胞，具有肌源性特点。临床症状似食管癌，以吞咽困难、疼痛、呕吐为主。

02.157 食管平滑肌肉瘤 esophageal leiomyo-sarcoma

源于间叶组织的恶性肿瘤。表现为息肉型或浸润型两种类型。息肉型多见，多为较大的软组织肿物，向食管腔内突出，表面被覆食管黏膜，常有蒂与食管壁相连。浸润型同时向腔内、外生长，食管壁增厚，表面常伴有中央溃疡。临床表现为不同程度的吞咽困难或吞咽困难进行性加重。

02.158 食管恶性黑色素瘤 esophageal malig-nant melanoma

食管恶性肿瘤的一种类型。多发生于食管中下段，呈单个或多个息肉状，有蒂或广基无蒂，多有色素沉着。显微镜下见肿瘤细胞胞质内存在黑色素颗粒，免疫组化S-100、HMB-45为特异性指标。临床表现无特异性。

02.159 食管转移瘤 esophageal metastatic tumor

肿瘤细胞通过血行转移或淋巴结转移、直接播散等方式转移至食管并在食管形成移位状态的转移瘤（癌）。可为单发或多发病灶。

02.160 食管隔膜异常 esophageal septum dys-morphology

由于胚胎时期发育异常，在食管腔内形成异常的黏膜或肌肉隔膜。可伴有食管气管瘘，表现为间歇性吞咽困难、食管梗阻，反复发作可引起食管扩张，甚至自发性食管破裂。

02.161 下食管环异常 lower esophageal ring dysmorphology

食管胃连接部同心环或隔膜样狭窄。由黏膜或肌肉隔膜所构成的异常狭窄收缩环。主要临床症状为间歇性吞咽困难。

02.162 食管异位组织 esophageal ectopic tissue

胃黏膜、甲状腺、肝脏、胰腺、气管支气管组织或皮脂腺等组织异位发生于食管的疾病。临床表现差异大，可无症状，或出现烧灼感、吞咽困难、出血等症状。

02.163　先天性食管狭窄　congenital stenosis of esophagus
由胚胎时期发育异常所致的先天性食管疾病。常位于食管中段或中下段，可单一或多发，长1～10cm，管径0.2～0.8cm。症状与狭窄程度相关，多有吞咽困难、呕吐，狭窄上方食管扩张压迫气管，可有憋气、喘鸣。

02.164　先天性食管过短　congenital brachy-esophagus
由胚胎时期发育异常导致出生时食管胃连接部或部分胃位于膈肌之上的先天性疾病。可伴进行性纤维性变，表现为反流、吞咽困难、胸骨后疼痛。

02.165　先天性食管重复畸形　congenital duplication of esophagus
由胚胎时期发育异常所致的先天性食管畸形。多呈球形或腊肠形囊肿。大部分为胃肠源性，一部分为食管、支气管源性。临床表现与后纵隔肿物类似，多发生呼吸道压迫症状，也可有吞咽困难、呕吐。若有溃疡，可出现胸痛、呕血。

02.166　先天性食管闭锁　congenital esophageal atresia
由胚胎时期发育异常导致食管腔闭锁的先天性疾病。母亲常有羊水过多病史，患儿出生后唾液过多，呼吸不畅，每次喂养均出现呕吐，可引起呛咳、吸入性肺炎、窒息，易发生脱水、消瘦。

02.167　先天性食管蹼　congenital esophageal web
由胚胎时期发育异常所致的食管腔内一层薄而脆的蹼状隔膜。多见于上段，主要表现为间歇性吞咽困难。

02.168　后天性食管蹼　acquired esophageal web
由反流性食管炎、严重缺铁性贫血等原因导致食管腔内形成的一层薄而脆的蹼状隔膜。多见于中下段，主要表现为间歇性吞咽困难。

02.169　食管自发性破裂　spontaneous rupture of esophagus
由食管炎、食管溃疡、肌层发育不良造成食管壁脆弱，加之腹压突然升高而发生的食管壁全层破裂。多见于食管下段，主要表现为呕吐、胸痛等。

02.170　食管穿孔　esophageal perforation
医源性创伤、食管腔内异物、胸外伤、化学灼伤、肿瘤侵犯、自发性等原因导致的食管壁全层破裂。主要临床症状包括疼痛、呼吸困难、声音嘶哑、呕血，亦可导致感染、食管-动脉瘘等并发症。

02.171　食管憩室　esophageal diverticulum
食管壁的局部呈囊状向管腔外突出的改变。单发或多发，好发于生理性狭窄附近。根据发生机制分为膨出性憩室和牵拉性憩室。大多无症状，可有进食后食物反流及吞咽困难。

02.172　咽食管憩室　pharyngoesophageal diverticulum
又称"岑克尔憩室（Zenker diverticulum）"。食管发育过程中咽缩肌和环咽肌之间的后壁缺少肌纤维形成薄弱区，导致吞咽时食管黏膜从中膨出而形成的憩室。位于下咽部至食管入口，多见于男性，症状相对明显。

02.173　支气管旁食管憩室　peribronchial esophageal diverticulum
又称"食管中段憩室（midesophageal diverticulum）"。由纵隔炎症所致外部牵拉形成的憩室。多位于气管隆嵴上下4～5cm。

02.174　膈上食管憩室　epiphrenic diverticulum of esophagus

由于管腔内压力过高导致食管壁向外膨出形成的憩室。食管壁仅有黏膜层和黏膜下层，无固有肌层，35%～100%合并食管动力障碍性疾病，如贲门失弛缓症和弥漫性食管痉挛。

02.175　食管裂孔疝　hiatal hernia, esophageal hiatal hernia
除食管以外的任何腹腔组织通过扩大的食管裂孔进入胸腔形成的疝。主要表现为胃食管反流、吞咽困难、上腹痛或胸痛、慢性缺铁性贫血等。

02.176　滑动型食管裂孔疝　sliding esophageal hiatal hernia
由食管的膈下段及胃底的一部分经过食管裂孔突入胸腔所形成的裂孔疝。一般疝囊较小，且可复原。大多无症状，部分患者可有胃食管反流。

02.177　食管旁裂孔疝　paraesophageal hiatal hernia
由于食管裂孔的左前缘薄弱或缺损，胃底的一部分（主要是大弯侧）从食管左前方突入胸腔所形成的裂孔疝。严重者全胃疝入胸腔，形成巨大裂孔疝。一般极少发生胃食管反流。

02.178　混合型食管裂孔疝　mixed hiatal hernia
滑动型食管裂孔疝和食管旁裂孔疝同时存在的裂孔疝。与食管裂孔过大有关，此型最少见，兼有滑动型食管裂孔疝和食管旁裂孔疝的特点。

02.179　巨大食管旁裂孔疝　giant paraesophageal hiatal hernia
除胃外伴有腹腔其他组织器官（如大网膜、结肠、小肠等）从食管左前方进入胸腔所形成的裂孔疝。

02.180　食管贲门黏膜撕裂综合征　esophageal and cardia mucosal tear syndrome
又称"马洛里–魏斯综合征（Mallory-Weiss syndrome）"。由频发的剧烈呕吐或腹压骤然升高导致食管下段和（或）食管胃连接部或胃黏膜撕裂而引起的以上消化道出血为主的综合征。主要临床症状为干呕、呕吐、呕血。

02.181　食管静脉曲张　esophageal varix
由食管或与食管相连的静脉回流受阻引起的食管静脉变粗、迂曲。最常见于门静脉高压形成的下端食管静脉曲张，病变向上蔓延，称"上行性食管静脉曲张"。纵隔及颈部疾病压迫上腔静脉及上段食管静脉，使回流受阻，病变逐渐向下蔓延，称"下行性食管静脉曲张"。

02.182　食管胃底静脉曲张　esophageal and gastric fundal varix
门静脉高压时，由胃冠状静脉与食管静脉、奇静脉侧支循环建立和开放导致的食管和胃底静脉变粗、迂曲。破裂出血是肝硬化门静脉高压最常见的并发症。

02.183　食管白斑　esophageal leukoplakia
因食管黏膜角化过度而出现的白色斑块状变化。病理示上皮层角化过度并有不同程度的角化不良，棘细胞层增厚，棘细胞内外广泛性水肿致细胞内连接断裂，真皮有轻度炎症细胞浸润。早期无明显自觉症状。

02.184　食管瘘　esophageal fistula
食管与邻近器官的异常交通。根据瘘口连通的部位可分为食管胃吻合口瘘、食管气管瘘、食管纵隔瘘、食管胸腔瘘、食管主动脉瘘等。

02.185　食管溃疡　esophageal ulcer
食管黏膜破损深达黏膜下层或肌层的疾病。

通常伴炎性变化，表面覆白苔。临床表现为持续性胸背痛或下咽痛。

02.186　食管肌性肥厚　muscular hypertrophy of esophagus

由食管鳞状上皮下的黏膜肌层及固有肌层肌纤维明显增生导致的食管壁增厚。病理以肌层的局灶性或弥漫性肥厚为特征，临床表现为咽下困难和疼痛。

02.187　食管克罗恩病　Crohn disease of esophagus

累及食管的克罗恩病。是慢性、非特异性的食管全层肉芽肿性炎症性疾病。食管黏膜病理改变以炎症性改变为主，可有吞咽困难、吞咽疼痛、胸骨后疼痛、恶心等症状。

02.188　食管脓肿　esophageal abscess

食管壁内因病变组织坏死、液化而出现的局限性脓液积聚。有一完整的脓壁。常见的致病菌为金黄色葡萄球菌，多见于食管异物感染后。

02.189　食管黏膜剥脱症　esophageal mucosal exfoliation

进食仓促或干硬食物致食管表层黏膜下血肿，表层与固有层部分或全部分离形成管型脱落，可随吐出物及血液等吐出口外的疾病。

02.190　食管胃黏膜异位　heterotopic gastric mucosa in esophagus

食管鳞状上皮被柱状上皮替代所致的食管内异常胃黏膜。可具有分泌功能，引起烧灼感、疼痛、吞咽苦难、咽喉不适、癔球症和呼吸道症状等。

02.191　食管异物　esophageal foreign body

不能被消化且未及时排出而滞留在食管内的各种物体。是临床常见急症之一。常表现为阻塞感、恶心、呕吐、疼痛、吞咽困难等，可导致出血、梗阻、穿孔、感染等并发症。

02.192　胃食管反流病　gastroesophageal reflux disease，GERD

由胃内容物反流入食管引起的症状或并发症。常见的典型症状包括烧心和反流，亦可引起包括耳、鼻、喉等的相关症状。

02.193　反流性食管炎　reflux esophagitis

由胃内容物反流至食管引起的食管黏膜糜烂。内镜下按洛杉矶分级法分为A、B、C、D四个等级。临床表现为反酸、烧心等。

02.194　非糜烂性反流疾病　non-erosive reflux disease，NERD

由胃内容物反流至食管，引起反流、烧心等，但无食管黏膜破损或巴雷特食管表现的疾病。

02.195　食管贝赫切特病　esophageal Behçet disease

又称"食管白塞病"。累及食管的系统性自身免疫性疾病，以血管炎为病理基础，临床表现为吞咽困难、吞咽疼痛、反酸、烧心等。

03.　胃十二指肠

03.01　胃十二指肠解剖

03.001　胃　stomach

食管末端与十二指肠之间的膨大袋状结构。

分为贲门部、胃底部、胃体部和胃窦部四个部分。成年人胃在中等度充盈时，平均长度为25～30cm，容量约为1500ml。

03.002　胃腺　gastric gland
胃壁黏膜固有层中的腺体。分单管状腺或分支管状腺两类，根据部位分为贲门腺、胃底腺和幽门腺。

03.003　贲门腺　cardiac gland
贲门区黏膜固有层中的腺体。能分泌黏液和溶菌酶。

03.004　胃底腺　fundic gland
胃底和胃体黏膜固有层中的腺体。由主细胞、壁细胞、颈黏液细胞、内分泌细胞及未分化细胞组成。

03.005　主细胞　chief cell
又称"胃酶细胞（zymogenic cell）"。胃底腺中数量最多、分泌胃蛋白酶原的细胞。细胞呈柱状，胞核呈圆形，位于基部，胞质基部呈强嗜碱性，顶部充满酶原颗粒。

03.006　壁细胞　parietal cell
又称"泌酸细胞（oxyntic cell）"。主要分布于胃底腺，分泌盐酸和内因子的细胞。光镜下可见其分布在腺体的峡、颈部。电镜下可见细胞内分泌小管、微管系统、大量线粒体。

03.007　颈黏液细胞　neck mucous cell
胃底腺顶部分泌酸性黏液的细胞。数量较少，多呈楔形夹于其他细胞间。

03.008　胃内分泌细胞　stomach endocrine cell
散在分布于胃上皮及腺体中的内分泌细胞。分泌物为颗粒释放肽类和（或）胺类激素，经血液和淋巴运输至靶细胞而发挥作用。

03.009　胃未分化细胞　stomach undifferentiated cell
胃尚未形成某种特化细胞类型、未产生特异功能蛋白的细胞。可不断分化增殖为主细胞、壁细胞、颈黏液细胞、内分泌细胞。

03.010　幽门腺　pyloric gland
幽门部胃黏膜中的黏液腺。位于黏膜固有层，可分泌溶菌酶和黏液等。

03.011　胃 G 细胞　gastric G cell
幽门腺中分泌胃泌素的细胞。主要分布在胃窦部。分泌的胃泌素有非常强的刺激胃底腺分泌盐酸的作用。

03.012　胃 D 细胞　gastric D cell
胃中分泌生长抑素的细胞。主要分布在胃体，胃泌素、血管活性肠肽等激素可调控其分泌生长抑素。

03.013　胃壁　gastric wall
构成胃的外周结构。从内到外由黏膜层、黏膜下层、肌层和浆膜层组成。

03.014　胃黏膜层　gastric mucosa
胃壁最内层。由一层柱状上皮细胞组成，表面有密集小凹，为黏膜内腺体的腺管开口处。

03.015　胃黏膜下层　gastric submucosa
胃黏膜下方的一层较致密的结缔组织。含小动脉、小静脉、淋巴管及黏膜下神经丛。

03.016　胃黏膜肌层　gastric muscularis mucosa
胃黏膜最外层的薄层平滑肌。位于胃黏膜腺体的基底部，由薄层交织的肌束构成。

03.017　胃壁肌层　muscular layer of stomach wall
构成胃壁的平滑肌。由外纵、中环、内斜三

层组成。

03.018　胃浆膜层　gastric serosa layer
胃壁的最外层，由薄层结缔组织与间皮构成的膜状结构。包裹着胃，对其有保护作用。

03.019　贲门　cardia
食管入胃的开口。为胃近端与食管的连接处。该处食管鳞状上皮逐渐过渡为胃的柱状上皮。

03.020　贲门切迹　cardiac incisure
胃贲门的左侧，食管末端左缘与胃大弯起始部之间的锐角。

03.021　胃体　stomach body
胃底与角切迹之间的大部分。是胃容积最大的部分。

03.022　胃小弯　lesser gastric curvature
胃前、后壁相接的上缘处所形成的凹向右上方的弓状缘。自贲门延伸至幽门。

03.023　胃大弯　greater gastric curvature
胃前、后壁相接的下缘处所形成的凸向左下方的弓状缘。

03.024　胃底　stomach fundus
又称"胃穹隆"。胃贲门平面以上，向左上方膨隆的部分。

03.025　胃角　angle of stomach
胃小弯近幽门处向右的角状弯曲。是胃体与幽门部在胃小弯的分界。

03.026　胃窦　gastric antrum
胃角切迹平面至胃幽门之间的部分。

03.027　幽门　pylorus
胃入十二指肠处的开口。是胃的出口。

03.028　幽门管　pyloric canal
又称"幽门窦（pyloric antrum）"。幽门部的大弯侧有一浅沟，将幽门部分为左右两部，右部为幽门管，长 2～3cm。

03.029　胃皱襞　gastric fold
胃空虚时黏膜形成的皱褶。充盈时减少、变浅，胃体大弯处皱襞最明显，前后壁较少，小弯处则很少见到。

03.030　胃前壁　anterior wall of stomach
胃朝向前上方的壁。与肝的脏面、腹前壁等相贴。

03.031　胃后壁　posterior wall of the stomach
胃朝向后下方的壁。构成网膜囊前壁的一部分。

03.032　胃血管　gastric vessel
供应胃的动脉、静脉和毛细血管的总称。

03.033　胃左动脉　left gastric artery
腹腔动脉的分支之一。分出后向左上方至胃的贲门，然后沿胃小弯下行发出许多分支供应胃小弯区域。

03.034　胃右动脉　right gastric artery
肝固有动脉沿胃小弯分布的分支动脉。自肝固有动脉的起始部发出，沿胃小弯行向左，与胃左动脉吻合。

03.035　胃网膜左动脉　left gastroepiploic artery
脾动脉供应胃大弯和大网膜的分支动脉。从脾动脉末端发出向右下经胃脾韧带两层之间，在大网膜的前两层间向右行，与胃网膜右动脉吻合，分布于胃大弯附近的胃、后壁和大网膜。

03.036　胃网膜右动脉　right gastroepiploic artery

胃十二指肠动脉供应胃大弯部胃壁及大网膜的分支。来自胃、十二指肠动脉，维持胃大弯部分的血液供应。沿胃大弯穿大网膜前壁的两层腹膜间向左走行，与脾动脉的胃网膜左动脉吻合；沿途向上分支与胃左、右动脉至胃的小支吻合；向下发出网膜支，参与构成大网膜的动脉弓。

03.037　胃左静脉　left gastric vein
胃左动脉的伴行静脉。收集胃及食管下段的静脉血，直接注入肝门静脉。

03.038　胃右静脉　right gastric vein
胃右动脉的伴行静脉。在胃小弯可与胃左静脉吻合，收纳同名动脉分布区的静脉血，在注入肝门静脉前接受幽门前静脉的汇入。

03.039　胃网膜左静脉　left gastroepiploic vein
胃网膜左动脉的伴行静脉。收集邻近胃大弯的胃前、后壁和大网膜血液的静脉，沿胃大弯由右向左上行，注入脾静脉起始处。

03.040　胃网膜右静脉　right gastroepiploic vein
胃网膜右动脉的伴行静脉。沿胃大弯右行，接受胃前、后面和大网膜静脉支，汇入肠系膜上静脉。

03.041　胃短静脉　short gastric vein
引流胃底及胃大弯左部的静脉血的管道。有3～4支，在胃脾韧带内，多注入脾静脉及上、中脾支。

03.042　十二指肠　duodenum
位于胃与空肠之间的一段肠管。呈"C"形，包绕胰头。分上部、降部、水平部和升部四个部分。成人长度为20～25cm，管径4～5cm。

03.043　十二指肠腺　duodenal gland
十二指肠黏膜中分泌肠液的微小腺体。所分泌的肠液呈碱性，含有多种与消化相关的酶。

03.044　十二指肠壁　duodenal wall
由十二指肠黏膜层、黏膜下层、肌层、浆膜层构成的结缔组织。

03.045　十二指肠黏膜层　duodenal mucosal layer
十二指肠壁的最内层，由上皮、固有层和黏膜肌层组成的结缔组织。上皮和固有层向肠腔突起形成肠绒毛，上皮向固有层凹陷形成十二指肠肠腺。

03.046　十二指肠黏膜下层　duodenal submucosa
十二指肠黏膜下方较致密的结缔组织。含小动脉、小静脉与淋巴管。

03.047　十二指肠黏膜肌层　duodenal mucosal muscularis
由环形肌层和纵行肌层构成肠壁中层的薄层平滑肌。位于黏膜下，负责十二指肠肠道蠕动。

03.048　十二指肠浆膜层　duodenal serosa layer
十二指肠壁的最外层，由薄层疏松结缔组织和间皮构成的膜状结构。

03.049　十二指肠球部　duodenal bulb
十二指肠的上端。长4～5cm，近端接胃幽门，远端止于十二指肠壶腹部。

03.050　十二指肠降部　duodenal descending part
位于十二指肠上曲和下曲之间的部分。长7～8cm。

03.051　十二指肠上曲　superior duodenal flexure

十二指肠上部与降部转折处形成的弯曲。

03.052 十二指肠下曲 inferior duodenal flexure
十二指肠降部与水平部转折处形成的弯曲。

03.053 十二指肠水平部 duodenal horizontal part
起于十二指肠下曲，横过下腔静脉和第3腰椎椎体前方，至腹主动脉前方、第3腰椎椎体左前方的部分。移行为升部，长10～12cm。

03.054 十二指肠升部 duodenal ascending part
起自十二指肠水平部末端，斜向左上方至十二指肠空肠曲的部分。移行为空肠。长2～3cm。

03.055 十二指肠空肠曲 duodenojejunal flexure
十二指肠与空肠转折处所形成的弯曲。

03.056 十二指肠移行部 duodenal transference
十二指肠球部、降部、水平部、升部四个部位间，两个相邻部位的交界处。

03.057 十二指肠黏膜细胞 duodenal mucosal cell
由吸收细胞、杯状细胞、帕内特细胞和少量内分泌细胞等组成的上皮细胞。呈单层柱状。

03.058 十二指肠杯状细胞 duodenal goblet cell
分布于十二指肠黏膜柱状上皮细胞之间的黏液分泌细胞。形同高脚酒杯，主要功能是合成并分泌黏蛋白，形成黏膜屏障以保护上皮细胞。

03.059 十二指肠帕内特细胞 duodenal Paneth cell
十二指肠腺底部的细胞。呈锥形，含粗大的嗜酸性颗粒，分泌防御素和溶菌酶。

03.060 十二指肠嗜银细胞 duodenal argyrophil cell
又称"库尔吉茨基细胞（Kultschitsky cell）"。散在分布于十二指肠腺上皮内、有强烈嗜银性或亲银性的细胞。用硝酸银液染色可见胞质内出现棕黑色银反应颗粒，以十二指肠上段为多。

03.061 十二指肠吸收细胞 duodenal absorptive cell
十二指肠上皮中数量最多的高柱状细胞。可吸收营养物质。

03.062 十二指肠未分化细胞 duodenal undifferentiated cell
十二指肠尚未形成某种特化细胞类型、未产生特异功能蛋白的细胞。

03.063 十二指肠绒毛 duodenal villus
十二指肠的上皮和固有层向肠腔隆起的指状突起。具有吸收营养物质的作用。

03.064 十二指肠皱襞 duodenal fold
由十二指肠黏膜和黏膜下层向腔面形成的突起。可增大肠腔表面积，有利于吸收。

03.065 十二指肠血管 duodenal vessel
十二指肠动脉、静脉和毛细血管的合称。

03.066 胰十二指肠上动脉 superior pancreaticoduodenal artery
胰十二指肠动脉供应十二指肠和胰的分支。由胃十二指肠动脉在幽门下缘发出，分两支在胰头与十二指肠降部之间前、后面下行，分布于十二指肠降部和胰头。

03.067 胰十二指肠下动脉 inferior pancreaticoduodenal artery
肠系膜上动脉供应胰和十二指肠的分支。自

肠系膜上动脉根部发出，分前、后支，与胰十二指肠上动脉的前、后支吻合，分布于十二指肠降部和胰头。

03.068　胰十二指肠上前静脉　superior anterior pancreaticoduodenal vein
胰头前上部及十二指肠许多小静脉。在胰头前面胰十二指肠间沟内靠近十二指肠降部的下部形成，在沟内向上内注入胃结肠干的静脉。

03.069　胰十二指肠上后静脉　superior posterior pancreaticoduodenal vein
胰头后上部及邻近的十二指肠小静脉。在胰头后面胆总管的胰腺部后方形成，向上行至十二指肠上部后面，在胆总管的左侧注入肝门静脉后壁。

03.070　胰十二指肠上静脉　superior pancreaticoduodenal vein
胰十二指肠上前静脉和胰十二指肠上后静

脉的合称。

03.071　胰十二指肠下前静脉　inferior anterior pancreaticoduodenal vein
胰头前下部及邻近的十二指肠小静脉。在胰头前面与十二指肠之间的沟下部形成，向下内行于胰头实质内，到达钩突的下缘，单独或与胰十二指肠下后静脉合干注入肠系膜上静脉。

03.072　胰十二指肠下后静脉　inferior posterior pancreaticoduodenal vein
胰头后下部及邻近的十二指肠静脉。在胰头后面与十二指肠之间的沟下部形成，向下向内绕钩突的下缘注入肠系膜上静脉或其属支第一空肠静脉。

03.073　胰十二指肠下静脉　inferior pancreaticoduodenal vein
胰十二指肠下前静脉和胰十二指肠下后静脉的合称。

03.02　胃十二指肠生理

03.074　胃十二指肠运动　gastroduodenal motility
胃十二指肠通过纵行肌层和环形肌层平滑肌的收缩和舒张实现对摄入食物的消化、吸收和食物残渣的排出。

03.075　胃紧张性收缩　gastric tonic contraction
胃对内容物起稳定连续的压缩作用，逐渐压迫内容物向远端胃推进，而不搅拌胃内容物，使腔内保持恒定压力的运动形式。

03.076　胃容受性舒张　gastric receptive relaxation
在咀嚼和吞咽开始时，食团从食管到达胃之前，胃为准备容纳食物通过迷走–迷走反射

引起近端胃平滑肌舒张，随着胃内储存食物增加，食物对胃壁产生牵张刺激，通过机械敏感的感受器反射性地使胃容积相应扩大而胃内压却不明显改变的运动形式。

03.077　胃蠕动　gastric peristalsis
起始于胃中部向幽门方向推进的收缩波。是胃向十二指肠排放食糜的动力。

03.078　胃运动神经调节　neuromodulation of gastric motility
胃运动受自主神经和壁内神经丛反射性调节。胃壁对牵张刺激敏感的机械感受器和对pH变化敏感的化学感受器感受的信息经传入神经上传至延髓和脊髓，经迷走神经和

交感神经传出至壁内神经丛进而调节胃的运动。

03.079　胃运动体液调节 humoral regulation of gastric motility

胃运动受胃肠激素的调节。如胃窦、十二指肠G细胞分泌的促胃液素能增加慢波电位和动作电位的频率,加强胃的运动;而小肠上部S细胞分泌的促胰液素、I细胞分泌的胆囊收缩素均能抑制胃的运动。

03.080　胃排空 gastric emptying

胃以适宜的速度逐步将食糜排入十二指肠的过程。动力来自近端胃的紧张性收缩和远端胃的蠕动运动。当蠕动波到达幽门时,幽门括约肌松弛,1～2ml食糜被排入十二指肠。

03.081　十二指肠紧张性收缩 duodenal tonic contraction

十二指肠保持一定的平滑肌张力和肠管基础压力,使肠管维持一定形态和位置的基本运动形式。是其他运动有效进行的基础。有利于消化液渗透入食糜,促进消化液与肠内食糜充分混合,并与肠黏膜密切接触,有利于消化产物的吸收。

03.082　十二指肠分节运动 duodenal segmentation contraction

十二指肠在消化期以环形肌舒缩为主的节律性运动。有一定间距的多位点环形肌同时收缩,反复对食糜进行分割和合拢,使食糜与消化液充分混合,并增加食糜与肠壁的接触,为消化和吸收创造有利条件。

03.083　十二指肠蠕动 duodenal peristalsis

十二指肠壁环形肌和纵行肌协调活动引起的肠蠕动。通常与分节运动并存,使分节运动作用后的食糜向前推进,到达一个新肠段,再开始分节运动。蠕动速度很慢,为1～2cm/s,每个蠕动波把食糜推进一段短距离后即消失。

03.084　胃十二指肠消化 gastroduodenal digestion

食物在胃十二指肠中加工、分解的过程。包括机械性消化和化学性消化,两者同时进行,相辅相成。

03.085　机械性消化 mechanical digestion

通过消化道的运动将食物磨碎,并使之与消化液充分混合,将食物不断向消化道远端推进的过程。

03.086　化学性消化 chemical digestion

通过消化腺分泌的消化酶将食物中的营养成分分解成小分子物质的过程。

03.087　胃十二指肠吸收 gastroduodenal absorption

食物的消化产物(如葡萄糖、氨基酸、甘油、脂肪酸)、水和无机盐等,通过胃十二指肠黏膜上皮细胞进入血液和淋巴的过程。

03.088　小肠跨细胞吸收途径 transcellular absorption pathway

营养物质通过小肠绒毛柱状上皮细胞腔膜面进入细胞内,再经细胞的基底膜进入血液或淋巴的过程。

03.089　小肠细胞旁吸收途径 paracellular absorption pathway

营养物质通过小肠细胞间的紧密连接进入细胞间隙,再进入血液或淋巴的过程。

03.090　胃分泌 gastric secretion

胃通过外分泌腺体向胃腔分泌胃液或通过内分泌细胞分泌胃肠激素的功能。

03.091 胃外分泌 gastric exocrine
胃通过外分泌腺体向胃腔分泌胃液的过程。分为基础分泌（消化间期分泌）和刺激性分泌（消化期分泌）。基础分泌是不受食物刺激时的基础胃液分泌，分泌量小；刺激性分泌可以分为头期、胃期和肠期。

03.092 胃液 gastric juice
胃腺体分泌的混合液。为无色酸性液体，pH为0.9～1.5。正常人胃液分泌量为1.5～2.5L/d。

03.093 胃酸 gastric acid
胃液中的盐酸。由胃壁细胞分泌，作用为激活胃蛋白酶原，杀灭胃内细菌，使胃和小肠内呈无菌状态等。

03.094 胃蛋白酶 pepsin
由胃黏膜主细胞分泌的消化性蛋白酶。为可水解摄入食物中蛋白质肽键的内肽酶，将蛋白质分解为小分子的多肽。

03.095 胃黏液 gastric mucus
由胃上皮细胞、腺体分泌的无色透明碱性液体。成分主要为糖蛋白、黏多糖、黏蛋白等。黏膜上皮分泌的黏液呈胶冻状，较黏稠，覆盖胃黏膜表面，为不溶性黏液。胃腺体分泌的黏液为透明水样液体，为可溶性黏液。

03.096 黏液-碳酸氢盐屏障 mucus-bicarbonate barrier
黏液与胃黏膜分泌的HCO_3^-组成的保护胃黏膜的屏障。胃内H^+通过胶冻黏液层向胃壁扩散速度慢，与HCO_3^-中和，故黏液层腔侧呈酸性，而上皮细胞侧呈中性或偏碱性，使胃蛋白酶丧失分解蛋白质的作用，有效地防止H^+逆向弥散侵蚀胃黏膜。

03.097 胃液分泌头期 cephalic phase of gastric juice secretion
刺激作用于头部感受器而引起的胃液分泌。分泌量大，酸度高，胃蛋白酶含量高。

03.098 胃液分泌胃期 gastric phase of gastric juice secretion
胃内食物对胃机械性扩张及食物成分的化学性刺激引起的胃液分泌。

03.099 胃液分泌肠期 intestinal phase of gastric juice secretion
食糜进入小肠引起的胃液分泌。主要由小肠扩张和蛋白质及其消化产物的刺激引起。

03.100 抑胃肽 gastric inhibitory polypeptide
又称"糖依赖性胰岛素释放肽（glucose-dependent insulinotropic peptide）"。由十二指肠和空肠黏膜中的K细胞合成的激素。作用包括抑制胃酸和胃蛋白酶分泌、刺激胰岛素释放、抑制胃的运动和排空、刺激小肠液的分泌、刺激胰高血糖素分泌等。

03.101 胃动素 motilin
由十二指肠及空肠黏膜分泌的多肽激素。是参与调节胃肠运动的兴奋性脑肠肽，在餐间空腹时周期性分泌，并在消化间期刺激胃和小肠的运动，受中枢和外周双重调节。

03.102 促胰液素 secretin
又称"胰泌素"。产生于十二指肠和空肠肠腺的S细胞激素。酸性食糜进入小肠后刺激促胰液素原的分泌和活化，作用于胰腺导管上皮细胞上的特异性受体，通过cAMP机制引起细胞分泌大量的H_2O和HCO_3^-，使胰液的分泌量大为增加。

03.103 神经降压素 neurotensin
在消化道由肠黏膜的N细胞所分泌的肽类激素。正常进餐后通过神经反射及某些激素信号促使释放。有降低食管及小肠括约肌张力、抑制小肠蠕动和胃酸分泌、延缓胃排空、减少小肠分泌、刺激胰腺分泌、松弛胆囊等作用。

03.104 胆囊收缩素 cholecystokinin

由十二指肠的内分泌细胞合成和分泌的肽类激素。能使胰腺和胆囊分别释放出消化酶和胆汁，促进脂肪和蛋白质的消化，还能起到抑制饥饿的作用。

03.105 生长抑素 somatostatin

由胃窦、胃底、小肠黏膜及胰腺的D细胞所分泌的肽类激素。生物学效应为抑制各种外分泌和内分泌功能，对胃酸的分泌有很强的抑制作用，抑制胃肠运动和肠道对物质的转运，抑制消化道的血流及抑制细胞增殖等。

03.106 P物质 substance P

广泛分布于脑、脊髓、周围神经及肠神经系统中的神经肽。作为神经递质和神经调节剂发挥作用。有促使小肠及胆囊平滑肌收缩、促进小肠蠕动、抑制胆汁分泌、促进基础胰液及小肠的外分泌、抑制小肠吸收等作用。

03.107 血管活性肠肽 vasoactive intestinal peptide

又称"舒血管肠肽"。由中枢神经和周围神经系统产生的肽类激素。在胃肠道，能使平滑肌松弛和血管舒张及促进分泌和吸收功能；促进肠道水和电解质的分泌，刺激胰液、小肠液的产生，以及抑制胃酸的分泌和胃蠕动。

03.108 铃蟾素 bombesin

曾称"蛙皮素"。多肽胃肠激素。同源物包括胃泌素释放肽、神经介素B和神经介素C，能刺激G细胞释放胃泌素，是停止进食行为

的负反馈信号的第二大来源。

03.109 肠高血糖素 enteroglucagon

源于胰高血糖素原的肽类胃肠激素。由结肠和末端回肠的黏膜细胞分泌，主要作用为营养小肠黏膜，促进其生长，维持正常肠道屏障作用，抑制胃酸分泌，减缓肠道动力，抑制十二指肠、空肠收缩等。

03.110 5-羟色胺 5-hydroxytryptamine

又称"血清素（serotonin）"。参与中枢神经系统和胃肠道活动的神经递质。能抑制胃泌素和氨甲酰胆碱引起的胃酸分泌，但对基础胃酸分泌无抑制作用。

03.111 内因子 intrinsic factor

由胃的壁细胞分泌的能与维生素B_{12}结合的糖蛋白。可防止维生素B_{12}被分解破坏，并在回肠上皮被吸收。

03.112 胃肠黏膜屏障 gastrointestinal mucosal barrier

胃肠道黏膜的屏障。在各种内源性和外源性攻击因子的刺激与损伤下，具有自我保护和快速修复损伤能力。是防止有害因子进入黏膜细胞或体循环的屏障，包括机械屏障、化学屏障、生物屏障和免疫屏障。

03.113 胃黏液屏障 gastric mucous barrier

覆盖于胃黏膜上皮细胞表面的一层凝胶层。由胃表面上皮细胞、泌酸腺中颈黏液细胞、贲门腺和幽门腺共同分泌而成，具有较高的黏滞性和水不溶性。

03.114 十二指肠黏液屏障 duodenal mucous barrier

由十二指肠黏膜杯状细胞分泌的黏液在黏膜上皮细胞表面形成的一层胶状黏液层。表面覆盖着不移动水层和疏水层。

03.115 十二指肠黏膜上皮机械屏障 duodenal mucosal epithelial mechanical barrier
十二指肠上皮构成的机体内外环境之间的起机械保护作用的屏障。由十二指肠黏膜上皮细胞层及其周围的紧密连接两部分构成。

03.116 十二指肠黏膜微生物屏障 duodenal mucosal microbial barrier
十二指肠内由微生物构成的黏膜保护屏障。定植于肠黏膜上皮细胞表面并紧密地黏附形成生物膜，通过定植保护作用影响过路菌或外籍菌在肠黏膜表面的定植、占位和生长繁殖。产物可阻止病原菌在体内的定植或杀死病原菌。

03.117 肠黏膜相关淋巴组织 gut mucosa associated lymphoid tissue
黏膜相关淋巴样组织的一部分。是全身最大的淋巴器官。主要包括派尔集合淋巴结、小肠固有层淋巴细胞、上皮内淋巴细胞。

03.118 胃肠黏膜免疫 gastrointestinal mucosal immunity
存在于胃肠道黏膜的系列保护机制。形成了有效对抗潜在病原微生物入侵的生理屏障和高度协调的黏膜免疫应答网络系统防线。

03.119 肠道非特异性防御 enteric non-specific defense
由肠道黏膜机械屏障、生物屏障、化学屏障构成的肠道防御体系。

03.120 肠道特异性免疫 enteric specific immunity
肠道的免疫屏障。由肠道黏膜免疫系统介导的体液免疫和细胞免疫应答构成。

03.121 肠道局部免疫应答 enteric local immune response
肠淋巴组织接受肠道抗原刺激后产生的肠道局部的免疫应答。主要局限在抗原刺激部位，一般不伴有或仅伴有较弱的全身性免疫反应。

03.122 抗体介导性免疫应答 antibody-mediated immune response
肠淋巴组织受到肠道抗原刺激后在肠黏膜局部产生的特异性抗体介导的免疫应答。

03.123 细胞介导性免疫应答 cell-mediated immune response
肠淋巴组织受到肠道抗原刺激后在肠黏膜局部产生的原始的吞噬作用或细胞介导的特异性免疫应答。

03.03 胃十二指肠疾病诊断与治疗

03.124 胃低张计算机体层成像 gastric hypotonic computed tomography
通过饮水、口服解痉药等方式使胃处于低张状态后，采用CT检查胃的方法。能够更清晰地显示病灶的部位、形态、大小及与邻近组织的关系。

03.125 上消化道钡剂造影 barium radiography of upper digestive tract
通过钡剂经食管、胃、十二指肠在X射线下的显影，进行上消化道疾病诊断的方法。主要用于胃、十二指肠疾病如溃疡、肿瘤等的检查。

03.126 上消化道碘水造影 iodized water radiography of upper digestive tract
通过碘对比剂经食管、胃、十二指肠在X射线下的显影，进行上消化道疾病诊断的方法。主要用于不适合钡剂造影的特殊情况，如消化道穿孔、消化道狭窄等。

03.127　磁控胶囊胃镜　magnetically controlled gastric capsule endoscope
依靠体外磁场，实现对内植永久性微型磁极精准控制的胶囊胃镜。可以通过控制胶囊的运动、姿态和方向，实现主动控制、精准拍摄的功能。

03.128　放大胃镜　magnifying gastroscopy
将电子内镜和显微镜组合对上消化道黏膜表层结构进行放大观察的内镜系统。

03.129　幽门螺杆菌快速尿素酶试验　Helicobacter pylori rapid urease test
通过检测溶液pH改变，判断尿素酶含量和尿素酶相对活性，从而间接判断是否有幽门螺杆菌感染的检测方法。

03.130　幽门螺杆菌胃黏膜涂片检查　Helicobacter pylori gastric mucosa smear examination
将胃黏膜活检组织直接涂于载玻片，在显微镜下观察是否存在幽门螺杆菌感染的方法。

03.131　幽门螺杆菌胃黏膜组织学检查　Helicobacter pylori gastric mucosa histology examination
将胃黏膜活检组织进行包埋、切片、染色处理后，在显微镜下观察幽门螺杆菌的形态，判断感染情况的方法。

03.132　胃黏膜幽门螺杆菌培养　gastric mucosa Helicobacter pylori culture
胃黏膜活检标本在特定的培养基和微需氧环境下培养、鉴定幽门螺杆菌感染的方法。是诊断幽门螺杆菌感染的金标准。

03.133　^{13}C-尿素呼气试验　^{13}C-urea breath test
利用幽门螺杆菌尿素酶分解^{13}C-尿素产生标记二氧化碳通过肺排出的原理，采集并定量测出呼出气体中^{13}C含量，从而诊断幽门螺杆菌感染的方法。

03.134　^{14}C-尿素呼气试验　^{14}C-urea breath test
利用幽门螺杆菌尿素酶分解^{14}C-尿素产生标记二氧化碳通过肺排出的原理，采集并定量测出呼出气体中^{14}C含量，从而诊断幽门螺杆菌感染的方法。

03.135　幽门螺杆菌抗体检测　Helicobacter pylori antibody test
通过免疫学方法检测血清中幽门螺杆菌-免疫球蛋白（Ig）G抗体诊断幽门螺杆菌感染的方法。主要用于流行病学调查，不宜作为现症感染或根除疗效评估的标准。

03.136　幽门螺杆菌粪便抗原检测　Helicobacter pylori stool antigen test
通过酶抗体法检测粪便中幽门螺杆菌抗原诊断幽门螺杆菌感染的方法。

03.137　核素法胃排空检测　radiopharmaceutical gastric emptying test
口服混有放射性标记药物的标准餐，用伽马照相机对胃进行连续照相，获得胃区的动态图像及胃排空时间的检测方法。

03.138　超声波胃排空检测　ultrasonic gastric emptying test
通过超声检查动态监测餐后胃腔容积变化，了解胃排空情况的检测方法。

03.139　不透X射线标记物法胃排空检测　gastric emptying test by radiopaque marker

口服不透X射线标记物后在规定的时间点摄片，通过在一定时间内不透X射线标记物通过胃的情况了解胃排空状况的检测方法。

03.140 **¹³C-呼气试验胃排空检测** ¹³C breath gastric emptying test
口服¹³C 核素标记的醋酸或辛酸试餐，根据呼气中¹³CO₂量测定胃排空状况的检查方法。原理为水溶性醋酸或辛酸不在胃内分解吸收，而在十二指肠近端迅速吸收并经肝脏代谢产生CO₂呼出体外。

03.141 **胃蛋白酶原测定** pepsinogen test
用免疫学等方法测定血清中胃蛋白酶原水平的检测方法。可间接反映胃黏膜的分泌功能。

03.142 **血清胃泌素测定** serum gastrin test
用放射免疫法测定血清胃泌素水平的检测方法。可间接反映胃窦G细胞的分泌功能。

03.143 **胃酸分泌功能测定** gastric acid secretory function test
测定基础胃酸分泌量，注射组胺或五肽胃泌素测定最大泌酸量和高峰泌酸量，判断胃泌酸功能的检测方法。

03.144 **胃肠道血管造影** angiography of gastrointestinal tract
经股动脉穿刺，在X射线下将导管插入腹腔动脉、肠系膜上或下动脉，注入对比剂，快速连续摄影，显示血管发育异常、肿瘤异常血管及消化道出血等的检测方法。

03.145 **内因子抗体** intrinsic factor antibody
针对内因子的自身抗体。当患者体内存在内因子抗体时，内因子抗体与内因子结合，影响维生素B₁₂的正常吸收。恶性贫血等疾病时常有升高。

03.146 **壁细胞抗体** parietal cell antibody
抗胃壁细胞胞质内微粒体的抗体。主要是IgG型抗体，也有IgA型抗体。多见于自身免疫性胃炎或胃体萎缩性胃炎。

03.147 **倾倒激发试验** dumping excitation test
空腹口服75g葡萄糖（50%葡萄糖150ml），或经导管注射50g葡萄糖（20%葡萄糖250ml）至十二指肠降部或空肠上部，激发有无倾倒综合征表现的试验。

03.148 **抑酸药** acid-inhibitory drug
通过竞争性拮抗H₂受体或抑制H⁺-K⁺-ATP酶活性，抑制胃酸分泌的药物。

03.149 **组胺 2 受体拮抗剂** histamine 2 receptor antagonist
阻断胃黏膜壁细胞上的H₂受体，抑制胃酸分泌的药物。

03.150 **抗胆碱能药** anticholinergic drug
能够阻断胃肠道胆碱能受体，达到抑制胃酸分泌、解除平滑肌和血管痉挛、延缓胃排空作用的药物。

03.151 **质子泵抑制剂** proton pump inhibitor
与ATP酶α亚单位的巯基以共价键结合而使H⁺-K⁺-ATP酶失去活性,抑制胃酸分泌的药物。

03.152 **钾离子竞争性酸拮抗剂** potassium competitive acid blocker
在壁细胞上竞争性抑制质子泵与钾离子的结合，阻断细胞质中的 H⁺与胃分泌管中的K⁺相互交换，抑制胃酸分泌的药物。

03.153 **胃黏膜保护剂** gastric mucosal protective drug
具有保护和增强胃黏膜防御功能的药物。通过促进胃黏液分泌、内源性胃蛋白酶原合成及增加黏膜血流量等，加速胃黏膜的自身修复。

03.154 微生态制剂 microecologics
由对宿主有益的正常微生物或促进正常微生物生长的物质制备的制剂。包括益生菌、益生元、合生元和后生元等。

03.155 经皮内镜下胃造口术 percutaneous endoscopic gastrostomy
在胃镜引导下行经皮胃造口，将营养管置入胃腔的手术。适用于昏迷、食管梗阻等长时间不能进食，但胃排空良好的重症患者。

03.156 胃息肉内镜治疗术 endoscopic treatment of gastric polyp
经内镜下的胃息肉治疗术。包括活检钳咬除、热活检钳摘除、黏膜切除术、黏膜下剥离术、内镜下圈套器息肉切除术、内镜氩等

离子体凝固术等。

03.157 内镜胃内止血术 endoscopic hemostasis for gastric bleeding
利用内镜通过套扎、硬化剂或组织胶注射、药物注射或喷洒、热止血和机械止血等方法进行止血治疗的手术。用于静脉曲张性或非静脉曲张性出血。

03.158 毕Ⅰ式胃大部切除术 Billroth type Ⅰ subtotal gastrectomy
切除远端3/5~4/5胃组织，包括幽门、近胃侧十二指肠球部，然后行胃与十二指肠吻合的手术。

03.159 毕Ⅱ式胃大部切除术 Billroth type Ⅱ subtotal gastrectomy
切除远端3/5~4/5胃组织，包括幽门、近胃侧十二指肠球部，夹闭十二指肠断端，然后行胃和空肠吻合的手术。

03.04 胃 疾 病

03.160 急性胃炎 acute gastritis
多种病因（如化学刺激、感染等）引起的急性胃黏膜炎症。可有明显的上腹痛、呕吐等症状。

03.161 急性单纯性胃炎 acute simple gastritis
以胃黏膜炎性变化为特征的急性胃炎。胃黏膜病变相对较轻。主要表现为上腹饱胀、隐痛、食欲缺乏、嗳气、恶心、呕吐等。

03.162 急性糜烂出血性胃炎 acute erosive hemorrhagic gastritis
又称"急性糜烂性胃炎（acute erosive gastritis）"。以胃黏膜糜烂、出血为特征的急性胃炎。可表现为腹痛、腹胀、恶心等非特异性消化不良症状，也可表现为呕血、黑便等。

03.163 急性腐蚀性胃炎 acute corrosive gastritis
吞服强酸、强碱或其他腐蚀剂所引起的胃壁腐蚀性炎症。主要病理变化为黏膜充血、水肿，严重者可发生糜烂、溃疡、坏死黏膜剥脱甚至穿孔，后期可引起消化道狭窄。

03.164 急性感染性胃炎 acute infectious gastritis
细菌、真菌或病毒等感染所引起的急性胃炎。炎症主要累及黏膜下层，但也可穿透肌层达浆膜层。病情严重者可有发热、呕血或黑便、水电解质紊乱、酸碱平衡失调和休克。

03.165 急性化脓性胃炎 acute purulent gastritis

又称"急性蜂窝织炎性胃炎（acute phleg-monous gastritis）"。严重血源性细菌感染播散至胃壁引起的胃壁全层化脓性病变。是败血症的并发症之一，临床十分少见。病情严重，常有上腹剧痛、寒战、高热、上腹部肌紧张和明显压痛等表现。病原菌多为溶血性链球菌、金黄色葡萄球菌、肺炎链球菌、大肠埃希菌等。

03.166　慢性胃炎　chronic gastritis
由各种病因（如感染、免疫等）引起的非特异性慢性胃黏膜炎症性病变。

03.167　慢性非萎缩性胃炎　chronic non-atrophic gastritis
又称"慢性浅表性胃炎（chronic superficial gastritis）"。不伴胃黏膜萎缩性改变，黏膜层以淋巴细胞和浆细胞浸润为主的慢性胃炎。多数无症状，部分表现为上腹痛或不适、上腹胀等症状。

03.168　慢性萎缩性胃炎　chronic atrophic gastritis
由胃黏膜表面反复损伤导致的黏膜腺体萎缩、消失，黏膜肌层增厚、胃黏膜不同程度变薄的病理状态。常伴有肠上皮化生、炎症反应和不典型增生。少数萎缩性胃炎可演变为胃癌。

03.169　自身免疫性胃炎　autoimmune gastritis
又称"A型萎缩性胃炎（atrophic gastritis type A）"。由自身免疫机制所致的慢性萎缩性胃炎。患者体内产生针对胃组织不同组分的自身抗体。如抗内因子抗体、抗胃壁细胞抗体、抗胃泌素分泌细胞等，造成相应组织破坏或功能障碍。

03.170　多灶性萎缩性胃炎　multifocal atrophic gastritis
又称"B型萎缩性胃炎（atrophic gastritis type B）"。胃窦和胃体黏膜发生灶性萎缩/化生性改变的慢性胃炎。通常由幽门螺杆菌感染所致。

03.171　疣状胃炎　gastritis verrucosa
曾称"痘疹样胃炎"。以持续性胃多发隆起性糜烂为特点的胃炎。可能与幽门螺杆菌感染、免疫机制异常和高胃酸分泌有关。

03.172　淋巴细胞性胃炎　lymphocytic gastritis
以胃黏膜表层上皮和胃小凹上皮内大量成熟T细胞浸润为特征的胃黏膜炎症性病变。

03.173　巨大肥厚性胃炎　giant hypertrophy gastritis
又称"梅内特里耶病（Menetrier disease）"。以胃内黏膜良性增生肥厚为主要特征的胃黏膜腺体增生病。表现为上腹痛、体重减轻、水肿、腹泻。

03.174　嗜酸细胞性胃炎　eosinophilic gastritis
以嗜酸性粒细胞浸润胃壁和外周血嗜酸性粒细胞增多为特征的胃炎。不伴有肉芽肿或血管炎症性病变。

03.175　胶原性胃炎　collagenous gastritis
以黏膜上皮下胶原带沉积和黏膜固有层内炎症细胞浸润为特征的胃炎。临床罕见，可表现为消化不良症状，病因、发病机制及预后未明。

03.176　放射性胃炎　radiation gastritis
胃受到射线照射后出现急性早期损伤并随治疗剂量加大而加重的现象。包括胃黏膜主细胞和壁细胞的凝固性坏死，严重时出现腺体结构消失、黏膜变薄、水肿和炎症细胞浸润，胃酸分泌也受到严重的抑制，可能发生溃疡，并继发出血、穿孔。临床症状主要有厌食、恶心、呕吐和体重减轻等。

03.177　化学性胃炎　chemical gastritis
由于化学物质损害胃黏膜表面而发生的胃炎症性病变。

03.178　胆汁反流性胃炎　bile reflux gastritis
又称"碱性反流性胃炎（alkaline reflux gastritis）"。幽门括约肌功能失调或胃幽门手术等原因造成含有胆汁、胰液等十二指肠内容物流入胃而导致的胃黏膜慢性病变。表现为胸骨后或上腹部灼烧痛、呕吐物含胆汁、体重减轻。

03.179　肉芽肿性胃炎　granulomatous gastritis
胃黏膜层或深层的慢性肉芽肿性病变。可以是多种系统性疾病（如克罗恩病、结节病、结核、梅毒、真菌感染等）的胃部表现，或是胃黏膜对异物的反应。胃窦部最多见。胃黏膜炎症、水肿和纤维化可引起黏膜层或胃壁其他各层增厚、胃腔狭窄。

03.180　非感染性肉芽肿性胃炎　non-infectious granulomatous gastritis
非感染性病因引起的胃黏膜层或深层的慢性肉芽肿性病变。可见于克罗恩病、结节病、韦格纳（Wegener）肉芽肿及异物肉芽肿等。

03.181　胃克罗恩病　gastric Crohn disease
发生于胃的克罗恩病。多见于胃窦，常与近端十二指肠克罗恩病共存。可有腹痛、腹泻、幽门梗阻的临床表现，内镜下多表现为黏膜增生性病变，同时伴有糜烂、溃疡。

03.182　结节病　sarcoidosis
多系统、多器官受累的肉芽肿性疾病。几乎全身每个器官均可受累。病变由上皮样肉芽肿构成，无结核时所见的干酪样坏死。

03.183　胃结节病　gastric sarcoidosis
发生于胃的结节病。结节病是临床罕见、病因未明的多系统肉芽肿性疾病。临床上以肺、皮肤、眼睛损害为主，可侵犯全身各器官。可表现为上腹痛、恶心、早饱、体重减轻等非特异性症状，严重者可出现出血、梗阻症状。

03.184　胃嗜酸细胞性肉芽肿　gastric eosinophilic granuloma
嗜酸性粒细胞浸润引起的胃黏膜层或深层的慢性肉芽肿性病变。病因不明。胃黏膜活检可见嗜酸性粒细胞浸润，外周血多有嗜酸性粒细胞增多。临床表现可为上腹痛、呕血或黑便、腹部包块。

03.185　异物肉芽肿性胃炎　foreign body granulomatous gastritis
由异物导致的胃黏膜层或深层的慢性肉芽肿性病变。常由滑石粉、手术缝线等异物引起。临床上轻型无任何症状，重者表现为上腹痛、进食后不适、恶心、呕吐、消化道出血等症状。

03.186　感染性肉芽肿性胃炎　infectious granulomatous gastritis
感染性病因引起的胃黏膜层或深层的慢性肉芽肿性病变。可以是多种系统性疾病的胃部表现，常见于结核和梅毒感染。临床表现可为系统性疾病和胃部症状的综合。

03.187　胃结核　gastric tuberculosis
发生于胃的结核病。是由结核分枝杆菌引起的胃慢性肉芽肿性疾病。在人体各器官结核病中较为罕见。多发生于幽门和幽门前区小弯侧部位，少数发生于胃体或大弯侧。可表现为上腹痛、腹胀、早饱、体重减轻等非特异性症状。

03.188　胃梅毒　gastric syphilis
发生于胃的梅毒。病因为梅毒螺旋体直接侵犯胃壁，引起以胃肉芽肿性病变为特征的感染性疾病。在梅毒引起的全身各器官疾病中，梅毒性胃炎比较罕见。临床表现多为餐后上腹痛或不适，伴有上腹胀、恶心、呕吐和消瘦、乏力等。

03.189　幽门螺杆菌　*Helicobacter pylori*
主要存在于人体胃部的革兰氏阴性菌。是引起慢性胃炎、消化性溃疡及胃黏膜相关淋巴组织淋巴瘤的最主要病原体，也是胃癌发生的重要诱因之一。

03.190　幽门螺杆菌胃炎　*Helicobacter pylori gastritis*
幽门螺杆菌感染诱发的慢性活动性胃炎。组织学上可见淋巴细胞、浆细胞及中性粒细胞浸润。

03.191　感染性胃炎　infectious gastritis
各种细菌、真菌、病毒所引起的胃炎。表现以上腹痛、饱胀、恶心、呕吐、腹泻等症状为主。

03.192　药物性胃炎　drug-induced gastritis
服用非甾体抗炎药、抗血小板药等易引起胃黏膜损伤的药物而导致的胃炎。严重者可出现呕血、便血等。

03.193　非甾体抗炎药相关性溃疡　non-steroidal anti-inflammatory drug related ulcer
非甾体抗炎药引起的溃疡。非甾体抗炎药通过直接损伤胃肠黏膜及抑制前列腺素合成等机制导致。临床表现为饱胀、嗳气、恶心、呕吐等消化不良症状，严重者以出血、穿孔等并发症为首发症状。

03.194　酒精性胃炎　alcoholic gastritis
酒精导致胃黏膜损伤引起的急性胃黏膜炎症。多发生于过量饮酒后，表现为上腹部的隐痛或剧痛，伴恶心等症状。

03.195　中毒性胃炎　toxic gastritis
毒性化学物质引起的胃黏膜炎症。有毒性化学物质接触史，临床表现为恶心、呕吐、腹痛、腹胀等。

03.196　胃溃疡　gastric ulcer
胃在胃酸和胃蛋白酶对黏膜自身消化下发生的穿透黏膜肌层及其以下组织的黏膜缺损。典型表现为餐后上腹痛，或以胃出血、胃穿孔等为首发表现。常见病因为幽门螺杆菌感染、服用非甾体抗炎药等。

03.197　胃溃疡出血　gastric ulcer bleeding
胃溃疡基底血管侵蚀后发生的出血性病变。小量出血常无症状，仅在粪便隐血试验发现，大量出血时常表现为呕血、便血和不同程度的贫血等。

03.198　胃溃疡穿孔　perforated gastric ulcer
胃溃疡向深部发展、穿透胃壁浆膜层发生的穿孔性病变。突发穿孔表现为难以忍受的上腹部剧痛，常因胃内容物在腹腔扩散的量与方向不同而出现放射痛。

03.199　胃溃疡幽门梗阻　gastric ulcer with pyloric obstruction
因黏膜水肿或长期慢性溃疡刺激引起黏膜下纤维化，导致幽门通过障碍，胃内容物在胃内大量潴留的梗阻性疾病。临床表现主要为早饱、体重减轻、上腹痛、恶心、呕吐，呕吐物为宿食。

03.200　胃溃疡癌变　canceration of gastric ulcer
胃溃疡病灶在慢性炎症的长期刺激、幽门螺杆菌感染或一些致癌物质的作用下发生不典型增生进展为癌变。常表现为持续性并逐渐加重的上腹痛。

03.201　幽门管溃疡　pyloric channel ulcer
又称"幽门前区溃疡（prepyloric ulcer）"。发生在胃窦与十二指肠之间的、2cm长的狭窄管状结构内的溃疡。幽门管溃疡常缺乏典型溃疡的周期性和节律性疼痛，呕吐及餐后上腹痛多见。

03.202　胃十二指肠复合性溃疡　gastroduo-denal complex ulcer
胃和十二指肠溃疡同时存在，或活动性胃溃疡伴有十二指肠球形变的共存状态。一般认为胃溃疡多继发于十二指肠溃疡，复合性溃疡较易发生幽门梗阻，但穿孔相对少见。

03.203　术后复发性溃疡　recurrent post-operative ulcer
又称"边缘性溃疡（marginal ulcer）""吻合口溃疡（stomal ulcer）"。消化性溃疡手术切除后再发生的溃疡。可发生在胃、食管、十二指肠、空肠的原发部位或其他部位。发生的时间多在术后半年至数年内。疼痛较重，但部位常与术前不同，食物或抗酸剂缓解作用不明显，常伴有恶心、呕吐等症状。

03.204　胃十二指肠吻合口溃疡　gastroduo-denal anastomotic ulcer
邻近幽门的胃、十二指肠溃疡手术后发生在胃十二指肠吻合口处的消化性溃疡。

03.205　胃食管吻合口溃疡　gastroesophageal anastomotic ulcer
食管或胃术后发生在胃食管吻合口处的消化性溃疡。上腹痛多呈发作性，多在夜间发作明显，常向背部放射，抑酸药治疗效果差。

03.206　难治性胃溃疡　refractory gastric ulcer
胃溃疡正规治疗12周后，经内镜检查确定未愈的溃疡和（或）愈合缓慢、复发频繁的溃疡。典型症状为上腹痛、厌食、嗳气等，经久不愈，可能引起消化道出血、消化道穿孔等。

03.207　老年人消化性溃疡　peptic ulcer in elderly
年龄在65岁以上的人群发生的消化性溃疡。以胃溃疡多见，溃疡多位于高位胃体或小弯，溃疡长径可超过2.5cm，临床症状多不典型，常缺乏一般消化性溃疡上腹部慢性、周期性及节律性疼痛的特点，上腹痛程度较轻微，甚至无疼痛感。大量出血、幽门梗阻和急性穿孔等并发症的发生率较年轻者高。

03.208　无症状胃溃疡　asymptomatic gastric ulcer
胃溃疡明确存在，但患者无任何症状的溃疡。多在因其他疾病接受内镜或X射线钡剂造影时被发现，或当发生出血、穿孔等并发症时被发现，多见于老年人。

03.209　胃巨大溃疡　giant gastric ulcer
长径大于2.5cm的胃溃疡。腹痛症状不典型，易并发大出血及穿孔，药物治疗反应较差，愈合较慢。

03.210　应激性胃溃疡　stress ulcer of stomach
在各种应激状态（如外伤、烧伤、大手术、颅脑疾病、严重心理障碍、严重全身感染等）下，特别是并发休克或肾、肝、肺等器官功能严重受损时，胃黏膜发生的急性溃疡。主要临床表现为上消化道出血和（或）穿孔。

03.211　柯林溃疡　Curling ulcer
在中重度烧伤后发生的应激性溃疡。可分为两组：常见的一组溃疡在烧伤后最初数天内发生，为急性多发性浅表性溃疡，多位于胃底部。第二组溃疡发生较晚，常发生于烧伤的恢复期，通常位于十二指肠，多为慢性，很少有穿孔。

03.212　库欣溃疡　Cushing ulcer
在颅脑损伤、脑病变或颅内手术后发生的应激性溃疡。通常深而具穿透性，偶尔整块局部胃肠壁完全溶解，引起穿孔。

03.213　感染相关性胃十二指肠溃疡　infection-associated gastroduodenal ulcer
由于各种病原微生物（细菌、病毒、真菌等）感染导致胃或十二指肠黏膜表面发生缺损，形成的溃疡性疾病。

03.214　幽门螺杆菌相关性胃溃疡　*Helicobacter pylori* associated gastric ulcer
机体有明确的幽门螺杆菌感染证据，且导致胃黏膜表面发生缺损形成的溃疡。典型表现为上腹部餐后痛。

03.215　幽门螺杆菌相关性十二指肠溃疡　*Helicobacter pylori* associated duodenal ulcer
机体有明确的幽门螺杆菌感染证据，且导致十二指肠黏膜表面发生缺损，形成溃疡。典型表现为上腹部饥饿痛或夜间痛。

03.216　人类免疫缺陷病毒相关性胃溃疡　human immunodeficiency virus associated gastric ulcer
人类免疫缺陷病毒（HIV）感染后引起的胃溃疡。病理显示胃窦黏膜梭形细胞增生和溃疡。通常表现为胃体、胃窦和幽门前区处无出血的坑洞性胃溃疡。

03.217　阿米巴病相关性十二指肠溃疡　amebiasis-associated duodenal ulcer
溶组织内阿米巴感染后引起的十二指肠特异性炎症，导致肠黏膜表面发生缺损，形成的口小底大的烧瓶样溃疡。病理提示溃疡底部肉芽组织增生，周围有纤维组织增生，肠壁增厚，肠腔狭窄。临床表现常为非特异性胃肠道症状。

03.218　结核病相关性十二指肠溃疡　tuberculosis-associated duodenal ulcer
结核分枝杆菌感染引起的十二指肠特异性炎症，导致肠黏膜表面发生缺损，形成大小不等、多发、沿肠壁淋巴管走行呈环形扩展的溃疡。病理提示有典型的结核性肉芽肿。临床表现常为上腹痛或上消化道出血。

03.219　巨细胞病毒感染相关性溃疡　cytomegalovirus infection associated ulcer
巨细胞病毒感染引起的特异性炎症，导致胃肠黏膜表面发生缺损，形成形态多样、深浅不等的溃疡。病理提示溃疡周围细胞内有巨细胞病毒包涵体。患者可出现胃炎样或消化性溃疡症状，常伴厌食或食欲缺乏，也可发生上消化道出血。

03.220　单纯疱疹病毒感染相关性溃疡　herpes simplex virus infection associated ulcer
单纯疱疹病毒感染引起的胃肠溃疡。内镜下可见多个小的片状、线状溃疡或相互交错的浅表溃疡。临床可有恶心、呕吐、发热、体重减轻等非特异性表现。

03.221　海尔曼螺杆菌感染相关性溃疡　*Helicobacter heilmannii* associated ulcer
海尔曼螺杆菌感染后发生的胃十二指肠溃疡性改变。临床症状缺乏特异性。

03.222　念珠菌感染相关性溃疡　*Candida* infection associated ulcer
念珠菌感染引起的特异性炎症，导致胃肠黏

膜表面发生缺损形成的溃疡。内镜下可见片状或斑点状白色分泌物，融合成假膜，黏膜有充血、糜烂、溃疡形成。临床可有腹痛、腹胀、发热、呕吐等非特异性症状。

03.223　自身免疫相关性溃疡　autoimmune associated ulcer
自身免疫机制异常所致的溃疡。患者体内产生针对胃组织不同组分的自身抗体，如抗内因子抗体、抗胃壁细胞抗体、抗胃泌素分泌细胞等，造成相应组织破坏或功能障碍。

03.224　免疫球蛋白 G 相关浸润性胃溃疡　immunoglobulin G associated infiltrative gastric ulcer
IgG4相关性疾病累及胃时发生的，以胃黏膜组织细胞富含IgG浆细胞浸润为特点的溃疡。多继发于自身免疫性胰腺炎，溃疡常合并弥漫性胃壁增厚，无特异性临床表现，可有食欲缺乏、早饱、体重减轻等症状。

03.225　骨髓增生性疾病相关性胃溃疡　myeloproliferative disease associated gastric ulcer
与嗜碱性粒细胞增多性白血病及真性红细胞增多症相关的胃溃疡。前者的发生与嗜碱性粒细胞释放过多组胺引起的过敏反应有关，后者产生的原因一般与血液黏滞度增高导致黏膜血流减少有关。临床表现常无特异性。

03.226　胃窦 G 细胞功能亢进相关性溃疡　gastric sinus G-cell hyperfunction associated ulcer
胃窦G细胞功能亢进，分泌过多的胃泌素，刺激胃底腺分泌过多盐酸导致的胃溃疡。抑酸药治疗效果较好，临床症状无特异性。

03.227　血管狭窄相关性溃疡　vascular stenosis related ulcer
血管狭窄导致胃黏膜血流减少而发生的溃疡。一般为多发性溃疡，患者可有典型的溃疡痛，甚至出现肠系膜绞痛症状，抑酸药治疗效果欠佳。

03.228　特发性高分泌相关性十二指肠溃疡　idiopathic hypersecretory duodenal ulcer
基础胃酸分泌量大于15mmol/h，但没有高胃泌素血症的十二指肠溃疡。长期相对高剂量的抑酸药治疗有效果。

03.229　嗜酸性粒细胞相关性胃溃疡　eosinophil-associated gastric ulcer
以胃黏膜大量嗜酸性粒细胞浸润为特征的胃溃疡。常侵及胃窦部，临床症状因病变部位、范围及受累层次不同而异，可表现为自发性发作与缓解交替。

03.230　胃癌　gastric cancer
源于胃黏膜上皮的恶性肿瘤。半数以上发生于胃窦部，绝大多数属于腺癌，早期无明显症状，或出现上腹不适、嗳气等非特异性症状。

03.231　胃癌前病变　gastric precancerous lesion
一类易发生胃癌的胃黏膜病理组织学变化或上皮内瘤变。常指异型增生/上皮内瘤变。

03.232　胃黏膜上皮异型增生　gastric epithelial dysplasia
胃黏膜上皮的异常增生。细胞形态、腺体结构与正常腺体相比异型明显，与胃上皮内瘤变内涵相似。

03.233　胃黏膜上皮内瘤变　gastric intraepithelial neoplasia，GIN
源于胃上皮或肠化上皮的异型增生性病变。80%以上的上皮内瘤变可进展为浸润性癌。

03.234　胃癌前状态　gastric precancerous condition

又称"胃癌前疾病（gastric precancerous disease）"。有较高风险发展成胃癌的疾病。主要包括慢性萎缩性胃炎、慢性胃溃疡、胃息肉和残胃。

03.235　胃肠上皮化生　gastric intestinal metaplasia

胃黏膜上皮由于长期慢性炎症刺激而转化为肠黏膜上皮的现象。

03.236　慢性胃溃疡　chronic gastric ulcer

胃黏膜屏障破坏导致的以胃壁慢性缺损为特征的胃疾病。以反复发作的节律性上腹痛为临床特点。

03.237　残胃　gastric remnant

因胃、十二指肠溃疡和息肉等良性病变而行胃部分切除术后剩余的胃。

03.238　异时性胃癌　metachronous gastric cancer

在已有胃癌基础上发生的第二原发癌。发生间隔时间超过12个月，且病灶位置及病理不同。

03.239　同时性胃癌　synchronous gastric cancer

胃内不同部位同时出现2个及以上的独立肿瘤。是较为少见的胃癌类型，占胃癌总发病率的6%～14%。

03.240　家族性胃癌　familial gastric cancer

有家族聚集性的胃癌。包括遗传性弥漫性胃癌、家族性肠型胃癌、胃腺癌和胃近端息肉病等。

03.241　遗传性胃癌　hereditary gastric cancer

由特定基因突变导致的胃癌。临床特征包括垂直遗传和家族聚集。1%～3%胃癌患者表现出遗传易感性。

03.242　遗传性弥漫性胃癌　hereditary diffuse gastric cancer

在发生学上与基因突变遗传有关的胃癌。在组织学上，为弥漫性低分化浸润性腺癌，其中偶见印戒细胞。

03.243　早期胃癌　early gastric cancer

癌组织局限于胃黏膜层或黏膜下层的胃癌。无论有无局部淋巴结转移。

03.244　胃原位癌　gastric carcinoma *in situ*

癌细胞仅限于胃腺管内尚未突破腺管基底膜的癌。

03.245　小胃癌　small gastric cancer

病灶长径为0.5～1.0cm的胃癌。

03.246　微小胃癌　micro-gastric cancer

病灶长径小于0.5cm的胃癌。

03.247　隆起型早期胃癌　protuberant early gastric cancer

又称"Ⅰ型早期胃癌（type Ⅰ early gastric cancer）"。病变呈不规则隆起，边界清楚可见，表面呈结节状，无蒂或有蒂，隆起厚度常高于周围黏膜厚度两倍以上的胃癌。

03.248　表浅型早期胃癌　superficial early gastric cancer

又称"Ⅱ型早期胃癌（type Ⅱ early gastric cancer）"。病变较平坦，可稍隆起或浅凹，但不明显，常为较平坦的斑块或糜烂的胃癌。可分为稍隆起的Ⅱa型、稍凹陷的Ⅱc型、平坦的Ⅱb型。

03.249　凹陷型早期胃癌　concave early gastric cancer

又称"Ⅲ型早期胃癌（type Ⅲ early gastric cancer）"。病变不规则，有明显的凹陷，表面经常有出血和覆盖污秽的渗出物的胃癌。常可见其边缘的黏膜中断。

03.250　息肉型进展期胃癌　polypoid advanced gastric cancer
又称"Ⅰ型进展期胃癌（type Ⅰ advanced gastric cancer）"。癌肿呈息肉样明显突出于黏膜面，表面可有糜烂或溃疡，与周围正常胃黏膜分界清楚的胃癌。

03.251　溃疡型进展期胃癌　ulcerative advanced gastric cancer
又称"Ⅱ型进展期胃癌（type Ⅱ advanced gastric cancer）"。肿瘤呈盘状，中央坏死，常有较大而深的溃疡，边缘隆起呈堤状，与周围正常组织分界清楚的胃癌。

03.252　溃疡浸润型进展期胃癌　ulcerative infiltrating advanced gastric cancer
又称"Ⅲ型进展期胃癌（type Ⅲ advanced gastric cancer）"。肿瘤呈浸润性生长，常形成向周围及深部浸润的肿块，中央坏死形成溃疡，与周围正常胃黏膜分界不清的胃癌。

03.253　弥漫浸润型进展期胃癌　diffuse invasive advanced gastric cancer
又称"Ⅳ型进展期胃癌（type Ⅳ advanced gastric cancer）"。癌组织在胃壁内广泛浸润，胃壁厚而僵硬，胃腔变小，浸润区和正常胃黏膜界限不清的胃癌。

03.254　胃癌转移　gastric cancer metastasis
胃癌细胞扩散至机体其他部位的过程。可分为直接蔓延、淋巴结转移、血行播散、种植转移四种扩散方式。

03.255　菲尔绍淋巴结　Virchow lymph node
肿大的左锁骨上淋巴结。通常由胃癌等恶性肿瘤转移到左锁骨上窝淋巴结群引起。

03.256　库肯伯格瘤　Krukenberg tumor
胃癌细胞侵及浆膜层并脱落进入盆腔、种植于卵巢的肿瘤。

03.257　肠型胃癌　intestinal-type gastric cancer
源于肠化生黏膜，一般具有明显腺管结构的胃癌。癌细胞呈柱状或立方状，可见刷状缘，分泌酸性黏液物质，类似于肠癌的结构。常伴有萎缩性胃炎和肠化生，多见于老年男性，病程较长，与幽门螺杆菌感染密切相关。

03.258　弥漫性胃癌　diffuse gastric cancer
波及范围较广，与肠化生无关，无腺体结构的胃癌。癌细胞分化较差，弥漫性生长，缺乏细胞连接，不形成腺管或仅有不明显的腺管。许多低分化腺癌及印戒细胞癌属于此型。多见于年轻患者，预后较差。

03.259　胃腺癌　gastric adenocarcinoma
呈腺样分化的胃恶性上皮性肿瘤。是胃癌最常见的组织学类型。

03.260　胃管状腺癌　gastric tubular adenocarcinoma
癌细胞构成大小不等的腺管或腺腔，分化良好的胃癌。根据分化程度可分为高分化和中分化两个亚类。

03.261　胃高分化腺癌　well-differentiated gastric adenocarcinoma
腺管的大小和形态显示轻度不同，不具有复杂分支的胃癌。癌细胞呈立方形或高柱状。核位于基底部，多为单层，局部可为复层。核形不规则，核膜肥厚，染色质丰富，颗粒粗大。

03.262　胃中分化腺癌　moderately differentiated gastric adenocarcinoma
癌灶的大部分具有腺管结构，但结构的异型

性较为显著的胃癌。即腺管不规则，或形成不完整的腺腔。癌细胞极向紊乱，复层排列较常见。核呈类圆形或不规则形，染色质丰富、粗糙，核分裂象较多。

03.263 胃低分化腺癌 poorly differentiated gastric adenocarcinoma
癌细胞呈髓样癌实性细胞巢或小巢状及索条状排列的胃癌。基本没有腺管结构，仅可见不完整的或少量小型腺管。黏液细胞组织化学染色证明多数癌细胞胞质内含有黏液。胞核一般较小，呈类圆形或不规则形，染色质丰富，核分裂象多见。

03.264 胃乳头状腺癌 gastric papillary adenocarcinoma
癌细胞呈立方形或高柱状，排列在纤细的树枝状间质周围的胃癌。分化较好，癌细胞尚保持极向。癌灶深部常伴有明显的腺管结构。

03.265 胃黏液腺癌 gastric mucinous adenocarcinoma
胃腺癌的一个亚型。肿瘤组织含有大量细胞外黏液，或在腺腔内，或形成大小不等的黏液结节，由纤维间质分隔，癌细胞漂浮在黏液物质中。癌细胞分化程度较低者呈印戒细胞样，分化程度较高者呈柱状，形成腺管或乳头。

03.266 胃印戒细胞癌 gastric signet-ring cell carcinoma
胃腺癌组织学类型之一。癌细胞内大量黏液将细胞核推挤至一侧，形似戒指。

03.267 胃腺鳞癌 gastric adenosquamous carcinoma
胃癌组织学类型之一。由不同比例的腺癌和鳞癌共同组成的胃癌，临床少见。

03.268 胃鳞癌 gastric squamous cell carcinoma
呈鳞状上皮样分化的胃恶性上皮性肿瘤。

03.269 胃未分化癌 gastric undifferentiated carcinoma
少见的胃癌组织学类型。肿瘤细胞免疫组化染色角蛋白表达阳性提示上皮类型，但缺乏任何分化特征，恶性程度高。

03.270 残胃癌 remnant gastric cancer
胃因良性病变施行胃大部切除术至少5年以后所发生的残胃原发性癌。随访显示发生率在2%左右，大多数在手术后20～25年出现。

03.271 副肿瘤综合征 paraneoplastic syndrome
部分胃癌分泌某些特殊激素或具有某些生理活性的物质而引起的一类特殊的临床表现。例如，①皮肤表现：脂溢性角化病、黑棘皮病等；②神经综合征：多发性神经炎、小脑变性等；③反复发作血栓静脉炎等。

03.272 胃息肉 gastric polyp
源于胃黏膜上皮细胞、突入胃腔的局部隆起性病变。多见于成年人，少数有恶变倾向。

03.273 胃增生性息肉 gastric hyperplastic polyp
由胃小凹细胞增生形成的胃局限性隆起性良性病变。为胃息肉的主要病理类型之一，多由慢性炎症引起，好发于胃窦及胃体下部，多为单发且较小（长径＜1cm），癌变率较低。

03.274 胃底腺息肉 fundic gland polyp, FGP
由内衬有扁平壁细胞和黏液细胞的泌酸腺囊性扩张后形成的良性病变。是最常见的胃息肉类型，常为多发，位于胃底及胃体部，长径通常＜1cm，基本不癌变。

03.275 胃错构瘤性息肉 gastric hamartoma-

tous polyp

正常成熟的黏膜成分呈不规则生长、黏液细胞增生、腺窝囊性扩张，平滑肌纤维束从黏膜肌层向表层呈放射性分割正常胃腺体后形成的良性病变。常局限于胃底腺区域，无蒂，通常长径<0.5cm，可单独存在，或与胃肠道息肉病共同存在。

03.276　胃腺瘤性息肉　gastric adenomatous polyp

由增生的胃黏液腺所组成的良性肿瘤。好发于胃窦及胃体，常为单发性，多呈广基隆起，部分有蒂或亚蒂。组织学可分为管状腺瘤、管状绒毛状腺瘤和绒毛状腺瘤。属于癌前病变，癌变率与组织学类型有关，绒毛状腺瘤癌变率高于管状腺瘤。根据腺体结构和细胞异型性程度，可进一步区分为低级别上皮内瘤变和高级别上皮内瘤变。

03.277　胃肠型腺瘤　gastric intestinal-type adenoma

与结直肠腺瘤组织学特征相同的胃腺瘤性息肉。可见杯状细胞或帕内特细胞，瘤细胞呈低级别异型增生，细胞核拉长、深染、拥挤，呈假复层排列，伴灶性高级别异型增生者癌变风险高。

03.278　胃小凹型腺瘤　gastric foveolar-type adenoma

由异型增生的胃小凹上皮构成的良性肿瘤。瘤细胞呈柱状，细胞顶端有黏液帽。上皮异型增生多位于息肉近表面处，腺瘤周围胃黏膜无肠上皮化生。癌变潜能低，多见于家族性腺瘤性息肉病患者。

03.279　幽门腺腺瘤　pyloric gland adenoma

由紧密拥挤排列的幽门管状腺体构成的良性肿瘤。腺体被覆立方或柱状黏液分泌细胞，肿瘤细胞形态温和，没有细胞顶部黏液

帽。癌变风险较大。

03.280　泌酸腺腺瘤　oxyntic gland adenoma

由成团或不规则、相互吻合的类似胃体腺的腺体组成的良性肿瘤。腺上皮可见主细胞、壁细胞及颈黏液细胞，多发生在胃近端，通常为单发，体积小，长径0.2~0.8mm。

03.281　胃炎性息肉　gastric inflammatory polyp

由炎症造成胃黏膜糜烂或溃疡，上皮破坏后再生修复时纤维组织增生及残存的岛状黏膜构成的良性上皮性病变。多发，通常<1cm，组织学表现为肉芽组织，无腺体成分。

03.282　胃炎性纤维性息肉　gastric inflammatory fibroid polyp

由增生的梭形、卵圆形成纤维细胞和血管及各种炎症细胞浸润形成的消化道良性间叶源性肿瘤。较为罕见。

03.283　胃息肉病　gastric polyposis

胃肠息肉病综合征的胃部表现。胃内息肉众多、分布广泛，呈多发甚至弥漫分布，常伴随其他系统疾病。多数为常染色体显性遗传病。

03.284　家族性腺瘤性息肉病　familial adenomatous polyposis, FAP

以结直肠弥漫性腺瘤性息内为表现的常染色体显性遗传病。多于青年期发生，息肉多见于结直肠，55%可见于胃及十二指肠，组织学上多为错构瘤性，少数为腺瘤性，后者癌变率较高。

03.285　MUTYH相关性息肉病　MUTYH-associated polyposis, MAP

与MUTYH双等位基因突变有关的常染色体显性遗传病。与家族性腺瘤性息肉病表现类

似，消化道息肉的病理类型为腺瘤或锯齿状息肉，结直肠癌发病风险高，部分存在胃息肉，多为胃底腺息肉，部分有不典型增生。

03.286 胃腺癌和胃近端息肉病 gastric adenocarcinoma and proximal polyposis of stomach，GAPPS
常染色体显性遗传的癌症易感综合征。表现为弥漫性胃息肉，大部分息肉位于胃底部，部分息肉病理学检查提示不典型增生，患者有显著的罹患胃腺癌风险，但不会罹患结肠癌。

03.287 胃转移性癌 gastric metastatic carcinoma
转移至胃的恶性肿瘤。较少见。

03.288 胃间质瘤 gastric stromal tumor
一类源于胃间叶组织的肿瘤。多由梭形细胞、上皮样细胞组成。

03.289 胃平滑肌肉瘤 gastric leimyosarcoma
发生于胃部平滑肌细胞的恶性肿瘤。

03.290 胃平滑肌瘤 gastric leiomyoma
源于胃平滑肌组织的良性肿瘤。是间质性良性肿瘤之一。

03.291 胃神经内分泌瘤 gastric neuroendo-crine neoplasm
一组源于胃内肠嗜铬样细胞、胃泌素细胞或肠嗜铬细胞等神经内分泌细胞的肿瘤。

03.292 胃神经鞘瘤 gastric schwannoma
发生于胃部的源于神经鞘细胞的良性肿瘤。

03.293 胃脂肪瘤 gastric lipoma
发生于胃部、由成熟的脂肪组织组成的脂肪瘤。

03.294 原发性胃淋巴瘤 primary gastric lymphoma
原发于胃、源于黏膜下层淋巴组织的恶性肿瘤。是胃癌以外胃内发病率最高的恶性肿瘤。病理组织学绝大部分是B细胞来源，临床症状缺乏特异性。

03.295 胃黏膜相关淋巴组织淋巴瘤 gastric mucosa associated lymphoid tissue lymphoma
胃黏膜淋巴滤泡边缘带B细胞发生的肿瘤。与幽门螺杆菌感染密切相关。是低度恶性的淋巴瘤，起病隐匿，多为局部发病，进展缓慢。

03.296 胃淀粉样变性 gastric amyloidosis
多种原因造成的蛋白质错误折叠形成的淀粉样物质在胃组织细胞间沉积，导致胃功能逐渐衰竭的临床综合征。

03.297 贲门癌 cardia gastric cancer
源于贲门黏膜上皮的恶性肿瘤。早期多无明显症状，晚期出现吞咽困难等症状。

03.298 食管胃连接部癌 carcinoma of esophago-gastric junction
食管胃连接部远端和近端各5cm范围内胃和食管发生的上皮来源的恶性肿瘤。早期无明显症状，随着病情进展可出现吞咽、进食困难等临床表现。

03.299 幽门管癌 carcinoma of pyloric canal
发生于幽门管的胃癌。可出现间歇性的上腹痛、幽门梗阻等临床表现。

03.300 胃交界性肿瘤 gastric borderline tumor
一类介于胃良性肿瘤和胃恶性肿瘤之间的肿瘤。具有潜在恶变的可能。包括胃间质瘤、胃淋巴组织增生等。

03.301　胃静脉曲张　gastric varix
肝硬化门静脉高压等原因引起胃静脉血液循环障碍、血流压力增加，导致的胃静脉扩张、迂曲。一旦破裂可致大出血，病情凶险。

03.302　胃食管静脉曲张 1 型　type 1 gastroesophageal varix，GOV1
扩张、迂曲的胃静脉主要位于贲门下胃体上段小弯侧。是食管静脉曲张的延续，沿胃小弯伸展至食管胃连接部以下2~5cm，较直，最为常见。

03.303　胃食管静脉曲张 2 型　type 2 gastroesophageal varix，GOV2
扩张、迂曲的胃静脉位于胃底，与食管静脉曲张相连接，常呈结节状或瘤样隆起。

03.304　孤立性胃静脉曲张　isolated gastric varix，IGV
无明显食管静脉扩张、迂曲的胃静脉曲张。

03.305　孤立性胃静脉曲张 1 型　type 1 isolated gastric varix，IGV1
扩张、迂曲的胃静脉孤立于胃底，迂曲交织，呈串珠样、瘤样和结节样。是孤立性胃静脉曲张的一种类型。

03.306　孤立性胃静脉曲张 2 型　type 2 isolated gastric varix，IGV2
扩张、迂曲的胃静脉位于胃体、胃窦或幽门周围。是孤立性胃静脉曲张中较少见的类型。

03.307　胃动脉瘤　gastric artery aneurysm
胃内动脉弹力下降，局部血管负载的压力超过承载极限，动脉壁向外突出形成的瘤样结构。

03.308　胃血管瘤　gastric hemangioma
源于胃、由血管结构发育异常形成的少见血管良性肿瘤。可呈单发性、多灶性或弥漫性，组织学上根据来源不同可分为毛细血管瘤和海绵状血管瘤。消化道出血是常见临床表现。

03.309　胃毛细血管瘤　gastric capillary hemangioma
由内衬内皮细胞的薄壁胃小毛细血管增生形成的血管良性肿瘤。

03.310　胃海绵状血管瘤　gastric cavernous hemangioma
由内衬单层或多层内皮细胞的胃内血管扩张形成的海绵状血管良性肿瘤。

03.311　胃混合性血管瘤　gastric mixed hemangioma
包含毛细血管瘤、海绵状血管瘤等多种良性血管瘤成分的胃血管良性肿瘤。

03.312　胃肠多发性血管瘤　gastrointestinal hemangiomatosis
好发于婴幼儿的复杂血管畸形疾病。与多种全身综合征如软骨营养障碍-血管瘤综合征、蓝色橡皮疱痣综合征等有关，血管瘤多位于小肠、肠系膜，偶位于腹膜后，腹腔实质脏器也有累及。

03.313　胃上皮样血管内皮瘤　gastric epithelioid haemangioendothelioma
发生于胃、以上皮样细胞为特征的血管内皮肿瘤。组织学介于血管瘤与血管肉瘤之间，好发于软组织和实质性脏器，多见于青少年男性。

03.314　胃血管发育不良　gastric angiodysplasia
正常胃黏膜及黏膜下畸形静脉和毛细血管发

生的扩张性病变。表现为管壁变薄、血管扩张，是急性或慢性消化道出血的原因之一。

03.315　胃毛细血管扩张症　gastric telangiectasia
发生于胃的少见的常染色体显性遗传的血管发育障碍性疾病。典型胃镜下表现为黏膜红斑，呈点状、斑状及不规则等稍隆起的红色病灶。

03.316　胃窦血管扩张症　gastric antral vascular ectasia，GAVE
俗称"西瓜胃（watermelon stomach）"。局限于胃窦的血管扩张性病变。内镜表现为扩张的血管呈红色条纹状沿黏膜皱襞顶部向幽门集中，主要临床表现为长期隐性失血。

03.317　胃遗传性出血性毛细血管扩张症　gastric hereditary hemorrhagic telangiectasia，GHHT
胃壁的毛细血管壁和小血管壁先天性发育不良、结构异常的常染色体显性遗传性出血性疾病。为全身遗传性出血性毛细血管扩张症的一部分，少见。特征为胃黏膜上可见扩张的小动脉、小静脉及毛细血管局限性扩张、迂曲和同一部位反复出血。

03.318　胃恒径动脉病　caliber-persistent artery of stomach
又称"杜氏病（Dieulafoy disease）"。由胃黏膜下恒径动脉（一般认为恒径动脉是先天性发育异常）破裂出血引起的上消化道出血性疾病。临床表现为呕血及大量黑便，出血量大，常规药物止血效果差。

03.319　先天性肥大性幽门狭窄　congenital hypertrophic pyloric stenosis
由胃幽门括约肌，尤其是环形肌肥大、增生并突入管腔引起的异常。发生率为0.1%～

0.3%，男婴发生率4倍于女婴，出生后2～6周即出现严重的呕吐现象。

03.320　幽门梗阻　pyloric obstruction
胃内容物通过胃幽门完全或不完全受阻，导致分泌的胃液和摄入的食物不能排入十二指肠的现象。

03.321　胃十二指肠溃疡瘢痕性幽门梗阻　gastroduodenal ulcer cicatricial pyloric obstruction
胃、十二指肠溃疡长期反复侵蚀黏膜，修复过程中纤维组织大量增生，形成瘢痕性狭窄导致的幽门梗阻。

03.322　胃隔膜　gastric diaphragm
又称"胃蹼（gastric web）"。胃贲门或幽门处黏膜和黏膜下层形成的蹼样隔膜。使胃局部狭窄，男胎发生率略高于女胎，发生原因不明，约1/4患儿伴有胃肠道畸形或心血管畸形。

03.323　胃闭锁　gastric atresia
胚胎早期胃管分化不全所致的先天性消化道畸形。大多为黏膜膈所引起。

03.324　胃瘘　gastric fistula
胃与邻近器官或腹壁间形成的病理性通道。分为外瘘和内瘘两种。

03.325　胃十二指肠胆管瘘　gastroduodenal biliary fistula
胃、十二指肠、胆道之间形成的病理性通道。多数为胆石所致胆道梗阻和感染的继发性病变。

03.326　胃结肠瘘　gastrocolic fistula
胃和结肠异常连通所致的病理性通道。最主要的病因是原发结肠癌和胃癌。最典型的症状为"胃结肠瘘三联症"，即腹泻、呕吐和体重减轻。

03.327 胃空肠结肠瘘 gastrojejunocolic fistula
胃、空肠、结肠之间形成的病理性通道。常为胃大部切除术后的罕见并发症。典型表现为腹泻、粪性呕吐、消瘦、贫血、水肿和营养不良等。

03.328 胃腹壁瘘 gastric abdominal wall fistula
创伤、手术损伤、严重腹腔感染等原因导致胃腔与腹壁形成的病理性通道。主要表现为胃内容物自体表瘘口流出，瘘口可经久不愈。

03.329 胃扭转 gastric volvulus
胃正常位置的固定机制障碍或其邻近器官病变导致胃移位，使胃本身沿不同轴向发生全胃或部分胃异常扭转。

03.330 急性胃扭转 acute gastric volvulus
剧烈的呕吐、急性胃扩张、胃的巨大肿瘤、横结肠显著胀气等因素引起的突发性胃扭转。常引起严重的上腹绞痛，伴早期呕吐、上腹膨胀及不能插入胃管等临床表现。

03.331 慢性胃扭转 chronic gastric volvulus
继发于腹部其他疾病的渐进性胃扭转。多继发于穿透性溃疡、肝脓肿、胆道感染、膈创伤等疾病或损伤。

03.332 系膜轴型胃扭转 mesenteric axial type gastric volvulus
胃沿横轴方向在大网膜与小网膜之间向左或向右旋转。常见诱因为胃脾韧带松弛，可造成器官缺血，需紧急手术。

03.333 器官轴型胃扭转 organ axis type gastric volvulus
胃以贲门或幽门连线为轴心翻转，导致小弯向下，大弯向上。易引起梗阻，常合并食管裂孔疝。

03.334 胃憩室 gastric diverticulum
胃壁的局限性袋状扩张或囊样突出。大多数患者无症状，仅在做胃部钡剂造影检查或做胃镜时发现。

03.335 胃憩室炎 gastric diverticulitis
食物或胃液潴留在憩室腔内所引起的憩室炎症。

03.336 胃下垂 gastroptosis
由固定胃的韧带张力减弱、内脏平滑肌张力低下及腹肌松弛等原因导致站立时胃下降至盆腔的现象。

03.337 胃重复[畸形] gastric duplication
在胃壁一侧形成的与胃壁具有相同形态的球形或管形空腔结构。是胃肠道重复的一种类型。

03.338 胃轻瘫 gastroparesis
无机械性出口梗阻、存在客观的胃排空延迟证据的一组综合征。属于胃动力性疾病，以固体胃排空延迟为主要特点。

03.339 特发性胃轻瘫 idiopathic gastroparesis
病因不明的胃排空延迟。是胃轻瘫中最常见的情况，多见于女性。

03.340 糖尿病性胃轻瘫 diabetic gastroparesis
由糖尿病高血糖及糖尿病迷走神经病变等因素导致的胃排空障碍。以恶心、呕吐、早饱、餐后腹胀及体重减轻等为主要临床表现。

03.341 术后胃轻瘫 postoperative gastroparesis

胃手术后以胃排空障碍为主的综合征。也可由胰腺手术等腹部手术所致。常发生于术后2~3天。

03.342　胃黏膜脱垂症　gastric mucosal prolapse
异常松弛的胃黏膜逆行突入食管或向前通过幽门管脱入十二指肠的表现。临床上以后者多见。

03.343　胃异位胰腺　gastric heterotopic pancreas
胰腺组织异位于胃的病变。常见于胃窦，其次是幽门、胃大弯和食管胃连接部。

03.344　急性胃扩张　acute gastric distention
胃及十二指肠在短期内有大量内容物不能排出而发生的极度扩张。主要表现为反复呕吐、水电解质紊乱，甚至休克、死亡。多在手术后发生，亦可由暴饮暴食所致。

03.345　胃泌素瘤　gastrinoma
源于非胰岛B细胞的肿瘤。具有分泌胃泌素功能。临床表现为胃液、胃酸分泌过多，高胃泌素血症，多发、非典型部位难治性消化性溃疡和（或）腹泻等综合征。

03.346　胃结石　gastric calculus
摄入某些植物成分或吞入毛发或某些矿物质等在胃内凝结而形成的异物。多数无明显临床症状，结石体积过大时可形成胃肠道梗阻。

03.347　胃囊肿　gastric cyst
胃壁出现单个或多个囊性肿物。发病机制可能与外伤、化学性腐蚀及先天性因素等相关。

03.348　自发性胃破裂　spontaneous gastric rupture
非外界暴力所致的胃壁完整性破坏。可见于早产儿出生后2周内胃壁肌层先天性缺损；也可见于成人，贲门/幽门梗阻、醉酒、口服大量碳酸氢钠及麻醉时灌入大量气体使胃过度膨胀而破裂。

03.349　损伤性胃破裂　traumatic gastric rupture
外界暴力所致的胃壁完整性破坏。可分为创伤性胃破裂和医源性胃破裂两类。后者可发生于胃镜检查或上腹部手术后。

03.350　胃黄斑瘤　gastric xanthelasma
又称"胃脂质岛（gastric lipid island）"。胃黏膜局限性黄色微隆起的瘤样增生性病变。为假性肿瘤。

03.351　胃内异物　foreign body in stomach
吞服不被消化且未及时排出而滞留胃内的各种物体。若不及时处理易导致消化道阻塞、穿孔等损害。

03.352　外源性胃内异物　exogenous gastric foreign body
吞食到胃内的外源性异物。常见的有纽扣、义齿、钱币、动物骨刺等。

03.353　内源性胃内异物　endogenous gastric foreign body
胃内逐渐形成的不能通过消化道自身排出的异物。包括肠蛔虫经幽门逆行入胃内形成的蛔虫团、胆管排出的结石及胃石等。

03.05　十二指肠疾病

03.354　十二指肠先天发育异常　congenital dysplasia of duodenum
内胚层中肠空化不全或中肠上端肝芽、胰芽发育不良引起的十二指肠发育畸形。以十二指肠梗阻为主要临床表现。

03.355　先天性十二指肠闭锁　congenital duodenal atresia
上皮增殖、胚胎肠管发育的空化不全或胎儿时期肠管血运障碍所致的十二指肠发育异常。是以十二指肠完全梗阻为特征的先天性缺陷，可在新生儿出生后早期出现胆汁性或非胆汁性呕吐、腹胀、便秘、黄疸等症状。

03.356　先天性十二指肠狭窄　congenital duodenal stenosis
胚胎时期发育异常所致、以十二指肠部分梗阻为特征的先天性缺陷。以十二指肠下段多见，可出现胆汁性或非胆汁性呕吐、腹胀、便秘、黄疸等症状，呈间歇性发作。

03.357　先天性十二指肠憩室　congenital duodenal diverticulum
先天性发育不佳所致十二指肠肠壁局限性向外呈囊状突出。与肠壁先天性缺陷或肌层缺乏有关，无典型的临床表现。

03.358　先天性十二指肠囊肿　congenital duodenal cyst
胚胎期残余组织在十二指肠肠壁内形成的形态类似良性肿瘤的囊性肿瘤样病变。多无自觉症状，出现继发感染或梗阻时才有明显临床表现。

03.359　先天性十二指肠重复　congenital duodenal duplication
又称"肠源性囊肿（enterogenous cyst）"。原肠空化不全，空泡外移所致囊肿形腔隙未与主要的消化道管腔相通，发展为突出于肠壁外的球形囊腔。可在第一次哺乳时出现，或直至出现消化道梗阻、出血、穿孔等并发症。

03.360　先天性十二指肠旋转不良　congenital duodenal malrotation
胚胎早期中肠自卵黄囊回到体腔时旋转不完全，导致十二指肠受压的临床表现。

03.361　先天性十二指肠隔膜　congenital duodenal diaphragm
先天性发育不佳所致十二指肠内单个或多个隔膜形成。可引起不同程度的十二指肠梗阻。

03.362　先天性巨十二指肠　congenital giant duodenum
又称"遗传性巨十二指肠（hereditary megaduodenum）"。以十二指肠肠壁肌间神经丛内副交感神经节细胞变性、减少或缺如所致的十二指肠显著扩张为特征的临床综合征。表现为十二指肠梗阻症状。

03.363　十二指肠倒位　duodenal inversion
又称"十二指肠转位（duodenal transposition）""十二指肠异位（duodenal malposition）"。十二指肠弧不呈"C"形而是以顺时针方向走行的十二指肠先天性位置变异。仅发生于十二指肠降部、水平部及升部，一般无临床症状，严重者可引起潴留、炎症和溃疡。

03.364　胆囊十二指肠结肠索带　gallbladder duodenum colon cord
胚胎发育过程中肠旋转和肝脏形成时腹侧系膜尾部遗存所致的发育异常。一纤维带从胆囊横过十二指肠球部外上方，止于结肠右曲。大部分患者无症状，仅少数可因纤维带压迫产生肠梗阻，或影响胆囊排空而致胆囊功能异常。

03.365　中肠旋转不良　midgut malrotation
胚胎肠发育性旋转不良所致的粘连索带压迫十二指肠或发生肠扭转。以十二指肠梗阻为临床表现。

03.366 十二指肠前门静脉 preduodenal portal vein

胚胎时期卵黄静脉环左前支持续存在而后支消失形成的走行于十二指肠前的门静脉。易导致十二指肠梗阻。

03.367 肝胰壶腹位置异常 abnormal location of hepatopancreatic ampulla

先天或后天畸形所致肝胰壶腹结构位置异常。以十二指肠乳头梗阻为临床表现。

03.368 十二指肠炎 duodenitis

各种原因所致的十二指肠黏膜急性或慢性炎症。

03.369 嗜酸细胞性十二指肠炎 eosinophilic duodenitis

嗜酸性粒细胞弥漫性或局限性浸润而形成的十二指肠炎症性疾病。内镜下可见十二指肠黏膜水肿、充血、糜烂等，临床表现为腹痛、恶心、呕吐等，口服激素可获得较好疗效。

03.370 淋巴细胞性十二指肠炎 lymphocytic duodenitis

十二指肠上皮内淋巴细胞数量增多，但仍保留正常绒毛结构的十二指肠炎症性疾病。常见于乳糜泻、克罗恩病、自身免疫性肠炎等多种疾病中。

03.371 肉芽肿性十二指肠炎 granulomatous duodenitis

十二指肠黏膜层或深层的慢性肉芽肿性病变。可以是多种系统性疾病（如克罗恩病、结节病、结核等）在十二指肠的表现，或是十二指肠黏膜对异物的反应。内镜下可见十二指肠狭窄及黏膜粗糙不规则、结节状、糜烂和溃疡等多种表现。临床表现为上腹痛、进食后不适、恶心、呕吐、消化道出血等。

03.372 放射性十二指肠炎 radiation duodenitis

由上腹部接受放疗导致十二指肠放射性损伤的炎症性疾病。病变主要累及黏膜和血管结缔组织，临床表现缺乏特异性。

03.373 化学性十二指肠炎 chemical duodenitis

以十二指肠黏膜腺上皮增生为主而炎症细胞浸润很少为特征的反应性十二指肠黏膜病变。多由长期服用非甾体抗炎药或其他对十二指肠黏膜有损害的物质引起。临床表现缺乏特异性。

03.374 药物性十二指肠炎 drug-induced duodenitis

药物引起十二指肠黏膜损伤的炎症性疾病。常合并胃黏膜损伤，或可使原有病情恶化或产生新的并发症，轻症缺乏特异性表现，重症可见消化道出血甚至穿孔等。

03.375 感染性十二指肠炎 infectious duodenitis

由各种细菌（如结核杆菌）、真菌和病毒（如巨细胞病毒）所引起的十二指肠黏膜急慢性炎症。好发于机体免疫力下降者，如艾滋病患者、长期使用免疫抑制剂者等。临床表现为突发的上腹痛、恶心、呕吐、消化道出血甚至穿孔等。

03.376 寄生虫性十二指肠炎 parasitic duodenitis

由各种寄生虫寄生在人体十二指肠引起的炎症性疾病。常见寄生虫有蛔虫、钩虫、阿米巴、蓝氏贾第鞭毛虫等，临床表现各异。

03.377 十二指肠贾第虫病 giardia duodenalis

由蓝氏贾第鞭毛虫寄生在人体十二指肠引起的炎症性疾病。临床表现为腹泻、腹痛及腹胀等，并可引起胆囊炎、胆管炎及肝脏损害。

03.378　十二指肠钩虫病　ancylostomiasis duodenale
由十二指肠钩虫或美洲钩虫寄生于人体十二指肠引起的炎症性疾病。临床表现为贫血、营养不良、胃肠功能失调等，重者可致发育障碍和心功能不全。

03.379　缺血性十二指肠炎　ischemic duode-nitis
由十二指肠血管闭塞性或非闭塞性疾病引起供血不足而导致的十二指肠炎症性反应和损伤。内镜下可见十二指肠黏膜充血水肿、糜烂、溃疡等，临床表现为上腹痛、呕吐、腹泻、黑便等。

03.380　十二指肠结核　duodenal tuberculosis
结核分枝杆菌侵犯十二指肠引起的慢性特异性感染。病变周围多有淋巴结结核，临床表现为上腹胀、上腹痛、恶心、呕吐等，可伴有盗汗、低热、乏力、消瘦等。

03.381　原发性十二指肠结核　primary duodenal tuberculosis
多由饮用含牛型结核分枝杆菌的牛奶导致结核分枝杆菌直接侵犯十二指肠引起的慢性特异性感染。病变与肺结核的原发综合征相似，很少见，常见于小儿。

03.382　继发性十二指肠结核　secondary duodenal tuberculosis
由咽下大量含菌痰液所致结核分枝杆菌侵犯十二指肠引起的慢性特异性感染。多见于活动性肺结核病伴空洞形成患者。

03.383　十二指肠结核增生型　hypertrophic duodenal tuberculosis
由于十二指肠病变组织结核性肉芽肿和纤维组织增生，肠壁局限性增厚变硬，息肉或瘤样肿块形成，引起肠腔变窄的十二指肠结核。临床可引起肠梗阻症状。

03.384　十二指肠结核溃疡型　ulcerative duodenal tuberculosis
由于十二指肠病变组织存在闭塞性小动脉内膜炎，局部血供差，结节中心发生干酪样坏死而形成溃疡的十二指肠结核。内镜下溃疡可单发或多发，边缘常不规则，呈鼠咬状。临床可引起慢性肠穿孔症状。

03.385　十二指肠结核混合型　mixed duodenal tuberculosis
十二指肠病变部位既有溃疡又有结核性肉芽肿及瘢痕形成的十二指肠结核。临床可兼有增生型及溃疡型的表现。

03.386　十二指肠克罗恩病　duodenal Crohn disease
累及十二指肠全壁的慢性肉芽肿性炎症性疾病。多表现为肠腔狭窄，单发、短节段较多。可表现为上腹痛、恶心、呕吐、体重减轻等。

03.387　十二指肠溃疡　duodenal ulcer
因胃酸分泌过多和（或）十二指肠黏膜防御功能减弱，导致十二指肠黏膜被胃酸消化腐蚀、完整性被破坏形成的黏膜缺失。幽门螺杆菌感染和服用非甾体抗炎药是主要病因，临床表现为节律性、周期性上腹痛，多见于青壮年。

03.388　十二指肠球部溃疡　duodenal bulb ulcer
发生于十二指肠球部、由胃酸侵蚀和（或）黏膜防御功能失衡导致的黏膜缺损。发病率高于胃溃疡，幽门螺杆菌感染和服用非甾体抗炎药是主要病因。临床表现为节律性、周期性上腹痛，部分可以呕血、板状腹（腹肌强直）为首发表现。

03.389　十二指肠球部对吻溃疡　kissing ulcer of duodenal bulb
十二指肠球部前后壁分别发生溃疡。属特殊类型的十二指肠球部溃疡，临床表现同十二指肠溃疡。

03.390　十二指肠巨大溃疡　giant duodenal ulcer
发生在十二指肠球部长径＞2cm的溃疡。主要表现为腹痛，常较剧烈，可放射到背部，易并发大出血及穿孔，可穿入胰腺形成炎性肿块，药物治疗反应较差，愈合较慢。

03.391　十二指肠难治性溃疡　refractory duodenal ulcer
经8～12周标准剂量的抑酸药治疗后，仍未完全愈合的十二指肠溃疡。持续幽门螺杆菌感染和服用非甾体抗炎药是主要原因，易引起消化道出血或穿孔。

03.392　十二指肠无症状溃疡　asymptomatic duodenal ulcer
临床无症状的十二指肠溃疡。多因其他疾病行内镜或X射线钡剂造影或发生出血/穿孔等并发症，甚至在尸体解剖时被发现，老年人多见。

03.393　十二指肠球后溃疡　postbulbar duodenal ulcer
发生在十二指肠环形皱襞的移行部至十二指肠壶腹以上的十二指肠降部的溃疡。溃疡多在后内侧壁，常呈慢性并穿透进入胰腺及周围脏器。临床表现多见夜间腹痛和背部放射性疼痛，常并发大量出血，内科治疗效果相对较差。

03.394　十二指肠多发溃疡　multiple duodenal ulcers
十二指肠发生两个或两个以上的溃疡。与单发溃疡相比，上腹痛更剧烈、持续时间长，并发症发生风险更高，球部畸形更严重，对治疗反应相对较差。

03.395　应激性十二指肠溃疡　stress ulcer of duodenum
各种应激状态（如严重外伤、烧伤、大手术、颅脑疾病、严重心理障碍、严重感染等）引起急性十二指肠黏膜缺损形成的溃疡。临床表现为上腹痛、上消化道出血和（或）穿孔。

03.396　十二指肠溃疡穿孔　perforated duodenal ulcer
十二指肠溃疡向深部发展，穿透浆膜层所引起的穿孔性病变。为十二指肠溃疡的常见并发症，表现为上腹部剧痛、恶心、呕吐等。临床上分为急性、亚急性和慢性三种类型，急性穿孔最多见。

03.397　十二指肠穿透性溃疡　penetrating duodenal ulcer
十二指肠溃疡穿透肠壁，但没有游离穿孔或消化道内容物漏入腹膜腔，或因相邻组织的阻挡而在局部引起炎症和粘连，或溃疡穿入相邻组织形成包裹性穿孔，或被包裹在小网膜囊内的溃疡类型。多见于十二指肠后壁，最突出的表现为背痛。

03.398　十二指肠溃疡出血　duodenal ulcer bleeding
十二指肠溃疡基底血管被侵蚀而引起的出血。是十二指肠溃疡的常见并发症，多发生在十二指肠球部后壁。小量出血临床常无症状，仅在粪便隐血试验时发现；大量出血时常表现为呕血、便血和不同程度的贫血等。

03.399　十二指肠溃疡瘢痕梗阻　duodenal ulcer scarring obstruction

十二指肠溃疡长期、反复侵蚀黏膜引起纤维组织增生形成瘢痕狭窄，导致的十二指肠梗阻。多见于反复发作、病史较长的十二指肠球部溃疡患者，主要临床表现为早饱、体重减轻、上腹痛、恶心、呕吐，若并发幽门梗阻，上腹部可见胃型蠕动波。

03.400　十二指肠息肉　duodenal polyp

源于黏膜腺上皮、隆起于十二指肠黏膜面的病变。多缺乏典型症状。

03.401　十二指肠增生性息肉　duodenal hyperplastic polyp

由十二指肠上皮细胞增生形成的息肉。最常见于十二指肠降部，缺乏特征性临床症状，部分可引起贫血或胃肠道出血等症状。

03.402　十二指肠布伦纳腺增生性结节　duodenal Brunner gland hyperplastic nodule

十二指肠固有层肠腺增生所致的向黏膜面突起的息肉或小结节。

03.403　十二指肠布伦纳腺囊肿　duodenal Brunner gland cyst

又称"布伦纳腺黏液囊肿（mucocele of Brunner gland）""布伦纳腺腺管囊肿（Brunner gland duct cyst）"。布伦纳腺腺管在黏膜下囊性扩张所致的十二指肠罕见的息肉状或结节性病变。

03.404　十二指肠炎性息肉　duodenal inflammatory polyp

又称"炎性假性息肉（inflammatory pseudopolyp）"。十二指肠黏膜炎性增生所致的息肉样病变。常与克罗恩病或十二指肠炎相关，较少伴有原发性免疫缺陷。通常形态小，无临床症状；较大者可因间歇性阻塞而出现

胆红素升高、胃肠道出血或反复腹痛等症状。

03.405　十二指肠错构瘤性息肉　duodenal hamartomatous polyp

十二指肠错构瘤性病变。大多数属错构瘤性息肉病综合征相关息肉。最常见的有与波伊茨–耶格综合征相关的波伊茨–耶格息肉、幼年性息肉和息肉病。

03.406　十二指肠肿瘤　duodenal tumor

发生于十二指肠的肿瘤。包括邻近脏器如胃、胆管、胰腺癌肿对十二指肠的直接侵袭而形成的转移性肿瘤。可分为十二指肠良性肿瘤和十二指肠恶性肿瘤，临床表现缺乏特征性。

03.407　十二指肠平滑肌瘤　duodenal leiomyoma

源于十二指肠肠壁固有肌层、边界清楚的实质性肿块。是最常见的小肠良性肿瘤，早期多无特征性表现，后期可有出血、腹部包块，少数可恶变为平滑肌肉瘤。可分为腔内型、壁内型、壁外型和哑铃型。

03.408　十二指肠平滑肌肉瘤　duodenal leiomyosarcoma

发生于十二指肠肠壁肌层的小肠恶性肿瘤。好发于十二指肠降部，缺乏典型临床表现。

03.409　十二指肠上皮样平滑肌瘤　duodenal epithelioid leiomyoma

又称"十二指肠平滑肌母细胞瘤（duodenal leiomyoblastoma）"。由圆形或多角形、具有上皮样形态的细胞构成的平滑肌源性肿瘤。属特殊类型平滑肌瘤。以无肿瘤性坏死、无或有轻度不典型性、每10个高倍视野核分裂象少于3个为病理特征。

03.410　十二指肠脂肪瘤　duodenal lipoma

源于黏膜下层、由成熟的脂肪细胞增殖伴不

等量纤维组织组成的十二指肠间叶组织肿瘤。多无特征性表现，肿瘤长径＞2cm时可能会造成腔道阻塞。

03.411　十二指肠脂肪肉瘤　duodenal lipo-sarcoma
发生于十二指肠、向脂肪分化的恶性间叶性肿瘤。少数由脂肪瘤恶变所致。病理上可见不同分化程度的脂肪母细胞，或分化成熟的脂肪细胞及未分化的间叶细胞。临床表现无明显特异性。

03.412　十二指肠血管瘤　duodenal hemangioma
发生于十二指肠、由黏膜下层血管丛或浆膜下血管增生形成的良性肿瘤。表现为隆起于腔内的红色柔软肿块，仅1/3有症状，主要表现为消化道出血，少数表现为肠梗阻或肠套叠。可分为海绵状血管瘤、毛细血管瘤和混合型血管瘤。

03.413　十二指肠海绵状血管瘤　duodenal cavernous hemangioma
发生于十二指肠的良性血管源性肿瘤。由扩张的血窦构成，肉眼观察肿瘤切面呈海绵状。大多无症状，破溃时可导致消化道出血。

03.414　十二指肠毛细血管瘤　duodenal capillary hemangioma
发生于十二指肠的一种良性血管源性肿瘤。由大量交织、扩张的毛细血管组成，无包膜、呈浸润性生长。表现为突出于肠腔的结节状鲜红色肿块，或紫红色斑块。

03.415　十二指肠混合型血管瘤　duodenal mixed hemangioma
发生于十二指肠、毛细血管瘤和海绵状血管瘤混杂存在的血管瘤。是血管瘤中较常见的一种类型，形态不规则，呈紫红色，起初呈草莓状，可迅速增大。主要临床表现为消化

道出血。

03.416　十二指肠多发性特发性出血性肉瘤　duodenal multiple idiopathic hemorrhagic sarcoma
发生于十二指肠、具有局部侵袭性的内皮细胞肿瘤。是由排列成条束状的增生性梭形细胞组成的肿瘤或类似肿瘤性病变。

03.417　十二指肠纤维瘤　duodenal fibroma
由致密的胶原囊及多少不等的成纤维细胞形成的界限清楚的小肠肿瘤。可侵袭黏膜下层、肌层或浆膜层，以肠套叠为主要表现，主要症状为腹痛，偶有出血或梗阻等症状。可分为纤维肌瘤、神经纤维瘤、肌纤维瘤。

03.418　十二指肠神经纤维瘤　duodenal neurofibroma
源于黏膜下神经丛的小肠肿瘤。属十二指肠神经源性肿瘤，可单发或多发，可表现为全身多发性神经纤维瘤，伴皮肤巧克力样色素沉着。

03.419　十二指肠神经纤维肉瘤　duodenal neurofibrosarcoma
源于黏膜下神经丛的十二指肠恶性肿瘤。可有上消化道出血等临床表现。

03.420　十二指肠纤维肉瘤　duodenal fibrosarcoma
源于间质、含大量成纤维细胞和胶原纤维成分的十二指肠恶性肿瘤。分化好的纤维肉瘤瘤细胞多呈梭形，异型性小，与纤维瘤相似；分化差的纤维肉瘤则有明显的异型性。纤维肉瘤分化好者生长慢，转移及复发较少见。

03.421　十二指肠淋巴管瘤　duodenal lymphangioma
由内皮细胞增生伴扩张的淋巴管和结缔组

织所组成、自黏膜面向肠腔内隆起的先天性良性肿瘤。主要发生于儿童，多单发，病灶较大。

03.422　十二指肠腺瘤　duodenal adenoma
源于十二指肠腺上皮细胞，以纤维血管为核心，由覆盖黏膜和黏膜下层的息肉样突起物构成的良性肿瘤。多无特征性表现。

03.423　十二指肠球状活瓣综合征　duodenal ball valve syndrome
十二指肠球部巨大带蒂腺瘤逆行进入幽门所致的急性幽门梗阻。

03.424　十二指肠肠型腺瘤　intestinal-type duodenal adenoma
具有肠上皮表型的十二指肠腺瘤。包括管状、绒毛状和管状绒毛状腺瘤。

03.425　十二指肠胃型腺瘤　gastric-type duodenal adenoma
具有胃上皮表型的一类十二指肠腺瘤。包括幽门腺腺瘤和胃小凹上皮腺瘤，好发于十二指肠近端，多为带蒂外观。

03.426　十二指肠幽门腺腺瘤　duodenal pyloric gland adenoma
由紧密拥挤排列的幽门管状腺体构成的胃型分化的十二指肠腺瘤。较少见，与幽门腺化生有关。

03.427　十二指肠胃小凹上皮腺瘤　duodenal gastric foveolar adenoma
由紧密堆积的胃小凹形成的息肉样病变构成的十二指肠腺瘤。

03.428　十二指肠布伦纳腺腺瘤　duodenal Brunner gland adenoma
又称"十二指肠腺瘤（duodenal gland ade-noma）"。发生于十二指肠，以十二指肠腺增生为主的良性病变。可能并不是真正的肿瘤，而是结节状增生或错构瘤的表现。

03.429　十二指肠锯齿状腺瘤　duodenal serrated adenoma
十二指肠发生的一组广基无蒂、具有锯齿状结构和细胞增殖异常的隆起性病变。

03.430　十二指肠乳头腺瘤　duodenal papil-lary adenoma
发生于十二指肠乳头部、源于腺上皮细胞的良性肿瘤。病理类型包括管状、绒毛状和管状绒毛状腺瘤，多以梗阻性黄疸、腹痛和胰腺炎为主要表现。

03.431　十二指肠间质瘤　duodenal stromal tumor
源于原始间叶组织的非定向分化的十二指肠肿瘤。部分可伴有平滑肌和（或）神经鞘细胞的不完全分化，多缺乏特征性表现。

03.432　十二指肠神经内分泌肿瘤　duodenal neuroendocrine tumor
曾称"十二指肠类癌（duodenal carcinoid）"。发生于十二指肠、源于肽能神经元和肠嗜铬细胞等神经内分泌细胞的肿瘤。介于良恶性之间，生长缓慢，较少转移。

03.433　十二指肠胃泌素瘤　duodenal gastrinoma
又称"佐林格－埃利森综合征（Zollinger-Ellison syndrome）"。发生于十二指肠的神经内分泌肿瘤。由胃泌素分泌细胞（可能源于胰岛A1细胞或胃十二指肠内的G细胞）发生肿瘤或增生所致，以难治、多发、反复发作的消化性溃疡和高胃酸分泌为特征的综合征。

03.434　散发型十二指肠胃泌素瘤　sporadic

duodenal gastrinoma

较常见的胃泌素瘤。主要位于胃泌素瘤三角区，不伴有胰腺内胃泌素瘤。可伴有胰岛细胞增生，大多呈孤立性生长。

03.435 家族型十二指肠胃泌素瘤 familial duodenal gastrinoma

又称"多发性内分泌腺瘤 1 型（multiple endocrine neoplasia-1）"。两个以上内分泌腺体同时发生肿瘤或增生而引起的胃泌素瘤。属常染色体显性遗传病，常累及甲状腺、胰腺、皮肤、垂体、肾上腺或胃黏膜等部位。

03.436 十二指肠节细胞性副神经节瘤 duodenal gangliocytic paraganglioma

以含有神经节细胞成分为特征的十二指肠神经内分泌肿瘤。常发生在壶腹及壶腹周围，通常呈良性生物学行为。

03.437 无功能性十二指肠神经内分泌肿瘤 non-functional duodenal neuroendocrine tumor

源于神经内分泌细胞但不产生生物活性胺类，无类癌综合征等表现的十二指肠肿瘤。

03.438 十二指肠神经内分泌癌 duodenal neuroendocrine carcinoma

分化程度低、高度恶性的罕见十二指肠神经内分泌肿瘤。通常发生在肝胰壶腹。

03.439 胃泌素瘤三角区 gastrinoma triangle

肝十二指肠韧带与胰头及十二指肠所组成的好发胃泌素瘤的三角区域。上起胆囊管与胆总管交界处，下至十二指肠降部与水平部交界处，内至胰腺颈体交界处。

03.440 十二指肠神经鞘瘤 duodenal schwannoma

源于黏膜下神经丛的小肠肿瘤。属十二指肠神经源性肿瘤，常为孤立性结节，外有完整包膜，镜下见瘤细胞排列成栅栏状，有包膜，S-100 蛋白阳性。

03.441 十二指肠腺癌 duodenal adenocarcinoma

十二指肠发生的具有腺样分化的恶性上皮性肿瘤。主要临床症状有腹痛、梗阻性黄疸、十二指肠梗阻、出血和腹部包块。

03.442 原发性十二指肠腺癌 primary duodenal adenocarcinoma

源于十二指肠黏膜腺体上皮且除外肝胰壶腹、胆总管下段和胰头部的恶性肿瘤。以腹痛、梗阻性黄疸、十二指肠梗阻出血和腹部包块为主要表现。可分为溃疡型、息肉型、缩窄型和弥漫型，根据分化程度可分为低分化、中分化和高分化三种。

03.443 原发性溃疡型十二指肠腺癌 ulcerative-type of primary duodenal adenocarcinoma

原发于十二指肠黏膜腺上皮的恶性肿瘤。肿瘤向肠壁深部浸润生长，中央坏死形成火山口状溃疡，边缘呈环堤状或斜坡状隆起，质较硬。

03.444 原发性息肉型十二指肠腺癌 polypous-type of primary duodenal adenocarcinoma

源于十二指肠黏膜腺上皮的恶性肿瘤。肿瘤向肠腔内生长，呈息肉状或菜花状，质地软，大小不一，肿块较大时可阻塞十二指肠肠腔。

03.445 原发性缩窄型十二指肠腺癌 constrictive-type of primary duodenal adenocarcinoma

一种原发性十二指肠腺癌。肿瘤绕肠壁呈环

形浸润生长，常累及肠壁大部或全周，使局部肠壁增厚，伴纤维结缔组织异常增生，肠管周径明显缩小，形成环状狭窄。壶腹周围区、壶腹下部肿瘤常为此类型。

03.446　原发性弥漫型十二指肠腺癌　diffuse-type of primary duodenal adenocarcinoma
原发于十二指肠的腺癌。肿瘤沿肠壁或向肠壁深部浸润性生长，肿块无一定的界限，临床罕见。

03.447　十二指肠黏液腺癌　duodenal mucinous adenocarcinoma
发生于十二指肠黏膜的由黏液性上皮组成的恶性上皮性肿瘤。早期多无特征性表现，后期可有腹痛、恶心、呕吐、黄疸、体重减轻等症状。

03.448　十二指肠乳头癌　duodenal papillary carcinoma
十二指肠主乳头部位及十二指肠壁内被胆道口括约肌包绕的胆管、胰管及其合流共通管所发生的腺体上皮恶性肿瘤。早期多无特征性表现，后期可有腹痛、出血、黄疸、体重减轻、腹部包块等症状。

03.449　继发性十二指肠癌　secondary duodenal carcinoma
又称"转移性十二指肠癌（metastatic duodenal carcinoma）"。胰腺、胃、胆管、右肾、结肠右曲的恶性肿瘤可通过直接蔓延、淋巴及血行转移到十二指肠所形成的十二指肠恶性肿瘤。

03.450　十二指肠淋巴瘤　duodenal lymphoma
十二指肠发生的淋巴组织恶性肿瘤。按组织来源分为原发性淋巴瘤和继发性淋巴瘤，按组织类型可分为霍奇金淋巴瘤和非霍奇金淋巴瘤。

03.451　十二指肠 B 细胞淋巴瘤　duodenal B-cell lymphoma
源于成熟B细胞的一组高度异质性的十二指肠恶性增殖性疾病。

03.452　免疫增生性十二指肠病　immuno proliferative duodenal disease
以广泛小肠黏膜被异常淋巴浆细胞弥漫性浸润为特征的十二指肠淋巴瘤。是黏膜相关淋巴组织淋巴瘤的一个亚型，分为分泌性和非分泌性两型。

03.453　十二指肠 T 细胞淋巴瘤　duodenal T-cell lymphoma
源于成熟T细胞的一组高度异质性的十二指肠恶性增殖性疾病。

03.454　十二指肠相关性 T 细胞淋巴瘤　duodenal enteropathy associated T cell lymphoma
源于肠上皮内T细胞的十二指肠肿瘤。通常表现为中到大的淋巴细胞组成的肿瘤，可伴有炎症改变。邻近肠黏膜绒毛萎缩，隐窝增生，上皮内细胞增多。与乳糜泻相关，大多数患者表现为腹痛、脂肪泻和吸收不良。

03.455　十二指肠假性淋巴瘤　duodenal pseudolymphoma
以淋巴滤泡形成及中央见生发中心为特征，由多克隆的淋巴细胞组成的小肠淋巴组织反应性增生性病变。可表现为小肠淋巴组织的局限性反应性增生或广泛性结节状增生，无特征性临床表现。

03.456　原发性十二指肠淋巴瘤　primary duodenal lymphoma

原发于十二指肠壁淋巴组织的恶性肿瘤。临床少见，如淋巴细胞肉瘤、网状细胞肉瘤和霍奇金淋巴瘤，根据形态可分为息肉型、溃疡型、浸润型、动脉瘤样型和缩窄型。

03.457　继发性十二指肠淋巴瘤　secondary duodenal lymphoma
全身恶性淋巴瘤侵及肠道的继发性病变。

03.458　十二指肠血管病　duodenal vascular disease
先天性或后天性因素所致的十二指肠血管性疾病。多无特征性临床表现。

03.459　十二指肠静脉曲张　duodenal varix
门静脉系统回肝血流发生障碍导致门静脉高压，从而引起十二指肠静脉扩张、迂曲。多以消化道出血为主要表现。

03.460　十二指肠血管发育不良　duodenal angiodysplasia
又称"十二指肠血管扩张症（duodenal vasodilatation）"。良性非肿瘤性扩张的血管丛构成的一组十二指肠血管畸形病变。多表现为反复发作性血便或间歇性黑便、贫血等。

03.461　十二指肠动静脉畸形　duodenal arteriovenous malformation
先天性十二指肠血管发育异常、后天获得性血管退行性变或慢性黏膜缺血导致的血管退行性变。大多数病变可无症状，部分可表现为急、慢性消化道出血。

03.462　胃十二指肠动脉瘤　gastroduodenal aneurysm
动脉粥样硬化、胰腺炎、多发性大动脉炎、创伤或术后、感染、动脉中层囊性坏死及先天性因素引起胃十二指肠动脉壁病变或损伤所形成的局限性膨出性改变。多发生于十二指肠起始部，临床表现常为腹痛和急性上消化道出血。

03.463　胰十二指肠动脉瘤　pancreaticoduodenal aneurysm
动脉粥样硬化、感染、纤维肌发育不良等因素引起的胰十二指肠动脉壁病变或损伤所形成的局限性膨出性改变。以腹膜后血肿、肠道出血为临床表现。

03.464　十二指肠梗阻　duodenal obstruction
先天性因素或十二指肠溃疡、肿瘤、憩室、炎症等器质性因素所致的十二指肠通过困难。可表现为腹痛、呕吐等症状。

03.465　十二指肠肠套叠　duodenal intussusception
十二指肠的一段肠管及其系膜套入邻近肠管管腔或胃腔内的肠腔改变。引起间歇性或持续性排空障碍。表现为慢性反复性发作的上腹胀满、隐痛或绞痛不适，伴恶心、呕吐，时有呕吐胆汁、上消化道出血等慢性十二指肠梗阻表现。

03.466　完全性十二指肠肠套叠　complete duodenal intussusception
十二指肠的一段肠管及其系膜完全套入邻近肠管管腔而形成的十二指肠肠套叠。

03.467　部分性十二指肠肠套叠　partial duodenal intussusception
十二指肠肠管部分套入邻近肠腔而形成的十二指肠肠套叠。

03.468　十二指肠–十二指肠套叠　duodenal-duodenal intussusception
十二指肠的一段肠管套入十二指肠而形成的十二指肠肠套叠。

03.469　十二指肠–胃套叠　duodenal-gastric intussusception
十二指肠的一段肠管套入胃而形成的十二指肠肠套叠。

03.470　十二指肠–空肠套叠　duodenal-jejunum intussusception
十二指肠的一段肠管套入空肠而形成的十二指肠肠套叠。

03.471　原发性十二指肠肠套叠　primary duodenal intussusception
肠动力紊乱、蠕动节律失调和肠管环状肌持续性痉挛所致的十二指肠肠套叠。

03.472　继发性十二指肠肠套叠　secondary duodenal intussusception
肠壁肿瘤、炎症、息肉、憩室等器质性病变诱发激烈肠蠕动引起的十二指肠肠套叠。

03.473　十二指肠狭窄　duodenal stenosis
先天性因素或十二指肠溃疡、肿瘤、憩室、炎症等器质性因素所致的十二指肠肠腔狭小。以十二指肠部分梗阻为主要表现。

03.474　十二指肠肿瘤性狭窄　duodenal tumor stenosis
十二指肠肿瘤部分堵塞肠腔致十二指肠狭窄。以十二指肠部分梗阻为主要表现，多有原发疾病相应表现。

03.475　十二指肠壅积症　duodenal stasis
又称"十二指肠淤滞症"。十二指肠阻塞导致近端十二指肠食糜滞留及肠管代偿性扩张而产生的临床综合征。主要表现为上腹痛、饱胀、恶心、呕吐胆汁样物等。

03.476　肠系膜上动脉综合征　superior mesenteric artery syndrome
肠系膜上动脉与腹主动脉之间的夹角过小而压迫十二指肠造成十二指肠淤滞，导致近端十二指肠食糜滞留及肠管代偿性扩张而产生的临床综合征。表现为餐后恶心、呕吐、腹痛、腹胀等。

03.477　十二指肠瘘　duodenal fistula
十二指肠与其他器官或十二指肠与腹腔、腹壁外有不正常的通道。可引起全身或局部的一系列病理生理紊乱。

03.478　十二指肠内瘘　internal duodenal fistula
在十二指肠与腹腔内的其他空腔脏器之间形成的病理性通道。开口分别位于十二指肠及相应空腔脏器。

03.479　胆道十二指肠瘘　biliary duodenal fistula
十二指肠与胆道（肝外胆道）之间形成的病理性通道。主要包括十二指肠胆囊瘘和十二指肠胆总管瘘。

03.480　胆囊十二指肠瘘　cholecystoduodenal fistula
由胆囊结石、胆囊炎致胆囊与十二指肠粘连，或局部压迫十二指肠形成局部坏死而穿透至十二指肠所形成的肠内瘘。表现为恶心、厌油、腹痛、发热、黄疸等症状。

03.481　胆总管十二指肠瘘　choledochoduo-denal fistula
十二指肠溃疡等疾病所致的十二指肠与胆总管之间形成的病理性通道。多见于男性，除原发病症状外，还可出现胆管炎的表现，超声和CT可见显著的胆道积气和扩张。

03.482　十二指肠结肠瘘　duodenocolic fistula
十二指肠与结肠之间形成的病理性通道。主要分良性和恶性。

03.483　良性十二指肠结肠瘘　benign duodenocolic fistula
十二指肠溃疡或克罗恩病穿孔等良性疾病引起十二指肠与结肠之间形成的病理性通道。表现为上腹痛、体重减轻、大便含有未消化的食物或严重水泻等。

03.484　恶性十二指肠结肠瘘　malignant duodenocolic fistula
结肠右曲或右半结肠的癌肿浸润十二指肠所致的十二指肠与结肠之间的病理性通道。少数由十二指肠和胆囊的癌肿浸润结肠所致。临床表现除具有良性十二指肠结肠瘘症状、体征外，常伴有恶性肿瘤的相应症状。

03.485　十二指肠血管瘘　duodenal vascular fistula
十二指肠与腹腔血管之间形成的病理性通道。主要包括十二指肠腹主动脉瘘和十二指肠下腔静脉瘘。

03.486　十二指肠腹主动脉瘘　aorto-duodenal fistula
十二指肠与腹主动脉之间形成的病理性通道。是十二指肠血管瘘的主要类型，多发生在腹主动脉瘤和腹主动脉移植术后，以腹痛和背痛、无痛性出血为主要表现。

03.487　十二指肠下腔静脉瘘　duodenal inferior caval vein fistula
临床罕见的十二指肠血管瘘。可发生于后腹膜肿瘤切除后、放疗、外伤、十二指肠溃疡、异物摄入等情况下，临床表现可为消化道出血、败血症等。

03.488　十二指肠肾瘘　reno-duodenal fistula
十二指肠与肾/肾盂之间形成的病理性通道。是十二指肠瘘的类型之一，主要包括自发性和外伤性两种，多为慢性病容，有尿路感染症状，逆行和顺行输尿管肾盂造影是主要诊断方法。

03.489　创伤性十二指肠肾瘘　traumatic reno-duodenal fistula
创伤引起十二指肠与肾/肾盂之间形成的病理性通道。是十二指肠肾瘘的类型之一。

03.490　自发性十二指肠肾瘘　spontaneous reno-duodenal fistula
自发性因素引起十二指肠与肾/肾盂之间形成的病理性通道。是十二指肠肾瘘的类型之一。

03.491　十二指肠外瘘　external duodenal fistula
十二指肠与腹腔、腹壁外形成的病理性通道。多为胃十二指肠及其邻近器官术后，少数由十二指肠损伤或吞入异物损伤所致，主要表现为腹腔感染和脓肿，是十二指肠瘘的类型之一。

03.492　十二指肠憩室　duodenal diverticulum
先天性发育不良造成十二指肠肠壁局限性向外呈囊状突出或由十二指肠溃疡愈合瘢痕收缩所致的圆形、椭圆形或管形袋状物。绝大多数向腔外膨出，极少数向腔内突出，分别称腔外型和腔内型，临床上多无症状。

03.493　原发性十二指肠憩室　primary duodenal diverticulum
十二指肠部分肠壁先天性解剖缺陷，肠内压升高时，此处肠黏膜及黏膜下层组织向外脱出形成的憩室。憩室壁的肌层组织多有缺如或薄弱，属十二指肠憩室的类型之一。

03.494　继发性十二指肠憩室　secondary duodenal diverticulum
又称"十二指肠假性憩室（pseudodiverticulum of duodenum）"。十二指肠溃疡瘢

痕收缩或慢性胆囊炎粘连牵拉所致的十二指肠憩室。多发生在十二指肠球部。

03.495 十二指肠憩室炎 duodenal diverti-culitis
十二指肠憩室内容物潴留，细菌繁殖而引起的憩室炎症。可表现为腹痛、腹胀、发热等症状。

03.496 十二指肠憩室出血 duodenal diverticular bleeding
十二指肠憩室内容物潴留，细菌繁殖导致感染，引起的憩室黏膜糜烂出血，或憩室内异位胃黏膜、异位胰腺组织引起出血或憩室黏膜恶变出血，炎症侵蚀或穿破附近血管所致的出血性改变。

03.497 十二指肠憩室梗阻性黄疸综合征 syndrome of obstructive jaundice due to duodenal diverticulum
又称"莱梅尔综合征（Lemmel syndrome）"。十二指肠憩室解剖结构邻近胆胰管汇合处，当憩室入口较小而引流不畅时反复发生憩室及其周围炎症；同时因憩室膨胀压迫胆管及胰管，影响奥狄括约肌功能和结构，引起黄疸、胆囊炎、胰腺炎等的综合征。

03.498 十二指肠憩室穿孔 perforation of duodenal diverticulum
十二指肠憩室内容物滞留所致的黏膜损伤，严重时导致黏膜炎性糜烂并为溃疡穿孔。多位于腹膜后，穿孔后症状不典型，通常有腹膜后脓肿、胰腺坏死、胰瘘等表现。

03.499 十二指肠乳头旁憩室 juxtapapillary duodenal diverticulum
发生于十二指肠乳头附近的十二指肠憩室的原发性腔外型憩室。在正常人群中发生率为1%～2%，占十二指肠憩室的70%～75%，

压迫十二指肠乳头可致胆汁排出不畅。

03.500 十二指肠穿孔 duodenal perforation
十二指肠病变穿透浆膜层形成的穿孔性病变。表现为弥漫性或局限性腹膜炎，严重时可有休克及器官衰竭表现。

03.501 十二指肠异位胰腺 duodenal ectopic pancreas
胚胎发育时残留于肠壁的胰腺结节，因肠道纵向生长而被带至十二指肠，与胰腺体隔离（无血管、神经的联系）形成的病变。具有独立的血液循环供应、导管和神经支配。是少见的先天性畸形，临床表现可有腹痛、恶心、呕吐、贫血、体重减轻，可并发消化道出血、十二指肠狭窄、梗阻甚至癌变。

03.502 十二指肠异位胃黏膜 duodenal ectopic gastric mucosa
先天性胚胎内胚层分化异常或高浓度酸环境、慢性炎症刺激所致的胃黏膜异位于十二指肠的病变。多数无临床症状，少数患者可有上腹痛、嗳气、反酸、腹胀等表现。

03.503 十二指肠淀粉样变性 duodenal amyloidosis
以淀粉样物质沉积于十二指肠肠壁形成的肿瘤样隆起，或表现为浅溃疡形成的系统性疾病。可出现上腹部不适、食欲缺乏、上消化道出血、肠腔狭窄或梗阻、肠穿孔或肠瘘等症状。沉积的淀粉样蛋白可有血清淀粉样蛋白物质A、Ig轻链或轻链片段、甲状腺素转运蛋白（TTR），分别称AA型、AL型、ATTR型。

03.504 十二指肠子宫内膜异位 duodenal endometriosis
子宫内膜组织异位出现在十二指肠的现象。可表现为间断性上腹痛或不适，伴腹胀、恶

心、呕吐等，月经期症状加重；或周期性便血，偶有肠梗阻或胆道梗阻。

03.505 十二指肠炎性假瘤 duodenal inflammatory pseudotumor
十二指肠肠壁黏膜下炎性肉芽组织增生所形成的慢性局限性肿瘤样肿块。属特发性非特异性慢性增生性炎症，十二指肠梗阻或套叠为主要表现，乳头附近可有胆道梗阻，少数可有上消化道出血或穿孔。

03.506 浆细胞肉芽肿型十二指肠炎性假瘤 plasma cell granuloma type duodenal inflammatory pseudotumor
以浆细胞为主增生形成的十二指肠炎性假瘤。表现为十二指肠慢性、局限性肿瘤样肿块。

03.507 黄色肉芽肿型十二指肠炎性假瘤 xanthogranulomatous type duodenal inflammatory pseudotumor
以组织细胞为主增生形成的、位于十二指肠的慢性局限性肿瘤样肿块。是十二指肠炎性假瘤的类型之一。

03.508 硬化性十二指肠炎性假瘤 duodenal sclerosing inflammatory pseudotumor
以弥漫致密的纤维增生为主形成的十二指

肠慢性、局限性肿瘤样肿块。是十二指肠炎性假瘤的类型之一。

03.509 十二指肠囊肿 duodenal cyst
十二指肠腺增生形成的类似良性肿瘤的囊性肿瘤样病变。多无临床症状，或可有十二指肠梗阻表现。

03.510 十二指肠白点综合征 duodenal white spot syndrome
又称"白点型十二指肠炎（white spot duodenitis）"。十二指肠黏膜有散在、数目不等的粟粒样白点或白斑。病理可有肠黏膜吸收上皮细胞的脂肪变性，并伴有十二指肠炎症的临床综合征。

03.511 十二指肠异物 duodenal foreign body
误吞或故意吞服、少数由外伤带入或手术遗留在十二指肠内的异物。症状与异物长短、大小、形状、质地和重量有关。

03.512 十二指肠–结肠综合征 duodenum-colon syndrome
先天性疾病或由腹腔脏器手术引起腹膜粘连所致的临床综合征。常有上腹部间歇性疼痛，伴有便秘、呕吐胃内容物或胆汁。X射线检查表现为盲肠上部与十二指肠接近并形成气泡。

04. 小 肠

04.01 小肠解剖与组织学

04.001 小肠 small intestine
连接胃幽门与结肠回盲部的肠段。分为十二指肠、空肠和回肠三个部分。是食物消化吸收的主要场所。

04.002 空肠 jejunum
连接十二指肠远端与回肠近端的肠段。主要位于左上腹部，于第2腰椎左侧起自十二指肠空肠曲，约占系膜小肠的近侧2/5，属腹膜内位器官。

04.003 回肠 ileum
连接空肠远端与结肠回盲部的肠段。主要位于右下腹部，于右髂窝经过回盲瓣接于结肠回盲部，约占系膜小肠的远侧3/5，属腹膜内位器官。空肠与回肠之间无明显分界。

04.004 回盲括约肌 ileocecal sphincter
回肠末端与盲肠交界显著加厚的环形肌。起着括约肌的作用。主要功能是防止回肠内容物过快地进入大肠，延长食糜在小肠内停留的时间，还可阻止大肠内容物向回肠倒流。

04.005 乳糜池 cisterna chyli
位于腹膜后间隙，第1腰椎椎体前方和腹主动脉的右后方，向上经膈主动脉裂孔与胸导管相续。是胸导管起始部的膨大，多呈梭形，也可以呈圆锥形、星形。除运输淋巴以外，尚运输来自消化管吸收的乳糜。

04.006 小肠黏膜 small intestinal mucosa
由上皮、固有层和黏膜肌层组成，与黏膜下层、肌层和外膜共同构成小肠管壁。

04.007 小肠黏膜上皮 small intestinal epithelium
由吸收细胞、杯状细胞、神经内分泌细胞、帕内特细胞和干细胞等组成的单层柱状上皮。与管壁内的腺体相连续，间隙有散在分布的淋巴细胞。

04.008 小肠黏膜固有层 small intestinal lamina propria
小肠黏膜中的一层疏松结缔组织。纤维较细密，有丰富的毛细血管、毛细淋巴管和小肠腺，分布大量的淋巴细胞、浆细胞、巨噬细胞、嗜酸性粒细胞和肥大细胞。

04.009 小肠黏膜肌层 small intestinal muscularis mucosa
小肠黏膜的最内层。由内环形和外纵行两薄层平滑肌组成。其收缩可促进固有层内的腺体分泌物排出和血液运行，有利于物质的吸收和转运。

04.010 小肠浆膜层 small intestinal serosa
小肠表面的由薄层疏松结缔组织和间皮构成的薄膜。除部分十二指肠外，小肠的外膜均为浆膜。

04.011 小肠中央乳糜管 small intestinal central lacteal
小肠绒毛中轴结缔组织内的1~2条纵行毛细淋巴管。盲端起始于绒毛顶部，向下穿过黏膜肌层形成淋巴管丛。其管腔内皮细胞间隙宽，无基底膜，通透性大，周围有丰富的有孔毛细血管。

04.012 小肠吸收细胞 small intestinal absorptive cell
位于基部的高柱状、核呈圆形的细胞。细胞游离面在光镜下可见纹状缘，使细胞游离面面积扩大约20倍，可将摄入的营养物质几乎全部吸收。

04.013 小肠杯状细胞 small intestinal goblet cell
散在分布于吸收细胞间、分泌黏液、有润滑和保护作用的细胞。从十二指肠到回肠末端，杯状细胞逐渐增多。

04.014 帕内特细胞 Paneth cell
又称"潘氏细胞"。小肠腺的特征性细胞。呈锥形，顶部胞质充满粗大嗜酸性的分泌颗粒，具有蛋白质分泌细胞的超微结构特点。分泌防御素、溶菌酶，对肠道微生物有杀灭作用。

04.015　小肠神经内分泌细胞　small intestinal neuroendocrine cell
位于小肠上皮层的一类起源于神经嵴的具有胺前体摄取与脱羧功能的细胞。具有内分泌功能，可分泌生长激素、5-羟色胺、生长抑素、胃泌素、胆囊收缩素等多种激素。

04.016　小肠干细胞　small intestinal stem cell
位于小肠腺下半部、胞体较小、呈柱状的细胞。细胞不断增殖、分化、向上迁移，补充在绒毛顶端脱落的吸收细胞和杯状细胞，也可分化为帕内特细胞和神经内分泌细胞。

04.017　小肠黏膜下层　small intestinal submucosa
较致密的一层结缔组织。含较多血管和淋巴管。分布有黏膜下神经丛，可调节黏膜肌收缩和腺体分泌。

04.018　小肠肌层　small intestinal muscularis
由内环形和外纵行两层平滑肌组成。肌间神经丛分布其中，调节肌层运动。

04.019　小肠环形肌　small intestinal circular muscle
与纵行肌共同构成小肠肌层。较纵行肌薄，收缩时推进肠内容物前进的作用较小。

04.020　小肠纵行肌　small intestinal longitudinal muscle
与环形肌共同构成小肠肌层。较环形肌厚，收缩时肠腔内压增高，推动肠内容物前进。

04.021　小肠外膜　small intestinal adventitia
由薄层结缔组织与间皮共同构成的一层浆膜。部分十二指肠壁为纤维膜。

04.022　小肠绒毛　small intestinal villus
位于小肠黏膜表面，由上皮和固有层组成，向肠腔内形成的许多指状突起。长0.5～1.5mm，形状不一，十二指肠和空肠头段最发达。绒毛于十二指肠呈宽大的叶状，于空肠如长指状，于回肠则为短锥形。

04.023　小肠微绒毛　small intestinal microvillus
小肠上皮细胞游离面的细胞膜和细胞质伸出的微细指状突起。被细胞膜所包围并垂直于细胞膜表面，直径约$0.1\mu m$。在光镜下可见纹状缘，电镜下由密集而规则的微绒毛构成。每个吸收细胞有2000～3000根微绒毛，使细胞游离面面积扩大约20倍，大大增加了对营养物质的吸收效率。

04.024　小肠腺　small intestinal gland
又称"李氏腺（Lieberkuhn gland）"。呈单管状，直接开口于肠腔，主要由柱状细胞、杯状细胞和帕内特细胞构成。

04.025　肠系膜淋巴结　mesenteric lymph node, MLN
沿空肠、回肠动脉及其分支排列的淋巴结。收集小肠集合淋巴管的淋巴液，输出管注入肠系膜上动脉根部周围的肠系膜上淋巴结。

04.026　肠系膜上淋巴结　superior mesenteric lymph node
位于肠系膜上动脉根部周围的淋巴结。收集肠管旁淋巴结与肠系膜淋巴结的淋巴液，输出管注入腹腔干周围的腹腔淋巴结。

04.027　孤立淋巴滤泡　isolated lymphoid follicle, ILF
位于小肠黏膜内、孤立分布的米粒大小淋巴滤泡。

04.028　集合淋巴滤泡　aggregated lymphoid follicle, ALF

位于小肠黏膜内的斑片状、大小不一的淋巴滤泡。多位于对系膜缘。

04.029　固有层内淋巴细胞　lamina propria lymphocyte, LPL

存在于小肠黏膜固有层内的淋巴细胞。主要为已分化的B细胞和T细胞。T细胞活化后直接杀伤入侵的微生物，B细胞活化后分泌IgA，可清除外来抗原以保护机体。

04.030　小肠微褶细胞　small intestinal microfold cell

小肠黏膜内特化的扁平上皮细胞。负责摄取和提呈外界抗原，并启动肠黏膜免疫反应。

04.031　派尔集合淋巴结　Peyer patch, PP

广泛分布在小肠绒毛间的集合淋巴结。是组织化的肠黏膜淋巴组织。

04.02　小 肠 生 理

04.032　小肠平滑肌缝隙连接　small intestinal smooth muscle gap junction

小肠平滑肌细胞间存在的缝隙连接。这种特殊的细胞间连接方式可使动作电位实现细胞间的直接传播。因此，小肠平滑肌电活动形式比骨骼肌复杂得多，主要有三种形式，即静息膜电位、慢波电位和动作电位。

04.033　小肠平滑肌静息膜电位　small intestinal smooth muscle resting membrane potential

静息时小肠细胞膜两侧存在的外正内负的电位差。幅值较低，波动较大，实测值为$-60\sim-50mV$。主要由细胞内钾离子外流和生电性钠泵的活动造成。

04.034　小肠平滑肌慢波　small intestinal smooth muscle slow wave

又称"小肠平滑肌基本电节律（small intestine smooth muscle basic electrical rhythm）"。小肠平滑肌在静息电位的基础上自发产生的频率较慢的节律性轻度去极化和复极化。源于小肠纵行肌和环形肌之间的卡哈尔细胞。慢波决定了小肠平滑肌的收缩节律。

04.035　小肠平滑肌动作电位　small intestinal smooth muscle action potential

小肠平滑肌受到刺激时在慢波电位的基础上产生的可扩布的电位变化过程。当慢波去极化达到阈值时，在慢波基础上会产生一个至数个动作电位。动作电位的频率越高，平滑肌收缩幅度越大。

04.036　小肠间质卡哈尔细胞　small intestinal interstitial Cajal cell

分布在小肠自主神经末梢和平滑肌细胞之间，兼有成纤维细胞和平滑肌细胞特性的间质细胞。与平滑肌细胞形成缝隙连接，其产生的电活动可很快扩布到肌细胞，从而启动节律性电活动。被认为是小肠运动的起搏细胞。

04.037　小肠平滑肌机械阈　small intestinal smooth muscle mechanical threshold

慢波去极化使小肠平滑肌细胞内钙离子浓度增加到足以激活肌细胞收缩水平的临界膜电位值。当慢波去极化达到或超过机械阈时，足以激活细胞收缩（收缩幅度与慢波幅度正相关），而不一定引发动作电位。

04.038　小肠平滑肌电阈　small intestinal smooth muscle electric threshold

慢波去极化使小肠平滑肌细胞内钙离子浓度增加到足以引发动作电位的临界膜电位值。当慢波去极化达到或超过电阈时，引起动作电位发放，钙离子大量进入胞内，收缩进一步增强。慢波上负载的动作电位数目越多，肌肉收缩越强。

04.039　小肠黏膜下神经丛　small intestinal submucosal plexus
位于小肠黏膜下层的神经丛。主要调节腺细胞和上皮细胞功能。与肌间神经丛共同构成肠神经系统。

04.040　小肠肌间神经丛　small intestinal myenteric plexus
位于小肠环形肌和纵行肌之间的神经丛。主要支配平滑肌的活动。与黏膜下神经丛共同构成肠神经系统。

04.041　小肠紧张性收缩　small intestinal tonic contraction
消化道平滑肌共有的运动形式。有助于小肠内保持一定的压力，有利于消化液向食糜中渗透，促进肠内容物混合，并使食糜与肠黏膜密切接触，有利于吸收。

04.042　小肠分节运动　small intestinal segmentation contraction
以肠壁环形肌为主的节律性舒缩运动。每隔一段距离的环形肌同时收缩，把食糜分成许多节段，随后原来收缩的节段舒张，原来舒张的节段收缩，如此反复交替进行，使食糜与消化液充分混合。

04.043　小肠蠕动　small intestinal peristalsis
由环形肌和纵行肌相互协调进行的连续性收缩。可发生于小肠任何部位，并向肠的远端传播，速度为0.5～2.0cm/s，通常在传播3～5cm后自行消失。

04.044　小肠蠕动冲　small intestinal peristaltic rush

进食时吞咽动作或食糜刺激十二指肠使小肠出现的行进速度很快、传播距离较远的蠕动（2～25cm/s）。可在几分钟内将食糜从小肠的始端推送到末端，有时还可推送入大肠。

04.045　小肠逆蠕动　small intestinal antiperistalsis
常在回肠末端出现的和正常蠕动方向相反的运动。作用是防止食糜过早通过回盲瓣进入大肠，使食物在小肠内能得到充分消化和吸收。

04.046　小肠移行性复合运动　small intestinal migrating motor complex
在非消化期或禁食期，小肠平滑肌的电活动和收缩活动呈现的周期性变化。源于胃或小肠上端，并沿肠管向远端移行，移行过程中传播速度逐渐减慢，当到达回盲部时，另一个运动周期又在十二指肠始发。

04.047　胃回肠反射　gastro-ileum reflex
进食时食物对胃的扩张刺激胃壁感受器，反射性促进回肠蠕动的过程。

04.048　肠胃反射　entero-gastric reflex
酸、脂肪、高张溶液及机械扩张刺激十二指肠壁的多种感受器，反射性抑制胃的运动的过程。传出冲动可经迷走神经、壁内神经甚至交感神经等几条途径到达胃，通过增加幽门括约肌的紧张度抑制胃的排空。

04.049　糜蛋白酶　chymotrypsin
胰腺分泌的消化酶。能将蛋白质水解为䏡和胨，与胰蛋白酶协同作用可使蛋白质被进一步分解为多肽和氨基酸，有较强的凝乳作用。

04.050　糜蛋白酶原　chymotrypsinogen

糜蛋白酶的无活性酶原形式。可由活化的胰蛋白酶激活。

04.051 肠激酶 enterokinase
由小肠黏膜分泌的蛋白水解酶。可将胰蛋白酶原活化为胰蛋白酶,从而启动各种酶原活化的级联反应。

04.052 羧肽酶 carboxypeptidase
胰腺分泌的消化酶。从肽链的C端逐个降解、释放游离氨基酸。

04.053 羧肽酶原 procarboxypeptidase
羧基肽酶的无活性酶原形式。一般由活化的胰蛋白酶激活。

04.054 弹性蛋白酶 elastase

胰腺分泌的消化酶。可水解弹性蛋白。

04.055 弹性蛋白酶原 proelastase
弹性蛋白酶的无活性酶原形式。可由胰蛋白酶激活。

04.056 迷走–迷走反射 vago-vagal reflex
又称"肠–胰反射(entero-pancreatic reflex)"。在肠期食物刺激小肠黏膜,反射性促进胰液分泌的过程。

04.057 胆盐肠肝循环 enterohepatic circulation of bile salt
进入肠道的胆盐在发挥其生理作用后,90%以上在回肠末端重吸收入血,经门静脉运回肝脏,再进入胆汁,而后又被排入肠道的过程。

04.03 小肠疾病诊断与治疗

04.058 腹部立位平片 upright abdominal plain film
不用引入任何造影而拍摄的站立位腹部X射线照片。对于异物、结石、腹腔内游离积气、肠管内气液平面有很好的分辨能力。

04.059 小肠气钡双重对比检查 air-barium double contrast examination of small intestine
通过向小肠内注入钡剂和空气,使小肠呈双对比相的造影检查方法。

04.060 小肠插管造影 radiography of intubation on small intestine
通过十二指肠导管注射对比剂以检查小肠的造影方法。

04.061 内镜逆行回肠造影检查 endoscopic retrograde ileography

经肛门灌肠或经结肠镜置入导管向回肠灌注钡剂和空气,使对比剂通过回盲瓣逆流入末端回肠的造影方法。

04.062 CT 小肠成像 CT enterography, CTE
通过使小肠肠腔充盈足量对比剂并经CT增强扫描后,将图像进行后处理,使肠腔、肠壁、肠系膜、腹腔内血管、后腹膜及腹腔内实质脏器多方位显示的技术。

04.063 CT 小肠血管成像 CT angiography of small bowel
又称"CT小肠血管造影"。经被检者的静脉快速注入对比剂,在小肠血管中对比剂浓度达到最高峰值的时间内进行扫描,经工作站的后处理重建血管三维立体影像的技术。

04.064 磁共振小肠成像 magnetic resonance enterography, MRE

通过使小肠肠腔充盈足量对比剂并经MRI扫描后，将图像进行后处理，使肠腔、肠壁、肠系膜、腹腔内血管、后腹膜及腹腔内实质脏器多方位显示的技术。相较于CT小肠成像，软组织分辨率更高。

04.065　磁共振小肠血管成像　magnetic resonance angiography of small bowel
利用血液流动的磁共振成像特点，显示小肠血管和血流信号特征的无创造影技术。具有无创伤性、不需要用插管及对比剂的优点。

04.066　放射性核素异位胃黏膜成像　radionuclide imaging of ectopic gastric mucosa
利用锝-99m易被胃黏膜细胞摄取的原理，使在梅克尔憩室内的异位胃黏膜显像的核医学检查方法。缺点是不能诊断不含异位胃黏膜的梅克尔憩室。

04.067　小肠出血核素扫描　radionuclide imaging of small intestinal hemorrhage
将锝-99m标记人血白蛋白或红细胞注射入血管内，分别于一定时间成像，诊断是否存在小肠出血的核医学检查方法。

04.068　小肠蛋白漏出核素扫描　radionuclide imaging of small intestinal protein losing
将锝-99m标记人血白蛋白注射入血管内，分别于一定时间成像，诊断是否存在小肠蛋白漏出的核医学检查方法。

04.069　小肠镓核素扫描　gallium radionuclide imaging of small intestine
利用镓枸橼酸盐在血中与转铁蛋白相结合的特性，使伴有转铁蛋白受体表达增强的恶性肿瘤或炎症显像的核医学检查。可用于小肠恶性淋巴瘤的病理分期及治疗效果的判定。

04.070　小肠碘-131-间碘苄胍核素扫描　^{131}I-MIBG radionuclide imaging of small intestine
利用鸟嘌呤可被交感–肾上腺素系统再吸收的原理，用放射性核素碘-131标记鸟嘌呤衍生物，使富含儿茶酚胺的组织显像，以诊断小肠神经内分泌肿瘤及转移瘤等肿瘤的核医学检查方法。

04.071　小肠标记白细胞核素扫描　leukocyte-labeled radionuclide imaging of small intestine
利用白细胞在炎症部位聚集的原理，用放射性核素标记白细胞，反映小肠急性活动性炎症的部位和程度的核医学检查方法。

04.072　小肠正电子发射体层成像　positron emission tomography of small bowel, PET of small bowel
利用正电子核素标记人体代谢物作为显像剂，通过病灶对显像剂的摄取反映其代谢变化，从而提供小肠疾病的生物代谢信息的核医学检查方法。

04.073　探条式小肠镜检查术　sonde enteroscopy
用内镜检查小肠的技术。医者让患者吞下镜身，逐步送入内镜至十二指肠，然后小肠镜头端的水囊用水充盈，注射甲氧氯普胺以刺激肠蠕动，当小肠镜随肠蠕动向深部迁移并到达回肠末端后，即可注射高血糖素以抑制肠蠕动，在撤镜的过程中进行小肠黏膜的观察。

04.074　推进式小肠镜检查术　push enteroscopy
用内镜检查小肠的技术。将滑管套入小肠镜，当小肠镜的最大工作长度插入后，将镜头弯曲固定并将镜身拉直，然后将滑管轻柔地推进到镜头前端，滑管固定在口垫处，然后解除镜身前端的弯曲，将镜身沿滑管向空肠的深部推进。X射线监视可指导进镜方向。

04.075 气囊辅助小肠镜检查术 balloon-assisted enteroscopy
用内镜检查小肠的技术。在小肠镜的镜身前端和（或）外套管前端加装气囊，通过对气囊充气、放气的循环操作，将内镜沿外套管送入小肠深部。主要包括双气囊小肠镜和单气囊小肠镜。

04.076 双气囊小肠镜检查术 double-balloon enteroscopy，DBE
在小肠镜的镜身前端和外套管前端各加装一个气囊，并配有控制气囊扩张/排气用的气泵，通过依次对两个气囊的注气和放气，将内镜送达小肠深部，从而实现对小肠疾病诊治的内镜检查技术。

04.077 单气囊小肠镜检查术 single-balloon enteroscopy，SBE
在小肠镜的外套管加装一个气囊，并配有控制气囊扩张/排气用的气泵，通过对外套管气囊的注气和放气，使得内镜能被送达小肠深部的内镜检查技术。

04.078 小肠镜黏膜切除术 enteroscopy-assisted mucosal resection
小肠镜下将病变黏膜完整切除的手术。是结合内镜息肉切除术和内镜黏膜下注射术发展而来的治疗方法。

04.079 小肠镜氩等离子体凝固术 enteroscopy-assisted argon plasma coagulation
在小肠镜下应用氩等离子体凝固术治疗疾病的方法。高频电流借助氩等离子束的电传导将高频电能量传递至目标组织，从而实现高频电凝固治疗作用。

04.080 经皮小肠镜下空肠造瘘术 direct percutaneous enteroscopic jejunostomy
通过小肠镜实现经皮空肠造瘘的技术。可用于小肠灌肠的空肠管放置。

04.081 小肠镜止血术 enteroscopic hemostasis
小肠镜下治疗小肠出血方法的统称。常用止血方法包括局部喷洒止血剂、局部组织胶注射、高频电凝止血等。

04.082 小肠镜息肉电切术 enteroscopic polypectomy
利用高频电流产生的热效应使组织蛋白及血管发生凝固，达到息肉切除效果的小肠镜治疗技术。

04.083 小肠镜球囊扩张术 enteroscopy-assisted balloon dilatation
在小肠镜直视下或借助内镜引出导丝，放置扩张器，达到扩张狭窄的小肠管腔的治疗方法。

04.084 胶囊内镜检查术 capsule endoscopy，CE
通过药丸大小的无线内镜直接观察全部小肠的内镜检查方法。具有侵袭性低、易耐受等优点，缺点是不能很好地控制进度和定位，且无法获取组织病理。

04.085 糖吸收试验 sugar absorption test
通过测定糖类代谢反映小肠消化吸收功能的试验。

04.086 D-木糖吸收试验 D-xylose absorption test
利用D-木糖口服后不经消化酶分解直接经空肠黏膜吸收，不在体内代谢而直接从肾脏排出的原理，通过测定尿中D-木糖排出量检查小肠吸收功能的试验。

04.087　乳糖耐量试验　lactose tolerance test
利用乳糖在小肠刷状缘分解为葡萄糖和半乳糖的原理，通过测定口服乳糖后血糖水平，诊断乳糖不耐受症的试验。

04.088　氢呼气试验　hydrogen breath test
测定口服某种化合物后呼气中的氢气浓度变化，间接反映肠道吸收、传输功能及细菌分布状况的检查方法。正常呼气中仅含极微量氢气，但肠内只要有2g以上的糖类物质发酵，呼气中的氢气含量即可明显增高。

04.089　蛋白质吸收试验　nitrogen balance test
测定小肠蛋白质吸收功能的试验。经典的定量试验可通过收集粪便标本测定氮的含量，还可测定抗胰蛋白酶清除率以评估蛋白质吸收功能。

04.090　脂肪吸收试验　fat absorption test
测定小肠脂肪吸收能力的试验。可分为粪便脂肪定量分析、半定量分析与定性分析试验。

04.091　维生素 B$_{12}$吸收试验　vitamin B$_{12}$ absorption test
又称"希林试验（Schilling test）"。在口服放射性核素标记的维生素B$_{12}$后，测定经尿液排出的维生素B$_{12}$的量，以推测肠道对维生素B$_{12}$吸收情况的试验。主要用于鉴别不同病因引起的维生素B$_{12}$缺乏。

04.092　胆盐吸收试验　bile salt absorption test
通过测定粪便胆汁酸和肠内胆汁酸，反映小肠胆盐吸收功能的检查。

04.093　α1-抗胰蛋白酶清除率试验　α1 anti-tryptase clearance rate test
通过测定血清和同一时间收集的粪便中的α1-抗胰蛋白酶浓度，反映蛋白质吸收功能的试验。

04.094　小肠通过时间测定　small intestinal transit time test
用两种放射性核素标记，以测定胃排空时间及口腔–盲肠通过时间，由此推算出小肠通过时间的方法。

04.095　小肠压力测定　small intestinal pressure test
将压力集合管或带有微型压力传感器的导管经胃插入十二指肠直至空肠上段，测得小肠消化间期和消化期动力活动的方法。

04.04　小　肠　疾　病

04.096　小肠憩室　diverticulum of small intestine
由于肠腔压力影响或先天发育不良等因素，小肠壁薄弱处向外膨出形成盲囊的疾病。

04.097　空肠憩室　diverticulum of jejunum
由于肠腔压力影响或先天发育不良等因素，空肠壁薄弱处向外膨出形成盲囊的疾病。

04.098　回肠憩室　diverticulum of ileum
由于肠腔压力影响或先天发育不良等因素，回肠壁薄弱处向外膨出形成盲囊的疾病。最常见的是梅克尔憩室，常发生在距回盲瓣1m的范围内。

04.099　空回肠憩室　jejuno-ileal diverticulum
由于肠腔压力影响或先天发育不良等因素，空回肠壁薄弱处向外膨出形成盲囊的疾病。

04.100　梅克尔憩室　Meckel diverticulum

胚胎发育过程中，卵黄管靠近肠管的一端管腔未闭而形成的朝向肠壁外的指状或袋状突起。临床表现可为腹痛、消化道出血及肠梗阻。内镜下表现为肠腔"双腔样"改变，憩室呈有盲端的囊袋样，多位于回肠末段。

04.101　先天性小肠闭锁 congenital small intestinal atresia

由胚胎发育阶段空化不全所致的小肠肠道闭锁。也可能是由于胎儿肠道血液循环障碍，阻碍了其正常发育。为新生儿时期肠梗阻常见原因之一。

04.102　先天性小肠狭窄 congenital small intestinal stenosis

胚胎期发育期再分化过程中部分肠道终止发育造成的肠腔某部分狭窄的疾病。

04.103　先天性小肠双重肠 congenital double small intestine

紧密附于某一段小肠的球形或管形的囊。常位于肠系膜侧或含于系膜内，囊壁含有完整的肌层和黏膜层。

04.104　先天性小肠裂孔疝 congenital small bowel hiatus hernia

由于肠系膜先天发育障碍造成系膜缺损，肠管疝入其中而形成的腹内疝。

04.105　先天性小肠转运缺陷 congenital small intestinal transit defect

小肠转运功能缺陷的一类先天性疾病。因转运缺陷，肠道内氨基酸，尤其色氨酸经细菌分解产生大量吲哚代谢产物，硫酸吲哚酚（尿蓝母）、吲哚基-3-乙酸可出现在尿中。肠道转运障碍是肾性氨基酸尿患者的临床表现之一。

04.106　先天性小肠动力异常 congenital small bowel motility abnormality

先天性小肠动力功能障碍。常伴发于先天性小肠闭锁等疾病。

04.107　先天性小肠黏膜异位 congenital ectopic mucosa of small intestine

胚胎发育时期发生于小肠的正常肠上皮黏膜被胃黏膜所取代的一种少见的先天性胚胎残余病变。小肠异位的胃黏膜常位于梅克尔憩室内，是引起小肠出血的常见原因。

04.108　先天性小肠缺如 congenital absence of small intestine

由胚胎发育异常所致的小肠缺如。常与其他内脏缺如伴发。

04.109　先天性小肠固定畸形 congenital small bowel fixation deformity

胚胎发育中肠管旋转发生障碍，以肠系膜上动脉为轴心的旋转运动不完全或异常，使肠道位置发生变异和肠系膜的附着不全，从而并发肠梗阻或肠扭转。

04.110　双糖不耐受症 disaccharide intolerance

先天性小肠黏膜刷状缘双糖酶缺乏，使双糖的消化、吸收发生障碍，进食含有双糖的食物时发生一系列症状和体征的疾病。

04.111　乳糖酶缺乏症 lactase deficiency

先天性乳糖酶缺乏所致的疾病。患者进食乳糖后仅有轻微的双糖吸收，肠腔的细菌使双糖发酵产生乳酸等有机酸及二氧化碳和氮气，使肠腔内渗透压增高，肠道水分吸收减少，可引起腹泻等症状。

04.112　蔗糖-异麦芽糖吸收不良 sucrose-isomaltose malabsorption

先天性蔗糖α-糊精酶缺乏所致的疾病。未吸

收的蔗糖在肠腔内过多造成渗透压过高甚
至发酵性腹泻。

04.113　海藻糖酶缺乏症　trehalase deficiency
海藻糖酶缺乏所致的疾病。患者进食含海藻
糖的蘑菇类食物后出现腹痛、腹泻、胀气与
呕吐等症状。

04.114　遗传性果糖不耐受症　hereditary fructose intolerance
由醛缩酶B基因突变引起的常染色体隐性遗
传病。表现为恶心、呕吐、腹痛、低血糖和
摄入果糖后肝酶升高。严重者可能导致发育
不良、肝衰竭、肾衰竭。

04.115　小肠扭转　small bowel volvulus
一段小肠以其系膜根部为定点、纵向为轴旋
转180° 以上，造成肠管两端阻塞的现象。

04.116　小肠梗阻　small intestinal obstruction
胃肠内容物不能正常通过小肠而导致一系
列病理生理变化和临床表现的病症。

04.117　机械性小肠梗阻　mechanical small intestinal obstruction
肠腔阻塞、肠管受压或肠壁病变等机械性原
因引起肠腔狭窄或不通，导致肠内容物不能
正常通过的小肠梗阻。

04.118　粘连性小肠梗阻　adhesive small intestinal obstruction
由腹腔内肠道粘连导致肠内容物在肠道中
不能顺利通过和运行的小肠梗阻。多继发于
腹腔手术。

04.119　小肠闭锁　small intestinal atresia
由胚胎发育异常、宫内胎儿肠壁血液循环障
碍所致的小肠发育异常、肠道闭锁。

04.120　小肠狭窄　small intestinal stenosis
由先天性因素或后天性炎症等因素导致的
小肠肠腔变窄。常伴随腹痛、腹胀、肠梗阻
等症状。

04.121　小肠套叠　enteric intussusception
一段小肠肠管及附着的肠系膜套入相连接
的另一段小肠肠管的现象。是婴幼儿时期常
见急腹症之一，常见于2岁以内的幼儿。

04.122　小肠瘘　small intestinal fistula
在小肠与其他器官，或小肠与腹腔、腹壁
外之间有不正常的通道。肠瘘造成肠内容
物流出肠腔，引起感染、体液丢失、营养
不良和器官功能障碍等一系列病理生理
改变。

04.123　小肠外瘘　small bowel external fistula
小肠肠管和体腔外形成的病理性通道。肠内
容物可穿过腹壁与外界直接相通。

04.124　小肠内瘘　small bowel internal fistula
小肠肠管和邻近肠管或其余空腔脏器形成
的病理性通道。肠内容物可通过瘘管穿入另
一肠袢或其他空腔脏器。

04.125　胆囊小肠瘘　cholecystointestinal fistula
小肠肠管和胆囊壁形成的病理性通道。肠内
容物和胆汁可通过瘘管相通，多见于外科手
术后。

04.126　小肠子宫瘘　entero-uterine fistula
小肠与子宫之间出现的病理性通道。肠液及
粪便可经子宫从阴道流出。

04.127　小肠阴道瘘　entero-vaginal fistula
小肠与阴道之间出现的病理性通道。肠液及
粪便可经阴道流出。

04.128 小肠气囊肿 pneumatosis cystoides intestinalis

小肠黏膜或浆膜下出现多个充气性囊肿的疾病。本身不引起特殊症状。

04.129 创伤性小肠破裂 traumatic rupture of small intestine

由创伤所致的小肠破裂。常合并有复合伤，早期临床诊断困难，往往延误治疗，甚至危及生命。

04.130 小肠损伤 small intestinal injury

腹部钝性暴力、穿透性损伤或医疗活动等所致的小肠损伤。由于小肠在腹腔内分布面大、表浅，缺少骨骼的保护，容易受到损伤。

04.131 闭合性小肠损伤 closed small intestinal injury

受钝性暴力、腹壁无全层穿透、腹腔脏器与外界不直接相通的小肠损伤。

04.132 开放性小肠损伤 open small intestinal injury

腹壁全层穿透、腹腔脏器与外界直接相通的小肠损伤。

04.133 医源性小肠损伤 iatrogenic small intestinal injury

医疗活动所致的小肠损伤。常见于外科手术等。

04.134 小肠麻痹 small intestinal paralysis

各种原因影响肠道自主神经系统的平衡或影响肠道局部神经传导或肠道平滑肌的收缩，使肠管扩张、蠕动消失，不能将肠内容物向前推进而引起的病症。

04.135 非感染性小肠炎 non-infectious enteritis

由饮食不当或不良刺激、过敏性腹泻、非特

异性溃疡等引起的小肠炎。

04.136 非特异性小肠溃疡 non-specific ulcer of small intestine

由饮食不当或不良刺激、过敏性腹泻、非特异性溃疡等引起的小肠黏膜溃疡性病变。

04.137 原发性小肠溃疡 primary ulcer of small intestine

不能用小肠先天发育不良、感染、炎症性疾病、创伤、血管异常、化学刺激、新生物及神经系统疾病等解释的小肠溃疡。可为一个或多个小溃疡。

04.138 非特异性多发性小肠溃疡 non-specific multiple ulcers of small intestine

以突然出现严重的慢性腹泻为特征的非特异性小肠溃疡。内镜下特点是多发的表浅溃疡，可出现在十二指肠、空肠、回肠，部分患者甚至结肠也被累及。

04.139 隐源性多灶性溃疡性狭窄性小肠炎 cryptogenic multifocal ulcerating stenosing enteritis，CMUSE

主要表现为反复肠梗阻、消化道出血、贫血及低白蛋白血症的小肠溃疡性疾病。影像学或内镜下可见小肠多发浅溃疡、多灶性局限性狭窄，病理提示溃疡仅累及黏膜层及黏膜下层。

04.140 变应性小肠炎 allergic enteritis

对食物中蛋白质发生不良免疫反应所致的小肠炎症。

04.141 免疫球蛋白E介导的变应性小肠炎 immunoglobulin E mediated allergic enteritis

免疫球蛋白E（IgE）介导的食物诱导的小肠变态反应综合征。症状有恶心、呕吐、腹痛和痉挛，腹泻少见，检测食物特异性IgE抗体可辅助诊断。

04.142　食物致敏的变应性小肠炎　food allergic enteritis
由牛奶、大豆等饮食蛋白引起的非IgE介导变态反应所致的婴幼儿严重腹泻和呕吐综合征。常见于1周至3个月婴幼儿。

04.143　乳糜泻　celiac disease
又称"麦胶性肠病（gluten-induced enteropathy）""非热带性脂肪泻（nontropic steatorrhea）"。由食用小麦及类似谷物中的主要蛋白成分——麦胶所触发的疾病。典型表现为腹泻、消瘦、复发性阿弗他口炎及吸收不良。

04.144　非甾体抗炎药相关性小肠炎　NSAID-associated enteritis
应用非甾体抗炎药所致的小肠损害。可导致溃疡、狭窄、出血、蛋白丢失性肠病和吸收功能不良等。

04.145　药物性小肠炎　drug-induced enteritis
又称"中毒性小肠炎（toxic enteritis）"。接触重金属、抗生素、抗癌药、非甾体抗炎药等导致的小肠炎症性疾病。

04.146　嗜酸细胞性小肠炎　eosinophilic enteritis
以肠道嗜酸性细胞浸润为特征，往往累及肠壁多层组织的小肠疾病。临床表现根据炎症累及部位及深度不同而不同。

04.147　应激性小肠溃疡　stress ulcer of small intestine
休克、创伤、手术后和严重全身性感染等应激状态下发生的小肠溃疡。多伴有出血症状。

04.148　小肠贝赫切特病　Behçet disease of small bowel
全身性、慢性、血管炎症性疾病。主要临床表现为复发性口腔溃疡、生殖器溃疡、眼炎及皮肤损害，小肠病变以小肠溃疡为特征，多为边缘清晰的圆形凿缘样溃疡，位于肠系膜对侧缘。

04.149　异物相关性小肠炎　foreign body related enteritis
由小肠异物机械损伤小肠黏膜所致的黏膜炎症。

04.150　射线相关性小肠炎　radiation-related enteritis
放疗盆腔、腹膜或腹膜后肿瘤引起的小肠黏膜炎症。可伴有溃疡和肠腔狭窄。

04.151　创伤相关性小肠炎　trauma-related enteritis
由创伤所致的应激状态引发的小肠溃疡性疾病。

04.152　小肠细菌感染　bacterial infection of small intestine
细菌感染引起的小肠肠道炎症。

04.153　惠普尔病　Whipple disease
由革兰氏阳性的惠普尔养障体（*Tropheryma whipplei*）引起的全身性感染性疾病。侵犯肠道和其他器官，特征是小肠壁的固有层和淋巴结内广泛泡沫状巨噬细胞浸润。

04.154　沙门菌肠炎　*Salmonella* enteritis
非伤寒沙门菌所引起的肠道感染性疾病。占全部食物源性肠道感染的25%～40%，主要感染1岁以下婴儿。

04.155　霍乱　cholera
由摄入的食物或水受到霍乱弧菌污染而引

起的急性腹泻性传染病。属甲类传染病，发病高峰期在夏季，能在数小时内造成腹泻脱水甚至死亡。

04.156　产气杆菌肠炎　aerogenic enteritis
产气荚膜梭菌所引发的肠道感染性疾病。产气荚膜梭菌进入人体后，释放肠毒素，引起腹泻，多为水样泻，伴有重度腹痛，常在12～24h缓解。产气荚膜梭菌是正常菌群的一部分，因此诊断较为困难。

04.157　大肠埃希菌肠炎　*Escherichia coli* enteritis
大肠埃希菌引发的肠道感染性疾病。大肠埃希菌中有5种可引起急性肠源性疾病，分别为肠产毒性大肠埃希菌、肠致病性大肠埃希菌、肠侵袭性大肠埃希菌、肠集聚性大肠埃希菌及肠出血性大肠埃希菌。

04.158　耶尔森菌肠炎　*Yersinia* enteritis
耶尔森菌所引发的肠道感染性疾病。多见于北欧国家，常见于5岁以下儿童，野生及家养动物是耶尔森菌的主要宿主，临床表现多样，发病开始为水样泻，继之出现粪便带血，可伴腹痛、发热、里急后重等。

04.159　金黄色葡萄球菌肠炎　*Staphylococcus aureus* enteritis
金黄色葡萄球菌所引发的肠道感染性疾病。以恶心、呕吐为首发症状，继之出现腹痛、腹泻，病程呈自限性。

04.160　伤寒　typhia
由伤寒沙门菌引起的急性肠道传染病。有持续高热、腹痛、玫瑰疹、肝脾大等表现，主要经粪-口途径传播，水和食物被污染可致暴发流行。

04.161　嗜水气单胞菌肠炎　*Aeromonas*

hydrophila enteritis
由嗜水气单胞菌引起的肠道感染性疾病。是旅行者腹泻的重要原因，临床表现为腹痛、腹泻、低热等，多为自限性，一般不用抗生素治疗。

04.162　弯曲菌肠炎　*Campylobacter* enteritis
多由空肠弯曲菌所引发的肠道感染性疾病。好发于5岁以下儿童和青少年，临床表现多样，包括无症状带菌者、水泻、重度痢疾样腹泻及中毒性巨结肠等。

04.163　小肠结核　small intestinal tuberculosis
结核分枝杆菌侵犯小肠引起的慢性特异性感染。多累及回盲部，常表现为慢性腹痛。

04.164　肠道念珠菌病　intestinal candidiasis
由念珠菌属，尤其是白念珠菌引起的肠道真菌病。该病原菌既可侵犯皮肤和黏膜，又能累及内脏，在大多数患者中，念珠菌病为机会感染性疾病。

04.165　胃肠型毛霉菌病　gastrointestinal mucormycosis
由毛霉菌目中的机会致病菌所致的真菌疾病的特殊类型。特征为菌丝侵犯胃肠道血管，引起血栓形成及坏死。

04.166　爱泼斯坦-巴尔病毒肠炎　Epstein-Barr virus enteritis
简称"EB病毒肠炎"。EB病毒感染所引发的肠道炎症性疾病。多发生于儿童或有肠道基础疾病的成人。

04.167　巨细胞病毒肠炎　cytomegalovirus enteritis
由巨细胞病毒引起的肠道感染性疾病。免疫缺陷病患者多发。

04.168　柯萨奇病毒肠炎　Coxsackievirus

enteritis

由柯萨奇病毒感染所致的肠道疾病。病毒由胃肠道进入后可在小肠上皮及淋巴组织中增生，进而进入血流导致病毒血症，通过血流感染其他脏器。

04.169　轮状病毒肠炎　rotavirus enteritis
轮状病毒所引发的肠道感染性疾病。可通过粪–口途径或呼吸道传播，多数人感染后无症状，5岁以下儿童多出现发热、腹泻、呕吐等症状，为自限性疾病，罕有死亡者。

04.170　诺如病毒肠炎　norovirus enteritis
诺如病毒引发的肠道感染性疾病。常于学校、托儿所、部队等流行，可能与食物或饮水污染有关，潜伏期18～48h，腹泻和呕吐是主要症状。

04.171　类圆线虫病　strongyloidiasis
粪类圆线虫寄生于人体所致的感染性疾病。感染期幼虫侵入皮肤，移行皮下至肺，寄生于肠道。此虫可在人体内繁殖，形成自身感染，造成严重后果。

04.172　肠道滴虫病　intestinal trichomoniasis
滴虫感染所引发的肠道寄生虫病。滴虫主要寄生于人体盲肠、结肠和小肠，通过粪–口途径传播，误食被滋养体污染的饮水和食物均可感染。

04.173　肠道钩虫病　intestinal ancylostomiasis
钩虫寄生于人体小肠所引起的疾病。幼虫侵入人体皮肤可引起钩蚴性皮炎，成虫吸附黏膜，常引起慢性失血和血浆蛋白丢失。临床上以贫血、营养不良、胃肠功能失调为主要表现。

04.174　肠道毛细线虫病　intestinal capillariasis
毛细线虫寄生于肠道引起的寄生虫病。线虫头部钻入肠壁黏膜层，破坏组织，引起肠壁炎症。

04.175　肠蛔虫病　intestinal ascariasis
蛔虫成虫寄生于小肠所引起的寄生虫病。常见症状为脐周疼痛、食欲缺乏、腹泻、便秘、荨麻疹等，因蛔虫有钻孔的习性，常可引起异位蛔虫症，如胆道蛔虫病等。

04.176　肠蝇蛆病　intestinal myiasis
蝇的幼虫寄生在人体肠道引起的寄生虫病。患者常有接触牛马的病史。

04.177　肠绦虫病　intestinal taeniasis
寄生于人体的各种绦虫所引起的疾病的统称。主要有猪带绦虫、牛带绦虫等。

04.178　隐孢子虫病　cryptosporidiosis
隐孢子虫所引发的肠道感染性疾病。多由水源污染而引发。疾病严重程度的个体差异大，免疫功能正常者主要为轻型、自限性腹泻，而免疫缺陷患者常常会危及生命。

04.179　贾第虫病　giardiasis
蓝氏贾第鞭毛虫所引发的肠道感染性疾病。是流行性腹泻及旅行者腹泻的常见病因，水是主要的传播媒介。人摄入蓝氏贾第鞭毛虫包囊引起感染，包囊在近端小肠释放出滋养体，附于小肠表面并繁殖。

04.180　姜片虫病　fasciolopsiasis
布氏姜片吸虫寄生于人、猪体内所引起的人畜共患病。临床以腹痛、腹泻等胃肠道症状为主。

04.181　结节线虫病　oesophagostomiasis
毛线科食道口属各种线虫的幼虫及其成虫寄生于肠道引起的寄生虫病。

04.182　裂头蚴病　sparganosis

裂头蚴（曼氏迭宫绦虫的幼虫）寄生于人体所引起的慢性寄生虫病。属人畜共患病。临床特征为患处出现圆形、椭圆形游走性的皮下结节或肿块。

04.183　血吸虫病　schistosomiasis
由裂体吸虫属血吸虫引起的慢性寄生虫病。我国主要流行的是日本血吸虫病，人通过接触含有血吸虫的疫水而感染。

04.184　毛圆线虫病　trichostrongylosis
毛圆线虫寄生于人体十二指肠及空肠引起的人畜共患寄生虫病。轻者临床症状多不明显或无自觉症状，严重者可有类似钩虫病症状，出现贫血、营养不良、胃肠功能紊乱等。

04.185　蛲虫病　enterobiasis
蛲虫寄生于人体回盲部引起的肠道寄生虫病。常以引起肛门、会阴部瘙痒为特点。

04.186　肉孢子虫病　sarcosporidiasis
肉孢子虫广泛寄生于人类和哺乳动物、鸟类、爬行动物等细胞内引起的人畜共患病。肉孢子虫毒素能严重损害宿主的中枢神经系统和其他重要器官。

04.187　异尖线虫病　anisakiasis
异尖线虫第三期幼虫寄生在胃肠道引起的疾病。人因生食含活幼虫的海鱼而感染。急性期临床表现有恶心、呕吐、剧烈腹痛等胃肠道症状；慢性期以胃或肠道嗜酸性肉芽肿为特征，可并发肠梗阻、肠穿孔和腹膜炎。

04.188　小肠吸收不良综合征　small intestinal malabsorption syndrome
小肠消化、吸收功能减损，以致营养物质不能正常吸收而从粪便中排出，引起营养物质缺乏的临床综合征。

04.189　热带口炎性腹泻　tropical sprue
在热带地区由严重的小肠感染所引发的两种或多种物质吸收不良的一类疾病。典型临床表现包括腹泻、由叶酸和维生素B_{12}吸收不良所致的巨幼红细胞贫血，或异常增大的红细胞。

04.190　蛋白质丢失性肠病　protein losing enteropathy
蛋白质特别是血浆蛋白经肠道黏膜向肠腔内异常大量排出，随粪便丢失，导致低蛋白血症的一类疾病。

04.191　小肠淋巴管扩张症　lymphangiectasia
由小肠黏膜乳糜管扩张、破裂导致大量淋巴液从肠道丢失，以明显的低蛋白血症和外周血淋巴细胞减少为特征的一类疾病。是蛋白丢失性肠病的代表性疾病，可分为原发性和继发性。

04.192　特发性脂肪泻　idiopathic steatorrhea
营养物质尤其是脂肪不能被小肠充分吸收，导致腹泻、营养不良、体重减轻等症状的疾病。

04.193　后天性双糖不耐受症　acquired disaccharide intolerance
因后天性疾病使小肠黏膜刷状缘双糖酶缺乏，双糖的消化、吸收发生障碍，导致进食含有双糖的食物时发生一系列症状和体征的疾病。

04.194　急性小肠缺血　acute intestinal ischemia
由供应小肠的血管发生血运障碍导致相应小肠肠段发生的急性缺血性疾病。

04.195　肠系膜动脉栓塞　mesenteric arterial embolism
由于动脉突然供血中断，受累肠袢发生急性缺血性坏死，并出现绞窄性肠梗阻的疾病。

04.196 肠系膜静脉血栓形成 mesenteric venous thrombosis

血流动力学改变或血液高凝状态等引起的肠系膜静脉血栓形成。占全部肠系膜血管缺血性疾病的5%～15%，通常累及肠系膜上静脉，而肠系膜下静脉很少受累。

04.197 肠系膜动脉炎 mesenteric arteritis

多由风湿免疫性疾病引起的肠系膜动脉血管炎症性疾病。

04.198 慢性缺血性小肠炎 chronic ischemic enteritis

由小肠肠道缺血引起的慢性肠壁损伤或坏死的疾病。

04.199 肠系膜动脉粥样硬化 mesenteric atherosclerosis

当动脉粥样硬化侵及肠系膜动脉时引起肠系膜动脉管腔狭窄或闭塞、肠道缺血缺氧的临床表现。可能引起消化不良、肠道张力减低、便秘、腹痛等症状。

04.200 小肠血管发育不良 small intestinal angiodysplasia

小肠血管发育障碍、后天肠缺血、低氧状态等引起的小肠血管畸形。

04.201 小肠动静脉畸形 small intestinal arteriovenous malformation

小肠高血流量的先天性血管畸形。由扩张的动脉和静脉组成，异常的动脉和静脉之间缺乏正常的毛细血管床，直接相通形成畸形的血管团块。

04.202 小肠毛细血管扩张 small intestinal telangiectasia

小肠黏膜表面有呈丝状、星状或蛛网状分布的毛细血管，鲜红色，压之不退色的临床表现。可单发或多发。

04.203 小肠静脉曲张 small intestinal varix

由血液淤滞、静脉管壁薄弱等因素导致的小肠静脉迂曲、扩张。

04.204 蓝色橡皮疱痣综合征 blue rubber bleb nevus syndrome

胚胎期分化发育障碍所致的常染色体显性遗传病。主要表现为皮肤和消化道血管瘤同时存在，皮肤损害为青紫色、淡蓝色或蓝黑色柔软呈大疱样隆起的丘疹或结节。

04.205 小肠息肉 small intestinal polyp

源于小肠黏膜并向肠腔内凸出的赘生物。

04.206 幼年性息肉综合征 juvenile polyposis syndrome

以多发性胃肠道息肉为主要临床表现的常染色体显性遗传病。有很高的恶变风险。

04.207 卡纳达–克朗凯特综合征 Canada-Cronkhite syndrome，CCS

简称"卡–克综合征"。以胃肠道息肉病、皮肤过度色素沉着、脱发、指甲萎缩为特征的非遗传性疾病。息肉无明显特征，可发生于除食管外的整个消化道。

04.208 小肠增生性息肉 small intestinal hyperplastic polyp

发生在小肠的增生性息肉。息肉体积小、均等、表面光滑、蒂短，无癌变倾向。

04.209 小肠炎性纤维样息肉 small intestinal inflammatory fibroid polyp

因慢性炎症小肠黏膜组织过度增生及肉芽组织增生，从而向黏膜表面突出形成带蒂的肿物。

04.210 小肠黏膜下病变 small intestinal

submucosal lesion
小肠病变处和周围被覆相同的黏膜，呈半球状或球状并向腔管内突出的病变总称。

04.211 小肠淋巴组织增生 lymphoid hyperplasia of small intestine
各种损伤、感染和刺激因素等诱发的小肠淋巴组织增生形成的黏膜下隆起。

04.212 小肠平滑肌瘤 small intestinal leiomyoma
源于小肠固有肌层，与周围分界明显的平滑肌瘤。多发于空肠、回肠，十二指肠少见。多为单发，长径大小不一。

04.213 小肠神经内分泌瘤 small intestinal neuroendocrine tumor
源于神经内分泌细胞的小肠肿瘤。部分神经内分泌肿瘤的发生与遗传因素有关。

04.214 小肠血管瘤 small intestinal hemangioma
多数起自黏膜下层血管丛的血管瘤。以空肠多见，可以是海绵状血管瘤、毛细血管瘤或混合型血管瘤。

04.215 小肠脂肪瘤 lipoma of small intestine
源于小肠黏膜下层，为脂肪组织异常生长所致的脂肪瘤。发病率仅次于小肠平滑肌瘤，空肠、回肠均可发生，以回肠末端多见，可单发或多发，有明显的界限，为脂肪组织肿块。

04.216 小肠淋巴管瘤 lymphangioma of small intestine
由内衬内皮细胞的淋巴管、间质及纤维性间隔构成的良性小肠肿瘤。

04.217 小肠间质瘤 small bowel stromal tumor
发生于小肠的梭形细胞肿瘤。具有恶性潜能。多数有*c-kit*基因突变、CD117蛋白阳性表达及梭形细胞和上皮样细胞呈束状交叉或弥漫性排列的特征，临床表现包括消化道出血、腹痛、肿块等。

04.218 小肠子宫内膜异位症 small intestinal endometriosis
子宫内膜组织存在于小肠，并增殖生长引起临床症状的疾病。常表现为与月经周期一致的腹痛、腹部不适、便血、腹泻等症状。

04.219 小肠异位胰腺 heterotopic pancreas of small intestine
胰腺组织异位存在于小肠的疾病。可引起肠套叠、肠梗阻、出血等症状。

04.220 多发性错构瘤综合征 multiple hamartoma syndrome
又称"考登综合征（Cowden syndrome）"。以胃肠道多发性息肉伴有面部小丘疹、肢端角化病和口腔黏膜乳突样病变为主要特征的常染色体显性遗传病。

04.221 小肠腺瘤 small intestinal adenoma
源于小肠上皮细胞的良性上皮性肿瘤。多见于十二指肠和回肠。可分为管状腺瘤、绒毛状腺瘤、混合性腺瘤。

04.222 原发性小肠恶性肿瘤 primary malignant tumor of small intestine
原发于小肠的恶性肿瘤。

04.223 小肠腺癌 small intestinal adenocarcinoma
最常见的原发性小肠恶性肿瘤。多位于十二指肠乳头周围、空肠和回肠，原发于小肠黏膜。因小肠黏膜富含淋巴管，多数在诊断时已经发生转移。

04.224　小肠淋巴瘤　small intestinal lymphoma
常见的结外淋巴瘤。源于小肠黏膜固有层和黏膜下层的淋巴组织。发病可能与基因突变有关。

04.225　转移性小肠恶性肿瘤　metastatic malignant tumor of small intestine
通过血行、淋巴、腹腔内种植侵犯小肠的转移瘤。

04.226　小肠异物　foreign body in small intestine
误吞或故意吞服的滞留于小肠肠腔内的各种物品。可导致腹胀、便秘甚至呕吐；异物刺入或嵌入肠壁，可引起腹痛、感染和发热；异物损伤肠黏膜，可引起溃疡和出血。

04.227　外源性小肠异物　exogenous foreign body of small intestine
误咽或有意吞服的各种小肠异物。如鱼骨、果核、刀片等。

04.228　内源性小肠异物　endogenous foreign body of small intestine
非吞服的小肠异物。多为蛔虫团、进入小肠的肠石、破入十二指肠的胆石和原发性小肠结石等。

04.229　小肠石　small intestinal calculus
由不溶于水和消化液的钡盐、钙盐等沉淀物、吞入物或正常存在于小肠内的物质形成的小肠结石。

04.230　不明原因消化道出血　obscure gastrointestinal bleeding
经胃镜、结肠镜和（或）X射线小肠钡剂未能发现出血部位的间歇性或慢性消化道出血。

04.231　显性不明原因消化道出血　overt obscure gastrointestinal bleeding
以反复血便为主要临床表现的不明原因消化道出血。

04.232　隐性不明原因消化道出血　occult obscure gastrointestinal bleeding
无明显血便，以反复粪便隐血阳性和（或）反复缺铁性贫血为主要临床表现的不明原因消化道出血。

04.233　免疫增生性小肠病　immuno proliferative small intestinal disease
肠免疫系统细胞对慢性抗原刺激的应答引起细胞增生所致的小肠疾病。特征为小肠黏膜和黏膜下层淋巴细胞及浆细胞大量浸润，伴小肠绒毛变平。可进展为小肠淋巴瘤。

04.234　小肠菌群失调　small bowel dysbiosis
小肠正常菌群中各种微生物种类和数量、比例和多样性发生明显改变的临床表现。可引起腹胀、腹泻等临床症状。

04.235　小肠细菌过度生长　small intestinal bacterial overgrowth，SIBO
又称"小肠污染综合征（contaminated small bowel syndrome）"。由于小肠内厌氧菌或其他菌群过度增殖而表现为营养吸收不良、腹泻或腹胀的临床综合征。确诊有赖于证实吸收不良和小肠菌群过度增殖的存在。

04.236　抗生素相关性小肠炎　antibiotic-associated enteritis
在应用抗生素治疗肠道或肠外感染性疾病过程中，出现的新的小肠感染。由机体抵抗力低下，小肠菌群失调所致。

04.237　假膜性小肠炎　pseudomembranous enteritis
长期过量应用抗生素诱发的艰难梭菌感染导致的小肠黏膜急性渗出坏死性炎症。内镜下的特征表现为受累黏膜表面有假膜形成，表现为大量水样泻，伴腹痛、发热等。

05. 阑　尾

05.01　阑尾解剖

05.001　阑尾　appendix
盲肠下端后内侧壁向外延伸的细管状器官。位于右髂窝部，是腹膜内位器官，长2～20cm，以6～8cm常见，腔径0.5～0.7cm，外形呈蚯蚓。

05.002　麦氏点　McBurney point
脐与右髂前上棘连线的中外1/3交界处。是阑尾最常见的体表投影点。

05.003　兰茨点　Lanz point
双侧髂前上棘连线右1/3处。是阑尾体表投影点之一。

05.004　阑尾形态　appendiceal shape
阑尾的外形。常见的有直线形、钩形、卷曲形、S形。

05.005　阑尾根部　appendiceal root
阑尾与盲肠相连接的部位。一般位于三条结肠带汇合处，是术中寻找阑尾的关键点。

05.006　阑尾口　orifice of appendix
阑尾管腔向盲肠的开口。多位于回盲瓣口后下方2～3cm处。

05.007　阑尾瓣　appendiceal valve
又称"格拉赫瓣（Gerlach valve）"。阑尾与盲肠交界处的半月形黏膜皱襞。闭合不全时，肠腔粪便或异物易进入阑尾腔。

05.008　阑尾动脉　appendiceal artery
供应阑尾的动脉血管。是回结肠动脉的分支，是无侧支终末动脉。出现血运障碍时，易导致阑尾缺血坏死。

05.009　阑尾静脉　appendiceal vein
阑尾动脉的伴行静脉血管。汇入回结肠静脉，经肠系膜上静脉、门静脉进入肝脏。

05.010　阑尾神经　appendiceal nerve
阑尾系膜内与血管伴行的神经。由交感神经纤维经腹腔丛和内脏小神经传入。由于其传入的脊髓节段在第10、11胸节，急性阑尾炎时表现为脐周牵涉痛。

05.011　阑尾淋巴组织　appendiceal lymphatic tissue
阑尾壁内以网状细胞和网状纤维为支架、含有大量淋巴细胞的组织。出生后就开始出现，12～20岁时达高峰，含丰富的淋巴滤泡，30岁后淋巴滤泡减少，60岁后完全消失。

05.012　阑尾淋巴结　appendiceal lymph node
沿阑尾血管排列的淋巴结。引流阑尾及其系膜的淋巴。输出淋巴管注入回结肠淋巴结。

05.013　阑尾淋巴管　appendiceal lymphatic vessel
阑尾系膜内与血管伴行的淋巴管。引流入结肠系膜淋巴结和肠系膜上动脉周围淋巴结。

05.014　阑尾壁　appendiceal wall
阑尾外围组织结构。厚2～3mm。由内往外分四层：阑尾黏膜层、阑尾黏膜下层、阑尾肌层、阑尾浆膜层。

05.015　阑尾黏膜层　appendiceal mucosa
阑尾壁最内层结构。表面无绒毛和皱襞。分为上皮层、固有层和黏膜肌层。

05.016　阑尾黏膜下层　appendiceal submucosa
阑尾壁由内向外的第二层结构。由疏松结缔组织构成，含丰富的淋巴组织。

05.017　阑尾肌层　appendiceal muscle layer
阑尾壁由内向外的第三层结构。较薄，由内环形肌和外纵行肌两层平滑肌组成。

05.018　阑尾浆膜层　appendiceal serous membrane layer
阑尾壁最外层结构。为由薄层结缔组织与间皮构成的膜状结构。

05.019　阑尾尖端　appendiceal tip
阑尾的游离盲端。位置变化较大，有6种方位：回肠前位、回肠后位、盆位、盲肠下位、盲肠外侧位、盲肠后位。

05.020　回肠前位阑尾　preileal appendix
阑尾位于盲肠前，指向0～3点位方向。

05.021　回肠后位阑尾　postileal appendix
阑尾位于盲肠后，指向0～3点位方向。

05.022　盆位阑尾　pelvic appendix
阑尾尖端指向盆腔，3～6点位方向。

05.023　盲肠下位阑尾　subcecal appendix

阑尾位于盲肠下方，指向6～9点位方向。

05.024　盲肠外侧位阑尾　paracecal appendix
阑尾位于盲肠外侧，指向9～10点位方向。

05.025　盲肠后位阑尾　retrocecal appendix
阑尾位于盲肠后方、髂肌前方，指向9～12点方向。

05.026　异位阑尾　ectopic appendix
胚胎发生过程中中肠袢未转位或转位不全、盲肠和阑尾未下降等引起阑尾未能旋转至右髂窝麦氏点，使阑尾根部位置异常的临床表现。

05.027　肝下位阑尾　subhepatic appendix
又称"高位阑尾（high-positioned appendix）"。阑尾位于肝脏下、脐水平线以上。

05.028　左下腹阑尾　left lower abdominal appendix
异位阑尾的类型之一。异位阑尾位于左侧腹腔。

05.029　腹膜外位阑尾　extraperitonial appendix
阑尾全部或部分在壁腹膜外，贴附于盲肠或升结肠后方的临床表现。无明确阑尾系膜和阑尾游离端。

05.030　壁内阑尾　appendix located within the wall
胚胎发育期阑尾未从邻近肠壁内分离出来，而被包裹于盲肠壁内、回肠壁内或系膜内的临床表现。其中盲肠壁内阑尾最常见。

05.02　阑尾疾病诊断与治疗

05.031　结肠充气试验　Rovsing sign
麦氏点阑尾病变的检查方法。患者仰卧位，

检查者右手压迫其左下腹，左手挤压近侧结肠使结肠内气体传导至盲肠和阑尾，若出现右下腹疼痛则为阳性。

05.032 腰大肌试验 psoas sign
腰大肌前方、盲肠后或腹膜后的阑尾病变体检方法。患者左侧卧位，右大腿后伸，若出现右下腹疼痛则为阳性。

05.033 闭孔内肌试验 obturator sign
靠近闭孔内肌的阑尾病变体检方法。患者仰卧位，右髋及右大腿屈曲，然后被动内旋，若出现右下腹痛则为阳性。

05.034 阑尾造影 appendiceal radiography

口服或经肛插管注入对比剂，观察阑尾显影以判断阑尾疾病的检查方法。是阑尾疾病影像学检查方法之一。

05.035 内镜逆行阑尾造影 endoscopic retrograde appendicography，ERA
结肠镜下经阑尾口插管至阑尾腔进行造影，观察阑尾形态、大小、内壁是否光滑及有无粪石和对比剂外漏等的检查方法。

05.036 阑尾切除术 appendectomy
开腹或经腹腔镜将阑尾切除的手术。用于治疗阑尾炎、阑尾肿瘤。

05.03 阑 尾 疾 病

05.037 阑尾炎 appendicitis
阑尾的炎症性病变。根据病程分为急性和慢性两种，临床表现常见右下腹部疼痛、发热、呕吐和外周血中性粒细胞增多等。

05.038 急性阑尾炎 acute appendicitis
由阑尾管腔梗阻、细菌入侵等多种原因引起的阑尾急性炎症性疾病。典型临床表现是转移性右下腹痛。是常见的急腹症。根据临床病理特征分为急性单纯性阑尾炎和急性复杂性阑尾炎。

05.039 急性单纯性阑尾炎 acute simple appendicitis
又称"急性蜂窝织炎性阑尾炎（acute phlegmonous appendicitis）""急性非复杂性阑尾炎（acute uncomplicated appendicitis）"。炎症病变局限于阑尾黏膜层和黏膜下层的阑尾炎。阑尾外观轻度肿胀，浆膜层充血失去光泽，表面覆有少量纤维素性渗出物，显微镜下阑尾各层均有水肿和中性粒细胞浸润，黏膜表面有小溃疡和出血点。临床症状和体征均较轻。

05.040 急性复杂性阑尾炎 acute complicated appendicitis
出现化脓、穿孔或伴全身炎症反应的急性阑尾炎。包括急性化脓性阑尾炎、急性坏疽性阑尾炎、阑尾穿孔、阑尾周围脓肿。

05.041 急性化脓性阑尾炎 acute suppurative appendicitis
阑尾肿胀明显，浆膜高度充血，表面覆有纤维素性渗出物的阑尾炎。显微镜下阑尾黏膜的溃疡面较大、深达肌层和浆膜层，管壁各层有小脓肿形成，腔内积脓，周围腹腔内也有稀薄脓液。临床症状和体征较重。

05.042 急性坏疽性阑尾炎 acute gangrenous appendicitis
阑尾管壁坏死或部分坏死，呈暗紫色或黑色的阑尾炎。阑尾腔内积脓，压力升高，阑尾壁血液循环障碍。

05.043 阑尾穿孔 appendiceal perforation
在急性坏疽性阑尾炎基础上，阑尾壁发生穿孔。穿孔部位多在阑尾根部或尖端。

05.044　阑尾周围脓肿　periappendiceal abscess
急性阑尾炎化脓、坏疽或穿孔，大网膜移至右下腹将阑尾包裹、粘连，形成的脓性肿块。

05.045　慢性阑尾炎　chronic appendicitis
阑尾的慢性炎症性疾病。多由急性阑尾炎转变而来，少数也可开始即呈慢性过程。阑尾管壁增厚，管腔不规则狭窄。病理改变为阑尾壁不同程度的纤维化及慢性炎症细胞浸润。临床表现为反复右下腹疼痛或不适感。

05.046　原发性慢性阑尾炎　primary chronic appendicitis
起病隐匿、进展慢，间断发作，病程持续数月至数年的阑尾炎。发病初期无典型急性发作史，病程中无反复急性发作现象。

05.047　继发性慢性阑尾炎　secondary chronic appendicitis
急性阑尾炎发作后通过非手术治疗缓解或自行缓解，其后遗留临床症状，经久不愈，病程中可再次或多次急性发作的慢性阑尾炎。

05.048　阑尾残端炎　stump appendicitis
阑尾残端保留过长（超过1cm）或肠石残留引起阑尾残端发生的炎症性疾病。

05.049　异位阑尾炎　ectopic appendicitis
胚胎发育异常所致解剖位置异常的阑尾所引起的炎症性疾病。

05.050　阑尾周围炎　periappendiceal inflammation
阑尾炎症向外扩散并导致周围肠管或网膜、肠系膜发生的炎症反应。表现为腹痛或腹部不适。

05.051　阑尾口炎　appendiceal orifice inflammation
阑尾开口处的黏膜充血、糜烂和溃疡。病理学显示为急慢性炎症反应，多无特异性临床表现。

05.052　阑尾异物　appendiceal foreign body
经阑尾口进入阑尾腔的异物。严重者可发生嵌顿，可表现为腹痛。

05.053　阑尾异位组织　appendiceal ectopic tissue
阑尾肌层或浆膜层中出现的其他分化成熟的组织。如子宫内膜、输卵管内膜、蜕膜等。无特异性症状和体征，多在术后病理检查中发现。

05.054　阑尾米勒上皮异位　appendiceal ectopic Müller epithelium
阑尾肌层或浆膜层中出现的米勒上皮。在胚胎期可衍化为输卵管、子宫、阴道上段。

05.055　阑尾结石　appendiceal calculus
发生于阑尾腔的矿物质结晶或石化异物。与阑尾炎的发生具有相关性。

05.056　阑尾粪石　appendiceal fecalith
由粪便、阑尾分泌物及其他异物组织混合形成的固体粪块。

05.057　阑尾套叠　appendiceal intussusception
阑尾炎、粪石、炎症后瘢痕组织等病变引起阑尾套入相邻盲肠内或套入阑尾自身管腔的现象。以腹部包块为主要表现。

05.058　阑尾憩室　appendiceal diverticulum
阑尾壁部分或全层向外形成囊状突出的病理结构。分为真性憩室和假性憩室。

05.059　阑尾真性憩室　true diverticulum of

appendix

先天性发育不良所致的阑尾壁向外囊性突出。憩室壁结构与肠壁结构相同，含阑尾肌层。

05.060　阑尾假性憩室　false diverticulum of appendix

肠壁的局限性薄弱和肠腔内压力增高所致的阑尾黏膜层经肌层薄弱处向外突出。憩室壁中不含肌层。

05.061　阑尾憩室破裂　ruptured appendiceal diverticulum

炎症或机械损伤导致的阑尾憩室壁穿孔破裂。

05.062　阑尾瘘　appendiceal fistula

慢性炎症或肿瘤导致阑尾腔与体表或空腔脏器之间形成的病理性管道。

05.063　阑尾周围积液　periappendiceal effusion

炎症性病变所致阑尾周围渗出、液体积聚的病理现象。

05.064　阑尾腔内出血　intra-appendiceal hemorrhage

阑尾血管畸形、溃疡、子宫黏膜异位等导致的阑尾腔内出血。一般出血量少，表现为便血。

05.065　阑尾狭窄　appendiceal stenosis

粪石、异物、慢性阑尾炎等导致阑尾腔径变小的病理现象。

05.066　阑尾肿瘤　appendiceal neoplasm

阑尾局部组织细胞增生所形成的新生物。发病率低，多在阑尾切除术中或尸体解剖时发现。

05.067　阑尾锯齿状病变　appendiceal serrated lesion

具有锯齿状结构的共同特征，但具体形态和分子遗传学存在明显异质性的一组阑尾黏膜病变。包括增生性息肉、广基无蒂锯齿状腺瘤/息肉和传统锯齿状腺瘤。

05.068　阑尾增生性息肉　appendiceal hyperplastic polyp

又称"阑尾锯齿状息肉（appendiceal serrated polyp）"。以腺体呈锯齿状且上皮无异型性为特征的阑尾黏膜病变。

05.069　阑尾广基无蒂锯齿状息肉　appendiceal sessile serrated polyp

同时具有类似增生性息肉锯齿状结构和细胞异型增生的阑尾黏膜隆起性病变。外形类似增生性息肉，但是形态学表现为隐窝扭曲，锯齿状结构可见于整个腺管管腔，增殖区非对称分布，隐窝常呈水平扩张，呈倒T形或L形。

05.070　阑尾传统锯齿状腺瘤　appendiceal traditional serrated adenoma

以复杂的绒毛生长结构、丰富的嗜酸性细胞质和异位隐窝（隐窝远离黏膜肌层，导致局部出现明显的锯齿状结构）为特征的阑尾黏膜隆起性病变。

05.071　阑尾黏液性肿瘤　appendiceal mucinous neoplasm

以特征性黏液上皮增生伴有细胞外黏液分泌，并推挤肿瘤边缘组织为特征的一类阑尾肿瘤。好发于60～69岁人群，男女发病率相似。

05.072　高级别阑尾黏液性肿瘤　high-grade appendiceal mucinous neoplasm, HAMN

黏液上皮增生代替正常阑尾黏膜，以被覆单层扁平黏液上皮、肿瘤细胞异型性比较明显为特征的阑尾黏液性肿瘤。腺腔内可见脱屑的乳头状结构。

05.073　低级别阑尾黏液性肿瘤　low-grade
　　　　　appendiceal mucinous neoplasm，LAMN
黏液上皮增生代替正常阑尾黏膜，以被覆单
层扁平黏液上皮、胞质黏液空泡、胞核被推
挤压缩等为特征的阑尾黏液性肿瘤。细胞异
型性较轻。

05.074　阑尾神经内分泌肿瘤　appendiceal
　　　　　neuroendocrine neoplasm，appendiceal
　　　　　NEN
伴有神经内分泌分化，源于嗜铬细胞、产生
生物活性胺和（或）多肽激素的一类阑尾上
皮性肿瘤。大部分为无功能性肿瘤，无特异
性临床症状和体征，少数具有侵袭性及转移
性。根据分子表达差异性分为高分化神经内
分泌瘤和低分化神经内分泌癌。

05.075　阑尾神经内分泌瘤　appendiceal neu-
　　　　　roendocrine tumor，appendiceal NET
阑尾神经内分泌肿瘤中分化较成熟的类型。
以*MEN1*、*DAXX*、*ATRX*基因突变为相对特
点，根据有丝分裂率和Ki-67表达程度分为
G1、G2、G3期。

05.076　阑尾神经内分泌癌　appendiceal neu-
　　　　　roendocrine carcinoma，appendiceal
　　　　　NEC

阑尾神经内分泌肿瘤中分化较差的类型。以
TP53、*RB1*基因突变为相对特点，根据细胞
形态可分大细胞型、小细胞型。

**05.077　阑尾混合性神经内分泌-非神经内分泌
　　　　　肿瘤**　appendiceal mixed neuroendocrine-
　　　　　nonneuro- endocrine neoplasm
伴神经内分泌和非神经内分泌成分的阑尾
混合上皮性肿瘤。混合部分每种类型的形态
和免疫组化成分至少占肿瘤的30%。

05.078　阑尾杯状细胞腺癌　appendiceal goblet
　　　　　cell adenocarcinoma
源于阑尾的双分泌肿瘤。由杯状细胞样黏
液细胞、数量不等的内分泌细胞和帕内特
细胞组成。典型的排列方式是管状，类似于
肠隐窝。

05.079　阑尾腺癌　appendiceal adenocarcinoma
源于阑尾黏膜腺上皮的恶性肿瘤。组织学上
可分为黏液性腺癌、非黏液性腺癌和印戒细
胞癌。好发于50～70岁人群，临床表现类似
急性阑尾炎或右侧结肠癌。

05.080　阑尾淋巴瘤　appendiceal lymphoma
阑尾淋巴细胞的恶性肿瘤。分为霍奇金淋巴
瘤和非霍奇金淋巴瘤两大类。常是全身淋巴
瘤的结外表现之一，原发于阑尾的非常少，
可表现为右下腹痛、包块、发热等。

06. 结 直 肠

06.01　结直肠解剖

06.001　结肠　colon
介于盲肠与直肠之间的一段肠道。整体呈M
形，包绕于空肠、回肠周围。分为升结肠、
横结肠、降结肠和乙状结肠四部分。腔径自

起始端的6cm，逐渐递减为乙状结肠末端的
2.5cm。

06.002　升结肠　ascending colon

位于右髂窝处，起自盲肠上端，沿腰方肌和右肾前方上升至肝右叶下方，转折向左前下方移行于横结肠的一段结肠。长约15cm。属于腹膜间位器官，无系膜，活动度甚小。

06.003 结肠右曲 right colic flexure
又称"结肠肝曲（hepatic flexure of colon）"。升结肠在肝右叶下方转折向左前下方移行于横结肠转折处的弯曲。

06.004 横结肠 transverse colon
起自结肠右曲，先行向左前下方，后略转向左后上方，形成一略向下垂的弓形弯曲至左季肋部，在脾脏下方转折向下移行于降结肠的一段结肠。长约50cm。属于腹膜内位器官，有系膜，活动度较大。

06.005 结肠左曲 left colic flexure
又称"结肠脾曲（splenic flexure of colon）"。横结肠在左季肋部脾脏下方转折向下移行为降结肠转折处的弯曲。

06.006 降结肠 descending colon
起自结肠左曲，沿左肾外侧缘和腰方肌前缘下降，至左髂嵴处移行于乙状结肠的一段结肠。长约25cm。属于腹膜间位器官，无系膜，

活动度很小。

06.007 乙状结肠 sigmoid colon
位于左髂嵴处，起自降结肠，沿左髂窝转入盆腔内，全长呈"乙"字形弯曲，至第3骶椎平面移行于直肠的一段结肠。长30～40cm。属于腹膜内位器官，有系膜，活动度较大。

06.008 盲肠 cecum
结肠的起始部。位于右髂窝内左侧，与回肠相连接，下端为盲端，上端与升结肠相延续，长约6cm。属于腹膜内位器官，但系膜短小，位置相对固定。

06.009 回盲瓣 ileocecal valve
回肠末端向盲肠的开口处肠壁环形肌增厚，并覆以黏膜而形成的上、下两片半月形皱襞。

06.010 直肠 rectum
消化道位于盆腔下部的一段。在第3骶椎前方起自乙状结肠，沿骶骨下行，穿过盆膈移行于肛管，全长10～14cm。

06.011 大肠 large intestine
结肠与直肠的合称。

06.02 结直肠疾病治疗

06.012 结肠狭窄球囊扩张术 balloon dilatation of colon stenosis
利用内镜引出导丝，放置球囊扩张器以扩张狭窄的结肠管腔、重建消化道畅通功能的技术。适用于良性结肠狭窄、无法切除的晚期恶性肿瘤或急性癌性梗阻。

06.013 结肠狭窄支架置入术 stent placement of colon stenosis
利用内镜在梗阻或狭窄的结肠管腔内放置支架，以重建消化道畅通功能的技术。适用于良性结肠狭窄、无法切除的晚期恶性肿瘤或急性癌性梗阻，属于姑息性手术。

06.03 结直肠疾病

06.014 结直肠新生物 colorectal neoplasia

主要包括结直肠息肉、结直肠腺瘤、结直肠

癌和结直肠神经内分泌肿瘤。患者早期可无症状，后可出现便血、腹痛、排便习惯改变、腹部包块，以及贫血、消瘦等全身症状。

06.015　结直肠炎性息肉　colorectal inflammatory polyp

非肿瘤性结直肠腔内黏膜隆起物。由间质、上皮和炎症细胞组成。一般无明显症状，有症状者主要表现为肠炎，如腹泻、血便。

06.016　结直肠炎性假息肉　colorectal inflammatory pseudopolyp

局限性或弥散性炎症（如溃疡性结肠炎或克罗恩病）导致黏膜溃疡和再生后，残留的完好结肠黏膜所形成的形状不规则的孤立性新生物。

06.017　结直肠黏膜脱垂性炎性息肉　colorectal prolapsed inflammatory polyp

非肿瘤性结直肠腔内黏膜隆起物。肠蠕动可以引发创伤，进而导致肠黏膜被牵拉、变形、扭转，最后形成黏膜隆起。可导致局部缺血和固有层纤维化，而表现为炎症、溃疡和反应性上皮改变。

06.018　结直肠帽状息肉病　colorectal cap polyposis

罕见的非肿瘤性结直肠腔内黏膜隆起物。特征为红斑性炎性息肉，上覆以帽状纤维素脓性黏液。患者可能无症状，或出现直肠出血和黏液样腹泻。

06.019　结直肠丝状息肉病　colorectal filiform polyposis

罕见的非肿瘤性结直肠腔内黏膜隆起物。特征为结直肠多发的细长毛虫状或丝状息肉。可能与炎症后修复有关。患者大多无症状，或表现为贫血、体重减轻、痉挛性腹痛和腹泻。

06.020　结直肠锯齿状病变　colorectal serrated lesion

一组异质性息肉样新生物。包括增生性息肉、广基无蒂锯齿状病变、传统锯齿状腺瘤三种亚型，组织学特征是隐窝上皮呈锯齿状。可有一定的恶变倾向。

06.021　锯齿状息肉病综合征　serrated polyposis syndrome，SPS

曾称"增生性息肉病综合征（hyperplastic polyposis syndrome）"。遍布结肠和（或）直肠的锯齿状病变。如增生性息肉、无蒂锯齿状病变和传统锯齿状腺瘤。与结直肠癌的发生密切相关。

06.022　结直肠增生性息肉　colorectal hyperplastic polyp

小结节或息肉样病变。是结构正常、具有增生性特征的息肉，部分为锯齿状息肉，无异型增生。其锯齿状息肉部分的病理类型分为微泡型和杯状细胞型。

06.023　结直肠广基无蒂锯齿状病变　colorectal sessile serrated lesion

属于锯齿状病变。多见于近端结肠，通常＞1cm，表现为广基的息肉，结构呈锯齿状扩张，有分支且延伸到隐窝底部。多无症状。包括广基无蒂锯齿状息肉和广基无蒂锯齿状腺瘤（病理组织学检查发现有上皮内瘤变）。

06.024　结直肠传统锯齿状腺瘤　colorectal traditional serrated adenoma

属于锯齿状病变。多见于直肠–乙状结肠交界处，可能有蒂或无蒂，长径通常＜10mm。特征是复杂的绒毛生长结构和丰富的嗜酸性细胞质。

06.025　结直肠错构瘤性息肉　colorectal hamar-

tomatous polyp

发生于结直肠的非肿瘤性病变。多为正常组织在发育过程中出现错误的组合、排列，从而导致的类瘤样畸形或间叶性肿瘤。临床上多无症状，癌变率较低。

06.026 结直肠幼年性息肉 colorectal juvenile polyp
属于结直肠错构瘤性息肉。由结直肠黏膜固有层和扩张的囊性腺体构成。于幼年开始出现症状，表现为便血、黏液便、腹泻和腹痛，并可发生继发性贫血。

06.027 结直肠孤立性幼年性息肉 colorectal isolated juvenile polyp
属于结直肠错构瘤性息肉。最常发生于直肠-乙状结肠交界处，也可能发生于近端结肠。通常不会引起症状，可能出现的症状包括肠道出血和直肠脱垂。

06.028 结直肠幼年性息肉病 colorectal juvenile polyposis
遍布胃肠道的多发性错构瘤性息肉。是常染色体显性遗传病，多由 *SMAD4* 和 *BMPR1A* 基因的种系突变导致，直肠出血为主要临床表现。

06.029 多发性错构瘤综合征相关息肉 polyp associated with multiple hamartoma syndrome
全消化道均可出现的多发性错构瘤样息肉。是常染色体显性遗传病，由 *PTEN* 基因突变所致。可同时出现面部丘疹、肢端角化病、口腔黏膜乳突样病变、甲状腺肿大及腺瘤等消化道外表现。

06.030 结直肠家族性腺瘤性息肉病 colorectal familial adenomatous polyposis
与抑癌基因 *APC* 突变有关的常染色体显性遗传病。表现为结直肠布满大小不一的腺瘤性息肉，青少年期出现，随着年龄增长而增多。可出现腹部不适、腹痛、血便、大便次数增多等。癌变率高。

06.031 结直肠腺瘤 colorectal adenoma
由结直肠黏膜腺体形成的大小不一的良性肿瘤。包括管状腺瘤、绒毛状腺瘤、混合性腺瘤。肠镜下可见有蒂或无蒂的息肉样新生物，也可以为扁平、浅表凹陷或深凹陷病变。通常无症状，但有癌变倾向。

06.032 结直肠管状腺瘤 colorectal tubular adenoma
腺瘤上皮发出网状分支，且管状成分不少于75%的结直肠腺瘤。占经典结直肠腺瘤的80%以上。病理类型分为低级别上皮内瘤变和高级别上皮内瘤变。

06.033 结直肠绒毛状腺瘤 colorectal villous adenoma
腺体较长，从息肉表面一直向下延伸至息肉中心，且绒毛成分不少于75%的结直肠腺瘤。占经典结直肠腺瘤的5%～15%。病理类型分为低级别上皮内瘤变和高级别上皮内瘤变。癌变率可能较高。

06.034 结直肠混合性腺瘤 colorectal mixed adenoma
含有管状和绒毛状成分且其中绒毛状成分占25%～75%的结直肠腺瘤。占结直肠腺瘤的5%～15%。病理类型分为低级别上皮内瘤变和高级别上皮内瘤变。有癌变风险。

06.035 结直肠进展性新生物 advanced colorectal neoplasia
结直肠的良性或恶性肿瘤。具有以下一项或多项特征的病变：长径≥10mm的腺瘤，具有管状绒毛状或绒毛组织学的腺瘤，有高级别上皮内瘤变的腺瘤，存在浸润性腺癌。

06.036　结直肠进展性腺瘤　advanced colo-rectal adenoma
癌变风险较高的结直肠腺瘤。具有以下一项或多项特征：长径≥10mm的腺瘤，组织学≥25%的绒毛状成分，有高级别上皮内瘤变的腺瘤。癌变风险相对较高。

06.037　结直肠高危性腺瘤　high-risk colorectal adenoma
癌变风险较高的结直肠腺瘤。具有以下任一项特征：长径≥10mm的腺瘤，组织学≥25%的绒毛状成分，有高级别上皮内瘤变的腺瘤，腺瘤数目≥3个。

06.038　结直肠腺上皮内瘤变　colorectal glandular intraepithelial neoplasia
结直肠黏膜的异型增生性病变。组织学表现为上皮内细胞不同程度的异型性，但未突破上皮的基底膜。病理类型分为低级别上皮内瘤变和高级别上皮内瘤变。

06.039　结直肠侧向发育型肿瘤　colorectal laterally spreading tumor
结直肠一类平坦型肿瘤。主要沿黏膜表面呈侧向浅表扩散。内镜下容易漏诊且病理学亚型、内镜下形态分型较多。发病机制不明，恶性潜能高。

06.040　结直肠异常隐窝灶　colorectal aberrant crypt focus
结直肠内壁的异常管状腺体簇。可以是单个或一组异常隐窝。是结直肠早期癌前病变之一，与结直肠癌发生风险呈正相关。

06.041　结直肠癌　colorectal carcinoma
源于结直肠黏膜的恶性上皮肿瘤。与遗传及环境因素有关。症状可能包括便血、排便习惯改变、体重减轻及疲倦感。

06.042　结直肠腺癌　colorectal adenocarcinoma
最常见的结直肠黏膜腺体的恶性上皮肿瘤。占比超过90%，源于结直肠黏膜腺体。

06.043　早期结直肠癌　early stage of colorectal carcinoma
浸润深度局限于黏膜及黏膜下层的任意大小的结直肠上皮性肿瘤。无论有无淋巴结转移。

06.044　结直肠黏膜内癌　intramucosal colo-rectal carcinoma
局限于结直肠黏膜层的早期结直肠癌。腺体结构出现明显紊乱，细胞变圆，排列紊乱，极向消失，但具有恶性形态学特征，细胞一般不穿过黏膜肌层，一般不发生转移。患者常无明显的临床症状。

06.045　结直肠黏膜下癌　submucosal colo-rectal carcinoma
已侵犯黏膜下层的早期结直肠癌。根据侵犯深度距离黏膜肌层是否超过1mm决定是否采用内镜下切除术或外科手术。患者常无明显的临床表现。

06.046　进展期结直肠癌　advanced colorectal carcinoma
局部晚期和（或）出现转移的结直肠癌。组织学分为腺癌和特殊类型癌。表现为腹痛、腹部包块、排便习惯改变、便血和黑便。

06.047　遗传性结直肠癌　hereditary colorectal carcinoma
与遗传因素相关的结直肠癌。组织学分为腺癌和特殊类型癌。根据有无息肉，分为以息肉病为特征的结直肠癌和非息肉病性结直肠癌。表现为结直肠癌相关症状和体征、肠外恶性肿瘤或多发息肉。

06.048　林奇综合征　Lynch syndrome
由错配修复基因种系突变引起的个体具有结直肠癌及某些其他癌症（如子宫内膜癌、胃癌）的明显遗传易感性的常染色体显性遗传病。发生在结直肠称"遗传性非息肉病性结直肠癌（hereditary nonpolyposis colorectal cancer，HNPCC）"，以低分化腺癌和黏液腺癌多见，表现为结直肠癌的相关症状和体征。

06.049　间期结直肠癌　interval colorectal carcinoma
内镜筛查后未发现而在下一次筛查之前发现的结直肠癌。发生率常用于评估结直肠癌筛查措施的质量及有效性。组织学分为腺癌和特殊类型癌。表现为腹痛、腹部包块、排便习惯改变、便血或黑便。

06.050　结直肠锯齿状腺癌　colorectal serrated adenocarcinoma
源于锯齿状病变的结直肠癌。这些病变包括增生性异常隐窝灶、增生性息肉、广基无蒂锯齿状腺瘤、传统锯齿状腺瘤，构成"锯齿状途径"。预后似乎较传统腺瘤来源的结直肠癌更差。

06.051　结直肠腺瘤样腺癌　colorectal adenoma-like adenocarcinoma
高分化的结直肠癌亚型。结构和细胞学上类似于绒毛状腺瘤性改变。转移率低，预后良好。

06.052　结直肠微乳头状腺癌　colorectal micropapillary adenocarcinoma
无腺体形成的结直肠癌。占结直肠癌病理类型的5%～20%。特征是在类似血管腔的间隙中分布簇状肿瘤细胞，细胞簇中央缺乏纤维血管轴心，病理上微乳头状结构≥5%可诊断。具有较高的恶性程度和侵袭性，易发生淋巴结转移、微血管或神经侵犯，预后较差。

06.053　结直肠黏液腺癌　colorectal mucinous adenocarcinoma
产生大量细胞外黏蛋白的结直肠癌亚型。肿瘤包块中黏蛋白的占比≥50%。好发于右侧结肠。

06.054　结直肠低黏附性腺癌　colorectal poorly cohesive adenocarcinoma
产生大量细胞外黏蛋白的罕见结直肠癌亚型。肿瘤细胞可以呈印戒型。特征是肿瘤细胞弥散分布、彼此孤立。目前认为与钙黏蛋白E合成不足有关。

06.055　结直肠印戒细胞癌　colorectal signet-ring cell carcinoma
细胞内黏蛋白聚集使超过50%的细胞呈印戒样的结直肠癌。大多数诊断时已是晚期，腹膜转移率更高，预后也更差。

06.056　结直肠髓样癌　colorectal medullary carcinoma
无腺体形成的结直肠癌。由实性片状生长的嗜酸性多边形大细胞构成，并有大量小淋巴细胞（肿瘤浸润性淋巴细胞）浸润。与高度微卫星不稳定性密切相关，表明正常DNA修复基因功能丧失。

06.057　结直肠腺鳞癌　colorectal adenosquamous carcinoma
同时包含腺体成分和鳞状分化区域的结直肠癌。常见于远端结肠。总体病死率和结直肠特异性病死率高于腺癌。

06.058　结直肠未分化癌　colorectal undifferentiated carcinoma

有上皮分化特征，但无腺体形成的结直肠癌。临床表现与普通结直肠癌类似，预后一般较差，尤其是合并转移者。

06.059　结直肠伴肉瘤样成分癌 colorectal carcinoma with sarcomatoid component
同时具有癌和肉瘤成分的恶性肿瘤。是特殊类型上皮来源的癌，肉瘤样成分是癌细胞向肉瘤样方向分化的结果。较少发生于结直肠。

06.060　先天性结肠畸形 congenital malformation of colon
出生前形成的结肠发育异常。包括先天性结肠闭锁、先天性结肠狭窄、先天性结肠扭转不良、先天性巨结肠等。主要临床表现为呕吐、腹胀。

06.061　先天性结肠闭锁 congenital colonic atresia
胚胎发育阶段空化不全导致的完全性肠梗阻。是新生儿时期肠梗阻常见原因之一。临床表现主要为呕吐、腹胀、不排胎粪或仅排出少量灰绿色黏液样物等。

06.062　先天性结肠狭窄 congenital colonic stenosis
结肠管道的狭窄但尚未梗阻。多由胚胎发育阶段空化不全导致。临床表现因狭窄部位及程度不同而不同，如反复呕吐，呕吐物为乳凝块及胆汁，生后有胎便排出，但量较正常少。

06.063　先天性结肠旋转不良 congenital malrotation of colon
胚胎期肠发育过程中以结肠系膜上动脉为轴心的正常旋转运动发生障碍所造成的先天性结肠畸形。表现为阵发性腹痛和频繁呕吐。肠管坏死后出现全腹膨隆、腹部压痛、肌紧张、血便及严重中毒、休克等。

06.064　消化道重复畸形 duplication of digestive tract
附着于消化道一侧、与消化道某一部分壁层相同并共用血管、呈囊肿状或管状空腔结构的先天性畸形。因发生的部位、大小、类型不同而临床表现有所不同。肠道重复畸形以梗阻症状最为常见。

06.065　先天性巨结肠 congenital megacolon
又称"希尔施普龙病（Hirschsprung disease）"。由于远端肠管神经节细胞缺如或功能异常，肠管处于痉挛狭窄状态，导致近端肠管代偿性增大、肠壁增厚的疾病。临床表现为胎便排出延迟、顽固性便秘腹胀、营养不良性发育迟缓、巨结肠伴发小肠结肠炎等。

06.066　肠梗阻 intestinal obstruction, ileus
肠内容物通过障碍引起的疾病。是常见的急腹症。临床症状为阵发性腹痛，伴恶心、呕吐、腹胀及停止排气排便等，容易继发水电解质紊乱与酸碱失衡，严重者常致患者死亡。

06.067　机械性肠梗阻 mechanical ileus
肠的各种器质性病变使肠腔变小，或肠腔内发生异物堵塞，导致肠腔内容物通过受阻的疾病。常见于肠扭转、肠套叠、肠粘连、粪块、腹腔内巨大肿瘤等。主要表现为腹痛、呕吐、腹胀、排便和排气停止。

06.068　粘连性肠梗阻 adhesive ileus
腹腔内肠粘连导致肠内容物在肠道中不能顺利通过和运行的疾病。当肠内容物通过受阻时，可产生腹胀、腹痛、恶心、呕吐及排便障碍等一系列症状。属于机械性肠梗阻范畴。

06.069　异物性肠梗阻 foreign-body-induced ileus

由异物等堵塞肠腔导致肠内容物在肠道中不能顺利通过和运行的疾病。当肠内容物通过受阻时，可产生腹胀、腹痛、恶心、呕吐及排便障碍等一系列症状。属于机械性肠梗阻范畴。

06.070　肠狭窄　intestinal stenosis
由炎症、增生等因素导致的肠腔变窄。常伴随腹痛、腹胀、肠梗阻等症状。主要病因包括肠道炎症、肿瘤、手术、药物或理化因素损伤，少部分为先天性肠狭窄。

06.071　肠套叠　intussusception
一段肠管套入与其相连的肠腔内，并导致肠内容物通过障碍的疾病。临床表现为腹痛、呕吐、便血、腹部包块等。

06.072　肠扭转　volvulus
肠管的某一段肠袢沿一个固定点旋转而引起肠道梗阻、扭转与压迫，进而影响肠管血液供应的疾病。常由肠袢及其系膜过长引起。临床表现为突发持续性剧烈腹痛、阵发性绞痛、无排气和排便、明显腹胀、恶心、呕吐等。

06.073　肠嵌塞　intestinal impaction
肠道卡在疝环口无法自行回缩的疾病。不仅使肠腔机械性狭窄，而且伴随局部血液循环严重障碍，临床表现为剧烈腹痛、呕吐或休克等。

06.074　动力性肠梗阻　dynamic ileus
由肠壁肌肉运动受抑制，肠腔内外有外伤或炎症、异物等刺激引起的肠梗阻。可分为麻痹性肠梗阻和痉挛性肠梗阻。临床表现为无排便和排气，严重腹胀，可出现急性弥漫性腹膜炎、腹膜后出血或感染，可引起少尿、呼吸和心率加快。

06.075　麻痹性肠梗阻　paralytic ileus
由于肠壁肌肉运动受抑制而失去蠕动功能，肠腔内容物不能向下运行而导致的肠梗阻。见于急性弥漫性腹膜炎、腹膜后出血或感染。临床表现为明显的全腹胀，且常伴有呕吐胃内容物。

06.076　痉挛性肠梗阻　spastic ileus
肠壁肌肉痉挛性收缩而致肠内容物运行不畅的肠梗阻。临床表现为明显的腹绞痛、恶心、呕吐、停止排便和排气等。

06.077　血运性肠梗阻　vascular ileus
因肠系膜血管发生急性血液循环障碍，导致肠管缺血而失去正常蠕动功能，肠内容物运行不畅的肠梗阻。临床表现常为中上腹持续性剧烈绞痛，阵发性加剧，腹部压痛明显，反跳痛，肌紧张，肠鸣音减弱或消失。病情严重者可出现弥漫性腹膜炎、血性腹水，甚至发生休克。

06.078　单纯性肠梗阻　simple intestinal obstruction
肠内容物不能通过肠管，但肠管血运正常的肠梗阻。通常被认为是机械性肠梗阻的一个类型。常见症状为腹痛、呕吐、腹胀、停止排便和排气。

06.079　绞窄性肠梗阻　strangulated ileus
肠壁血运发生障碍的肠梗阻。可由肠系膜血管受压、血栓形成或栓塞等引起。常见症状为剧烈腹痛、呕吐、停止排气和排便，若病情持续恶化，毒血症表现明显，可出现休克。

06.080　完全性肠梗阻　complete ileus
管腔被完全堵塞的肠梗阻。临床症状为阵发性腹部绞痛、腹胀、呕吐、停止排气和排便，甚至发生休克、循环衰竭等。

06.081 不完全性肠梗阻 incomplete ileus
梗阻程度较轻的肠梗阻。常见症状为腹痛、恶心、呕吐、停止排便和排气，全身症状一般较轻，梗阻时间长者可出现水电解质紊乱、营养不良等。

06.082 高位小肠梗阻 high small intestinal obstruction
发生于十二指肠或空肠的梗阻。因其梗阻部位高，呕吐频繁，且发生较早，呕吐物多为胃及十二指肠内容物，腹胀不明显。

06.083 低位小肠梗阻 low small intestinal obstruction
发生于远端回肠的梗阻。多有阵发性腹部绞痛，呕吐物多为粪样且出现较晚，腹胀出现较晚且遍及全腹。

06.084 结肠梗阻 colonic obstruction
发生于结肠的梗阻。临床表现为腹痛、腹胀，恶心、呕吐出现较晚甚至缺如。后期呕吐物呈黄色粪样内容物，肛门停止排便和排气。

06.085 急性肠梗阻 acute intestinal obstruction
急性起病，肠内容物不能正常运输或通过障碍，进而导致肠管积气、积液和扩张的肠梗阻。临床表现为呕吐、腹痛、腹胀和停止排便等。

06.086 慢性肠梗阻 chronic intestinal obstruction
相对于急性肠梗阻，患病时间较长，通常经过治疗仍反复发作的肠梗阻。临床症状有阵发性腹痛，伴恶心、呕吐、腹胀、停止排气和排便等。

06.087 闭袢性肠梗阻 closed loop intestinal obstruction
一段肠管两端完全阻塞的肠梗阻。由于支配闭袢肠管的血管受压，闭袢肠段容易发生缺血、绞窄坏死。特点是腹部隆起不对称。

06.088 结直肠瘘 colorectal fistula
结直肠与其他器官，或与腹腔、腹壁外存在的异常通道。与其他器官相通称"内瘘"，与腹腔、腹壁外有通道称"外瘘"。造成肠内容物流出肠腔，引起感染、体液丢失、营养不良和器官功能障碍等一系列病理生理改变。

06.089 坐骨直肠瘘 ischiorectal fistula
直肠和坐骨结节内侧面之间的通道。临床上以慢性流脓和周期性疼痛为特征，可经久不愈或间歇性反复发作。

06.090 坐骨直肠窝瘘 fistula of ischiorectal fossa
肛腺感染经外括约肌向外扩散到坐骨直肠间隙而形成的瘘。也可由直肠肛管周围脓肿扩散而成。临床症状有瘘口流脓、肿痛、肿块和瘙痒等。

06.091 直肠阴道瘘 rectovaginal fistula
直肠和阴道上皮表面之间的先天性或后天性通道。主要临床表现为阴道排气、排便，严重时排便不能自控。

06.092 直肠膀胱瘘 rectovesical fistula
直肠与膀胱之间的通道。主要临床表现为粪便可经膀胱、尿道排出，极易引起尿路感染或伴有发热；若膀胱中的尿液进入直肠，可能会引起粪便稀薄、腹泻等。

06.093 结肠肠壁积气 colonic pneumatosis
结肠肠道的黏膜下或浆膜下积气。根据病情轻重可出现便血、腹胀、腹泻和腹痛等临床症状。

06.094 结肠气囊肿病 pneumatosis coli
结肠肠道的黏膜下或浆膜下出现的气性囊肿。临床可出现便血、腹胀、腹泻和腹痛等症状。

06.095 直肠黏膜脱垂 prolapse of rectal mucosa
直肠黏膜、直肠全层、肛管甚至部分乙状结肠向下移位，脱出肛门外的疾病。临床表现为直肠脱出肛门外、便秘、腹泻、黏液便、局部水肿，甚至表面有溃疡出现等。

06.096 结肠憩室 colonic diverticulum
结肠黏膜通过肠壁薄弱部位向外突出形成的袋状结构。可以是单个，也可以是一连串由肠腔向外的囊状突出。多数结肠憩室病患者无明显症状。

06.097 结肠憩室炎 colonic diverticulitis
由结肠憩室引流不畅引起的炎症。发生后易穿孔。临床表现为左侧或左下腹疼痛明显，有时伴有恶心、呕吐，体温升高。若病灶邻近膀胱可产生尿频、尿急、尿痛等膀胱刺激症状。

06.098 结肠憩室穿孔 perforation of colonic diverticulum
结肠憩室炎形成脓肿破溃。当憩室破溃穿孔入腹腔后，可造成化脓性腹膜炎或粪性腹膜炎。患者大多表现为急腹症和不同程度的脓毒性休克。

06.099 结肠憩室粪石嵌顿 fecal calculus incarceration of colonic diverticulum
粪石堵塞结肠憩室入口的疾病。可引起憩室炎。临床表现为程度不同的局限性腹部疼痛，可呈刺痛、钝痛和绞痛。患者常有便秘或排便频繁，或同一患者二者兼有，排气后

疼痛可缓解。

06.100 慢传输型便秘 slow transit constipation
结肠功能紊乱、传导失常而导致的排便周期延长和排便困难。临床表现为排便次数少、粪便干结、排便困难，可能伴有腹胀、腹痛、口苦、口渴、头晕和恶心等症状。

06.101 结肠无力 atony of colon
结肠蠕动无力，排便反射减弱。临床表现为排便次数减少，粪便呈油灰状。

06.102 中毒性巨结肠 toxic megacolon
炎症性肠病和感染性结肠炎引起的全结肠或节段性结肠扩张。常具有全身中毒症状。

06.103 结肠中毒性扩张 toxic dilatation of colon
由炎症波及结肠肌层及肌间神经丛而引起的急性结肠扩张。病理改变为肠壁张力低下，节段性麻痹，肠内容物和气体大量积聚，肠壁变薄。表现为中毒症状明显，伴腹胀、压痛、反跳痛和肠鸣音减弱或消失。

06.104 结直肠后天性神经节细胞减少症 acquired colorectal hypoganglionosis
肌间丛神经节和黏膜下丛神经节数量减少引起的肠道神经肌肉疾病。可能由结肠慢性炎症引起，多发生在青春期或成年人，临床表现为严重便秘或假性梗阻。

06.105 结直肠炎 proctocolitis
以结直肠黏膜充血、水肿为主要病理表现的疾病。病变局限于黏膜固有层，不超过肌层，临床主要表现为腹痛、黏液便和（或）脓血便及肛门刺激征。

06.106 非感染性结直肠炎 non-infectious coloproctitis
由物理、化学、免疫异常等非感染性因素导

致的一类结直肠非特异性炎症性疾病。临床主要表现为腹痛、腹泻、黏液便和（或）脓血便、肛门坠胀感、里急后重、肛门疼痛等，亦可出现发热、贫血和消瘦等全身症状。

06.107　感染性结直肠炎 infectious coloproctitis
由细菌、病毒、真菌、寄生虫等各种病原微生物及其产物侵犯肠道引起的急性或慢性结直肠炎。临床主要表现为腹泻、腹痛、便血等，亦可出现发热、乏力等全身症状。

06.108　糜烂性结直肠炎 erosive coloproctitis
以结直肠黏膜充血、水肿、糜烂为主要病理表现的疾病。病变局限于黏膜固有层，不超过肌层，临床主要表现为腹痛、黏液便和（或）脓血便及肛门刺激征。

06.109　放射性结直肠炎 radiation coloproctitis
由放射线引起的结直肠损害。常为盆腔、腹部、腹膜后恶性肿瘤放疗引起的肠道并发症。内镜下表现为结直肠黏膜充血、水肿、糜烂、溃疡，临床主要表现为腹痛、腹泻、便血和里急后重等。

06.110　药物性结直肠炎 drug-induced colo-
proctitis
使用抗生素、非甾体抗炎药、中药、化疗药、免疫治疗药等导致的结直肠炎症性损害。内镜下可观察到结直肠黏膜充血、糜烂、溃疡，临床主要表现为腹痛、腹泻和血便等。

06.111　嗜酸细胞性结直肠炎 eosinophilic
coloproctitis
可能与过敏反应、免疫功能障碍有关的结直肠炎症。以外周血嗜酸性粒细胞增多为特征，结直肠活检病理有不同程度的嗜酸性粒细胞浸润表现。可有腹痛、腹泻、恶心、呕吐和体重减轻等临床表现。

06.112　结直肠阿弗他溃疡 colorectal
aphthous ulcer
与免疫、遗传及某些诱因（如劳累、压力大、精神紧张）有关的结直肠复发性溃疡。多为长径2～4mm、圆形或椭圆形、边界清晰的浅小溃疡，表面覆有淡黄色假膜，溃疡周围黏膜充血呈红晕状，底部质地不硬。

06.113　孤立性结肠溃疡 colonic solitary ulcer
良性、非特异性结肠溃疡。可由感染、缺血、药物等多种因素所致。溃疡多局限于结肠黏膜层及黏膜下层，大小、形态、深浅、发展过程因病因不同而有所不同。可出现腹痛、便血、腹泻和便秘等不同症状。

06.114　微观结直肠炎 microscopic coloproctitis
一组内镜下黏膜正常而显微镜下病理学可见特异性改变（上皮内淋巴细胞增生、黏膜固有层内急慢性炎症细胞浸润）的结直肠炎。可能与遗传、免疫调节功能异常、药物及感染等因素有关。临床表现为慢性水样腹泻。

06.115　胶原性结直肠炎 collagenous colo-
proctitis
组织学显示结直肠黏膜固有层淋巴细胞浸润及上皮下胶原厚度明显增加的结直肠炎。临床表现以慢性水样腹泻为特征，内镜和X射线检查显示正常。

06.116　淋巴细胞性结直肠炎 lymphocytic
coloproctitis
组织学以上皮内淋巴细胞增多伴固有层炎症细胞增多为主要特征的结直肠炎。无上皮下胶原沉积。临床表现为慢性水样泻，无血便，内镜下和影像学检查多无异常。

06.117　变应性结直肠炎 allergic coloproctitis
又称"过敏性结直肠炎"。由摄入外源蛋白

致相关免疫介导反应所引发的肠道炎症。病理可见灶性、固有层嗜酸性粒细胞浸润，以结直肠炎性病变为主。

06.118　转流性结直肠炎　diversion coloproctitis
肠道造口术后，结肠失功能肠段出现的非特异性炎症。病理多见淋巴滤泡增生，内镜下可见炎症及溃疡表现。可有腹部不适、肛门分泌黏液和便血等症状。

06.119　化学性结直肠炎　chemical coloproctitis
接触、进食或静脉输注化学物质导致的肠道黏膜炎症性改变。可有腹泻、腹痛、便血和肠梗阻等表现。

06.120　肠贝赫切特病　intestinal Behçet disease
曾称"肠型白塞病"。典型病理特征为肠壁和肠系膜内小血管纤维素样坏死、炎症细胞浸润等血管炎表现。可有腹痛、腹泻和便血等症状，肠镜下可见溃疡改变，回盲部好发。

06.121　孤立性直肠溃疡综合征　solitary rectal ulcer syndrome
慢性非特异性直肠良性病变。病理见溃疡形成、腺体改变、固有层纤维闭塞、黏膜肌层增厚等，内镜下可见直肠远端孤立难治性溃疡、红斑、息肉样改变。可有排便困难、里急后重和便血等临床表现，多数患者反复发病，部分患者无症状。

06.122　抗生素相关性结肠炎　antibiotic-associated colitis
长期使用抗生素导致肠道菌群失调引起的结肠炎。病理变化轻者表现为结肠黏膜轻微炎症或水肿，较重者为弥漫性黏膜易碎和溃疡。常表现为腹泻伴腹痛、发热和恶心等。

06.123　细菌性痢疾　bacillary dysentery
简称"菌痢"。志贺菌感染引起的肠道传染病。病理变化以直肠、乙状结肠为主，可见黏膜表层坏死，有大量纤维素渗出，形成特征性假膜性炎。常表现为腹痛、腹泻、黏液脓血便和里急后重等。

06.124　阿米巴结肠炎　amebic colitis
溶组织阿米巴原虫寄生于结肠引起的结肠炎。病理可见结肠溃疡较深，侵及黏膜及黏膜下层，呈烧瓶样，溃疡间黏膜多属正常。表现为腹痛、腹泻，粪便不成形或稀便，混有黏液和未消化的食物，臭味较大。

06.125　巨细胞病毒结肠炎　cytomegalovirus colitis
巨细胞病毒感染引起的结肠黏膜溃疡。典型病理可见胞质/胞核内包涵体及溃疡周围炎症反应。表现为体重减轻、厌食、腹痛、腹泻、乏力和发热等。

06.126　肠结核　intestinal tuberculosis
结核分枝杆菌侵犯肠管引起的慢性特异性感染性疾病。病理结肠黏膜以渗出为主，可有干酪性坏死并形成溃疡，或以肉芽组织增生为主，形成结核结节。表现为腹痛、排便习惯改变、发热和乏力等。

06.127　艰难梭菌感染性结直肠炎　*Clostridium difficile* infectious coloproctitis
产毒素艰难梭菌过度繁殖导致肠道菌群失调并释放毒素所引起的结肠炎。粪便、内镜或组织病理学可检测出艰难梭菌。表现为发热、腹泻、腹痛和水样便等。

06.128　结肠脓肿　colonic abscess
急性感染过程中，发生在结肠的，因病变组织坏死、液化而出现的局限性脓液积聚。有完整脓壁，可原发于急性化脓性感染，或由远处原发感染源的致病菌经血流、淋巴管等转移而来。主要表现为发热、腹痛，可伴有全身中毒症状。

06.129　直肠脓肿　rectal abscess
肛腺发生感染后，沿直肠蔓延形成的脓肿。一般分为坐骨直肠间隙脓肿、直肠后间隙脓肿、直肠黏膜下脓肿。多由直肠损伤、直肠狭窄、直肠炎引起。主要表现为发热、肛门下坠感及骶尾部酸痛感，直肠指诊可发现后方肠壁有隆起，伴压痛及波动感。

06.130　直肠疖　rectal furuncle
由免疫力低下或局部血运障碍等导致的直肠黏膜急性化脓性感染。以局部红肿、热痛为主要表现，范围多为3cm，可有中心脓栓形成、脱落，继而破溃、流脓。

06.131　直肠旁脓肿　pararectal abscess
外伤或感染等因素导致的直肠旁组织或肌肉脓肿。可有直肠压迫症状，伴肛门下坠感、腹泻、腹痛、发热和寒战等症状。

06.132　直肠周围脓肿　perirectal abscess
直肠周围间隙的感染。多由大肠埃希菌感染引起肛窦炎，蔓延至直肠周围间隙，从而导致脓肿。主要表现为肛周坠痛、发热等。

06.133　直肠蜂窝织炎　rectal cellulitis
发生于直肠筋膜下、肌间隙或深部疏松结缔组织的化脓性感染。致病菌主要是葡萄球菌和溶血性链球菌，偶可见大肠埃希菌，致病菌可释放溶血素、链激酶等物质，扩散迅速，可引起广泛的组织坏死，严重者甚至可引起脓毒症，危及生命。

06.134　结肠黑变病　melanosis coli
又称"结肠黑色素沉着病"。结肠黏膜固有层内巨噬细胞含有脂褐素样物质的黏膜色素沉着性病变。是良性、非炎症性、可逆性病变。

06.135　黑斑息肉综合征　Peutz-Jeghers syndrome
又称"家族性黏膜皮肤色素沉着胃肠道息肉病（familial mucocutaneous pigmentation gastro-intestinal polyposis）"。一种常染色体显性遗传病。常由 *STK11*（*LKB1*）基因的胚系突变引起。以胃肠道多发性错构瘤性息肉、皮肤黏膜色素沉着、各系统癌症风险增加为标志。常见临床表现为肠套叠梗阻或胃肠道梗死引起的腹痛、溃疡引起的直肠出血。

07. 肛　管

07.01　肛管解剖

07.001　肛门　anus
消化道末端的开口。位于臀部正中线与两侧坐骨结节连线的交叉点上，会阴体与尾骨之间。平时紧闭呈一纵裂，排便时张开呈圆形。

07.002　肛管　anal canal
消化道的末端。上接直肠，下止于肛缘，长3～4cm，两侧为坐骨直肠窝，前方男性有尿道和前列腺，女性有阴道，后方为尾骨。

07.003　齿状线　dentate line
又称"梳状线（pectinate line）"。位于肛管皮肤与直肠黏膜连接处的锯齿状环形线。是两种不同血管和淋巴回流来源、神经支配和上皮衬覆的重要标志。该标志以上，肠管的神经支配来自交感和副交感系统，血液供应和回流通过髂内血管。该标志以下，肛管受体神经系统支配，血液供应和回流通过直肠下血管系统。

07.004　肛柱　anal column
又称"直肠柱（rectal column）""莫尔加尼柱（Morgagni column）"。直肠下端纵行的黏膜皱襞。位于齿状线上方，长1～2cm。柱内有动静脉和纵行肌。

07.005　肛瓣　anal valve
肛柱下端的半月形黏膜皱襞。为肛膜的遗留痕迹。

07.006　肛窦　anal sinus
又称"肛隐窝（anal fossa）"。由相邻的两个肛柱与肛瓣围成的袋状小窝，底部有肛门腺的开口。

07.007　肛乳头　anal papilla
位于肛柱的下端，沿齿状线排列，呈锥形的小乳头状隆起。基底部发红，尖端灰白，大小、长短不一，几毫米至数厘米。

07.008　肛腺　anal gland
位于齿状线附近皮肤或黏膜下的腺体。借其内导管开口于肛窦。

07.009　肛移行区　anal transition zone
齿状线上方0.5～1.0cm的黏膜条带。是某些特定肛管肿瘤的起源部位。这一区域的头侧，上皮变成单层柱状细胞，大体呈直肠黏膜特征性的粉色。

07.010　肛外缘　anal verge
肛管的最下缘。有时作为结肠镜或手术中测量距离的参照。该标志以远，被覆上皮增厚、色素沉积，成为围绕肛门呈放射状排列的皱襞。上皮亦具有毛囊、腺体，包括大汗腺和

正常皮肤的其他特征。

07.011　肛门内括约肌　internal anal sphincter
由直肠环形肌在直肠下端增厚肥大所形成。包绕肛管的上2/3，上界平肛管直肠环，下达括约肌间沟，属于不随意的平滑肌，有较高的张力，正常情况下呈持续收缩状态，使粪便不得溢出。当直肠充盈时，内括约肌松弛，准备排便。

07.012　联合性纵行肌　conjoined longitudinal muscle
由直肠外层纵行肌在肛门直肠环水平与肛提肌纤维共同形成。沿肛门内括约肌和肛门外括约肌之间下降，某些纤维（称为肛门皱皮肌）穿越肛门外括约肌最下端进入肛周皮肤。功能是将肛门直肠固定于骨盆，支持和束缚肛门内外括约肌。

07.013　肛门外括约肌　external anal sphincter
由环绕在肛门内括约肌周围的骨骼肌构成的随意肌。有较强的控制排便功能。因直肠纵肌和肛提肌纤维穿过而被分为皮下部、浅部和深部三部分。

07.014　肛提肌　levator ani muscle
一对四边形的薄扁肌。起于耻骨后面与坐骨棘之间的肛提肌腱弓，纤维行向内下，止于会阴中心腱、直肠壁、尾骨和肛尾韧带，左右联合，呈漏斗状。由髂尾肌、耻尾肌和耻骨直肠肌三块横纹肌组成，是盆底的主要组成部分。

07.015　髂尾肌　iliococcygeus muscle
起自肛提肌腱弓后部和坐骨棘盆面，止于尾骨侧缘及肛尾韧带的一块肌肉。有固定直肠的作用。为一退化的肌肉，一般较薄弱，甚至完全缺如或大部分为纤维组织所代替。

07.016　耻尾肌　pubococcygeus muscle
起自耻骨盆面和肛提肌腱弓中部，止于骶尾骨侧缘和肛尾韧带的一块肌肉。有固定直肠的作用。

07.017　耻骨直肠肌　puborectalis muscle
起自耻骨盆面和肛提肌腱弓前部，位于其他部分的上后方，绕过直肠肛管交界处两侧和后方，止于肛管侧壁、后壁及会阴中心腱的肌肉。与对侧肌纤维连接，部分纤维与肛门外括约肌纤维相融合，构成肛门直肠环的主要部分。是肛提肌最中间的部分，将肛门直肠交界悬吊于耻骨后面，有肛门括约肌的作用。

07.018　肛管直肠环　anorectal ring
肛管与直肠连接处括约肌群的总称。包括耻骨直肠肌、外括约肌深部和浅部、联合性纵行肌、内括约肌等，其中以耻骨直肠肌为主，是围绕直肠肛门交界的一个强壮的肌肉环。

07.019　肛门直肠角　anorectal angle
耻骨直肠肌的肌束从耻骨联合向下后方走行，绕过直肠和肛管连接处，并将肛管直肠结合处牵引向前，固定于耻骨联合，从而使肛管、直肠连接成的角。在腹腔内压力升高时，可使肛管、直肠交界处产生瓣膜机制。

07.020　坐骨直肠间隙　ischiorectal space
由坐骨直肠窝的上2/3组成的间隙。呈锥体形，中心是肛管和下段直肠两侧，侧面是骨盆侧壁，顶部是肛提肌，源于闭孔筋膜处，底部是肛周间隙。

07.021　肛周间隙　perianal space
由坐骨直肠窝的下1/3组成的间隙。围绕肛管下部，侧面与臀部皮下脂肪相连，中间延伸到括约肌间隙。亦包括肛门外括约肌的皮下部分、肛门内括约肌的最下部和纵行肌纤

维。是肛周脓肿和肛瘘的典型部位。

07.022　括约肌肌间间隙　intersphincteric space
肛门内括约肌和肛门外括约肌之间潜在的间隙。多数肛门腺体终止于该间隙。

07.023　黏膜下间隙　submucosal space
位于肛门内括约肌和肛管黏膜皮肤内衬之间的间隙。含有内痔丛和肛门黏膜下肌层。向上与直肠黏膜下层相连，向下终止于齿状线水平。

07.024　肛管后浅间隙　superficial postanal space
位于肛尾韧带和皮肤之间的间隙。

07.025　肛管后深间隙　deep postanal space
又称"考特尼括约肌后间隙（Courtney posterior sphincteric space）"。位于肛尾韧带和肛尾缝之间的间隙。

07.026　肛管前浅间隙　superficial preanal space
位于会阴体的浅面，似同肛管后浅间隙。

07.027　肛管前深间隙　deep preanal space
位于会阴体的深面，较肛管后深间隙小。

07.028　骨盆直肠间隙　pelvic rectal space
位于肛提肌上方，腹膜反折以下，前有膀胱、前列腺或子宫、阴道和阔韧带，后有直肠与侧韧带。

07.029　直肠后间隙　retrorectal space
又称"骶前间隙（presacral space）"。位于直肠后方、骶骨之前，前为直肠深筋膜，后为骶前筋膜，侧为直肠侧韧带，下为直肠骶骨韧带，上与腹膜后间隙相连。

07.030　肛动脉　anal artery
阴部内动脉的终末支。通过坐骨直肠间隙，

由侧面进入肛管上段，供应肛门内、外括约肌，肛管及肛周皮肤。升支供应直肠下1/3，在直肠的黏膜下层与直肠上动脉的终末支吻合。

07.031 肛静脉 anal vein
位于齿状线下方的黏膜下静脉丛沿外括约肌边缘形成边缘静脉干，汇集肛管的静脉。下部汇集而成，经阴部内静脉回流入下腔静脉。与肛门动脉伴行。

07.032 直肠黏膜下静脉丛 rectal submucosal venous plexus
位于直肠黏膜下层和肛管皮下的静脉丛。

07.033 直肠上静脉丛 superior rectal venous plexus
位于齿状线以上的黏膜下静脉丛。扩张时形成内痔。

07.034 直肠下静脉丛 inferior rectal venous plexus
位于齿状线以下的黏膜下静脉丛。扩张时形成外痔。

07.035 直肠外膜静脉丛 rectal adventitial venous plexus
直肠黏膜下静脉丛呈横行环状分布，旁支穿经直肠肌层，在外膜下形成的大量斜行静脉。位于直肠肌层的外面，较黏膜下静脉粗大，由稀疏不规则的斜行静脉相互交织而成。

07.02 肛管生理

07.036 肛门随意收缩压 anal squeeze pressure
受检者尽力收缩肛门时产生的最大肛管内压力。是外括约肌收缩所产生的压力，用于判断外括约肌功能，与肛管静息压相结合可用于判断肛门括约肌的整体功能。

07.037 阴部神经运动潜伏期 pudendal nerve motor latency
经直肠电刺激阴部神经运动神经元，观察刺激后至肛门外括约肌产生收缩的时间，以检测阴部神经功能的方法。

07.038 会阴神经运动潜伏期 perineal nerve motor latency
经直肠电刺激会阴神经运动神经元，观察刺激后至尿道周围括约肌产生收缩的时间，以检测会阴神经功能的方法。

07.039 脊髓运动潜伏期 spinal motor latency
经皮刺激第1腰椎和第4腰椎水平的马尾神经，观察刺激后外括约肌或尿道周围括约肌收缩的时间，以检测脊髓功能的方法。

07.03 肛管疾病诊断

07.040 肛镜 anoscope
用于检查肛肠病变的装置或器械。检查方法操作简便，并可在镜下取活组织送病理学检查。

07.041 直肠镜 rectoscope
一条长约20cm的直管，末端装有带光源的微型电子摄影机的设备。用于检查肛管、直肠及部分乙状结肠的病变，同时对可疑病变取活组织送病理学检查。

07.042 肛管直肠测压 anorectal manometry

将压力测定仪器置入直肠，令肛门收缩与放松，检查内外括约肌、盆底、直肠功能与协调情况，量化和评估直肠肛门自制和排便功能的方法。

07.043 肛管电敏感性测定 anal electric sensitivity test

将电敏感测定仪器置入直肠、肛管，检查直肠、肛管对电刺激反应的方法。

07.044 肛管温度敏感性测定 anal thermal sensitivity test

将温度敏感测定仪器置入直肠、肛管，检查直肠、肛管对温度变化反应的方法。

07.04 肛管疾病

07.045 肛门直肠畸形 anorectal malformation

胚胎期肠神经系统及肛门周围肌肉发育出现障碍所致的先天畸形。高位或中间位畸形包括肛门直肠发育不全及直肠与尿道或阴道间的瘘管；低位畸形包括肛门皮肤瘘、肛门前庭瘘、肛门狭窄等。

07.046 肛门皮肤瘘 anal cutaneous fistula

肛门与肛周皮肤之间有一瘘管相通的先天畸形。主要临床表现是自瘘口流出粪便。

07.047 肛门狭窄 anal stenosis

由先天性缺陷导致的肛门腔缩小、变窄。常导致粪便不易通过、粪便变细、排便困难等，患者多伴有腹胀、肛门疼痛、肛门分泌物等。

07.048 肛门膜状闭锁 anal membranous atresia

因肛膜未破，肛门与直肠被一层薄膜完全分隔不能排粪的先天畸形。

07.049 直肠尿道瘘 rectourethral fistula

直肠与尿道有一瘘管相通的先天畸形。粪便可经尿道排出。根据瘘管部位可分为直肠尿道前列腺部瘘和直肠尿道球部瘘。患儿出生后无肛门，尿中有粪质或为"气泡尿"。

07.050 肛门直肠发育不全 anorectal hypoplasia

胚胎发育期障碍所致的畸形。在盲端与尿道

间可有纤维索带连接，无肛门内括约肌，仅有外括约肌痕迹，盲端平或高于耻骨体中点与骶尾间隙的连线。

07.051 直肠闭锁 rectal atresia

胚胎期肠管发育的再管化过程中，部分肠道终止发育造成的肠腔完全阻塞。肛门发育正常，但出生后不排便，并伴肠梗阻征象。直肠指检向上受阻，有波动感。

07.052 直肠狭窄 rectal stenosis

胚胎期肠管发育的再管化过程中，部分肠道终止发育造成的肠腔部分阻塞。肛门发育正常，但粪便变细、排便困难，可伴肠梗阻征象。

07.053 直肠前庭瘘 rectovestibular fistula

直肠或肛门与女阴前庭之间的瘘管。粪便可经前庭排出。出生后无肛门，胎粪从女阴前庭排出，常有不完全性低位结肠梗阻症状。

07.054 泄殖腔畸形 cloacal malformation

因胚胎期发育异常致泄殖腔无法分隔成腹侧的尿生殖窦和背侧的原始直肠，正常肛门位置无肛门，直肠、阴道、尿道开口汇合在会阴部的一个共同管内的畸形。

07.055 肛裂 anal fissure

肛管皮肤破裂或撕裂。常见于肛管的后正中部位，多与肛管的纵轴平行，长0.5～1.5cm，呈梭形或椭圆形。常有排便疼痛、出血、便秘等症状。

07.056　急性肛裂　acute anal fissure
病史在8周以内的肛管皮肤破裂或撕裂。表现为肛管纵行裂口。

07.057　慢性肛裂　chronic anal fissure
病史超过8周的肛管皮肤破裂或撕裂。表现为一个或多个慢性周缘瘢痕增生的裂口，裂口近端有肛乳头肥大，远端出现哨兵痔，裂口基底部可见内括约肌暴露。

07.058　痔　hemorrhoid
肛管或直肠下段的静脉丛充血或淤血并肿大而形成的疾病。主要临床表现为出血、疼痛、肛门瘙痒、痔赘、脱垂等。

07.059　外痔　external hemorrhoid
发生于肛门齿状线以下，由外痔静脉丛扩张、破裂或反复炎症、血栓形成所致的疾病。表现为肛门部软组织团块，伴肛门不适、潮湿瘙痒或异物感，发生血栓及炎症时可伴疼痛。分为结缔组织性外痔、血栓性外痔、静脉曲张性外痔和炎性外痔四类。

07.060　结缔组织性外痔　connective tissue external hemorrhoid
由慢性炎症刺激导致肛缘局部皮肤纤维化、结缔组织增生的外痔。痔内无曲张静脉。若无炎症发生，患者仅有局部异物感或排便后肛门部不易清洁，可发生湿疹和瘙痒。若发生炎症，患者则感局部疼痛。

07.061　血栓性外痔　thrombotic external hemorrhoid
局部有血栓形成的外痔。患者自觉肛门肿胀、疼痛，有异物感，检查可见肛周或肛管皮下有葡萄状暗紫色肿物，有时伴表面轻度糜烂出血。

07.062　内痔　internal hemorrhoid
肛门齿状线以上，直肠末端黏膜下的内痔静脉丛扩大、曲张和充血而形成柔软静脉团的疾病。主要临床表现是出血、脱出、肛周潮湿、瘙痒，可并发血栓、嵌顿、绞窄及排便困难。

07.063　肛门直肠脓肿　anorectal abscess
肛管直肠组织内或周围间隙发生的急性化脓性感染。多数脓肿在穿破或切开后形成肛瘘。可伴有畏寒、发热等全身症状。

07.064　肛周脓肿　perianal abscess
感染经外括约肌皮下部向外或直接向外扩散形成的脓肿。常位于肛周皮下。局部红肿明显、持续疼痛，排便后疼痛加剧；全身症状不明显。

07.065　坐骨直肠窝脓肿　ischiorectal abscess
又称"坐骨直肠间隙脓肿"。感染经外括约肌向外扩散至坐骨直肠间隙形成的脓肿。脓肿深而大。患者有全身不适、发热、寒战等全身中毒症状。局部见肛门一侧肿胀、灼痛，活动或排便时加重，可伴有排尿困难。

07.066　括约肌间脓肿　intersphincteric abscess
位于肛门内外括约肌间的脓肿。表现为直肠或肛门疼痛不适，排便时加重，可伴有脓液或黏液排出。

07.067　肛提肌上脓肿　supralevator abscess
由坐骨直肠窝脓肿向上突破肛提肌或经括约肌间平面向上扩散至肛提肌上间隙所形成的脓肿。由后者发展形成者位置较深，局部症状常不明显。

07.068　肛瘘　anal fistula
发生在肛管或直肠下端与会阴皮肤相通的慢性感染性管道。是周围脓肿溃破或切口引流的后遗病变。主要侵犯肛管，很少侵及直肠。

07.069　括约肌间肛瘘　intersphincteric anal fistula
位于内外括约肌之间的瘘管。内口在齿状线附近，外口多在肛缘附近的疾病，为低位肛瘘。约占肛瘘的70%，多由肛管周围脓肿引起。

07.070　经括约肌肛瘘　transsphincteric anal fistula
穿外括约肌、坐骨直肠间隙的瘘管，开口于肛周皮肤的疾病。约占肛瘘的25%，多由坐骨肛管间隙脓肿引起。

07.071　括约肌上肛瘘　suprasphincteric anal fistula
瘘管在括约肌间隙向上延伸，越过耻骨直肠肌，向下经坐骨直肠间隙穿透肛周皮肤的疾病。约占肛瘘的4%，为高位肛瘘。

07.072　括约肌外肛瘘　extrasphincteric anal fistula
内口在齿状线上方的直肠壁，瘘管在内外括约肌外方经肛提肌而下，外口开口于肛门远处周围皮肤的疾病。仅占肛瘘的1%，多由骨盆直肠间隙脓肿合并坐骨肛管间隙脓肿引起。

07.073　藏毛窦　pilonidal sinus
发生于骶尾部臀间裂处软组织内的慢性窦道。特点是含有毛发。表现为骶尾部感染、脓肿、穿破后形成窦道或暂时愈合，反复发作。

07.074　腹膜内贯通伤　intraperitoneal pene-
trating injury
致伤物贯通机体，且穿通路径经腹膜内的开放性损伤。

07.075　腹膜反折贯通伤　peritoneal reflex penetrating injury
致伤物贯通机体，且穿通路径经腹膜反折处的开放性损伤。

07.076　腹膜外贯通伤　extraperitoneal pene-trating injury
致伤物贯通机体，且穿通路径不经过腹膜的开放性损伤。

07.077　不完全贯通伤　incomplete penetrating injury
致伤物尚未完全贯通机体的开放性损伤。

07.078　会阴损伤　perineal injury
外力所致的会阴部的组织损伤。钝性或穿入性机制造成的损伤可以同时累及膀胱、尿道、外生殖器及骨盆。女性多见于分娩过程中的会阴部裂伤。

07.079　肛管直肠异物　anorectal foreign body
滞留于肛管直肠内的异物。包括吞咽下的异物、胆石或粪石、医源性异物、人为插入的异物等。

07.080　直肠脱垂　rectal prolapse
直肠完全、部分或隐匿性脱垂。常见于老年女性，表现为腹部不适、排便不尽感，可伴有排便习惯改变。最常见的体征是直肠全层脱出于肛门外。

07.081　直肠膨出　rectocele
直肠的一部分向阴道疝出。属于骨盆松弛综合征的一种表现。常表现为手助排便、排便费力、排便不尽感、肛门痉挛，可伴尿潴留。

排粪造影可发现直肠膨出。

07.082　肛管息肉　anal polyp
肛管上皮表面的局限性突起。有带蒂或无蒂的，包括多种组织类型。

07.083　肛管炎性息肉　anal inflammatory polyp
发生于肛管的炎症性疾病继发的黏膜隆起性病变。

07.084　肛管淋巴样息肉　anal lymphoid polyp
由分化好的伴淋巴滤泡的淋巴组织组成的局限性突起。可由纤维带分隔且覆盖相当薄的黏膜。

07.085　肛乳头肥大　anal papilla hypertrophy
增大呈息肉样突入肛管或肛门外的肛乳头。大体和组织学形态类似皮赘或纤维上皮性息肉。

07.086　肛管纤维性息肉　anal fibrous polyp
发生于肛管的由增生的间叶成分混合而形成的良性突起性病变。

07.087　肛管鳞状细胞乳头状瘤　anal squamous cell papilloma
肛管鳞状上皮增生形成的乳头状肿物。表皮角化过度或角化不全，细胞无明显异型。诊断前必须行人乳头状瘤病毒检测以排除尖锐湿疣。

07.088　肛管鳞状细胞癌　anal squamous cell carcinoma
发生于肛管鳞状上皮的恶性肿瘤。通常与人乳头状瘤病毒感染关系密切。

07.089　肛管上皮内瘤变　anal intraepithelial neoplasia
肛管鳞状上皮的上皮内肿瘤性病变。组织学表现为上皮内细胞不同程度的异型性，但未突破上皮的基底膜。与肛管上皮异型增生、鳞状细胞原位癌、鳞状上皮内病变属于同一病理变化。

07.090　肛管上皮原位癌　anal epithelial carcinoma *in situ*
肛管鳞状上皮全层异型增生不伴有间质浸润的原位病变。

07.091　肛管移行上皮癌　anal transitional carcinoma
发生于肛管的鳞状细胞癌的亚型。源于肛管直肠交界区的移行上皮，主要位于肛管内。好发于老年人。

07.092　肛管梭形细胞癌　anal spindle cell carcinoma
发生于肛管的以梭形细胞成分为主的恶性上皮性肿瘤。形态类似肉瘤。

07.093　肛管疣状癌　anal verrucous carcinoma
发生于肛管的高分化鳞状细胞癌。常发生于巨大尖锐湿疣的基础上，呈显著的外生性生长，可见明显溃疡及瘘管形成。

07.094　肛管腺癌　anal adenocarcinoma
源于肛管表面黏膜、肛门腺及瘘管内腺体的恶性上皮性肿瘤。可合并肛门佩吉特病。低位直肠癌向下蔓延累及肛管的病例不归于此类。

07.095　肛管黏液腺癌　anal mucinous adenocarcinoma
又称"肛管胶样腺癌（anal colloid adeno-carcinoma）"。富含黏液的腺癌。属于肛管腺癌类型。

07.096　肛管基底细胞癌　anal basal cell carcinoma

由基底样细胞构成的恶性上皮性肿瘤。主要发生于肛门边缘皮肤，有时也会向上蔓延累及齿状线。形态类似于皮肤基底细胞癌。

07.097　肛管恶性黑色素瘤　anal malignant melanoma

发生于肛管的黑色素细胞源性恶性肿瘤。形态类似皮肤恶性黑色素瘤。

07.098　肛管黑色素细胞痣　anal melanocytic nevi

发生于肛周皮肤的黑色素细胞源性良性肿瘤。类似其他部位的皮肤黑色素细胞痣。常可出现一定的亲表皮现象和轻度细胞异型。

07.099　肛管乳头状汗腺腺瘤　anal hidradenoma papilliferum

肛管部大汗腺起源的良性上皮性肿瘤。可见于外阴、会阴或肛周。源于顶泌汗腺或肛门生殖器部位的乳腺样结构。

07.100　肛管表皮样囊肿　anal epidermoid cyst

发生于肛周的鳞状上皮起源的良性囊性肿物。囊壁为表皮样细胞，可见颗粒层，囊内充满角化物，大体上可呈豆渣样改变。

07.101　肛管角化棘皮瘤　anal keratoacanthoma

源于鳞状上皮的良性肿瘤。发生于肛门部或肛管。大体表现为孤立性结节，中央充满角化物或形成角质栓，边缘似火山口样改变。

07.102　肛管生殖器乳腺样腺体腺瘤　anogenital mammary-like gland adenoma

源于肛管生殖器部位的乳腺样腺体的良性上皮性肿瘤。主要分布于大小阴唇交界处，肛管也可出现。

07.103　肛管生殖器乳腺样腺体腺癌　anogenital mammary-like gland adenocarcinoma

肛管生殖器乳腺样腺体发生的恶性上皮性肿瘤。组织形态类似乳腺癌或顶泌汗腺癌，如乳腺浸润性导管癌、乳头状汗腺腺癌、乳房外佩吉特病等。

07.104　肛管纤维瘤　anal fibroma

发生于肛管直肠区域的良性梭形细胞肿瘤。多为单发且生长缓慢。需依靠组织学染色与其他梭形细胞肿瘤区分。

07.105　肛管纤维肉瘤　anal fibrosarcoma

累及肛管的纤维组织来源的恶性肿瘤。表现为排便困难、疼痛、出血，组织学特点为纤维组织束浸润邻近肠壁结构，病变后期可侵及黏膜，核分裂象有助于确定病变的性质。

07.106　肛管恶性纤维组织细胞瘤　anal malignant fibrous histiocytoma

极少见的累及肛管的多形性恶性软组织肿瘤。肿瘤细胞成分丰富，包含成纤维细胞样、组织细胞样细胞等。

07.107　肛管平滑肌瘤　anal leiomyoma

发生于肛管的平滑肌起源的良性肿瘤。常起源于内括约肌。

07.108　肛管平滑肌肉瘤　anal leiomyosarcoma

发生于肛管的平滑肌起源的恶性肿瘤。可能起源于肛管平滑肌或血管壁平滑肌组织。

07.109　肛管横纹肌肉瘤　anal rhabdomyosarcoma

肛管原发的横纹肌细胞起源的高级别肉瘤。主要见于小儿。组织学形态类似其他部位软组织的胚胎性横纹肌肉瘤，必须排除其他部位横纹肌肉瘤转移至肛门的情况。

07.110　肛管脂肪瘤　anal lipoma

源于肛周区域的皮下脂肪组织的良性肿瘤。通常不引起症状，较大时可能导致里急后重。

07.111　肛管神经纤维瘤　anal neurofibroma
发生于肛管的神经组织来源的肿瘤。肠道病变源于黏膜下或肌层，可发生肉瘤变。

07.112　肛管神经鞘瘤　anal schwannoma
发生于肛管的有包膜的良性周围神经鞘膜肿瘤。

07.113　肛管颗粒细胞瘤　anal granular cell tumor
发生于肛管的颗粒细胞起源的肿瘤。形态学类似消化道和软组织内的颗粒细胞瘤，细胞体积较大，边界不清，可呈合体样改变，胞质见嗜酸性颗粒呈巢状或条索状分布。

07.114　肛管血管瘤　anal hemangioma
肛管的血管增生形成的良性肿瘤。

07.115　肛管子宫内膜异位症　anal endometriosis
发生于肛管的子宫内膜异位症。多见于育龄期妇女。

07.116　肛管错构瘤　anal hamartoma
发生于肛管的由正常组织的错误组合与排列所导致的类瘤样畸形。

07.117　肛管原发恶性淋巴造血系统肿瘤　anal primary malignant lymphohema-topoietic neoplasm
发生于肛管的淋巴造血系统的恶性病变。大部分患者有免疫功能缺陷或人类免疫缺陷病毒（HIV）阳性。以非霍奇金淋巴瘤为主，如伯基特淋巴瘤、浆母细胞淋巴瘤、B细胞淋巴瘤。

07.118　肛管神经内分泌肿瘤　anal neuroen-docrine neoplasm
发生于肛管的具有神经内分泌分化的原发性肿瘤。

07.119　肛管神经内分泌癌　anal neuroendo-crine carcinoma
发生于肛管的神经内分泌细胞来源的恶性肿瘤。癌细胞多呈腺泡状或实片状排列。

08.　腹　　膜

08.01　腹　膜　解　剖

08.001　腹膜　peritoneum
衬于腹、盆腔壁内及脏器表面的浆膜。是全身面积最大、最复杂的浆膜。由单层扁平间皮细胞及少量结缔组织构成，薄而光滑，呈半透明状。

08.002　壁腹膜　parietal peritoneum
覆于腹腔各壁和骨盆壁内面的浆膜。较脏腹膜厚，有些部位富含脂肪。受体神经支配，对各种刺激敏感，痛觉定位准确。

08.003　脏腹膜　visceral peritoneum
覆于腹、盆腔脏器表面的浆膜。较薄，与脏器紧密相连，不易剥离。受自主神经支配，对牵拉、胃肠腔内压力增加或炎症、压迫等刺激较为敏感，常为钝痛，定位较差，多感觉局限于脐周。

08.004 腹水穿刺术 ascites inspection
当出现腹水时，在无菌条件下，于脐与耻骨联合上缘连线的中点上方1cm处，或与左髂前上棘连线的中外1/3处进行穿刺抽取积液的检查方法。

08.005 腹水细菌培养 ascites bacterial culture
将腹水成分置于特定的培养基和环境条件下生长繁殖的方法。是微生物学诊断的基本方法，也是确定感染病原体的主要依据。

08.006 穿刺活检 puncture biopsy
将穿刺针从体表刺入病灶部位，抽取病灶组织样本进行病理组织学或细胞学检查的临床操作。一般在手术或其他损伤性治疗前进行。

08.007 腹腔冲洗 abdominal douche
在一定压力下以灭菌溶液或特殊药品溶液对腹腔进行冲洗，以达到消毒、灭菌或去除腹腔异物目的的方法。

08.008 腹腔内热灌注化疗 intraperitoneal chemohyperthermia
利用局部化疗、热疗和大容量化疗液对腹腔的持续性机械性灌注疗法。基于腹腔内灌注化疗药物可增加药物与腹膜的接触面，提高局部药物浓度，从而减少或降低药物毒副作用的特点，再加上热力的作用，对腹腔种植的肿瘤具有较好的姑息治疗作用。

08.03 腹 膜 疾 病

08.009 腹膜炎 peritonitis
感染、化学性物质（胃液、肠液、胆汁、胰液等）、自身免疫性因素或损伤等导致的腹膜炎症性病变。以细菌感染最为多见。可表现为腹痛、腹肌紧张，以及恶心、呕吐、发热，严重时可致血压下降和全身中毒性反应。

08.010 原发性腹膜炎 primary peritonitis
腹腔内无感染灶、没有与外界相通的损伤时发生的腹膜炎症性病变。多为溶血性链球菌、肺炎链球菌或大肠埃希菌引起。表现为急性起病，弥漫性腹痛，伴有恶心、呕吐、发热，有腹膜刺激征。

08.011 继发性腹膜炎 secondary peritonitis
由腹腔内脏器炎症、穿孔、外伤、血运障碍及医源性创伤等所导致的腹膜炎症性病变。病原菌以大肠埃希菌最为常见，其次为厌氧拟杆菌、链球菌、变形杆菌。一般为混合感染，毒性剧烈。表现为持续性腹痛，较剧烈，伴恶心、呕吐、腹胀、腹肌紧张、压痛和反跳痛，以及高热、大汗、脉速等中毒症状。

08.012 胆汁性腹膜炎 bile peritonitis
胆汁从胆道系统漏入腹腔引起的腹膜炎症性病变。腹腔内仅有胆汁样液体而无腹膜炎体征者为单纯胆汁性腹水。可表现为轻度腹痛，也可有剧烈腹痛、腹部包块、发热、少尿和休克等严重症状。

08.013 腹膜透析相关性腹膜炎 peritoneal dialysis associated peritonitis
在腹膜透析操作过程中，由细菌、真菌感染导致的腹膜炎症性病变。可表现为腹痛、发热或透析液混浊等症状。为腹膜透析最常见的并发症，也是腹膜透析失败的常见原因。

08.014 结核性腹膜炎 tuberculous peritonitis
结核分枝杆菌及其代谢产物侵入腹膜引起的腹膜炎症性病变。临床上可见低热、食欲缺乏、乏力等全身症状。腹部可有钝痛、便秘或腹泻。部分患者腹部体检存在"柔韧感"。包括渗出型（腹水型）、粘连型、干酪型三种类型。

08.015 真菌性腹膜炎 fungal peritonitis
真菌感染导致的腹膜炎症性病变。以白念珠菌最常见。临床表现与细菌性腹膜炎症性病变相似，包括发热、腹痛、腹部压痛和反跳痛等。

08.016 寄生虫性腹膜炎 parasitic peritonitis
寄生虫侵入腹膜导致的腹膜炎症性病变。因虫种不同，病理变化和临床表现各异。

08.017 伤寒性腹膜炎 typhoid peritonitis
伤寒沙门菌感染导致的腹膜炎症性病变。表现为不明原因的持续高热、腹痛。

08.018 梅毒性腹膜炎 syphilitic peritonitis
梅毒螺旋体感染导致的腹膜炎症性病变。可表现为腹痛、呕吐、发热、脉搏加快等。

08.019 淋球菌性腹膜炎 gonococcal peritonitis
淋球菌感染导致的腹膜炎症性病变。多继发于自身其他部位的淋球菌感染。可表现为腹痛、腹部压痛、反跳痛、肌紧张等。

08.020 衣原体腹膜炎 chlamydia peritonitis
衣原体感染导致的腹膜炎症性病变。可表现为发热、腹痛等。

08.021 白喉性腹膜炎 diphtheric peritonitis
白喉棒状杆菌感染导致的腹膜炎症性病变。

可表现为腹痛、发热等。

08.022 嗜酸细胞性腹膜炎 eosinophilic peritonitis
以腹膜嗜酸性粒细胞浸润及腹水中嗜酸性粒细胞增多为表现的非细菌性腹膜炎症性病变。是变态反应性疾病，较少见，有自发性缓解与周期性发作的倾向。患者一般情况良好。

08.023 肺炎球菌性腹膜炎 pneumococcal peritonitis
肺炎链球菌感染所导致的腹膜炎症性病变。可表现为发热、恶心、呕吐、腹痛。

08.024 隐球菌性腹膜炎 cryptococcal peritonitis
隐球菌感染导致的腹膜炎症性病变。好发于细胞免疫功能低下的人群。可表现为腹胀、腹痛等。

08.025 非感染性腹膜炎 non-infectious peritonitis
某些化学物质（胃液、肠液、胆汁、胰液等）或损伤导致的腹膜炎症性病变。可表现为腹痛、腹肌紧张，以及恶心、呕吐、发热，严重时可致血压下降和全身中毒性反应。

08.026 假性腹膜炎 pseudo-peritonitis
腹膜本身无原发性或继发性感染，由某些疾病产生的类似腹膜炎症状和体征。由两类疾病引起：一类由腹腔内疾病引起，如急性胃肠炎、肠系膜淋巴结炎等；另一类由腹腔外疾病引起，如膈胸膜炎、肺炎等。可表现为腹痛、恶心、呕吐、发热。

08.027 肉芽肿性腹膜炎 granulomatosis peritonitis
生物病原体、异物引起腹膜巨噬细胞及其演

化的细胞局限性浸润和增生所导致的腹膜炎症性病变。可表现为腹痛、腹胀、便秘。

08.028 硬化性腹膜炎 sclerosing peritonitis
先天发育异常、感染或长期腹膜透析等多种原因刺激腹膜引起的纤维组织增生形成纤维膜包裹腹膜或腹腔脏器所导致的腹膜炎症性病变。可表现为腹痛、恶心、呕吐、腹部包块、腹水、体重减轻，部分患者可无明显症状。

08.029 胎粪性腹膜炎 meconium peritonitis
胚胎期由某些原因造成肠道穿孔，胎粪进入腹腔，导致的无菌性、异物性和化学性腹膜炎症性病变。可表现为恶心、呕吐、发热、腹痛、腹肌紧张、反跳痛。

08.030 弥漫性腹膜炎 diffuse peritonitis
细菌、化学、物理或异物损害脏腹膜和壁腹膜所导致的范围广泛而无明显界限的腹膜炎症性病变。可表现为腹痛、腹部压痛、腹肌紧张，以及恶心、呕吐、发热，严重时可致血压下降和全身中毒性反应。

08.031 慢性腹膜炎 chronic peritonitis
再感染、某些术后感染和慢性感染导致的腹膜炎症性病变。可表现为腹膜刺激征、发热、恶心、呕吐。

08.032 急性腹膜炎 acute peritonitis
壁腹膜和（或）脏腹膜因细菌感染、化学刺激或物理损伤所发生的急性炎症。典型临床表现为腹膜炎三联征，以及腹痛、恶心、呕吐、发热，严重时可致血压下降和全身中毒性反应。

08.033 急性化脓性腹膜炎 acute suppurative peritonitis
壁腹膜和（或）脏腹膜因各种原因受到刺激或损害发生细菌感染后导致的化脓性急性腹膜炎症性病变。可表现为腹痛、腹胀、腹肌紧张、腹部压痛和反跳痛、恶心、呕吐、发热等感染中毒症状。

08.034 新生儿腹膜炎 neonatal peritonitis
从脐带结扎到出生后28天内的婴儿由细菌感染、化学或物理损伤等多种因素导致的腹膜炎症性病变。可分为原发性新生儿腹膜炎及继发性新生儿腹膜炎。可表现为呕吐、发热、腹痛。

08.035 腹膜囊肿 peritoneal cyst
内容物为液态囊状包块的腹膜囊性病变。可表现为腹部包块、腹痛、腹胀及压迫症状。

08.036 腹膜米勒管囊肿 peritoneal Müllerian duct cyst
在胚胎发育过程中因米勒管退化不全而残留的腹膜囊性病变。多见于男性。较小者可无症状，较大者表现为腹部包块，可产生压迫症状或引起局部或邻近器官刺激症状。

08.037 腹膜肿瘤 peritoneal tumor
位于腹膜的原发性或继发性肿瘤。可表现为腹部包块、腹痛、腹胀、腹水、压迫症状及全身症状。

08.038 原发性腹膜肿瘤 primary peritoneal tumor
源于腹膜上皮、单层间皮细胞、结缔组织、平滑肌或来源不明的腹膜良性或恶性肿瘤。可表现为腹部包块、压迫症状。

08.039 腹膜良性腺瘤样间皮瘤 benign adenomatoid mesothelioma of peritoneum
源于腹膜上皮和间皮组织的良性肿瘤。可表现为腹痛、腹水、腹胀及腹部包块。

08.040　腹膜囊性良性间皮瘤　cystic benign mesothelioma of peritoneum

源于腹膜上皮和间皮组织的良性肿瘤。呈单个或多个囊性肿块。可表现为腹痛、腹水、便秘、腹胀及腹部包块。

08.041　腹膜良性乳头状间皮瘤　benign papillary mesothelioma of peritoneum

源于腹膜间皮组织的具有潜在低度恶性的间皮肿瘤。分布于盆腔腹膜的表面，由衬覆单层扁平或立方形间皮细胞的乳头组成，间皮细胞分化良好。可表现为腹水、腹部包块、腹痛。

08.042　腹膜恶性间皮瘤　peritoneal malignant mesothelioma

源于腹膜上皮和间皮组织的恶性肿瘤。表现缺乏特异性，可有腹痛、便秘、腹胀、腹水、消化功能紊乱、体重减轻及肠梗阻表现。

08.043　腹膜软组织良性肿瘤　benign soft tissue tumor of peritoneum

位于腹膜软组织内，源于间叶组织的良性肿瘤。可表现为无痛性进行性增大的肿块。

08.044　腹膜上皮样血管内皮瘤　peritoneal epithelioid hemangioendothelioma

位于腹膜、源于内皮细胞、介于血管瘤和血管肉瘤之间的低度恶性肿瘤。无特征性的症状与体征，可表现为局部疼痛性肿块。

08.045　腹膜血管肉瘤　peritoneal angiosarcoma

位于腹膜的瘤细胞在不同程度上重演正常脉管内皮细胞形态和功能特点的恶性肿瘤。可表现为无痛性渐进性增大的腹部包块，多伴有疼痛和血性腹水、贫血、消瘦。

08.046　腹膜腔上皮样血管平滑肌脂肪瘤　epithelioid angiomyolipoma of peritoneal cavity

位于腹膜腔、源于血管周上皮样细胞的具有恶性潜能的间叶源性肿瘤。主要以增生的上皮样细胞为主，同时具有成熟脂肪组织、厚壁血管和平滑肌成分。可表现为无痛性腹部包块、压迫性或占位性表现。

08.047　腹膜假黏液瘤　pseudomyxoma peritonei，PMP

位于壁腹膜、大网膜及肠壁浆膜面的低度恶性黏液性肿瘤。可表现为腹部膨隆和腹腔内被大量胶冻样黏液腹水充填。

08.048　腹膜米勒管腺肉瘤　Müllerian adenosarcoma of peritoneum

原发于腹膜的米勒管腺肉瘤。源于腹膜的间皮及其下的间叶组织，与发生在卵巢、子宫的米勒管腺肉瘤相似。肿瘤由良性或不典型上皮成分和低度恶性的间质成分构成。可表现为腹部包块、腹胀、腹痛和腹水。

08.049　腹膜壁层恶性肿瘤　parietal peritoneal malignancy

源于壁腹膜上皮组织或间叶组织的恶性肿瘤或肉瘤。可表现为腹部包块、腹水、压迫症状及全身症状。

08.050　腹膜脂肪瘤样良性肿瘤　peritoneal lipomatous benign tumor

腹膜局限性脂肪组织增生并不伴浸润和转移的良性肿瘤。可表现为无痛性腹部包块。

08.051　继发性腹膜肿瘤　secondary peritoneal tumor

又称"转移性腹膜肿瘤（metastatic peritoneal tumor）"。随着肿瘤的不断生长，肿瘤细胞通过血液、淋巴液转移到腹膜生成的肿瘤。可表现为腹部包块、压迫症状及全身症状。

08.052　腹膜神经胶质瘤病　gliomatosis peritonei
发生于腹膜表面的成熟神经胶质细胞的结节状种植所致的一类疾病。多由卵巢畸胎瘤种植转移引起。可表现为无痛性腹胀、腹部包块及腹水。

08.053　腹膜粘连　peritoneal adhesion
感染、缺血、异物刺激及手术等损伤腹膜，引发腹膜修复反应形成的粘连。常表现为腹痛、腹胀、恶心、呕吐、停止排气和排便等。

08.054　腹膜坏死　peritoneal necrosis
以酶溶性变化为特点的腹膜内局部组织细胞的死亡。可表现为腹痛、恶心、呕吐。

08.055　腹膜挫伤　peritoneal contusion
由撞击、跌打等多种原因引起的以软组织出血为主要改变的腹膜闭合性损伤。可表现为腹痛、腹部包块。

08.056　腹膜软斑症　peritoneal malacoplakia
发生于腹膜的慢性肉芽肿性炎症反应。通常由肠道细菌引起。可表现为腹痛、发热。

09.　网　膜

09.01　网　膜　解　剖

09.001　网膜　omentum
胃与肠之间向前膨出、在肠的前方下垂形成的皱襞。分为大网膜和小网膜。

09.002　大网膜　greater omentum
连接于胃大弯与横结肠之间，呈围裙状下垂，遮盖于横结肠和小肠等腹腔脏器前方的腹膜褶。长度因人而异。由四层腹膜折叠而成，前两层由胃前、后壁浆膜延续而成，向下伸至脐平面或稍下方，然后反折，并向上附着于横结肠，形成后两层。

09.003　小网膜　lesser omentum
连接于膈、肝静脉韧带裂和肝门与胃小弯和十二指肠上部之间的双层腹膜。左侧部从膈、肝静脉韧带裂连于胃小弯，称肝胃韧带；右侧部从肝门连于十二指肠上部，称肝十二指肠韧带。

09.004　网膜囊　omental bursa

位于小网膜和胃后壁与腹后壁的腹膜之间的一个扁窄间隙。前壁为小网膜、胃后壁的腹膜和胃结肠韧带；后壁为横结肠及其系膜和覆盖在胰、左肾、左肾上腺等处的腹膜；上壁为肝尾叶和膈下方的腹膜；下壁为大网膜前、后层的结合处。

09.005　网膜囊前壁　anterior wall of omental bursa
构成网膜囊前方的区域。由上而下依次为小网膜、胃后壁腹膜、十二指肠上部和大网膜前两层腹膜。

09.006　网膜囊上隐窝　superior omental recess
位于小网膜和肝后方的隐窝。包绕着肝的尾状叶。

09.007　网膜囊后壁　posterior wall of omental bursa
构成网膜囊后方的区域。由下向上依次为大

网膜后两层，横结肠及其系膜，覆盖胰、左肾、左肾上腺等处的腹膜褶。

09.008　网膜囊上壁　superior wall of omental bursa
构成网膜囊上方的区域。衬覆于膈下面的腹膜褶，在此处肝尾状叶自右侧套入网膜囊内。

09.009　网膜囊下壁　inferior wall of omental bursa
构成网膜囊下方的区域。为大网膜前两层与后两层反折处。

09.010　网膜囊左侧　left of omental bursa
位于网膜囊左侧的区域。内含胃脾韧带、脾和脾肾韧带。

09.011　网膜囊右侧　right of omental bursa
位于网膜囊右侧的区域。借网膜孔与腹膜腔其余部分相通。

09.012　网膜孔　omental foramen
又称"温斯洛孔（Winslow foramen）"。网膜囊向右通入腹膜腔的唯一孔道。纵径3cm，一般可容纳1～2横指，高度在第12胸椎至第2腰椎椎体前方的范围内，根据形状分为三角形、裂隙形、圆形、椭圆形及半月形。

09.013　网膜孔上界　superior border of omental foramen
网膜孔上方区域的边界。为肝尾状叶存在的区域。

09.014　网膜孔下界　inferior border of omental foramen
网膜孔下方区域的边界。为十二指肠上部的上缘。

09.015　网膜孔前界　anterior border of omental foramen
网膜孔向前区域的边界。为肝十二指肠韧带游离缘。

09.016　网膜孔后界　posterior border of omental foramen
网膜孔向后区域的边界。为下腔静脉及其前面的壁腹膜或肝肾韧带。

09.017　胃网膜动脉弓　gastric omental artery arch
由胃网膜左动脉与胃膜右动脉吻合形成的动脉弓。位于胃大弯，沿途向上发出许多胃支，向下发出许多网膜支。

09.018　大网膜前动脉　anterior greater omental artery
由胃网膜动脉自胃网膜动脉弓向下发出的7～13条长短不等的动脉。分布于大网膜前层。

09.019　大网膜动脉弓　greater omental artery arch
由大网膜左动脉与大网膜右动脉互相吻合形成。位于大网膜后层。

09.020　大网膜右动脉　right greater omental artery
由胃网膜右动脉起始部发出的分支动脉。在前层内近右缘下降，在靠近大网膜下缘处向左行于后层内，参与大网膜动脉弓的形成。

09.021　大网膜左动脉　left greater omental artery
由胃网膜左动脉起始部发出的分支动脉。在大网膜前层内靠左缘下降，约在左缘中下1/3交界处转向右行大网膜后层，参与大网膜动脉弓的形成。

09.022　大网膜后动脉　posterior greater omental artery
由大网膜动脉弓自弓向上、下发出的数条动脉。分布于大网膜后层，与大网膜后动脉间分支互相吻合。

09.02　网膜疾病

09.023　大网膜平滑肌瘤　greater omentum leiomyoma
大网膜内平滑肌组织构成的良性实体肿瘤。可表现为腹部包块，可引起腹痛、梗阻、体重减轻等。

09.024　大网膜间质瘤　greater omentum mesenchymoma
源于大网膜间叶组织，如脂肪组织、纤维组织、肌肉组织、神经组织、血管等形成的肿瘤。可表现为腹部包块，可引起腹痛、腹胀、梗阻、体重减轻等。

09.025　大网膜神经内分泌肿瘤　neuroendo-crine tumor of greater omentum
大网膜内神经内分泌细胞形成的肿瘤。可分为功能性神经内分泌肿瘤和非功能性神经内分泌肿瘤。可表现为腹部不适、腹痛、腹胀、腹部包块等，功能性神经内分泌肿瘤较少见。

09.026　大网膜血管瘤　greater omentum hemangioma
大网膜内间叶血管组织构成的肿瘤。可表现为腹痛、腹部包块等。

09.027　大网膜淋巴管瘤　lymphangioma of greater omentum
大网膜内淋巴管过度增生和扩张而构成的良性肿瘤。其中充满淋巴液。可表现为腹部包块、腹痛、腹胀等。

09.028　大网膜脂肪瘤　greater omentum lipoma
大网膜间叶脂肪组织构成的良性肿瘤。可表现为腹部包块、腹痛、腹胀、梗阻、体重减轻。

09.029　大网膜纤维瘤　greater omentum fibroma
大网膜间叶纤维结缔组织构成的良性肿瘤。如为多发性则为大网膜纤维瘤病。可表现为腹部包块、腹痛、腹胀、体重减轻及胃肠道压迫等。

09.030　大网膜转移瘤　greater omentum metastatic tumor
胃肠道、胰腺、肝脏、卵巢等器官原发肿瘤经血行转移或种植转移到大网膜构成的肿瘤。可表现为腹部包块、腹痛、腹胀、体重减轻等。

09.031　大网膜黏液性癌　greater omentum mucinous carcinoma
大网膜柱状黏液分泌上皮组成的腺体构成的恶性肿瘤。镜下见黏液堆积在腺腔内，并可由于腺体的崩解而形成黏液湖。常可见小堆或散在癌细胞漂浮其中。临床表现为腹部膨隆和腹腔内被大量胶冻样黏液腹水充填。

09.032　大网膜黏液脂肪肉瘤　greater omen-tum myxoid liposarcoma
源于大网膜，由形态一致的圆形或卵圆形原始非脂源性间叶细胞、数量不等的小印戒样脂肪母细胞、突出的具有特征性分支状血管的黏液样基质构成的恶性肿瘤。可表现为腹痛、腹胀、腹部包块。

09.033　大网膜恶性卵黄囊瘤　malignant yolk

sac tumor of greater omentum

源于原始生殖细胞、具有胚体外卵黄囊分化特点的经种植转移至大网膜的高度恶性生殖细胞肿瘤。可表现为腹胀、腹痛、腹围增大。

09.034 大网膜原发性骨外软骨瘤 primary extraosseous chondroma of greater omentum

发生于大网膜的罕见良性软骨肿瘤。可表现为腹部无痛性包块。

09.035 大网膜畸胎瘤 greater omental teratoma

生殖细胞或胚胎干细胞衍生而来的经种植转移至大网膜的瘤性组织。排列结构错乱，常含有外、中、内三个胚层的多种组织成分。可表现为腹痛、腹胀、腹部包块。

09.036 大网膜炎性成纤维细胞瘤 greater omental inflammatory fibroblastoma

大网膜分化的成纤维细胞/肌成纤维细胞性梭形细胞组成的肿瘤。伴大量浆细胞和淋巴细胞浸润。可表现为腹痛、腹胀。

09.037 大网膜绒毛膜癌 greater omental choriocarcinoma

源于生殖细胞、经血行或种植转移至大网膜的恶性肿瘤。可表现为腹痛、停经、阴道不规则流血。

09.038 原发性大网膜炎 primary greater omentitis

又称"特发性大网膜炎（idiopathic greater omentitis）"。病因和发病机制不明确的大网膜炎。临床上非常少见。可表现为腹痛、发热。

09.039 继发性大网膜炎 secondary greater omentitis

腹腔内脏器的炎症、穿孔、外伤、血运障碍及医源性创伤等所引起的大网膜炎症。可表现为腹痛、发热。

09.040 大网膜结核 greater omental tuberculosis

腹腔内结核直接蔓延或经血行播散至大网膜形成的炎症性病变。可表现为低热、食欲缺乏、乏力等全身症状。腹部可有钝痛、便秘或腹泻。

09.041 大网膜脓肿 greater omental abscess

大网膜急性感染过程中，病变组织坏死、液化而出现的局限性脓液积聚。可表现为腹痛、发热。

09.042 大网膜出血 greater omental hemorrhage

外伤、肿瘤、抗凝、血管畸形所导致的大网膜出血。可表现为腹痛、腹胀、乏力、贫血等，严重时可导致休克、多器官功能衰竭。

09.043 自发性血管源性大网膜血肿 spontaneous vasogenic greater omental hematoma

大网膜血管自身或继发性异常改变导致血管破裂，溢出的血液分离周围组织形成的血性肿块。可表现为腹部包块、腹痛、休克。

09.044 大网膜囊肿 greater omental cyst

大网膜淋巴管梗阻、异位或腹腔炎症反应后包裹形成的囊性病变。是大网膜真性囊肿和假性囊肿的统称。可表现为无痛性包块。

09.045 大网膜真性囊肿 true cyst of greater omentum

大网膜淋巴系统先天性发育异常或后天性阻塞而形成的囊性病变。囊液通常为透明浆液性淋巴液，80%以上为囊壁衬内皮。可表现为腹胀、腹部隐痛、腹部包块。

09.046 大网膜假性囊肿 pseudocyst of greater omentum
各种腹腔炎症反应后大网膜包裹形成的囊性病变。如创伤后血肿或脂肪坏死等。囊液较为混浊或为血性液体。可表现为腹胀、腹部隐痛、腹部包块。

09.047 大网膜梗死 greater omental infarction
血栓形成、静脉淤滞、动脉炎、扭转等引起的血管阻塞、血流停止导致缺氧而发生的大网膜坏死。可表现为急性腹痛。

09.048 大网膜粘连 greater omental adhesion
大网膜与腹部切口附近腹膜和脏器发生粘连而引起的一系列特殊症状。可表现为腹膜牵拉症状，患者不敢伸直躯干，常弯腰行走，饱餐后尤其明显。

09.049 大网膜扭转 greater omental torsion
大网膜先天性形态异常或后天性粘连等引起大网膜沿其纵轴旋转而导致其血液循环障碍的现象。可导致大网膜水肿、梗死、坏死等并发症。可表现为腹痛、恶心、呕吐、腹部包块。

09.050 原发性大网膜扭转 primary greater omental torsion
大网膜先天性形态异常、静脉曲张或剧烈运动、改变体位等引起大网膜沿纵轴旋转而导致其血液循环障碍的现象。临床少见，一般认为与大网膜形态异常、大网膜上静脉曲张而动脉正常和足以引起大网膜移动等因素有关。可表现为腹痛、恶心、呕吐、腹部包块。

09.051 继发性大网膜扭转 secondary greater omental torsion
大网膜与腹腔某一病灶如肿块、炎性病灶、疝囊、手术后切口或瘢痕之间产生粘连所导致的某两个固定点之间大网膜发生扭转导致其血液循环障碍的现象。可表现为腹痛、恶心、呕吐、腹部包块。

09.052 原发性大网膜妊娠 primary greater omental pregnancy
受精卵直接种植于大网膜处导致的异位妊娠。可表现为腹痛、腹腔出血、休克、直肠刺激症状。

09.053 大网膜子宫内膜异位症 greater omental endometriosis
有活性的子宫内膜细胞种植在大网膜，发生周期性萎缩、坏死、脱落，从而形成异位的结节病灶。可表现为下腹痛、腹水、腹胀、腹围增大。

09.054 大网膜疝 greater omental hernia
大网膜由正常解剖部位通过先天或后天形成的薄弱点、缺损或孔隙进入另一部位形成的肿块。可表现为可复性肿块、局部胀痛。

09.055 大网膜嵌顿疝 greater omental incarcerated hernia
当腹压突然升高时，大网膜可强行扩张疝囊颈而突入疝囊，随后因疝囊颈弹性收缩，将疝内容物卡住而不能回纳腹腔的情况。可表现为疝块突然增大、变硬、不能回纳、有触痛。

09.056 大网膜裂孔疝 greater omental hiatal hernia
肠袢通过正常的网膜解剖孔或某些疾病所造成的孔隙进入网膜囊或穿过系膜而形成肿块。属腹内疝的一种。可表现为上腹部胀痛、呕吐、停止排便和排气。

09.057 小网膜平滑肌瘤 lesser omental

leiomyoma
小网膜内平滑肌组织构成的实体良性肿瘤。可表现为腹部包块，可引起腹痛、梗阻、体重减轻等。

09.058　小网膜间质瘤　lesser omental mesenchymoma
发生于小网膜的间质起源的肿瘤。如源于脂肪组织、纤维组织、肌肉组织、神经组织、血管等的肿瘤。可表现为腹部包块，可引起腹痛、腹胀、梗阻、体重减轻等。

09.059　小网膜神经源性肿瘤　neurogenic neoplasm of lesser omentum
小网膜内神经组织形成的肿瘤。主要包括神经鞘瘤、神经纤维瘤、节细胞神经瘤，较为少见。可表现为上腹部不适、腹胀、腹痛、体重减轻等。

09.060　小网膜神经鞘瘤　schwannoma of lesser omentum
小网膜内神经鞘细胞构成的肿瘤。可表现为上腹部不适、腹痛、腹胀。

09.061　小网膜神经内分泌肿瘤　neuroendo-crine tumor of lesser omentum
小网膜内神经内分泌细胞构成的肿瘤。可分为功能性和非功能性神经内分泌肿瘤。可表现为腹部不适、腹痛、腹胀、腹部包块等，功能性神经内分泌肿瘤较少见。

09.062　小网膜血管瘤　lesser omentum heman-gioma
小网膜内间叶血管组织构成的肿瘤。可表现为腹痛、腹部包块等。

09.063　小网膜淋巴管瘤　lesser omentum lymphangioma
小网膜内淋巴管过度增生和扩张而形成的

良性肿瘤。其中充满淋巴液。可表现为腹部包块、腹痛、腹胀等。

09.064　小网膜脂肪瘤　lesser omentum lipoma
小网膜间叶脂肪组织构成的良性肿瘤。可表现为腹部包块、腹痛、腹胀、梗阻、体重减轻。

09.065　小网膜纤维瘤　lesser omentum fibroma
小网膜间叶纤维结缔组织形成的良性肿瘤。如为多发性则为小网膜纤维瘤病。可表现为腹部包块、腹痛、腹胀、体重减轻及胃肠道压迫等。

09.066　小网膜转移瘤　lesser omentum metastasis
胃肠道、胰腺、肝脏、卵巢等器官原发肿瘤经血行转移或种植转移而形成的肿瘤。可表现为腹部包块、腹痛、腹胀、体重减轻等。

09.067　小网膜脉管瘤　lesser omentum angioma
由小网膜内间叶血管组织构成的良性肿瘤和淋巴管过度增生或扩张而形成的良性肿瘤的统称。可表现为腹部包块、腹痛、腹胀及胃肠道压迫症状。

09.068　小网膜疝　lesser omentum hernia
游离的小肠袢，偶尔为肠系膜过长的横结肠，通过网膜孔进入小网膜囊内形成的肿块。可表现为腹部绞痛、腹胀、恶心、呕吐、停止排气和排便等。

09.069　绞窄性小网膜疝　strangulated lesser omental hernia
游离的小肠袢或横结肠进入小网膜囊内并发生扭转形成的肿块。可出现肠扭转或幽门梗阻。

09.070　小网膜裂孔疝　lesser omentum hiatus

hernia

由小网膜周围肠管组织疝入小网膜裂孔、横结肠系膜裂孔、肝胃韧带裂孔或胃结肠韧带裂孔内所形成的疝。可导致幽门梗阻。可表现为腹痛、饱胀感、腹胀、恶心、呕吐等。

09.071　小网膜囊疝　hernia of lesser omentum sac

小网膜囊周围肠管或系膜组织疝入小网膜囊内形成的肿块。可表现为上腹部不适、腹痛、腹胀等。

09.072　小网膜囊肿　lesser omentum cyst

原始淋巴组织在网膜内异常增生或各种腹腔炎症反应（如创伤性血肿、脂肪坏死等）导致的囊性病变。是原发性小网膜囊肿及继发性小网膜囊肿的统称。可表现为上腹部不适、腹部包块、腹痛等。

09.073　小网膜淋巴管囊肿　lesser omentum lymphatic cyst

小网膜淋巴管阻塞形成的囊性病变。可表现为上腹部不适、腹痛等。

09.074　小网膜多房囊肿　multilocular cyst of lesser omentum

小网膜内淋巴管阻塞或继发于脂肪坏死、炎症等在小网膜囊内形成多个囊性病变。可表现为上腹部不适、腹痛、腹胀等。

09.075　小网膜结核　lesser omentum tuberculosis

腹腔内结核直接蔓延或血行播散至小网膜形成的结核病变。可表现为低热、盗汗、乏力、腹痛、腹胀、腹部包块、腹水等。

09.076　小网膜脓肿　lesser omentum abscess

小网膜包裹周围感染、坏死组织后形成的脓腔。其中含有脓液。可表现为上腹部不适、

腹痛、腹胀、发热等。

09.077　小网膜出血　lesser omentum hemor-rhage

小网膜内血管破裂形成的出血。可表现为上腹部不适、腹痛、乏力、贫血等，严重的可导致休克、多器官功能衰竭。

09.078　网膜囊疾病　omental pouch disease

发生在网膜囊的各种疾病的统称。包括网膜囊积液、网膜囊炎性渗出、网膜囊积血等。

09.079　网膜囊积液　omental pouch effusion

网膜囊周围器官损伤及病变时，渗出液及空腔脏器内容物等穿破覆盖在脏器表面的后腹膜进入网膜囊积聚的现象。各种渗出液也可经网膜孔直接进入网膜囊。可表现为腹胀、囊性肿块。

09.080　网膜囊炎性渗出　omental pouch inflammatory exudate

在网膜囊内以炎症灶内形成大量渗出物为特征，同时伴有一定程度变质的现象。可表现为腹胀、腹痛。

09.081　网膜囊积血　omental pouch blood

网膜囊周围器官损伤及病变出血时，血液可穿破覆盖在脏器表面的后腹膜进入网膜囊，也可经网膜孔直接进入网膜囊的现象。可表现为腹痛、腹胀、恶心、呕吐、休克。

09.082　网膜囊性淋巴管瘤　omental cystic lymphangioma

在先天性局部淋巴管发育异常的基础上，由于阻塞淋巴管腔不断扩大而形成的良性肿瘤。由衬以内皮细胞的多发的大小不等的淋巴管通道构成，内含蛋白性液体或血液。可表现为腹痛、腹胀、恶心、呕吐。

10. 肠系膜

10.01 肠系膜解剖

10.001 肠系膜 mesentery
源于壁腹膜、脏腹膜的延续移行,通过包绕将空肠和回肠悬吊、固定于腹膜后壁的双层腹膜结构。面积较大,整体呈扇形。内有肠系膜上血管的分支和属支、淋巴管、淋巴结和神经等。

10.002 小肠系膜 mesostenium
将空、回肠连于腹后壁的双层腹膜结构。呈扇形,附着于肠壁的一缘,与小肠长度一致,可达6~7m,形成许多皱褶,内有小肠血管及其分支、淋巴管和神经走行,并含有脂肪和淋巴结组织。

10.003 横结肠系膜 transverse mesocolon
将横结肠连于腹后壁的双层腹膜结构。根部起自结肠右曲,止于结肠左曲,内有结肠中动脉及其伴随静脉、淋巴管、淋巴结、神经丛及脂肪组织等。

10.004 乙状结肠系膜 sigmoid mesocolon
将乙状结肠连于盆壁左髂窝的双层腹膜结构。根部附着于左髂窝及骨盆腹后壁,胎儿和儿童期系膜较长,乙状结肠活动度较大,故儿童期乙状结肠扭转引起的肠梗阻发病率较高。

10.005 阑尾系膜 mesoappendix
将阑尾连于小肠系膜下端的双层腹膜结构。呈三角形,游离缘内有阑尾血管、淋巴管、神经等组织,故阑尾切除术时,应从系膜游离缘进行血管结扎。

10.006 左肠系膜窦 left mesenteric sinus
位于小肠系膜根左侧,向下开口的斜方形腔隙。内侧界为小肠系膜根,外侧界为降结肠,上界为横结肠及其系膜的左1/3部,下界为乙状结肠及其系膜,后界为腹后壁。下方开放通往盆腔,窦内感染时易蔓延入盆腔。

10.007 右肠系膜窦 right mesenteric sinus
位于小肠系膜根右侧的三角形腔隙。外侧界为升结肠,上界为横结肠及系膜的右2/3部,后界为腹后壁。该窦腔周围近乎封闭,感染积脓时不易扩散。

10.008 肠系膜根 radix of mesentery
肠系膜将空、回肠悬附于腹后壁的结构。位于腹部中央,并与结肠系膜及其他腹膜韧带相连续。腹腔内众多疾病可经此在腹内播散。

10.009 肠脂垂 epiploic appendice
结肠带附近浆膜下脂肪局部聚集所形成的多个大小不等、形态各异的突起。多见于盲肠和乙状结肠,在肠道外科手术中常作为辨认结肠的标志。

10.010 肠系膜上动脉淋巴系统 superior mesenteric artery lymphatic system
沿肠系膜上动脉及其分支排列的淋巴结。右半结肠的淋巴大部分汇入肠系膜上动脉淋巴结群。收集十二指肠下半部、空肠、回肠、阑尾和盲肠、升结肠、横结肠及胰头的淋巴,形成输出淋巴管组成肠干。

10.011　肠系膜下动脉淋巴系统　inferior mesenteric artery lymphatic system

沿肠系膜下动脉及其分支排列的淋巴结。左半结肠的淋巴大部分汇入肠系膜下动脉淋巴结群。收集自结肠左曲至直肠上部的淋巴。其形成的输出管与肠系膜上淋巴结和腹腔的输出管共同组成肠干。

10.02　肠系膜疾病诊断

10.012　肠系膜动脉血管成像　angiography of mesenteric artery

通过后期重建、多模式多视角观察肠系膜动脉血管管腔，为血管斑块病理成分、血管病变提供诊断的同时，还能明确缺血肠道范围及合并其他腹部情况的肠系膜快速CT检查方法。具有显像清晰、无创、操作简便等优势。

10.013　选择性肠系膜动脉造影　selective mesenteric arteriography

使用经皮穿刺术行股动脉穿刺,引入C形或U形导管，选择插管至腹腔动脉干、肠系膜上动脉、肠系膜下动脉行血管造影，通过观察动脉期、静脉期图像检测疾病的技术。

10.03　肠系膜疾病

10.014　急性肠系膜炎　acute mesenteritis

肠系膜的急性炎症性病变。多由细菌感染及毒素侵袭导致，由于小肠（特别是回肠远端）系膜内富含淋巴组织，后续常表现为急性肠系膜淋巴结炎。主要临床表现为发热、腹痛、恶心、呕吐等。

10.015　急性肠系膜淋巴结炎　acute mesenteric lymphadenitis

又称"急性非特异性肠系膜淋巴结炎（acute non-specificity mesenteric lymphadenitis）""布伦尼曼综合征（Brenneman syndrome）"。上呼吸道感染后引起的回肠、结肠区域肠系膜淋巴结的炎症。好发于儿童和青少年，主要临床表现为发热、急性腹痛。

10.016　急性坏死性肠系膜炎　acute necrotizing mesenteritis

急性肠系膜缺血所导致的肠系膜急性坏死性炎症。可能与动脉高压、血脂异常、肢体缺血病史、器官衰竭等病因相关，若不及时治疗可导致不可逆的肠缺血性损伤。主要临床表现为腹痛、腹泻、腹胀及腹膜刺激征等。

10.017　慢性肠系膜淋巴结炎　chronic mesenteric lymphadenitis

急性肠系膜淋巴结炎症未得到及时诊治，导致病情迁延发展成的慢性疾病。临床症状无特异性，腹痛多呈阵发性，以脐周为主，也可能出现发热、呕吐、腹泻等表现。

10.018　慢性纤维硬化性肠系膜炎　chronic fibrosclerosing mesenteritis

又称"收缩性肠系膜炎（contractile mesenteritis）"。肠系膜内脂肪纤维组织的慢性非特异性炎症。目前病因不明，可能与自身免疫相关。常有腹痛、腹胀、低热、食欲缺乏、倦乏、间歇性肠绞痛等症状，可于上腹部扪及肿块，并触及搏动感。

10.019　肠系膜淋巴结炎　mesenteric lymphadenitis

肠系膜淋巴结的非特异性炎症。多由埃可病毒、柯萨奇病毒等感染引起，是引起儿童急性腹痛的常见原因之一。多发生在回肠远端的肠系膜，儿童多诉腹痛位于脐周，呈阵发性或痉挛性疼痛。

10.020　硬化性肠系膜炎　sclerosing mesenteritis
由慢性非特异性炎症反应所引起的肠系膜增厚和纤维化的疾病。最常见于小肠系膜，临床表现多样且无特异性，以腹痛、腹泻、恶心、呕吐、便秘、体重减轻、发热等为主要表现，严重时可引起肠梗阻、乳糜性腹水、粘连或肠系膜缺血。

10.021　特发性肠系膜静脉硬化性肠炎　idio-pathic mesenteric phlebosclerosis，IMP
以肠系膜上静脉及其属支广泛钙化且右半结肠壁增厚为主要特征的缺血性结肠炎症。主要临床表现为不同程度的腹痛、腹胀、呕吐、排便和排气停止等，也有患者表现为反复便秘、腹泻或便血。

10.022　肠系膜脂膜炎　mesenteric panniculitis
肠系膜脂肪组织的少见慢性非特异性炎症。特点是肠系膜脂肪组织坏死、慢性炎症及纤维化增生。临床表现以腹痛、恶心、发热、腹胀、体重减轻和胃肠道功能失调等为主。腹部体征包括腹部包块、腹膜刺激征、腹部膨隆和腹水等。

10.023　特发性收缩性肠系膜炎　idiopathic contractile mesenteritis
特发性、非肿瘤性、瘤样肠系膜炎症性疾病。以肠系膜增厚、缩短，脂肪组织非特异性炎症和坏死为主要病变。常伴有肠系膜淋巴结肿大。症状轻重不一，缺乏特异性，常表现为腹痛、腹部包块和肠梗阻，也可伴有发热、贫血和体重减轻等症状。

10.024　狼疮性肠系膜血管炎　lupus mesen-teric vasculitis
系统性红斑狼疮侵犯肠系膜血管所致的血管性炎症。病理表现为肠壁节段性水肿，散在分布溃疡、坏疽、穿孔。临床表现多种多样，主要表现为腹痛、腹胀、腹泻、恶心、呕吐、餐后早饱等症状。

10.025　肠系膜囊肿　mesenteric cyst
发生于肠系膜，囊壁由纤维组织组成，内覆上皮细胞的囊肿样良性病变。多由先天性畸形或异位淋巴管组织发展而成，也有因外伤、淋巴管炎性梗阻或淋巴结退化而形成。临床表现无特异性，常表现为恶心、腹痛、腹部包块等症状。

10.026　肠系膜浆液性囊肿　mesenteric serous cyst
内容物为黄色透明浆液样物质的肠系膜囊性包块。囊肿内多覆有内皮细胞，多发于横结肠与乙状结肠系膜，常为单发。临床表现无明显特异性，囊肿初期多无明显症状，后期囊肿增大可出现囊内出血和继发感染，可出现发热、腹痛等症状。

10.027　肠系膜乳糜囊肿　chylous mesenteric cyst
内容物为乳糜液的肠系膜囊性包块。病因可能与先天性胚胎淋巴管发育异常，以及后天性因素如创伤、感染（尤其是结核）、寄生虫病（尤其是丝虫病）等相关。主要临床表现为腹痛、恶心。

10.028　肠系膜皮样囊肿　dermoid cyst of mesentery
由发育成熟的外胚层组织构成的呈球形的肠系膜囊性包块。囊肿内可含有皮肤附件，如毛囊、皮脂腺和汗腺等结构及油脂样或半液状物质。临床表现无特异性，常表现为腹部包块与腹痛。

10.029　肠系膜肠源性囊肿　mesenteric entero-genous cyst
因先天性肠发育异常形成的附着于某一段小肠的球形或管形囊性包块。常位于肠系膜囊壁，有平滑肌，内衬有胃肠道黏膜，常含胃黏膜，小肠重叠肿胀时可致腹痛、出血、梗阻或套叠等临床症状。

10.030　肠系膜外伤性囊肿　traumatic mesenteric cyst

因肠系膜钝挫伤使两层分离，淋巴液潴留而形成的囊性包块。常为单房性，囊壁为增生的纤维组织，无上皮细胞覆盖。临床表现无特异性，常表现为腹部包块及不规律腹痛。

10.031　肠系膜寄生虫性囊肿　mesenteric parasitic cyst

常见于肝包虫囊肿破裂后，头节或子囊散播于系膜表面而形成的肠系膜囊性包块。临床表现以腹痛、腹部包块为主。

10.032　肠系膜血管瘤　mesenteric hemangioma

由血管内皮细胞形成的介于错构瘤畸形和真性肿瘤之间的良性血管瘤病变。多为先天性，少数发生在成人。临床症状无特异性，主要表现为不明原因的腹部隐痛、腹胀、腹部不适等症状。

10.033　肠系膜毛细血管瘤　mesenteric capillary hemangioma

由血管内皮细胞组成的肠系膜良性血管瘤。女性较多见，多为单发，病初多无明显症状，随着肿物增长，牵拉系膜根部，可出现脐周或中上腹痛，若并发内出血，继发感染时可出现急性腹痛。

10.034　肠系膜海绵状血管瘤　mesenteric cavernous hemangioma

由海绵状畸形静脉形成的肠系膜良性血管瘤。常在儿童期或青春期增大，成年期增大不明显，临床症状无特异性，以腹痛、腹胀、腹部不适为主要表现。可在腹部扪及包块。

10.035　肠系膜卡波西型血管内皮瘤　mesenteric Kaposi form hemangioendothelioma

发生于肠系膜的卡波西型血管内皮瘤。伴有淋巴管内皮分化的局部侵袭性和（或）交界性血管性肿瘤。好发于腹膜后。主要临床表现为发热、腹胀、腹水、呕吐、便血、肠梗阻，也可并发卡萨巴赫–梅里特现象（血小板严重减少、微血管病性溶血性贫血、继发性纤维蛋白原水平降低和消耗性凝血功能障碍）等。

10.036　肠系膜血管周上皮样细胞肿瘤　mesenteric perivascular epithelioid cell tumor

发生于肠系膜的组织学及免疫学具有血管周上皮样细胞特征的间叶肿瘤。主要由HMB45阳性、HE染色呈透明或嗜酸性颗粒状胞质的上皮样细胞构成。包括血管平滑肌脂肪瘤、淋巴管平滑肌瘤病和透明细胞肿瘤等多种类型，主要临床表现为腹部隐痛或腹部无痛性肿块。

10.037　肠系膜平滑肌瘤　mesenteric leiomyoma

源于肠系膜平滑肌细胞的良性肿瘤。由不同走向的平滑肌束纵横交错形成。可发生在肠系膜任何部位，肿瘤较小未累及消化道腔时可无临床症状，随着肿瘤增大压迫，临床症状以腹痛、腹部包块、消化道出血、肠梗阻为主。

10.038　囊性肠系膜平滑肌瘤　cystic mesenteric leiomyoma

肠系膜平滑肌瘤生长过快或瘤蒂形成后，由于血供不足，平滑肌瘤可继发玻璃样变，进一步发生囊样变而形成的肿瘤。早期多无明显临床症状，随着肿瘤增大压迫，可出现腹部不适或隐痛、乏力、腹部包块或邻近器官受压迫等症状。

10.039　肠系膜血管平滑肌脂肪瘤 mesenteric angiomyolipoma
起源于血管和平滑肌的一种位于肠系膜的良性肿瘤。因生长在腹腔，发现时肿瘤体积通常较大，往往在肿瘤内部发生囊性变，肿物呈囊实性。早期多无明显临床症状，随着肿瘤增大可出现腹部不适或隐痛、乏力、腹部包块或邻近器官受压迫等临床症状。

10.040　肠系膜纤维瘤 mesenteric fibromatosis
由肠系膜结缔组织细胞及其纤维所构成的良性肿瘤。是腹腔内纤维瘤病最常见的亚型，肿瘤生长缓慢，不会发生远处转移，患者可出现腹部胀痛、恶心、呕吐等消化道梗阻症状及贫血、消瘦、腰背部疼痛等临床表现。

10.041　肠系膜丛状纤维瘤 mesenteric plexiform fibroma
发生于肠系膜丛状神经的以神经鞘膜细胞和成纤维细胞增生为主的良性纤维瘤。好发于儿童。可表现为疼痛、神经受损、运动障碍等症状，也可能终身无明显症状。

10.042　肠系膜炎性肌成纤维细胞瘤 mesenteric inflammatory myofibroblastoma
发生于肠系膜的低度恶性或交界性的间叶性肿瘤。多见于儿童和青少年，临床表现多样，可有贫血、发热、体重减轻等全身症状，当肿瘤增大到一定程度时可出现腹痛、腹胀等表现。

10.043　肠系膜上皮样炎性肌成纤维细胞瘤 mesenteric epithelioid inflammatory myofibroblastoma
发生于肠系膜、由肌成纤维细胞和成纤维细胞分化的肿瘤细胞组成的肠系膜肿瘤。常发生于儿童及青少年，临床以腹痛、腹胀、无痛性腹部包块为主要表现，也可伴有发热、体重减轻、贫血及C反应蛋白水平升高等。

10.044　肠系膜钙化性纤维瘤 mesenteric calcified fibroma
发生于肠系膜、以大量胶原化的纤维组织伴钙化或砂粒体形成为特征的纤维瘤。发病机制尚不清楚，临床表现为腹部无痛性缓慢生长的肿块，也可伴有腹痛。

10.045　肠系膜硬纤维瘤 mesenteric desmoid tumor
源于肠系膜纤维组织的良性肿瘤。切面呈编织状，质硬、光滑，边界清楚。多数较大，临床以腹痛伴腹部包块为主要表现。

10.046　肠系膜韧带样纤维瘤 mesenteric ligamentous fibroma
又称"肠系膜侵袭性纤维瘤病（mesenteric aggressive fibromatosis）"。发生于肠系膜的克隆性成纤维细胞增生性疾病。生物学行为介于纤维瘤与纤维肉瘤之间，以浸润性生长、局部易复发为特征。早期常无明显症状，肿块增大后可出现腹痛、腹胀等临床表现。

10.047　肠系膜脂肪瘤 mesenteric lipoma
发生于肠系膜的具有较低恶性潜能的间叶肿瘤。一般无明显临床症状，当侵犯肠管时可出现腹痛、消化道出血、肠梗阻等临床表现。

10.048　肠系膜脂肪母细胞瘤 mesenteric lipoblastoma
发生于肠系膜、由不同的成熟和不成熟脂肪细胞构成的良性肿瘤。多见于小儿，多数没有症状，少数病例可出现腹痛、腹胀等临床表现，有无症状与肿瘤大小及是否影响周围消化道有关，甚至可能由于肿瘤及附属肠管扭转出现急腹症。

10.049　肠系膜肉芽肿 mesenteric granuloma
肠系膜炎症导致巨噬细胞及其衍生细胞（如上皮样细胞、多核巨细胞）聚集、局限性浸润和增生所形成的边界清楚的结节状病灶。主要临床表现为腹部包块，也可出现肠粘连、炎性肠梗阻等表现。

10.050 肠系膜炎性肉芽肿 mesenteric inflammatory granuloma

发生于肠系膜的以成纤维细胞增生、炎症细胞浸润而形成边界清楚的结节状病灶为特征的慢性增生性炎症。病因包括结核病、麻风病、梅毒、血吸虫病、组织胞浆菌病、肉样瘤病，以及手术缝线、石棉和滑石粉等异物引起的炎症等。临床以发热、白细胞计数增多、体重减轻等为主要表现。

10.051 肠系膜炎性假瘤 mesenteric inflammatory pseudotumor

发生于肠系膜的非特异性慢性增生性炎症病变。临床症状类似肿瘤，常表现为腹部包块、腹痛、发热等，但实质上是炎症性病变。

10.052 肠系膜寄生虫性肉芽肿 mesenteric parasitic granuloma

寄生虫虫卵自血管或淋巴管内溢出、聚集，被系膜组织包裹而形成的肉芽肿病变。主要临床表现为腹痛、发热及腹部包块。

10.053 肠系膜异物巨细胞肉芽肿 giant cell granuloma of mesenteric foreign body

异物刺激引起肠系膜增生性修复而形成的非肿瘤性病变。肉芽肿内可见多核异物巨细胞、纤维及成纤维细胞淋巴细胞浸润。临床表现多为局部无痛性肿块。

10.054 肠系膜神经纤维瘤 mesenteric neurofibroma

由肠系膜的神经鞘细胞和成纤维细胞增生形成的肿瘤。属于神经纤维瘤病内脏型，可累及内脏器官和大血管。多数为良性病变，少数为恶性病变，常伴有皮肤咖啡牛奶色素

斑，主要临床表现为消化道出血、腹痛、腹胀、腹泻、腹部包块、乏力等。

10.055 肠系膜神经鞘瘤 mesenteric schwannoma

源于周围神经系统的施万细胞、生长于神经干或神经干旁的恶性肿瘤。少数患者可合并非神经起源的恶性肿瘤。肿瘤较小时可无临床症状，较大时可因压迫神经出现麻痹或疼痛症状，并伴随放射痛。

10.056 肠系膜副神经节瘤 mesenteric paraganglioma

源于肠系膜副神经节的神经嵴细胞肿瘤。可分为功能性和非功能性两种类型。功能性副神经节瘤常表现为阵发性或持续性高血压、头晕、头痛、心悸、多汗及偶发的胃肠道功能紊乱等症状；非功能性副神经节瘤由于肿瘤生长缓慢，患者无特殊不适，多因邻近器官受压出现胃肠道症状或体检时偶然发现腹部包块而就诊。

10.057 肠系膜神经内分泌肿瘤 mesenteric neuroendocrine tumor

源于肠系膜内分泌细胞的低度恶性肿瘤。罕见，主要临床表现为腹痛、腹胀、腹泻、心悸及多汗等，可伴有周围神经受侵犯，肝脏、周围淋巴结亦可出现转移。

10.058 肠系膜神经母细胞瘤 mesenteric neuroblastoma

源于肠系膜交感神经系统的神经嵴细胞的神经内分泌肿瘤。多于儿童期发病，早期可转移至肝脏、骨骼及淋巴结，病死率高，临床表现以腹部膨隆及便秘为主。

10.059 肠系膜嗜铬细胞瘤 mesenteric pheochromocytoma

发生于肠系膜的源于神经外胚层嗜铬组织

的肿瘤。临床表现以腹痛、腹部不适和腹部包块为主，可伴有高血压、头痛、发热、多汗等嗜铬细胞瘤症状。

10.060　肠系膜肉瘤　mesenteric sarcoma
源于肠系膜间叶组织的恶性肿瘤。早期可无临床症状，肿瘤较大时出现腹胀（进食后加重）、腹痛伴下腹部包块、压迫胃肠道等相应表现。

10.061　肠系膜平滑肌肉瘤　mesenteric leio-
　　　　myosarcoma
源于肠系膜平滑肌、血管平滑肌的恶性间叶组织肿瘤。按病理恶性程度可分为高、中、低分化三种类型，可为实质性，也可为囊性。临床表现以腹部包块、腹部胀痛不适为主，当肿瘤破裂或出血时可出现腹部剧烈疼痛及发热。

10.062　肠系膜骨肉瘤　mesenteric osteosar-
　　　　coma
发生于肠系膜的由异型骨母细胞、纤细分支或粗厚肿瘤性骨样组织、骨小梁和不成熟软骨组成的肿瘤。多发生于老年人，常见转移到肺、区域淋巴结、骨骼及软组织内。临床表现以腹痛、消瘦乏力、腹部包块进行性增大为主。

10.063　肠系膜间皮肉瘤　mesenteric meso-
　　　　thelial sarcoma
源于肠系膜上皮样细胞的间皮肉瘤。石棉暴露史是发病的主要因素，临床表现以腹部包块为主，常伴大量腹水，多为浆液性或血性，以致腹部持续性胀痛，偶有发作性绞痛，也可引起恶心、呕吐、便秘甚至肠道部分梗阻。

10.064　肠系膜纤维肉瘤　mesenteric fibro-
　　　　sarcoma

源于成纤维细胞和胶原纤维的恶性肿瘤。按恶性程度可分为高、中、低分化三种类型。中青年多见，多呈侵袭性生长，部分为先天性发病。早期可无明显症状，肿瘤较大时才出现症状。临床表现以腹部包块、腹胀、腹痛、腰背部疼痛、排尿困难等为主，也可出现继发性肠梗阻、肠套叠、肠扭转等症状。

10.065　肠系膜隆突性纤维肉瘤　mesenteric
　　　　protuberant fibrosarcoma
发生于肠系膜、由成纤维细胞和胶原纤维构成的恶性肿瘤。临床表现以腹痛、腹部不适等为主，可伴有发热、畏寒等全身症状。

10.066　肠系膜神经纤维肉瘤　mesenteric
　　　　neurofibrosarcoma
发生于肠系膜的神经纤维肉瘤。肿瘤可呈单个结节，椭圆形、分叶状，有时多个瘤体融合形成大的肿块，边界较清楚。切面呈灰白色，纤维多者呈编织状结构，细胞丰富，间质血管较多者可呈鱼肉状，质脆，可伴有出血、坏死。临床表现以腹痛、消瘦、腹部包块和消化道出血等为主。

10.067　肠系膜黏液样脂肪肉瘤　mesenteric
　　　　mucoid liposarcoma
源于脂肪细胞和间叶细胞的恶性肿瘤。由短梭形及圆形原始间叶细胞、大小不等的印戒样及花环状脂肪母细胞、"鸡爪样"毛细血管网和黏液样基质构成，细胞核具有异型性，核分裂象少见。临床表现以腹部包块及腹胀、腹痛等消化道症状为主。

10.068　肠系膜滤泡树突状细胞肉瘤　mesen-
　　　　teric follicular dendritic cell sarcoma
源于肠系膜淋巴组织的滤泡树突状细胞的低度恶性肿瘤。主要临床表现为腹部包块无痛性增大，病变较大时出现腹痛，全身症状不明显。

10.069 肠系膜横纹肌肉瘤 mesenteric rhabdomyosarcoma

源于原始的横纹肌母细胞或多潜能间质细胞的恶性肿瘤。可分为胚胎型、葡萄状型、腺泡型、多形细胞型。主要表现为痛性或无痛性肿块。

10.070 肠系膜血管肉瘤 mesenteric angiosarcoma

源于肠系膜上血管内皮细胞或向血管内皮细胞分化的间叶细胞发生的恶性肿瘤。临床表现以腹痛、腹部不适，恶心、呕吐、便秘、腹泻等排便习惯改变，便中带血等症状为主。肿瘤较大时可触及腹部包块。

10.071 肠系膜淋巴瘤 mesenteric lymphoma

源于肠系膜淋巴细胞及淋巴组织的恶性肿瘤。回肠系膜最常出现，其次为空肠系膜及小肠系膜根部。临床症状无特异性，多表现为腹痛及腹部包块，可伴有食欲缺乏、消瘦、乏力、贫血、肠梗阻等症状。

10.072 肠系膜非霍奇金淋巴瘤 mesenteric non-Hodgkin lymphoma

源于肠系膜上淋巴组织细胞的一组异质性很高的增殖性疾病。根据起源淋巴细胞种类可以分为B细胞瘤、T细胞瘤和NK/T细胞淋巴瘤，其中B细胞瘤多见。临床表现以发热、食欲缺乏、消瘦、贫血、腹部隐痛等为主。

10.073 肠系膜浆母细胞淋巴瘤 mesenteric plasmablastic lymphoma

源于肠系膜上间叶淋巴组织的恶性肿瘤。侵袭性高，预后差。主要临床表现为浅表淋巴结呈慢性、无痛性、进行性肿大，伴不明原因的持续性发热、盗汗、贫血及肝脾大、消瘦、腹泻、腹痛、腹部包块、消化道出血、肠梗阻等。

10.074 肠系膜伯基特淋巴瘤 mesenteric Burkitt lymphoma

源于肠系膜淋巴结滤泡生发中心细胞的高度恶性B细胞肿瘤。临床表现以腹痛、腹胀、恶心、呕吐及胃肠道出血为主，罕见肠穿孔，常伴恶性腹水，手术不易切除。

10.075 肠系膜霍奇金淋巴瘤 mesenteric Hodgkin lymphoma

源于肠系膜上生发中心B细胞的恶性肿瘤。其恶性细胞主要是镜影细胞及其变异细胞。临床表现以不明原因的发热、盗汗和体重减轻为主，可伴有瘙痒、乏力等全身症状。

10.076 肠系膜淋巴管瘤 mesenteric lymphangioma

源于肠系膜上淋巴组织的肿瘤。生长缓慢，位置较深，临床表现多不明显，以间歇性腹痛、腹部不适、恶心、呕吐、腹泻、便血等为主。肿块较大时易出现肠梗阻、肠扭转等。

10.077 肠系膜海绵状淋巴瘤 mesenteric cavernous lymphoma

源于原始淋巴管先天性发育畸形的肿瘤。临床表现为无症状或仅出现轻微疼痛，但在少数囊肿破裂、扭转甚至出血情况下，可有急性腹痛的表现。

10.078 肠系膜囊性淋巴管瘤 mesenteric cystic lymphangioma

源于肠系膜淋巴管、淋巴结、血管和结缔组织等，由于胚胎发育障碍，淋巴管增殖扩张或淋巴液回流受阻所致的囊性肿瘤。临床表现以间歇性腹痛、腹部不适、饱胀、恶心、呕吐、腹泻、便血等为主。

10.079 肠系膜生殖细胞肿瘤 mesenteric germ cell tumor

源于原始生殖细胞或转型多能胚细胞的肠系膜肿瘤。因肿瘤压迫肠道或泌尿道，常有腹痛、肠阻塞、便秘等症状。

10.080　肠系膜畸胎瘤　mesenteric teratoma
源于生殖细胞或由未成熟组织组成的肠系膜恶性肿瘤。主要临床表现为腹部可触及无痛性肿块，质地软硬不均，可扪及骨性结节。瘤体增大出现压迫时，可伴随恶心、呕吐、腹胀等症状。

10.081　肠系膜内胚窦瘤　mesenteric endodermal sinus tumor
源于多能性原始生殖细胞的肠系膜恶性肿瘤。临床表现以腹部包块、腹胀、腹痛和腹水等为主。

10.082　肠系膜癌　mesenteric carcinoma
源于透明细胞的肠系膜恶性肿瘤。临床表现以腹痛、便血、发热、恶心、全身乏力、食欲缺乏等为主。

10.083　肠系膜黏液腺癌　mesenteric mucinous adenocarcinoma
源于上皮组织、以黏液分泌异常亢进为特征的恶性肿瘤。临床表现以腹部包块、腹水伴腹胀等为主。

10.084　肠系膜浆液性囊性癌　mesenteric serous cystic carcinoma
源于上皮组织、介于良性腺瘤与癌之间的具有恶性潜能的肿瘤。瘤体较小时临床无明显症状，肿瘤增大时可引起压迫症状（如肠梗阻），出现恶心、呕吐、腹痛等。

10.085　肠系膜肉瘤样癌　sarcomatoid carcinoma of mesentery
源于上皮和变异梭形细胞的恶性肠系膜侵袭性肿瘤。成分少，分化较好，部分仅表现为

上皮内瘤变而无浸润癌成分。临床表现以贫血、腹痛、黑便、肠梗阻、腹部包块等为主。

10.086　肠系膜内血管淋巴管瘤　mesenteric hemangiolymphangioma
血管、淋巴管先天发育畸形导致的肠系膜淋巴管瘤。病理表现为血管和淋巴管结构相混合。临床表现以腹部包块、腹痛、腹部不适、血便和肠梗阻为主。

10.087　肠系膜转移性癌　metastatic carcinoma of mesentery
多继发于胃、肝脏、结肠、胰腺、子宫的肿瘤等的腹腔内恶性肿瘤。癌细胞主要经血液循环或腹腔种植途径转移，此阶段患者病情发展快，预后差，治疗难度大，需采用联合治疗措施。

10.088　肠系膜淀粉样瘤　mesenteric amyloidoma
肠系膜局部淀粉样蛋白沉积而形成的肿瘤样或结节样包块。病因与机体免疫功能异常相关，临床以局部压迫、腹痛或不全性肠梗阻为主要表现。

10.089　肠系膜间质瘤　mesenteric stromal tumor
源于肠系膜间叶组织的非上皮性肿瘤类疾病。临床主要表现为反复发作的腹部隐痛、慢性消化道出血及腹部包块等。

10.090　肠系膜间叶瘤　mesenteric mesenchymal tumor
源于中胚层组织的肠系膜肿瘤。多发生于小肠系膜，少数发生于结肠系膜，临床主要表现为腹痛、腹部包块及腹部不适等。

10.091　肠系膜间皮瘤　mesenteric mesothelioma
源于肠系膜表面、由具有双向分化潜能的间皮细胞或间皮下原始间叶细胞组成的肿瘤。临床

早期症状不明显，中晚期可出现腹痛、腹胀、腹水、腹部包块等局部表现和全身症状。

10.092 肠系膜错构瘤 mesenteric hamartoma
机体某一器官内正常组织在发育过程中出现错误的组合排列而形成的肠系膜类瘤样病变。早期临床症状不明显，后期瘤体增大后会出现腹腔内脏器挤压等临床症状。

10.093 肠系膜异位功能性胰岛细胞瘤 ectopic mesenteric functional islet cell tumor
胰岛B细胞腺瘤异位于肠系膜的肿瘤。临床以反复发作的低血糖综合征为主要表现。

10.094 肠系膜髓外浆细胞瘤 mesenteric extramedullary plasmacytoma
源于骨髓造血组织以外的发生于肠系膜的浆细胞肿瘤。临床主要表现为持续性腹痛，阵发性加重，伴恶心等症状。

10.095 阑尾系膜肿瘤 mesangial tumor of appendix
发生于阑尾系膜的肿瘤。发病隐匿，早期临床症状无特异性，可表现为腹部包块、腹胀、腹痛等，临床误诊率高。

10.096 阑尾系膜韧带样纤维瘤 mesangial ligament-like fibroma of appendix
发生于阑尾系膜的成纤维细胞克隆性增生性病变。位于深部软组织，以浸润性生长和局部易复发为特征，但不转移。临床表现为深在性界限不清的质硬肿块，微痛或无痛，不易发觉。

10.097 阑尾系膜浆母细胞淋巴瘤 mesangial plasmablast lymphoma of appendix
发生于阑尾系膜的具有免疫母细胞或浆母细胞形态的大细胞肿瘤。呈弥漫性增生，临床主要表现为无痛性淋巴结肿大、肝脾大，免疫表型与浆细胞相同。

10.098 阑尾系膜畸胎瘤 mesangial teratoma of appendix
发生于阑尾系膜并源于生殖细胞的肿瘤。良性畸胎瘤含有很多种成分，包括皮肤、毛发、牙齿、骨骼、油脂、神经组织等；恶性畸胎瘤分化欠佳，没有或少有成形的组织，结构不清。早期多无明显临床症状，后期可出现腹痛、腹胀及肠梗阻等表现。

10.099 阑尾系膜错构瘤 mesangial hamartoma of appendix
发生于阑尾系膜，主要由正常组织（纤维、脂肪、血管、平滑肌等）不正常发育形成的类瘤样畸形病变。少数属于间叶性肿瘤，缺乏特异性临床症状和体征，主要表现为腹部包块、腹胀、腹痛等。

10.100 急性肠系膜上静脉血栓形成 acute superior mesenteric venous thrombosis
肝硬化或肝外压迫引起门静脉充血和血流淤滞、腹腔内化脓性感染、外伤或手术造成血液高凝状态导致肠系膜上静脉阻塞所引起的疾病。临床以腹胀、腹痛（伴或不伴恶心、呕吐）及消化道出血等为主要表现。

10.101 急性肠系膜上动脉栓塞 acute superior mesenteric artery embolism
多见于心源性栓子随血流进入肠系膜上动脉造成阻塞所引起的疾病。可导致肠壁肌肉功能障碍、肠缺血和坏死。早期临床表现为严重的难以局限的腹痛，可伴恶心、呕吐等症状，随着时间进展，可出现全身中毒症状及休克。

10.102 急性肠系膜动脉缺血 acute mesenteric artery ischemia
肠系膜动脉血栓形成、栓塞及痉挛等不同

病理生理机制导致的突发性肠系膜动脉血流受阻所致的急腹症。主要临床表现为急性腹痛。

10.103　肠系膜上动脉压迫综合征 superior mesenteric artery compression syndrome
由于肠系膜上动脉或其分支压迫十二指肠水平部或升部，造成十二指肠部分或完全梗阻，从而出现的腹部胀痛、嗳气和进食后呕吐等一系列临床综合征。

10.104　非闭塞性肠系膜血管缺血 non-occlusive mesenteric ischemia
肠系膜上动脉痉挛所引起的急性肠缺血。临床症状不典型，早期可表现为腹痛、腹胀和胃肠道出血，严重时可引起肠坏死，病死率高。

10.105　自发性孤立性肠系膜上动脉夹层 spontaneous isolated superior mesenteric artery dissection，SISMAD
不伴有胸腹主动脉夹层而仅发生于肠系膜上动脉的动脉夹层病变。发病早期缺乏临床特异性，病情凶险，病死率高。主要临床表现为突发的急性腹痛，以上腹及脐周多见，伴或不伴恶心、呕吐及血便等症状。

10.106　先天性肠系膜裂孔疝 congenital mesenteric hiatal hernia
肠管通过先天性小肠系膜裂孔脱位到一个异常腔隙所致的疾病。临床罕见，无疝囊支托，疝入肠系膜裂孔的肠管容易发生扭转、绞窄、坏死和穿孔，重者可危及生命，临床多以肠梗阻为主要表现。

10.107　胆肠内引流术后内疝 internal hernia after biliary and enteral drainage
胆总管T管引流或胃肠道导管造瘘后，横结肠系膜上、下或裂口处形成异常间隙，或肠曲进入引流管与侧腹壁之间异常间隙的疾病。临床出现急性机械性小肠梗阻的症状和体征，需尽早手术治疗。

10.108　肠系膜牵拉综合征 mesenteric traction syndrome，MTS
腹部手术中因小肠的膨出造成循环显著波动的现象。主要发生于腹主动脉相关手术、胃及结直肠切除术等腹部手术中，但发生率差异较大，为30%～85%。临床表现以面部潮红、血压下降、心率增快为主，并可伴有氧饱和度及外周血管阻力下降等。

10.109　肠系膜淋巴结结核 tuberculosis of mesenteric lymph node
又称"结核性肠系膜淋巴结炎（tuberculous mesenteric lymphadenitis）"。结核分枝杆菌感染所致的肠系膜淋巴结病变。可为原发，亦可继发于身体其他部位的结核。多发生于儿童，临床以间歇性腹痛、腹泻为主要表现，可导致患儿出现营养不良、肠粘连等。

10.110　肠系膜扭转 mesenteric torsion
由于先天性肠袢或其系膜过长，肠管在腹腔内游离度及活动度较大，在剧烈运动、改变体位等诱因下出现的肠袢沿着其系膜长轴扭转而引起的疾病。临床表现以突发持续性剧烈腹痛、呕吐为主，并很快发生肠系膜血运障碍，出现休克、肠坏死等症状，危及患者生命。

10.111　肠系膜巨淋巴结病 mesenteric giant lymph node hyperplasia，MGLNH
肠系膜淋巴及网状组织的增生性病变。多为局限性单发，仅有局部压迫症状，切除后不易复发，也可呈多灶性侵犯，甚至出现全身性淋巴结病。主要临床表现为贫血、发热、乏力、盗汗、肝脾大、皮疹、多克隆性高球蛋白血症等。

10.112 肠系膜脂肪代谢障碍 mesenteric lipid metabolic disorder

肠系膜脂肪组织稳态失衡和脂肪代谢障碍所致的代谢性疾病。临床以腹痛、腹胀及腹部包块等为主要表现。

11. 疝

11.01 疝 解 剖

11.001 疝 hernia
体内器官或器官的一部分离开正常的解剖位置，通过先天或后天形成的薄弱点、缺损或孔隙进入其他部位的疾病。在脑、胸、腹均可出现，以腹部最为常见。

11.002 疝环 hernia ring
腹壁较薄或腹壁缺损部位的入口处。

11.003 疝囊 hernia sac
壁腹膜经疝环突出和延伸的囊袋。分为疝囊颈、疝囊体和疝囊底3个部分。

11.004 疝内容物 hernia content
进入疝囊的腹内脏器或组织。以小肠最为常见，因其活动度大而容易突出疝环。其次是大网膜，有时腹膜间位器官如盲肠或膀胱也可滑入疝囊。

11.005 疝被盖 hernia cover
疝囊外的腹壁各层组织。通常为筋膜、腱膜、肌肉、皮下组织和皮肤。

11.02 疝相关疾病

11.006 腹外疝 external abdominal hernia
腹腔内脏器或组织经腹壁或筋膜的缺损处向体表突出而形成的疝。

11.007 腹股沟疝 inguinal hernia
腹腔内脏器通过腹股沟区的先天或后天缺损向体表突出所形成的腹外疝。主要表现为腹股沟区突出的肿块，在站立、行走、咳嗽、负重、儿童哭闹时更明显，如果用手按压或平卧，肿块可变小或消失。起初肿块较小，仅表现为轻微的坠胀感。随着肿块增大，可出现腹部胀痛或绞痛、恶心、呕吐、便秘、腹胀等表现。

11.008 腹股沟斜疝 indirect inguinal hernia
从内环进入腹股沟管的疝。常见于儿童及青壮年。主要表现为腹股沟区外观呈椭圆形或梨形、上部呈蒂柄状突出的肿块。出现嵌顿的概率较大。

11.009 腹股沟直疝 direct inguinal hernia
从直疝三角凸起的疝。常见于年老体弱者。主要表现为腹股沟区突出的肿块，外观常呈半球形，基底较宽。出现嵌顿的概率较小。

11.010 股疝 femoral hernia
经股环进入股管的疝。平时无症状，多偶然发现，疝块往往不大，表现为腹股沟韧带下方卵圆窝处一半球形的突起。

11.011 腹壁疝 abdominal hernia
腹腔内脏器或组织经腹壁缺损处向体表突

出而形成的疝。

11.012　脐疝　umbilical hernia
又称"气肚脐"。腹腔内容物通过脐环突出的疾病。

11.013　小儿脐疝　pediatric umbilical hernia
小儿的肠管或大网膜等从脐孔脱出形成的疝。是先天性脐发育缺陷性疾病。随着年龄增长，病情减轻，大多数可在2岁以内自愈，少数不能自愈者需手术治疗。

11.014　成人脐疝　adult umbilical hernia
腹腔内脏器或组织经脐部薄弱区向体表突出而形成的疝。多发生在中年以后，以女性多见。均不能自愈，易发生嵌顿或绞窄，须尽早手术治疗。

11.015　白线疝　hernia of linea alba
发生在腹壁正中白线处的疝。绝大多数发生在脐上。病因主要为白线的腱纤维被破坏，腹内压增高为重要诱发因素。

11.016　切口疝　incisional hernia
由于原手术的腹壁切口筋膜和（或）肌层未能完全愈合，在腹腔内压力作用下形成的腹外疝。

11.017　半月线疝　Spigelian hernia
又称"斯皮格尔疝"。腹直肌鞘的前、后层在腹直肌外侧缘愈合，形成半月状、凸向外侧的弧形腱性结构。由于腹内压增高、半月线腱膜结构薄弱等，腹腔内脏器经腹直肌外侧缘半月线处突出形成的疝。

11.018　腹内疝　internal abdominal hernia
腹内脏器自其原来的位置，经过腹腔内正常或异常的孔道或裂隙脱入异常腔隙所形成的疝。

11.019　膈疝　diaphragmatic hernia
由于膈肌发育缺损或外力损伤引起膈肌破裂，腹腔脏器经膈肌缺损或破裂处进入胸腔内的疾病。

11.020　先天性膈疝　congenital diaphragmatic hernia
由于膈肌发育缺损，腹腔脏器经缺损处进入胸腔，造成解剖关系异常，从而引起一系列病理变化的先天性疾病。多数患儿表现为出生后几小时到几天的轻至重度呼吸困难，甚至危及生命。

11.021　创伤性膈疝　traumatic diaphragmatic hernia
因各种外力损伤引起膈肌破裂，造成腹部脏器通过膈肌裂口进入胸腔内的疾病。

11.022　肠系膜裂孔疝　mesenteric hiatal hernia
肠袢通过不正常存在的裂孔所形成的腹内疝。主要发病原因为先天因素或后天因素导致的肠系膜缺损。

11.023　腹膜后疝　retroperitoneal hernia
腹腔脏器进入脏腹膜皱褶处向外突出的囊或畸形开口而形成的疝。由胚胎发育期中肠旋转异常导致，多需手术治疗。

11.024　可复性疝　reducible hernia
疝内容物容易自行回纳入腹腔的疝。常先通过非手术方法治疗，严重时可进行手术治疗。

11.025　难复性疝　irreducible hernia
疝内容物不能回纳或不能完全回纳入腹腔内的腹外疝。多发生于病程长的腹外疝患者，需要及时手术治疗。

11.026　嵌顿疝　incarcerated hernia

疝内容物在腹内压突然升高时可强行扩张疝囊颈而突入疝囊，随后因疝囊颈弹性收缩，将疝内容物卡住而不能回到原来解剖部位的疝。常见表现为疝块突然增大、变硬、不能回纳、有触痛。可出现腹痛、恶心、呕吐、发热、厌食或哭闹、烦躁不安等症状。

11.027　复发疝　recurrent hernia
疝修补术后在原部位再次出现的疝。

12.　肝　脏

12.01　肝　脏　解　剖

12.001　肝[脏]　liver
人体最大的消化腺。位于右上腹和右季肋部，成年男性肝平均重1.5kg，女性1.3kg，被肝包膜所覆盖，外形上被镰状韧带分为肝左叶和肝右叶两叶。根据血管分布将肝分成5叶8段。含血管、胆管、淋巴管及神经。具有产生胆汁，合成多种血浆蛋白，参与糖、脂质、激素和药物代谢的功能。

12.002　肝叶　lobe of liver
肝的分叶。在膈面，借镰状韧带将肝分为肝左叶和肝右叶。在脏面，借"H"形沟将肝分为肝左叶、肝右叶、方叶和尾状叶。在肝内借肝裂将肝分为肝左叶即左半肝和肝右叶即右半肝，前者再分为尾状叶、左外叶和左内叶；后者分为右前叶和右后叶。

12.003　肝段　segment of liver
在肝内，根据格利森（Glisson）系统的分支、分布和肝静脉的走行将肝分成8个节段。Ⅰ段为尾状叶，Ⅱ段为左外叶上段，Ⅲ段为左外叶下段，Ⅳ段为左内叶，Ⅴ段为右前叶下段，Ⅵ段为右后叶下段，Ⅶ段为右后叶上段，Ⅷ段为右前叶上段。

12.004　肝裂　hepatic fissure
肝叶与肝叶之间、肝段与肝段之间的自然裂隙。是肝叶之间、肝段之间的分界线。

12.005　肝门　porta hepatis
位于脏面正中"H"形沟中，介于方叶和尾状叶之间的横沟。有左、右肝管，肝动脉左、右支，肝门静脉左、右支和神经、淋巴管出入。

12.006　肝包膜　hepatic integument
又称"格利森包膜（Glisson integument）"。由排列规则的胶原纤维组成，内部多数是Ⅰ型胶原，少数为Ⅲ型胶原，还有成纤维细胞及小血管，在下腔静脉及第一肝门处最厚，环绕肝门处的输入血管及肝胆管。其在肝内不同水平形成树枝状分叉进入肝实质作为支架，并成为血管、胆管、淋巴管及神经的外鞘。

12.007　肝圆韧带　ligamentum teres hepatis
胎儿时期的脐静脉闭锁而成的韧带状结构。经肝镰状韧带的游离缘内行至脐。

12.008　肝镰状韧带　falciform ligament of liver
位于肝膈面的纵行扇形韧带。下端与脐切迹和肝圆韧带相连，上端向后上方并向左右延展为冠状韧带，前缘与腹壁和横膈相连接，在解剖上常以其划分左内、外叶。

12.009　肝静脉韧带裂 ligamentum venosum fissure of liver

位于肝尾状叶与左外叶之间，由左后上至右前下，长1.90～8.69cm，中点深0.52～4.78cm。容纳静脉韧带，小网膜起于其右缘，前部与胃肝隐窝相通，后部为网膜囊上隐窝的一部分。

12.010　肝动脉 hepatic artery

为腹腔动脉的三大分支之一。由腹腔干发出为肝总动脉；在十二指肠第1部上方，先后分出胃右动脉、胃十二指肠动脉后，本干称为肝动脉。与门静脉、胆总管在肝十二指肠韧带内上行，多数在第一肝门外分为左、右肝动脉，少数分成左、中、右3个分支，分别进入肝左叶、肝右叶。右肝动脉入肝前分出胆囊动脉。

12.011　门静脉 portal vein

由肠系膜上静脉和脾静脉在胰头颈部后方汇合而成的静脉。长6～8cm，管径1.0～1.2cm，向右上方经十二指肠上部的深面进入肝十二指肠韧带，上行至第一肝门，分成门静脉左、右支入肝。

12.012　门静脉右支 right branch of portal vein

由肝门静脉向肝右叶发出的分支。从门静脉分出后，向右行于肝门横沟内，沿肝门的右切迹行进，随即进入肝实质。其末端常分为两支，即右前叶静脉和右后叶静脉，另外还有1～2个小分支向尾状叶右段发出。

12.013　门静脉左支 left branch of portal vein

由肝门静脉向肝左叶发出的分支，细而长。从肝门静脉分出后，向左横行于肝门横沟内，至矢状沟向前行于脐静脉窝的肝圆韧带内，末端成盲端，并与肝圆韧带相接。

12.014　幽门前静脉 prepyloric vein

起始于幽门前面的一支小静脉。向上注入胃右静脉。此静脉是胃与十二指肠的分界标志。

12.015　肝静脉 hepatic vein

包括肝左静脉、肝中间静脉、肝右静脉、肝右后静脉和尾状叶静脉。均经腔静脉沟出肝而注入下腔静脉。其特点是无静脉瓣，壁薄，管径不易收缩。

12.016　中央静脉 central vein

位于肝小叶中央的薄壁血管。管壁有血窦入口，周围有呈放射状排列的肝窦汇入，中央静脉汇合成小叶下静脉。沿门静脉–中央静脉轴可将肝小叶分为3个区：肝腺泡1区、肝腺泡2区和肝腺泡3区。

12.017　肝腺泡1区 hepatic acinus zone one

最接近门静脉终末支中轴的区域。该区血液氧分压高，约8.65kPa，胰岛素、胰高血糖素浓度也高，线粒体、粗面内质网和高尔基体较多，与细胞呼吸相关的酶浓集，是腺泡中耐受性最高的部分。

12.018　肝腺泡2区 hepatic acinus zone two

位于门静脉周围区和中央静脉周围区之间的区域。肝细胞营养条件次于肝腺泡1区。

12.019　肝腺泡3区 hepatic acinus zone three

中央静脉周围区。距离门静脉终末支最远，该区氧分压最低，仅0.13kPa，营养条件较差，耐受性最低，但糖原储存与分解、脂质代谢、胆红素代谢与药物转化较活跃。

12.020　肝淋巴管 lymphatic vessel of liver

肝内由毛细淋巴管汇合而成的管道。分为浅、深两组。浅组位于肝实质表面的浆膜下，形成淋巴管网，可分为膈面与脏面两部分。深组在肝内形成升、降两干。升干随肝静脉出第二肝门，沿下腔静脉经膈注入纵隔后淋巴结；降干伴肝门静脉分支由肝门穿出，注入肝淋巴结。

12.021　肝神经　hepatic nerve
来自左、右迷走神经，腹腔神经丛和右膈神经，前两者的纤维围绕肝动脉和肝门静脉形成肝丛，与肝的血管伴行，经肝门入肝，分布于肝小叶间结缔组织及肝细胞之间。

12.022　毛细胆管　bile capillary
又称"胆小管（bile canaliculus）"。相邻肝细胞局部质膜凹陷形成槽并相互连接、封闭形成的微细小管。长径<0.02mm，汇合成小叶内胆管。管腔表面有微绒毛，参与胆汁的排泌。肝脏胆汁淤积时可见胆小管管腔扩大，微绒毛减少或缺失。

12.023　小叶内胆管　intralobular bile duct
又称"赫林管（Herring canal）"。由立方上皮组成的短小管道。位于肝小叶边缘，长径15μm，细胞较肝细胞小，腔面有少量微绒毛，内质网和线粒体较少，高尔基体和吞噬小泡丰富，具有分泌和吸收功能。小叶内胆管穿过界板，与小叶间胆管相连。

12.024　小叶间胆管　interlobular bile duct
由低柱状或立方上皮组成的管道。位于肝小叶之间，长径0.02~0.10mm，具有基底膜，无黏液，基底膜呈过碘酸希夫染色阳性反应，功能为运输胆汁。

12.025　肝小叶　lobule of liver
肝的基本结构单位。呈多边形棱柱体，长约2mm，宽约1mm，其中轴为一条中央静脉，周围是放射状排列的肝板和肝窦。肝小叶被分为3个区带，即汇管周围区（1区）、移行区（2区）和中央静脉周围区（3区）。

12.026　肝板　hepatic plate
曾称"肝索（hepatic cord）"。由单层肝细胞组成的板状结构。在肝小叶中以中央静脉为中轴呈放射状排列，凹凸不平，相互连接，呈迷路状。

12.027　界板　limiting plate
肝小叶周边的一层环形肝板。是肝小叶之间的分界线。其肝细胞较小，嗜酸性较强。

12.028　肝腺泡　liver acinus
肝结构和功能的最小单位。以门管区的门静脉、肝动脉与胆管的终末支组成的三联管为中心轴，以门管区相对应的两个或几个中央静脉（终末肝静脉）为界，其间的肝细胞为一个肝腺泡单位。按照血流方向和获得营养的先后，可将肝腺泡分为3个带：近门管区的肝细胞为1带，近中央静脉的肝细胞为3带，中间的为2带。

12.029　肝窦　hepatic sinusoid
相邻肝板间通透性强的肝血管网。内壁由具有窗孔结构的肝窦内皮细胞组成，有利于向肝细胞输送养料及各种需代谢、解毒的物质。内有肝巨噬细胞，吞噬由门静脉输送而来的病原微生物。

12.030　肝干细胞　hepatic stem cell
肝脏中一类具有自我更新和分化潜能的多能干细胞。能在特定条件下分化为肝细胞、胆管细胞，其起源、命名和功能尚存争议，因肝脏发育阶段和不同的损伤情况而异，主要参与肝脏的自我更新与损伤修复。

12.031　肝细胞　hepatocyte
肝内数量最多的细胞，约占肝内细胞体积的80%。肝细胞的再生能力较强，常可见到含2

个核的细胞。具有分泌胆汁、合成多种血浆蛋白及进行糖代谢、脂肪代谢、激素与药物代谢等功能。

12.032　胆管细胞　cholangiocyte
分布在肝内和肝外胆管的上皮细胞。具有顶端和基底外侧质膜结构域，在大小和功能上具有异质性，是肝脏中唯一具有原纤毛的细胞。参与胆汁的分泌、运输和重吸收，调节肝脏再生、炎症与免疫反应。

12.033　肝窦内皮细胞　hepatic sinusoidal endothelial cell
形态和功能高度特化的血管内皮细胞。构成肝窦壁，形态上含有横贯细胞质的孔，为非隔膜孔，窗孔大小为100～150nm，聚集成组，称为筛板，参与调节肝窦血流与周围组织的物质交换。肝窦内皮细胞窗孔缺失是肝纤维化的关键步骤。

12.034　肝窦周细胞　hepatic perisinusoidal cell
位于肝窦内皮屏障下的一类细胞。通常位于肝细胞的隐窝中，偶尔在两个肝细胞之间，包括肝星状细胞、成纤维细胞、肝巨噬细胞、NK细胞等，具有调节肝窦血流、参与免疫反应、生成细胞外基质的功能，在肝纤维化形成过程中起重要作用。

12.035　肝巨噬细胞　hepatic macrophage
又称"库普弗细胞（Kupffer cell）"。一类组织巨噬细胞。由卵黄囊来源的祖细胞分化而成，主要定植于肝窦。储存含铁血黄素，具有吞噬能力，有处理衰老细胞、病毒、细菌及其相关产物的作用。

12.036　肝星状细胞　hepatic stellate cell
位于肝窦内皮细胞和肝细胞之间的窦周隙，胞质富含维生素A脂滴的细胞。在正常肝脏中，其保持非增殖、静息表型。在肝损伤时，

肝星状细胞被激活，具有增殖、收缩、分泌细胞因子及产生细胞外基质的功能，从而促进肝纤维化。

12.037　肝自然杀伤细胞　hepatic natural killer cell
又称"陷窝细胞（pit cell）""肝内大颗粒淋巴细胞（hepatic large granular lymphocyte）"。在肝窦内含有穿孔蛋白和颗粒酶的非特异性细胞毒性淋巴细胞。对杀伤肿瘤细胞和病毒感染细胞起重要作用。

12.038　门静脉成纤维细胞　portal fibroblast
门管区胆管周围的常驻成纤维细胞。表达fibulin-2、thy-1蛋白，胞质中缺乏脂滴，可合成弹性蛋白和其他胶原纤维成分，维持门静脉区域胆管和血管系统的稳定性。肝损伤时可转化为肌成纤维细胞，介导肝纤维化。

12.039　肝细胞外基质　hepatic extracellular matrix
由肝内细胞合成并分泌至胞外的成分。包括纤维连接蛋白、层粘连蛋白、胶原蛋白和透明质酸等大分子物质，构成细胞外微环境，可调节细胞的发育和细胞生理活动。肝损伤时，细胞外基质的过度沉积是肝纤维化的标志。

12.040　肝细胞–基质相互作用　hepatocyte-matrix interaction
肝细胞通过合成、降解、重组和化学修饰不断重建与重构细胞外基质以维持肝组织稳态的同时，细胞外基质也通过多种机制改变肝细胞的表型、极性、增殖和功能，参与正常肝脏功能、形态的维持和疾病的发生、发展。

12.041　肝发育异常　hepatic dysplasia
肝脏在胚胎发育早期（即胚层形成、细胞分化和组织发生3个阶段）出现的组织形成

障碍及由此引发的形状、结构和功能异常。

12.042　肝附垂叶　appendicular lobe
又称"里德尔叶（Riedel lobe）"。常见的肝右叶解剖变异。是肝右叶向下的一个舌状突起，向下覆盖在右肾的前方，部分病例其下缘可达髂窝甚至盆腔。

12.043　先天性肝外门–腔静脉分流　congenital extrahepatic portacaval shunt
罕见的先天性门静脉分流畸形（胚胎期脐静脉和卵黄静脉发育异常）。导致门静脉与腔静脉之间异常吻合，无门静脉血流向肝脏灌注。患者可能出现肝性脑病、肺动脉高压或肝肿瘤，以及其他并发症。

12.02　肝脏生理

12.044　肝再生　liver regeneration
大部分肝切除或肝损伤后，各种反馈信号刺激处于G_0期的残存肝细胞增殖，以补偿丢失、损伤的肝细胞，恢复肝脏生理功能的过程。

12.045　肝细胞生长因子　hepatocyte growth factor，HGF
由间质细胞衍生的多功能因子。能调节细胞生长和运动，促进多种细胞组织形态的发生。是上皮细胞和间质细胞相互作用的体液介质，在胚胎生长、组织形成及肿瘤进展中发挥重要作用。

12.046　肝细胞凋亡　hepatocyte apoptosis
肝细胞在生理或病理情况下发生的以细胞膜出泡、细胞皱缩、核碎裂、染色质皱缩为特征的细胞程序性死亡。包括以线粒体损伤为主的内源性凋亡和受外界有害因素刺激的外源性凋亡两种途径，最终通过激活caspase-3/7导致细胞死亡。

12.047　肝合成蛋白　synthetic protein of liver
以肝脏为主要合成场所的蛋白质。包括血浆蛋白、白蛋白、纤维蛋白原、多数凝血因子、球蛋白、铜蓝蛋白、运铁蛋白、脂蛋白等。

12.048　白蛋白　albumin
又称"清蛋白"。一类由肝细胞合成、能溶于水、仅在高盐浓度下才能沉淀的蛋白质。正常人体中含量为35～55g/L，在肝脏合成功能障碍、恶性肿瘤、重症结核、营养不良、急性大失血、严重烫伤、胸腔积液、腹水、肾病、妊娠后期等情况下常见其含量降低。

12.049　α1-抗胰凝乳蛋白酶　α1-antichymotrypsin，α1-ACT
由肝细胞合成的丝氨酸蛋白酶抑制剂家族中的一员，可抑制白细胞产生的蛋白酶。在炎症导致的剧烈蛋白降解反应中可减轻组织损伤。

12.050　α1-抗胰蛋白酶　α1-antitrypsin，AAT
由肝细胞合成的中性粒细胞弹性蛋白酶抑制剂。可保护组织免受弹性蛋白酶损伤。对甲胎蛋白阴性的肝癌诊断有互补性。升高见于原发性肝癌、恶性肿瘤、肝炎、肝硬化；降低见于遗传性α1-抗胰蛋白酶缺乏性肝病、家族性肺气肿、新生儿呼吸窘迫综合征、肾病综合征、营养不良等。

12.051　铁调素　hepcidin
由肝细胞合成分泌的调控机体铁的摄取和释放的关键分子。由机体铁水平进行反馈调控，当体内铁降低或需求增加时，铁调素的表达下降。铁调素通过与铁转运蛋白结合，降解铁转运蛋白，抑制十二指肠肠上皮细胞、红细胞、巨噬细胞、肝细胞中的铁释放。

12.052　铁蛋白　ferritin
由肝细胞合成的机体内储存铁的可溶性组织蛋白。下降见于缺铁性贫血、妊娠、类风湿关节炎等；升高主要见于白血病、肝癌等。

12.053　血小板生成素　thrombopoietin，TPO
由肝脏和肾脏分泌的刺激巨核细胞生长及分化的内源性细胞因子。能强烈促进巨核细胞和红系祖细胞的恢复，有诱导造血祖细胞动员进入外周循环的作用。

12.054　纤维蛋白原　fibrinogen
由肝细胞合成的糖蛋白复合体。游离存在于血液中，当组织或血管受损时，可被凝血酶催化为纤维蛋白，然后形成血凝块止血。

12.055　凝血因子　coagulation factor
血浆与组织中直接参与血液凝固的因子。目前已知的主要有14种，除组织因子及由内皮细胞合成的血管假性血友病因子外，其他凝血因子几乎都在肝脏中合成。

12.056　触珠蛋白　haptoglobin
又称"结合珠蛋白"。相对分子质量为85 000的酸性糖蛋白。可与游离的血红蛋白相结合形成触珠蛋白–血红蛋白复合体，然后与单核巨噬细胞的CD163受体结合后被清除。触珠蛋白的合成与降解均在肝脏，因此当肝功能受损时，体内的触珠蛋白数量常发生明显的变化。合成不足则其含量减少，降解不足则其含量增多。用于诊断肝脏疾病，判断预后。

12.057　血清淀粉样蛋白A　serum amyloid protein A
一类由肝脏产生的载脂蛋白。在炎症急性期

显著升高，在炎性反应大约8h后开始升高，且超过参考值范围上限时间早于C反应蛋白。

12.058　转铁蛋白　transferrin
血浆中能与Fe^{2+}结合的球蛋白。负责运载由消化道吸收的铁和由红细胞降解释放的铁。主要在肝脏合成，可作为判断肝脏合成功能的指标。同时也是急性时相反应蛋白。缺铁性贫血、急性病毒性肝炎、肝细胞坏死时升高；遗传性运铁蛋白缺乏症、血色病、再生障碍性贫血、慢性溶血性贫血、系统性红斑狼疮时降低。

12.059　C反应蛋白　C-reactive protein，CRP
在急性炎症期由白介素（IL）-6促进肝脏分泌的五聚体蛋白。可通过与死亡细胞膜上的溶血磷脂酰胆碱结合，激活补体系统的C1q，直接参与炎症。

12.060　补体成分3　complement 3，C3
由肝脏合成的β2球蛋白。由α和β两条多肽链组成。在补体系统各成分中含量最多，是经典途径和旁路途径的关键物质。同时也是急性时相反应蛋白，增高常见于某些急性炎症或传染病早期，如风湿热急性期、心肌炎、心肌梗死、关节炎等；降低常见于慢性活动性肝炎、肝硬化、肝坏死等。

12.061　补体成分4　complement 4，C4
多功能β1球蛋白。在补体经典途径活化中，被C1s水解为C4a、C4b，在补体活化、促进吞噬、防止免疫复合物沉积和中和病毒等方面发挥作用。降低常见于免疫复合物引起的肾炎、系统性红斑狼疮、病毒性感染、狼疮样综合征、肝硬化、肝炎等；升高常见于各种传染病、急性炎症、组织损伤、多发性骨髓瘤等。

12.062　胆红素代谢　bilirubin metabolism

包括肝细胞对血浆中胆红素的摄取、结合胆红素的形成、结合胆红素从肝细胞排泄入胆道的3个相互衔接的过程。血浆中的胆红素被肝细胞摄取后，与胞质中两种受体蛋白（Y和Z蛋白）结合，在光面内质网经过系列酶反应，形成结合胆红素，然后通过毛细胆管排入胆汁，流入肠内，在末端回肠和结肠中还原成尿胆原和尿胆素，大部分尿胆原随粪便排出，小部分在结肠内重吸收，经门静脉至肝脏，极少部分进入体循环，由肾脏排泄。

12.063　总胆红素　total bilirubin，TBil
结合胆红素和非结合胆红素的总和。主要源于衰老红细胞在肝、脾及骨髓的单核巨噬细胞系统中的分解和破坏。血清总胆红素升高程度可反映肝细胞损伤程度，主要见于肝脏炎症、坏死、中毒，以及胆道疾病和溶血性疾病等。

12.064　结合胆红素　conjugated bilirubin，CB
又称"直接胆红素（direct bilirubin，DBil）"。游离胆红素在肝脏内质网葡萄糖醛酸转移酶作用下，与胆红素尿苷二磷酸葡萄糖醛酸相互作用形成的胆红素。可溶于水，与偶氮试剂呈直接反应。增高主要见于阻塞性黄疸、肝细胞性黄疸、肝癌、胰头癌、胆石症、胆管癌等。

12.065　非结合胆红素　unconjugated bilirubin，UCB
又称"间接胆红素（indirect bilirubin，IBil）"。游离胆红素在血液内与白蛋白结合形成的复合体。不能自由透过生物膜，不能从肾脏滤过，在肝窦与白蛋白分离后可被肝脏摄取。与重氮试剂接触后不立即显色。升高主要见于溶血性疾病、新生儿黄疸或输血错误等。

12.066　胆汁酸代谢　bile acid metabolism

在肝细胞内以胆固醇为原料合成的初级胆汁酸，通过与甘氨酸或牛磺酸结合形成结合胆汁酸，在肠道内细菌7α-脱氢酶作用下转化为次级胆汁酸；在空肠末端，95%的胆汁酸通过门静脉系统重吸收回肝脏的过程。对肠道菌群稳定、脂质和碳水化合物代谢平衡、先天性免疫都至关重要。

12.067　胆汁酸　bile acid，BA
胆固醇在肝中降解的代谢产物。是胆汁的重要成分，有助于脂质在肠道消化吸收。从来源上可分为初级胆汁酸和次级胆汁酸。

12.068　初级胆汁酸　primary bile acid
胆固醇在肝细胞内分解生成的具有二十四碳的胆汁酸。包括胆酸和鹅脱氧胆酸及其与甘氨酸和牛磺酸的结合产物。

12.069　胆酸　cholic acid
人体胆汁中含量最丰富的初级胆汁酸。在胆汁中以甘氨酸或牛磺酸结合成甘氨胆酸或牛磺胆酸的形态存在。

12.070　鹅脱氧胆酸　chenodeoxycholic acid，CDCA
人体胆汁酸中含量较多的初级胆汁酸。具有溶解胆结石和保证胆汁酸在肠肝循环中通畅的作用。

12.071　次级胆汁酸　secondary bile acid
由初级胆汁酸在肠道中经细菌作用氧化生成的胆汁酸。包括熊脱氧胆酸、脱氧胆酸和石胆酸及其与甘氨酸和牛磺酸的结合产物。

12.072　熊脱氧胆酸　ursodeoxycholic acid，UDCA
次级胆汁酸之一。由鹅脱氧胆酸经肠道细菌转化生成，使7α-羟基转为7β-羟基，含量少，可进一步还原为石胆酸。

12.073 脱氧胆酸 deoxycholic acid，DCA
次级胆汁酸之一。由胆酸经肠道细菌还原，脱去7α-羟基而产生。

12.074 石胆酸 lithocholic acid，LCA
次级胆汁酸之一。鹅脱氧胆酸的代谢物。在肠道细菌作用下，由鹅脱氧胆酸进行7α-脱氧而生成的3α-羟胆烷酸，大多随粪便排出，重吸收过多时对肝脏有毒性。

12.075 结合胆汁酸 conjugated bile acid
次级胆汁酸在肝细胞内与甘氨酸或牛磺酸结合后形成的胆汁酸。是肝脏分泌入胆汁的主要形式。

12.076 甘氨胆酸 glycocholic acid
在肝细胞内，由胆酸的羧基与甘氨酸的氨基偶联形成的胆汁酸。属于结合胆汁酸，可增加胆汁酸的电离性、两性特性和溶解度。

12.077 牛磺胆酸 taurocholic acid，TCA
在肝细胞内，胆酸的羧基与牛磺酸的氨基偶联形成的胆汁酸。属于结合胆汁酸，可增加胆汁酸的电离性、两性特性和溶解度。

12.078 牛磺鹅脱氧胆酸 taurochenodeoxy-
cholic acid，TCDCA
在肝细胞内，由鹅脱氧胆酸的羧基与牛磺酸的氨基偶联形成的胆汁酸。

12.079 未结合胆汁酸 unconjugated bile acid
又称"游离胆汁酸"。胆汁酸的羧基未与氨基酸的氨基偶联的胆汁酸。包括未结合甘氨酸或牛磺酸的初级和次级胆汁酸。未结合胆汁酸是肝脏分泌入胆汁的次要形式。

12.080 法尼酯 X 受体 farnesoid X receptor，
FXR
核受体超家族成员之一。为胆汁酸的受体，被激活后可抑制CYP7A1，减少胆汁酸的合成，参与胆汁酸肠肝循环脂质及糖代谢的调节。其靶基因的调控缺陷会导致胆汁淤积性肝病。

12.081 胆汁酸肠肝循环 enterohepatic circula-
tion of bile acid
由肝脏分泌的初级胆汁酸随胆汁流入肠道，在肠道细菌作用下转变为次级胆汁酸，其中95%的次级胆汁酸被肠壁重吸收，经门静脉重回肝脏，经肝细胞处理后，与新合成的结合胆汁酸一起再经胆道排入肠道的过程。

12.082 肝营养代谢 liver nutrition metabolism
肝脏对体内糖类、脂类、蛋白质、维生素等营养物质的合成、储存、分解、排泄、解毒和分泌等多种功能。

12.083 氨基转移酶 aminotransferase
简称"转氨酶（transaminase）"。催化将氨基酸的氨基转移给酮酸的反应，从而产生相应的酮酸与氨基酸的酶的总称。主要存在于人体心肌、肝脏、肾脏、脑组织中。

12.084 丙氨酸转氨酶 alanine transaminase，
ALT
又称"谷丙转氨酶（glutamic-pyruvic trans-aminase）"。可逆地催化丙酮酸和谷氨酸之间氨基转移的酶。主要存在于肝脏、心脏组织中。是急性肝细胞损害的敏感标志。

12.085 天冬氨酸转氨酶 aspartate transami-
nase，AST
又称"谷草转氨酶（glutamic-oxaloacetic transaminase）"。具有磷酸吡哆醛依赖性，是细胞核基因编码的线粒体酶。可逆地催化天冬氨酸的氨基转移到α-酮戊二酸形成草酰乙酸和谷氨酸的酶。主要存在于心肌、骨骼肌、肝脏组织中。

12.086 γ-谷氨酰转移酶 γ-glutamyl transferase, GGT

催化谷胱甘肽上γ-谷氨酰基转移到另一个肽或另一个氨基酸上的酶。血清中GGT主要来自肝胆系统。GGT在肝脏中广泛分布于肝细胞的毛细胆管一侧和整个胆管系统，因此当肝内合成亢进或胆汁排出受阻时，血清中GGT升高。

12.087 碱性磷酸酶 alkaline phosphatase, ALP, AKP

在碱性条件下水解多种磷酸酯并具有转磷酸基作用的一组酶。广泛分布在肝脏、骨骼、肾脏、小肠及胎盘中，血清中主要源于肝脏和骨骼。正常情况下肝脏分泌后随胆汁排入小肠，当肝脏发生病变时（产生过多或排出受阻）可导致血清碱性磷酸酶升高。常用于胆汁淤积性肝病的诊断。

12.088 脂蛋白 lipoprotein

与脂质结合的水溶性蛋白质。通常根据密度分为极低密度脂蛋白、低密度脂蛋白、高密度脂蛋白、极高密度脂蛋白和乳糜微粒。每个脂蛋白中均含有相应的载脂蛋白。

12.089 胆固醇 cholesterol

又称"胆甾醇"。由类固醇部分和一条长的侧链组成的环戊烷多氢菲衍生物。是人体不可缺少的营养物质，不仅参与形成细胞膜，而且是合成胆汁酸、维生素D及类固醇激素的原料。

12.090 胆固醇 7α-羟化酶 cholesterol 7α-hydroxylase

胆汁酸经典合成途径的关键限速酶。可合成70%以上的胆汁酸。可催化胆固醇生成7α-羟胆固醇，后者再通过复杂酶促反应转化为胆汁酸。受其终产物胆汁酸的负反馈调节。

12.091 肝细胞葡萄糖摄取与溢出调控 regulation of glucose uptake and efflux from hepatocyte

肝细胞在葡萄糖激酶作用下摄取葡萄糖，合成糖原的过程，以及肝糖原在葡萄糖-6-磷酸酶的作用下水解成葡萄糖并释出肝细胞的过程。此过程受肝脏中葡萄糖、胰高血糖素、肾上腺素等调控。

12.092 肝脏半乳糖代谢 hepatic metabolism of galactose

半乳糖在肝细胞半乳糖激酶催化下生成1-磷酸半乳糖，进一步在1-磷酸半乳糖尿苷酰转移酶作用下生成1-磷酸葡萄糖和尿苷二磷酸半乳糖的过程。1-磷酸半乳糖尿苷酰转移酶和半乳糖激酶缺乏可导致半乳糖血症。

12.093 肝脏果糖代谢 hepatic metabolism of fructose

果糖在果糖激酶、醛缩酶和丙糖激酶作用下代谢为葡萄糖、脂肪酸的过程。果糖代谢异常可导致非酒精性脂肪肝等代谢性肝病。

12.094 糖原合成 glycogenesis

由葡萄糖（包括少量果糖和半乳糖）合成糖原的过程。主要发生在肝脏和骨骼肌。糖原合成时，葡萄糖先活化，再连接形成直链和支链，是一个耗能的过程。

12.095 脂肪酸合成 fatty acid synthesis

脂肪酸合酶催化乙酰辅酶A及丙二酰辅酶A合成脂肪酸的过程。肝脏是人体合成脂肪酸的主要场所。其中转化为脂肪酸的乙酰辅酶A主要由葡萄糖分解供给。

12.096 脂肪酸 β 氧化 β oxidation of fatty acid

脂肪酸氧化生成乙酰辅酶A的途径。脂肪酸

活化成脂酰辅酶A后,逐步氧化脱下乙酰辅酶A。每次氧化从β碳原子开始。

合成胆汁酸,并随胆汁排入肠腔的过程。肝脏和小肠是脂质转运的重要器官。

12.097 肠–肝脂质转运 intestinal and hepatic lipid transport

小肠黏膜细胞将合成及吸收的甘油三酯、磷脂和胆固醇通过脂蛋白转运至肝脏,进一步

12.098 肝–肠轴 liver-gut axis

肝脏与肠道之间通过物质代谢、免疫调节和神经内分泌系统交互作用,实现密切的功能协作,并构成一个复杂的网络结构。

12.03 肝脏疾病诊断

12.099 肝功能试验 liver function test

为发现肝脏损伤及了解、评估肝脏各种功能状态而开展的各种实验室检查方法。可反映肝脏代谢、分泌、合成、解毒及免疫功能和肝损伤状态。用于肝脏疾病的诊断、疗效评估和预后判断。

12.100 血清总胆红素 serum total bilirubin

血清中结合胆红素浓度和非结合胆红素浓度的总和。参考值为3.4~17.1μmol/L,17.1~34.2μmol/L为隐性黄疸,>34.2μmol/L为显性黄疸。主要见于肝脏炎症、坏死、中毒,胆道疾病及溶血性疾病等。

12.101 血清结合胆红素 serum conjugated bilirubin

血清结合胆红素浓度。参考值为0~6.8μmol/L。升高主要见于阻塞性黄疸、肝细胞性黄疸、肝癌、胰头癌、胆石症、胆管癌等。

12.102 血清非结合胆红素 serum unconjugated bilirubin

血清非结合胆红素浓度。参考值<11.1μmol/L。升高主要见于溶血性疾病、新生儿黄疸或输血错误等。

12.103 血清丙氨酸转氨酶 serum alanine transaminase

血清丙氨酸转氨酶浓度。是急性肝细胞损害

的敏感标志。由于丙氨酸转氨酶广泛存在于肝细胞、心肌细胞等多种细胞中,营养不良、酗酒、心肌病、脑血管病、骨骼肌疾病等也可导致其升高。

12.104 血清天冬氨酸转氨酶 serum aspartate transaminase

血清天冬氨酸转氨酶浓度。可反映肝细胞损伤程度。急性心肌梗死、心肌炎、心力衰竭等心脏疾病,以及某些感染性疾病时其可升高。

12.105 血清γ-谷氨酰转移酶 serum γ-glutamyl transferase

血清γ-谷氨酰转移酶浓度。升高常见于肝损伤及胆道梗阻。

12.106 血清碱性磷酸酶 serum alkaline phosphatase

血清碱性磷酸酶浓度。升高常见于肝胆疾病,尤其是胆汁淤积性肝病。生长期的青少年、孕妇及骨骼疾病、甲状腺功能亢进者也可升高。降低见于重症慢性肾炎、儿童甲状腺功能不全、贫血等。

12.107 定量肝功能试验 quantitative liver function test

基于肝脏的摄取、代谢和排泄功能,检测物质摄入后的代谢和潴留,进而定量评价肝功

能的方法。包括吲哚菁绿清除试验、利多卡因代谢试验、氨基比林呼吸试验、半乳糖清除能力试验、色氨酸负荷试验、咖啡因清除试验等。能较好地反映有效肝功能储备。

12.108　吲哚菁绿清除试验　indocyanine green clearance test

又称"吲哚菁绿排泄试验"。利用吲哚菁绿迅速被肝脏摄取，仅从胆汁排泄而清除，在体内无代谢分解和生物转化、无肠肝循环等代谢特点，检测其潴留率以了解肝功能的定量试验。早期肝功能受损时吲哚菁绿15min潴留率即升高。主要用于肝病的初筛、外科手术及介入治疗前的评估。

12.109　利多卡因代谢试验　lidocaine metabolite test

通过检测利多卡因代谢产物反映肝脏代谢功能的方法。主要用于肝移植术前评估。失代偿期肝硬化患者低于10μg/L时应尽早肝移植。

12.110　氨基比林呼吸试验　aminopyrine breath test

检测^{13}C或^{14}C标记的氨基比林经肝脏微粒体代谢产生二氧化碳后，呼出气体中^{13}C或^{14}C量以反映肝脏代谢功能的方法。肝损伤时降低，可用于肝脏储备功能检测。

12.111　半乳糖清除能力试验　galactose elimination capacity test

利用半乳糖在半乳糖激酶的作用下于肝内进行磷酸化代谢的原理，测定肝脏对半乳糖的清除以反映肝功能的定量试验。较吲哚菁绿清除试验判断早期肝损伤有更高的敏感性，但结果欠稳定。

12.112　色氨酸负荷试验　tryptophan load test

利用色氨酸主要在肝细胞催化代谢，在血液中大部分与白蛋白结合的原理，检测色氨酸摄入后血清游离色氨酸和总色氨酸的比值定量以反映肝脏合成和代谢功能的试验。肝损伤时比值升高。

12.113　咖啡因清除试验　caffeine clearance test

利用咖啡因主要在肝脏微粒体代谢的特点，测定咖啡因给药后不同时间点清除率的定量肝功能试验。清除率主要由有效肝细胞总量决定。多用于研究肝脏药物代谢。

12.114　肝脏瞬时弹性成像　transient hepatic elastography

利用超声技术测量探头振动发出的剪切波在肝组织中的传播速度，获取肝硬度值，从而反映肝纤维化程度的一项技术。可较好地评估显著肝纤维化及肝硬化程度，是常用的无创肝纤维化检测方法之一。

12.115　肝硬度值　liver stiffness measurement, LSM

依据超声剪切波在肝脏中的传递速度与肝组织硬度直接相关的原理，通过检测剪切波在肝脏的传播速度以获取反映肝纤维化程度的指标。我国《慢性乙型肝炎防治指南（2019年版）》建议肝硬化的诊断界值为21.3kPa，进展期肝纤维化的诊断界值为12.4kPa，显著肝纤维化的诊断界值为9.1kPa，肝硬化的排除界值为8.2kPa，进展期肝纤维化的排除界值为5.8kPa。

12.116　磁共振弹性成像　magnetic resonance elastography, MRE

以磁共振技术为基础的无创纤维化检测技术。利用驱动器产生机械波作用于体表，使组织内质点产生周期性位移，通过运动敏感梯度获取磁共振相位图，通过软件系统逆演算法得出弹性图并测量弹性值。主要用于非酒精性脂肪性肝病纤维化高风险人群的纤维化评估。

12.117 肝活组织检查 liver biopsy
采用快速穿刺负压吸引或切割原理，或外科手术中直接从肝内获取少量肝组织进行病理学、病毒学及金属酶含量分析等检查的方法。

12.118 食管静脉曲张内镜分级 endoscopic grading of esophageal varix
按照内镜下食管静脉曲张形态、是否有红色征及出血危险程度对静脉曲张严重程度进行的分级。分为轻度食管静脉曲张、中度食管静脉曲张、重度食管静脉曲张三级。

12.119 轻度食管静脉曲张 esophageal varix grade 1
内镜下所见食管静脉曲张呈直线形或略有迂曲，无红色征。应定期进行上消化道内镜复查。蔡尔德–皮尤评分B～C级的轻度食管静脉曲张患者建议使用非选择性β受体拮抗剂预防出血。

12.120 中度食管静脉曲张 esophageal varix grade 2
内镜下所见食管静脉曲张呈直线形或略有迂曲，有红色征；或食管静脉曲张呈蛇形迂曲、隆起，但无红色征。推荐药物或内镜治疗预防出血。

12.121 重度食管静脉曲张 esophageal varix grade 3
内镜下所见食管静脉曲张呈蛇形迂曲、隆起，且有红色征；或食管静脉曲张呈串珠状、结节状或瘤样，无论有无红色征。出血风险极高，推荐酌情选择药物或内镜下治疗预防首次出血。

12.122 静脉曲张红色征 red color sign of varix
由曲张静脉表面扩张毛细血管导致，内镜下见曲张静脉表面色泽发红的表征。包括鞭痕征、血疱征等。是内镜下预提示静脉曲张出血的高危征象。

12.123 血清–腹水白蛋白梯度 serum-ascites albumin gradient，SAAG
血清白蛋白与腹水白蛋白之间的差值。为减少误差，一般采用同日内所测的血清和腹水白蛋白值。用于鉴别门静脉高压及非门静脉高压性腹水。≥11g/L提示门静脉高压性腹水，<11g/L提示非门静脉高压性腹水。

12.124 肝静脉压力梯度 hepatic venous pressure gradient，HVPG
肝静脉楔压和肝静脉自由压之间的差值。反映门静脉和腹内腔静脉之间的压力差，是窦性门静脉高压诊断的金标准。>5mmHg提示门静脉高压；≥12mmHg是发生静脉曲张出血的高危因素；≥20mmHg提示急性静脉曲张出血的止血治疗失败率和死亡风险升高。

12.125 肝硬化神经认知功能变化谱 spectrum of neuro-cognitive impairment in cirrhosis，SONIC
国际肝性脑病和氮代谢学会制定的评价肝硬化患者神经认知功能损害谱的体系。依据该评价体系，慢性肝病患者发生肝性脑病是一个连续的过程，可分为隐匿性肝性脑病及显性肝性脑病。

12.126 肝性脑病神经生理学检测 neurophysiological test of hepatic encephalopathy
利用神经生理学方法检测神经元电活动，从而评估神经系统功能的方法。脑电图、诱发电位和临床闪烁频率较常用。用于肝性脑病的诊断、分级及随访。对肝性脑病的评估更为客观，但敏感性不及神经心理学检测。

12.127 临界闪烁频率 critical flicker frequency, CFF
能引起闪光融合感觉的最小刺激频率。可反映大脑神经传导功能。一般以频率<39Hz认定为异常，但也有建议根据种族、个体差异制定标准。诊断轻微/隐匿性肝性脑病特异性较高，简便易行，但依赖于特定设备。

12.128 肝性脑病神经心理学检测 neuropsychological test of hepatic encephalopathy
利用心理测试方法进行脑功能评估，评价肝病患者认知能力和执行能力的方法。包括肝性脑病心理学评分、斯特鲁普试验、控制抑制试验等，对轻微/隐匿性肝性脑病的临床筛查及早期诊断具有重要意义。

12.129 肝性脑病心理学评分 psychometric hepatic encephalopathy score, PHES
传统的纸-笔神经心理测试方法。由数字连接试验A、数字连接试验B、数字符号试验、轨迹描绘试验、系列打点试验等5个测试构成的系列神经心理学试验。结果以Z值表示，Z值<-4时，对诊断轻微/隐匿性肝性脑病具有较高的灵敏性和特异性，是目前应用最广泛的神经心理学测试方法。

12.130 斯特鲁普试验 Stroop test
通过记录识别彩色字段和书写颜色名称之间的干扰反应时间来评估患者精神运动速度和认知灵活性的神经心理学检测方法。受年龄、性别、种族、教育程度等影响。在中国人中以>187s诊断轻微/隐匿性肝性脑病的敏感性高，但特异性较差。

12.131 控制抑制试验 inhibitory control test, ICT
通过计算机技术在50ms周期内显示一系列字母，测试患者的反应抑制、注意力和工作记忆能力的神经心理学检测方法。是诊断轻微/隐匿性肝性脑病的简易方法。

12.132 抗线粒体抗体 antimitochondrial antibody, AMA
针对线粒体亚结构上靶抗原的抗体。根据针对的靶抗原不同可分为9型。90%~95%的原发性胆汁性胆管炎患者呈血清阳性，是该病标志性自身抗体。其中M2亚型诊断原发性胆汁性胆管炎的敏感性和特异性最高。

12.133 抗核抗体 antinuclear antibody, ANA
一组针对细胞内所有核抗原成分的自身抗体谱。靶抗原包括细胞核、细胞质、细胞骨架和细胞分裂周期蛋白等。在自身免疫性肝炎患者中阳性率为70%~80%，是诊断1型自身免疫性肝炎敏感性最高的自身抗体，但无疾病特异性，可出现于诸多自身免疫性疾病、病毒性肝炎和部分健康人中。

12.134 抗平滑肌抗体 anti-smooth muscle antibody
针对微丝、微管、中间丝等细胞骨架蛋白的自身抗体。主要靶抗原是微丝中的G型和F型肌动蛋白。见于20%~30%的1型自身免疫性肝炎，对1型自身免疫性肝炎的诊断特异性优于抗核抗体。

12.135 抗可溶性肝抗原抗体 anti-soluble liver antigen antibody
针对肝细胞质内不知名可溶性蛋白的抗体。存在于7%~22%的1型自身免疫性肝炎患者中，诊断特异性约为99%，与疾病严重程度和停药后复发有关。

12.136　抗肝肾微粒体抗体　anti-liver-kidney microsome antibody

一组对肝细胞质、近端肾小管微粒体产生反应的自身抗体。其中Ⅰ型抗体的靶抗原为细胞色素单氧化酶P450-2D6抗原，是2型自身免疫性肝炎的血清标志物。常见于抗核抗体及抗平滑肌抗体阴性的自身免疫性肝炎患者。

12.137　抗肝细胞溶质抗原Ⅰ型抗体　anti-liver cytosol antibody type 1, anti-LC1

针对肝细胞溶质亚氨甲基转移酶–环化脱氨酶的自身抗体。是2型自身免疫性肝炎的血清标志物之一，对诊断2型自身免疫性肝炎特异性高，但敏感性仅约10%，与疾病活动度和进展有关。

12.138　核周抗中性粒细胞胞质抗体　perinuclear anti-neutrophil cytoplasmic antibody, p-ANCA

针对靶抗原髓过氧化物酶的抗体。是自身免疫性肝病相关自身抗体之一，有助于原发性硬化性胆管炎的诊断，但并非特异性抗体，还可见于1型自身免疫性肝炎、溃疡性结肠炎、克罗恩病等。

12.139　转铁蛋白饱和度　transferrin saturation

血清铁除以总铁结合力的百分比。反映血清铁与转铁蛋白的结合能力。异常可见于贫血、红细胞增多症和炎症等。空腹检查可减少假阳性。是遗传性血色病的重要初筛检查指标，男性>60%、女性>50%可检出大部分遗传性血色病。

12.140　饥饿试验　fasting test

利用饥饿状态下，脂肪分解增加使胆红素释放增多，肠蠕动减慢使胆红素经肠肝循环重吸收增加，肝细胞结合及清除血清非结合胆红素的能力下降时，血清非结合胆红素明显升高的原理开展的试验。是诊断吉尔伯特综合征的检测方法。

12.141　利福平试验　rifampin test

利福平可诱导细胞色素P450同工酶，竞争性抑制肝细胞对非结合胆红素的摄取和转运，在存在胆红素–尿嘧啶二磷酸葡萄糖醛酸转移酶活性异常的患者中，可见更加显著的血清胆红素升高。口服利福平后，非禁食和禁食状态下血清总胆红素浓度分别升高，>25.7μmol/L和32.5μmol/L可诊断吉尔伯特综合征。

12.142　烟酸激发试验　nicotinic acid provocation test

利用烟酸刺激红细胞脆性增加引起胆红素产生增加，并短暂抑制胆红素–尿嘧啶二磷酸葡萄糖醛酸转移酶活性的原理，静脉滴注50mg烟酸3h后检测血清总胆红素的试验。吉尔伯特综合征患者可升高2～3倍。

12.143　胆红素清除试验　bilirubin clearance test

以放射性核素标记的胆红素为示踪物，静脉给药后潴留率显著升高提示胆红素清除能力下降。其机制常与胆红素–尿嘧啶二磷酸葡萄糖醛酸转移酶活性异常，肝细胞对胆红素的摄取、结合能力及清除能力下降有关。在吉尔伯特综合征及克–纳综合征患者中可出现先天性高胆红素血症。

12.144　磺溴酞钠试验　bromsulphalein test

利用磺溴酞钠主要由肝细胞摄取、由胆汁排泄的代谢特点，通过检测磺溴酞钠静脉滴注后的潴留率评价肝功能的方法。主要用于先天性非溶血性黄疸的鉴别。吉尔伯特综合征、克–纳综合征患者检测结果多数正常；杜–约综合征患者初期基本正常，后期升高，呈回升现象；罗托综合征患者开始即出现明显磺溴酞钠潴留。

12.145 甲胎蛋白异质体 α-fetoprotein variant
氨基酸序列相同、糖链结构或蛋白质等电点不同的甲胎蛋白。根据与小扁豆凝集素亲和力不同分为L1、L2和L3型。其中L3型即小扁豆凝集素结合型，是诊断肝癌特异性较高的标志物。

12.146 高尔基[体]蛋白73 Golgi protein 73，GP73
高尔基体顺面膜囊上的整合膜蛋白。编码基因位于9q21.33。是原发性肝癌的血清标志物之一，和甲胎蛋白等其他血清标志物联用可提高早期肝癌的诊断敏感性。

12.147 α-岩藻糖苷酶 α-fucosidase
参与含岩藻糖的糖类复合物水解的溶酶体外切糖苷酶。是原发性肝癌的血清标志物之一，在结肠癌、胃癌、胰腺癌、口腔癌、炎症性疾病中也可升高。

12.148 异常凝血酶原 abnormal prothrombin
凝血酶原的γ-羧谷氨酸区中一个或多个谷氨酸残基未完全羧化为γ-羧基谷氨酸，从而失去与钙离子和磷脂结合的能力及其凝血活性。是原发性肝癌的血清标志物之一，但特异性较差，和甲胎蛋白联用可提高诊断肝癌的敏感性。

12.149 肝血管造影 angiography of liver
利用介入手段将导管插入相应的肝血管内进行血管造影的影像学诊断方法。包括肝动脉造影、门静脉造影及腹腔动脉造影中的混合肝脏血管造影等。用于肝脏肿瘤、血管性疾病的诊断及治疗。

12.04　肝脏疾病临床评分

12.150 蔡–皮评分 Child-Pugh score
全称"蔡尔德–皮尤评分"。由蔡尔德和特科特提出，皮尤改良的肝功能评价系统。依据血清总胆红素、白蛋白、凝血酶原时间、腹水、肝性脑病5项指标进行评分，<7分为A级，此时肝功能处于代偿期；7～9分为B级，肝功能中度损伤；>9分为C级，肝功能严重受损。可用于肝硬化患者肝脏储备功能的量化评估。

12.151 终末期肝病模型评分 model for end-stage liver disease score，MELD score
基于病因、血清胆红素、国际标准化比值、肌酐4项指标构建的预测终末期肝病预后的评分系统。评分越高，生存率越低。可用于指导肝移植等手术优先级别选择，15～40分是肝移植的最佳适应证。

12.05　肝脏疾病治疗

12.152 腹腔穿刺引流术 abdominal para-centesis
通过穿刺针或导管直接从腹前壁刺入腹膜腔抽取并引流腹水的技术。用于抽取腹水辅助诊断及引流腹水减轻症状。

12.153 无细胞腹水浓缩回输 cell-free con-centrated ascites reinfusion therapy
利用超滤或透析装置，将自身抽取的腹水去除细胞，浓缩去除部分水分及小分子毒性物质，回收腹水中蛋白等成分，经外周静脉回输给患者的方法。用于肝硬化顽固性腹水的治疗。由于性价比不高，有感染播散等风险，近年来该方法的使用减少。

12.154　食管胃静脉曲张出血一级预防　primary prophylaxis of esophageal and gastric variceal bleeding

预防食管胃静脉曲张首次出血的方法。推荐蔡–皮评分B级或C级的轻度食管静脉曲张、中重度食管静脉曲张、胃静脉曲张患者进行一级预防。可选择措施主要包括非选择性β受体拮抗剂或内镜下曲张静脉套扎术。

12.155　食管胃静脉曲张出血二级预防　secondary prophylaxis of esophageal and gastric variceal bleeding

预防食管胃静脉曲张再出血的方法。治疗方案可选择非选择性β受体拮抗剂、内镜单独治疗或二者联合治疗。经颈静脉肝内门体分流术、外科手术可作为肝功能较好患者药物或内镜治疗失败的挽救治疗措施。

12.156　内镜曲张静脉套扎术　endoscopic variceal ligation

利用弹性皮圈或尼龙绳在内镜装置下套扎曲张静脉，使其结扎后坏死脱落，达到治疗食管静脉曲张目的的方法。可用于食管静脉曲张急性出血的治疗及一级、二级预防。

12.157　内镜曲张静脉硬化剂注射术　endoscopic sclerosing agent injection for varix

在内镜下利用穿刺针将硬化剂注入曲张静脉内或静脉旁损伤血管内皮，局部形成无菌性炎症和血栓性静脉炎，血栓机化导致曲张静脉闭塞的方法。常用硬化剂包括聚桂醇、5%鱼肝油酸钠等。主要用于不适合使用内镜下曲张静脉套扎术的食管静脉曲张的治疗。

12.158　内镜曲张静脉组织黏合剂注射术　endoscopic tissue glue injection for varix

在内镜下利用穿刺针将与血液接触后立即产生聚合和固体化的液体组织黏合剂注入曲张

静脉内，有效闭塞血管、控制曲张静脉出血的方法。常用于胃静脉曲张出血的预防及治疗。

12.159　三腔二囊管　Sengstaken-Blakemore tube

由三腔管、胃气囊和食管气囊构成的用于食管胃底静脉曲张破裂大出血的压迫止血装置。气囊注气压迫胃底部及食管下部黏膜下静脉，使血液不流向破裂的食管静脉以达到止血的目的。短期止血疗效肯定，但长时间压迫易导致食管溃疡、坏死及穿孔。

12.160　经颈静脉肝内门体静脉分流术　transjugular intrahepatic portosystemic shunt，TIPS

经颈静脉通过放射介入方法在门静脉和肝静脉之间的肝实质内建立分流通道，以微创方式显著降低门静脉阻力的方法。是肝硬化门静脉高压及其并发症的重要治疗措施，也可用于布–加综合征和肝窦阻塞综合征的治疗。主要并发症为肝性脑病。

12.161　自动低流量腹水引流泵　automated low-flow ascites pump

通过腹腔隧道引流导管将腹水回输至膀胱的自动化腹水引流泵系统，通过排尿消除腹水。可用于顽固性腹水及恶性腹水的治疗。

12.162　腹腔–静脉分流术　peritoneovenous shunt

利用胸腹腔压力差原理设计的分流器将腹水引流入静脉的方法。将装有特殊压力感受器单向阀门或瓣膜的硅胶管，一端插入腹腔内，另一端沿腹、胸部皮下插入颈外静脉，达右心房附近的上腔静脉，利用腹腔内压力变化使腹水流入体循环。是顽固性腹水的治疗方法之一，近年来已较少使用。

12.163　门奇静脉断流术　portal-azygous disconnection

阻断门奇静脉间的反常血流，达到控制门静脉高压食管胃静脉曲张破裂出血目的的一类手术。包括贲门周围血管离断术、食管下段横断术、胃底横断术、食管下段胃底切除术等。主要用于肝硬化门静脉高压出血的预防和治疗。

12.164　贲门周围血管离断术 pericardial devascularization
门奇静脉断流术的主要方式。一般需进行脾脏切除，离断食管周围静脉、进入食管壁的穿支静脉、胃左静脉胃支、胃后静脉、左膈下静脉等。主要用于急性食管胃静脉曲张破裂治疗无效时的急诊止血。

12.165　外科门体静脉分流术 surgical portal systemic shunting
通过外科手术方法建立门静脉至体循环的侧支循环，从而降低门静脉压力的手术方式。包括脾肾分流术、肠系膜上静脉–下腔静脉侧侧（桥式）吻合术、限制性门腔静脉侧侧吻合术及相关改良术式。用于治疗门静脉高压并发症。

12.166　下腔静脉球囊扩张成形术 balloon dilatation and endovascular stent placement of inferior vena cava
经股静脉穿刺行下腔静脉造影及测压，在病变区利用球囊施行逐渐扩张，直至正常口径的置入支架的介入治疗方式。用于治疗下腔静脉型布-加综合征。

12.167　放血疗法 bloodletting therapy
通过放血消除体内储存铁的方法。是遗传性血色病的基础治疗方法。每周1次或2次静脉放血500ml可显著改善遗传性血色病预后。

12.168　人工肝 artificial liver
利用体外机械、理化和生物装置清除体内有毒有害物质，并补充白蛋白等必需物质，改善机体内环境，暂时替代部分肝功能的方法。主要用于肝衰竭和高胆红素血症的支持治疗，为肝再生及肝功能恢复创造条件或作为肝移植的过渡治疗。包括非生物型人工肝、生物型人工肝和混合型人工肝。

12.169　非生物型人工肝 non-biologic artificial liver
利用体外机械、理化装置清除体内有毒有害物质，补充机体必需物质，改善内环境，暂时替代部分肝功能的方法。包括血浆置换、血液灌流、特异性胆红素吸附、血液滤过、血浆滤过透析、分子吸附再循环系统、连续白蛋白净化治疗或成分血浆分离吸附等。

12.170　生物型人工肝 biologic artificial liver
将人工培养的具有部分肝细胞功能的细胞置于生物反应器内，与流经反应器的血液进行物质交换，清除体内有毒有害物质，并补充部分机体必需物质，暂时替代部分肝功能的方法。

12.171　混合型人工肝 hybrid artificial liver
由生物型和非生物型人工肝系统连接而成，兼具二者功能的人工肝支持系统。主要用于肝衰竭的支持治疗。

12.172　肝动脉插管化疗栓塞术 transcatheter arterial chemoembolization，TACE
将导管选择性插入肿瘤供血靶动脉，注入适量栓塞剂或微粒、微球，使靶动脉闭塞，引起肿瘤组织缺血坏死，同时联合使用抗肿瘤药物发挥化疗性栓塞作用的方法。是最常用的肝癌介入治疗方法。主要用于无法手术的肝癌治疗，也可用于肝癌切除术后残癌或复发灶的治疗。

12.173　局部消融治疗 local ablation treatment

在影像技术引导下对肿瘤靶向定位，在肿瘤局部采用物理或化学方法直接杀伤肿瘤组织的方法。包括射频消融、微波消融、冷冻消融、高功率超声聚焦消融及无水乙醇注射消融等。可采取经皮、经腹腔镜或开腹途径，以经皮途径最为常用。

12.174　经皮射频消融术　percutaneous radio-frequency ablation，PRFA

利用插入病灶的针状电极加载375～500kHz高频电流，使组织局部升温至50～110℃，从而破坏细胞膜，使酶蛋白变性、细胞失活的肿瘤局部消融方法。目前推荐作为不适合手术的早期肝癌的一线治疗。主要适应证为单个肿瘤、长径≤5cm，或2～3个肿瘤、长径≤3cm。

12.175　经皮微波消融术　percutaneous micro-wave ablation

以特制微波针经皮穿刺至肿瘤中心区域，利用微波针释放的微波磁场使周围的分子高速旋转运动并摩擦升温，从而使组织凝固、脱水坏死以达到治疗目的的方法。是常用的肝癌局部热消融治疗方法。

12.176　放射治疗　radiotherapy

简称"放疗"。使用X射线、γ射线、电子射线等照射癌组织，通过射线的生物学作用有效杀伤癌细胞，破坏癌组织，使癌组织缩小的治疗方法。是肝癌的非手术治疗方法之一。分为外放疗和内放疗。

12.177　分子靶向治疗　molecular targeted therapy

针对肿瘤发生、发展过程中的关键大分子和重要靶点，利用分子靶向药物特异性阻断该靶点的生物学功能，选择性从分子水平逆转靶细胞的生物学行为，达到治疗目的的方法。

12.178　免疫治疗　immunotherapy

借助免疫学理论和技术，提高肿瘤抗原的免疫原性，激发和增强机体抗肿瘤免疫应答，提高肿瘤对机体免疫效应的敏感性，在体内、外诱导肿瘤特异性效应细胞和分子以最终清除肿瘤的治疗方法。是肝癌的治疗手段之一。

12.179　肝移植　liver transplantation

将供体肝脏移植到受体体内的手术。按供肝植入位置，分为异位肝移植和原位肝移植。是终末期肝病的唯一根治方法，也是肝癌根治性手段之一，尤其适用于肝功能失代偿、不适合手术切除及局部消融的早期肝癌。

12.06　肝　脏　疾　病

12.180　肝炎　hepatitis

肝脏的急、慢性炎性损伤。组织学特征是肝细胞变性、溶解、坏死和再生。根据病因分为病毒性肝炎、酒精性肝炎、药物性肝炎、中毒性肝炎、自身免疫性肝炎、非酒精性脂肪性肝炎等。

12.181　病毒性肝炎　viral hepatitis

由肝炎病毒引起，以肝脏急、慢性炎性损伤为主要病变的具有传染性的疾病。临床以食欲缺乏、上腹部不适、肝区痛、乏力为主要表现。通过血清病毒免疫学或核酸检测确诊，常用抗病毒和对症支持治疗。

12.182　急性病毒性肝炎　acute viral hepatitis

由肝炎病毒引起，以肝实质炎性损伤为主要病变的急性传染病。多起病突然，以厌油、食欲缺乏、黄疸、右上腹痛、肝大、乏力为主要表现，血清肝功能及病毒学检测可明确诊断，多采用抗病毒或对症支持治疗。

12.183　慢性病毒性肝炎　chronic viral hepatitis
由肝炎病毒引起、以肝脏炎性病变为主、病程持续半年以上的慢性传染病。主要症状包括腹胀、食欲缺乏、黄疸、轻度腹泻、肝区疼痛、乏力等，可进展为肝硬化，肝癌发生风险增加。轻者常无症状，可通过肝功能、血清病毒学或组织病理检查确定诊断。

12.184　重型病毒性肝炎　severe viral hepatitis
由肝炎病毒引起的大范围、以严重肝细胞变性和坏死为特征的炎性病变。血清胆红素可>10倍正常值上限或每天上升>17.1mol/L，凝血酶原时间显著延长；按病程可分为急性、亚急性和慢性，患者有严重乏力、厌油、食欲缺乏、腹胀、黄疸、出血及肝性脑病等症状，病死率高。

12.185　急性重型病毒性肝炎　acute severe viral hepatitis
由肝炎病毒引起、肝脏坏死体积>2/3的严重炎性病变。常以黄疸为首发体征，病程多为10天左右，患者极度乏力，常有厌油、食欲缺乏、腹胀、肝性脑病症状，病死率高。常采用抗病毒、人工肝或肝移植治疗。

12.186　亚急性重型病毒性肝炎　subacute severe viral hepatitis
由肝炎病毒引起、肝脏坏死体积<1/2的严重炎性病变。患者病初多有黄疸，极度乏力，常有厌油、食欲缺乏、腹胀等症状，病程为15天至24周。常采用抗病毒、支持治疗等。

12.187　慢性重型病毒性肝炎　chronic severe viral hepatitis
由肝炎病毒引起大范围肝实质坏死及纤维化的严重炎性病变。病程长，有慢性肝病体征，临床表现为乏力、食欲缺乏、腹胀、黄疸、营养不良。多采用抗病毒、支持、抗纤维化或肝移植治疗。

12.188　淤胆型病毒性肝炎　cholestatic viral hepatitis
由肝炎病毒引起、以肝内胆汁淤积为特点的炎性病变。患者多起病急，黄疸、乏力、厌油、腹胀等症状突出，可持续3周以上。诊断需病毒学检测阳性，除外肝外梗阻性黄疸等。可采用抗病毒、对症处理、人工肝等治疗。

12.189　复发性病毒性肝炎　recurrent viral hepatitis
由肝炎病毒引起的反复肝脏炎性病变。患者在临床表现及肝功能指标恢复正常之后，再度出现临床症状、体征或肝功能异常。一般采用对症、支持和抗病毒治疗。

12.190　肝炎病毒重叠感染　coinfection of hepatitis virus
在原有肝炎病毒感染基础上感染其他型肝炎病毒所致的肝脏炎性病变。临床特征较单一病毒性肝炎复杂，病情较重。常见的重叠感染类型有乙型肝炎病毒与甲型、丙型、丁型或戊型肝炎病毒重叠感染。

12.191　甲型病毒性肝炎　hepatitis A
简称"甲型肝炎""甲肝"。由甲型肝炎病毒引起的肝脏炎性病变，主要经粪-口途径传播。患者常有食欲缺乏、恶心、厌油、消化不良等症状，伴或不伴黄疸，病程自限，不进展为慢性肝炎。甲型肝炎病毒IgM阳性可确诊，可用甲型肝炎病毒疫苗预防。

12.192　甲型肝炎病毒抗原　hepatitis A virus antigen

甲型肝炎病毒与机体免疫应答产物在体内外结合的成分。主要是甲型肝炎病毒的衣壳蛋白，其中VP1的S102、V171、A176和K221，以及VP3的D70、S71、Q74和102～121位等氨基酸残基是主要的抗原表位。

12.193　甲型肝炎病毒受体　hepatitis A virus receptor
可与甲型肝炎病毒结合的生物大分子。包括HAVCR1（TIM-1）和HAVCR2（TIM-3），前者广泛表达于肝细胞等多种体细胞，后者则主要存在于免疫细胞中。两者均对甲型肝炎病毒进入细胞有促进作用。

12.194　人甲型肝炎病毒株　human hepatitis A virus strain
可感染人的甲型肝炎病毒。仅有血清型，包括4种基因型，即Ⅰ型、Ⅱ型、Ⅲ型和Ⅶ型。中国感染者分离出的病毒株均为Ⅰ型。

12.195　甲型肝炎病毒基因型　hepatitis A virus genotype
甲型肝炎病毒包含的遗传物质，核心部位为单股正链RNA。根据其核苷酸序列的同源性分为7种基因型。其中，Ⅰ、Ⅱ、Ⅲ、Ⅶ型来自人，Ⅳ、Ⅴ、Ⅵ型来自猿猴。

12.196　甲型肝炎病毒抗体　hepatitis A virus antibody
甲型肝炎病毒感染后刺激机体产生的特异性免疫球蛋白。分为IgM抗体和IgG抗体，前者早期出现，用于其现症感染诊断；后者长期存在，反映其感染的流行病学状态。

12.197　血清甲型肝炎病毒 IgM 抗体　serum anti-hepatitis A virus IgM
甲型肝炎病毒感染后刺激机体早期产生的特异性免疫球蛋白M。一般持续8～12周，少数可达6个月。是诊断急性甲型肝炎的特异

性血清学标志物。

12.198　甲型肝炎病毒 IgG 抗体　anti-hepatitis A virus IgG
甲型肝炎病毒感染后刺激机体产生的特异性免疫球蛋白G。是保护性抗体，检出时间晚于IgM抗体，但可长期存在，常作为了解甲型肝炎流行状态和人群免疫力的血清学指标。动态观察抗体滴度变化也能作为诊断急性甲型肝炎的依据。

12.199　甲型肝炎病毒 RNA　hepatitis A virus RNA
甲型肝炎病毒的单股正链核糖核酸。长度相当于7478个核苷酸。3′端有多聚的腺苷序列，5′端以共价形式连接病毒基因组蛋白。

12.200　甲型病毒性肝炎疫苗　hepatitis A virus vaccine
用甲型肝炎病毒制作的用于预防甲型病毒性肝炎的疫苗。包括减毒疫苗、灭活疫苗和基因工程疫苗三大类。肌内注射后引起机体免疫反应，产生免疫记忆。

12.201　甲乙型病毒性肝炎联合疫苗　hepatitis A/B combination vaccine
用甲型及乙型肝炎病毒制作的用于同时预防甲乙型病毒性肝炎的疫苗。肌内注射后可引起机体免疫反应，产生免疫记忆。

12.202　甲型病毒性肝炎肝外表现　extrahepatic manifestation of hepatitis A
甲型肝炎病毒感染引起肝脏外器官损害的病症。包括急性肾损伤、自身免疫性溶血性贫血、再生障碍性贫血、纯红细胞再生障碍、胸膜腔/心包积液、急性反应性关节炎、急性胰腺炎、胆囊炎、单神经炎、吉兰-巴雷综合征等。

12.203　甲型病毒性肝炎相关自身免疫性肝炎

autoimmune hepatitis associated with hepatitis A

甲型肝炎病毒感染后引起的以界面性肝炎为特征的慢性肝病。可能和甲型肝炎病毒导致的抑制性T细胞功能障碍有关。临床罕见，患者血中可检测到自身抗体及免疫球蛋白升高。

12.204　乙型病毒性肝炎　hepatitis B

简称"乙型肝炎""乙肝"。乙型肝炎病毒引起的肝脏炎性病变。通过血液、性接触及母婴传播。病程多呈慢性，少数为急性起病，主要表现为食欲缺乏、上腹部不适、乏力及黄疸等，可进展为肝硬化及肝癌。

12.205　乙型肝炎病毒　hepatitis B virus，HBV

又称"丹氏颗粒（Dane virion）"。长径为42nm的球形颗粒样DNA病毒。其完整颗粒是乙型肝炎病毒传播的主要形式，具有双层衣壳结构，外层为乙型肝炎病毒表面抗原组成的包膜，内层为乙型肝炎病毒核心抗原构成的核衣壳，后者包裹乙型肝炎病毒基因组。

12.206　HBV 开放阅读框　hepatitis B virus open reading frame

乙型肝炎病毒基因组中具有编码蛋白质潜能的序列。包括编码外膜蛋白的S基因区、编码核衣壳蛋白的C基因区、编码P蛋白的P基因区及编码X蛋白的X基因区，产生的蛋白构成乙型肝炎病毒完整颗粒。

12.207　HBV 共价闭合环状 DNA　hepatitis B virus covalently closed circular DNA，HBV cccDNA

仅存于肝细胞核的HBV复制的原始基因模板。HBV复制过程中，松弛环状DNA进入宿主细胞核，在DNA聚合酶的作用下，两条链的缺口被补齐，形成超螺旋的共价、闭合、

环状DNA分子。

12.208　HBV 前基因组 RNA　hepatitis B virus pregenomic RNA，HBV pgRNA

HBV共价闭合环状DNA利用宿主肝细胞转录系统合成的遗传信息载体。含有HBV基因组的全部遗传信息，反映病毒基因组的转录活性。

12.209　HBV 松弛环状 DNA　hepatitis B virus relaxed circular DNA，HBV RC-DNA

成熟HBV的DNA主要存在形式。HBV复制过程中，前基因组RNA反转录合成的松弛环状、部分双链、非共价闭合的DNA分子，经外膜蛋白包装后分泌至细胞外，产生子代病毒。

12.210　HBV 基因型　hepatitis B virus genotype

HBV全部基因组合的总称。目前可鉴定出至少9种HBV基因型（A型至I型）和1种未定基因型（J型），部分基因型可分为数种基因亚型。反映HBV各株之间的自然异质性。

12.211　慢性 HBV 携带者　chronic hepatitis B virus carrier

又称"HBeAg阳性HBV感染者"。感染HBV后肝脏组织学无明显炎症坏死和纤维化的个体。多为儿童或年轻成年感染者，血清表面抗原阳性、e抗原阳性，乙肝病毒DNA较高（$>2\times10^5$IU/ml），天冬氨酸转氨酶持续正常。

12.212　非活动性 HBV 表面抗原携带者　inactive HBsAg carrier

又称"HBeAg阴性HBV感染者"。感染HBV后血清HBsAg阳性但肝脏组织学无明显炎症坏死和纤维化的个体，其血清HBeAg阴性、HBeAb阳性，HBV DNA$<2\times10^3$IU/ml，

丙氨酸转氨酶持续正常。

肝组织学检查有明显炎症坏死和纤维化。

12.213　HBV e 抗原阳性慢性乙型肝炎　HBeAg-positive chronic hepatitis B

HBV引起的以血清HBeAg阳性为特征的肝脏炎性病变。患者血清HBsAg阳性，可伴有HBeAb阳性，HBV的DNA通常$>2\times10^4$IU/ml，丙氨酸转氨酶持续或反复异常，或肝脏组织学有明显炎症坏死和纤维化。

12.214　HBV e 抗原阴性慢性乙型肝炎　HBeAg-negative chronic hepatitis B

由HBV引起的以血清HBeAg持续阴性为特征的肝脏炎性病变。患者血清HBsAg阳性、多伴有HBeAb阳性，HBV的DNA通常$\geqslant2\times10^3$IU/ml，丙氨酸转氨酶持续或反复异常，或肝脏组织学有明显炎症坏死和纤维化。

12.215　隐匿性 HBV 感染　occult hepatitis B virus infection，OBI

人体感染HBV但血清HBV表面抗原检测阴性的特殊状态。患者血清和肝组织HBV DNA检测阳性，这与HBV感染后表面抗原消失或病毒S区基因变异导致HBV表面抗原不能被现有方法检出有关。

12.216　急性乙型肝炎　acute hepatitis B

HBV表面抗原和乙型肝炎病毒DNA均在病程6个月内转为阴性的乙型肝炎。根据有无黄疸可分为急性黄疸型肝炎和急性无黄疸型肝炎，通常有乏力、食欲缺乏、腹胀、肝区痛等症状和（或）丙氨酸转氨酶等肝功能指标异常。

12.217　慢性活动性乙型肝炎　chronic active hepatitis B

HBV表面抗原及DNA阳性达6个月以上，且同时存在肝脏炎症损伤的乙型肝炎。其丙氨酸转氨酶等肝功能指标持续或反复异常，或

12.218　HBV 再激活　hepatitis B virus reactivation

HBV复制由相对静止进入活跃复制的状态，如HBsAg阳性/抗-HBc阳性或HBsAg阴性/抗-HBc阳性患者HBV DNA较基线升高$\geqslant1\times10^2$IU/ml，或基线HBV DNA由阴性转为阳性，或HBsAg由阴性转为阳性。常见原因有接受免疫抑制治疗或化学治疗等。

12.219　乙型肝炎肝外表现　extrahepatic manifestation of hepatitis B

HBV感染机体致肝外多脏器病变，如肾小球肾炎、血管炎、结节性多动脉炎、关节炎、周围神经病变、骨髓再生不良等，其机制与抗原和抗体形成原位或循环免疫复合物有关。

12.220　HBV 相关性肾小球肾炎　hepatitis B virus associated nephritis

HBV感染机体引起的肾脏病变，常见的病理类型为膜性肾小球肾炎，由HBV抗原和抗体形成原位或循环免疫复合物导致的肾小球损伤。肾组织可检出HBV抗原，血清HBV抗原常为阳性。

12.221　HBV 表面抗原　hepatitis B surface antigen，HBsAg

HBV的外壳蛋白，由Pre S/S基因区编码的大、中、小三种蛋白组成，包裹核衣壳形成完整的病毒结构。通过结合HBV受体感染肝细胞。本身不具有传染性，阳性反映HBV现症感染。

12.222　HBV 表面抗体　hepatitis B surface antibody，HBsAb

HBV表面抗原刺激人体免疫系统产生的特异性免疫球蛋白。可以与HBV表面抗原结

合，清除HBV。阳性可能因为既往接种了HBV疫苗，产生保护性抗体；也可能因为感染HBV后产生抗体。

12.223　HBV e 抗原　hepatitis B e antigen，HBeAg

HBV核衣壳中的可溶性蛋白质，是HBV急性感染的早期标志。阳性反映体内病毒复制活跃，传染性强。

12.224　HBV e 抗体　hepatitis B e antibody，HBeAb

HBV e抗原刺激人体免疫系统产生的特异性免疫球蛋白。无保护性作用。是HBV感染的血清学标志物之一，联合其他血清学指标可判断HBV复制程度和传染性。

12.225　HBV 核心抗体　hepatitis B core antibody，HBcAb

感染HBV后，人体免疫系统针对核心抗原而产生的特异性免疫球蛋白。无保护性作用。是HBV感染的血清学标志物之一，其血清IgM和IgG阳性反映HBV现症或既往感染。

12.226　核苷类似物　nucleoside analogue

一类抑制HBV复制的口服药物，如拉米夫定和恩替卡韦。经过人工修饰和改造的核苷类化合物，由碱基和糖基两部分组成，模拟天然核苷掺入病毒DNA或RNA中，干扰其复制和转录，从而达到抗病毒作用。

12.227　核苷酸类似物　nucleotide analogue

一类抑制HBV复制的口服药物，如阿德福韦和富马酸替诺福韦酯。经过人工修饰和改造的核苷酸类化合物，由碱基、糖基和磷酸三部分组成，模拟天然核苷酸掺入病毒DNA或RNA中，干扰其复制和转录，从而达到抗病毒作用。

12.228　恩替卡韦　entecavir，ETV

强效抑制HBV复制的口服药物。通过抑制核苷类反转录酶，竞争性结合HBV聚合酶反转录酶活性位点，耐药率低，安全性好，少数患者可有头痛及疲劳等不良反应。

12.229　富马酸丙酚替诺福韦　tenofovir alafenamide fumarate，TAF

强效抑制HBV复制的口服药物。进入HBV感染的肝细胞后，转变为替诺福韦，稳定性增加。通过抑制核苷酸类反转录酶，干扰HBV复制。安全性好，耐药率低，可用于孕妇抗HBV。乳酸酸中毒、肾损害、骨骼影响等不良反应较替诺福韦酯轻。

12.230　富马酸替诺福韦酯　tenofovir disoproxil fumarate，TDF

通过选择性抑制HBV反转录酶，抑制病毒复制的口服药物。用于治疗慢性乙型肝炎。不良反应有乳酸酸中毒、肾损害。

12.231　拉米夫定　lamivudine

抑制HBV复制的口服药物。属于核苷类似物，对病毒DNA链的合成和延长有竞争性抑制作用。用于治疗乙型肝炎、艾滋病等。长期使用后的耐药率较高，在乙型肝炎治疗中不作为首选，治疗艾滋病需联合其他药物。

12.232　HBV 疫苗　hepatitis B vaccine

用灭活纯化的HBV表面抗原制作的预防乙型肝炎的疫苗。包括血源性疫苗和基因工程（重组）疫苗。接种后刺激人体免疫系统产生具有保护作用的HBV表面抗体。

12.233　HBV 免疫球蛋白　hepatitis B immunoglobulin，HBIg

含有高效价HBV表面抗体的免疫制剂。可使人体迅速获得被动保护免疫力，中和并清除血清中游离的HBV。常用于意外暴露后的紧急免疫或阻断母婴传播。

12.234　丙型病毒性肝炎　hepatitis C
简称"丙型肝炎""丙肝"。HCV引起的肝脏炎性损伤。主要通过血液、性接触和母婴传播。表现为黄疸、厌油、食欲缺乏及乏力等症状，病程常慢性化，可进展至肝硬化和肝癌。检测血清抗HCV抗体及HCV RNA有助于诊断。根据不同的HCV基因型选择直接抗病毒药物治疗。

12.235　丙型肝炎病毒　hepatitis C virus，HCV
又称"HCV颗粒（HCV virion）"。长径约50nm的球形颗粒样RNA病毒。由内层核心颗粒和外层包膜糖蛋白构成。核心颗粒由蛋白质核衣壳包裹病毒基因组形成，长径30～35nm。

12.236　急性丙型肝炎　acute hepatitis C
HCV相关流行病学史低于6个月的肝脏急性炎性损伤。多数无症状，可有轻微或非特异性症状。在明确的6个月内抗HCV抗体或HCV RNA检测阳性，丙氨酸转氨酶正常或出现轻中度异常。约75%的患者可迁延为慢性丙型肝炎。

12.237　慢性丙型肝炎　chronic hepatitis C
HCV相关流行病学史超过6个月的肝脏炎症。表现为黄疸、厌油、食欲缺乏及乏力等症状，可进展至肝硬化及肝癌。HCV RNA检测持续阳性伴肝功能异常有助于诊断。根据不同的HCV基因型选择直接抗病毒药物及对症治疗。

12.238　丙型肝炎病毒核糖核酸　hepatitis C RNA
HCV内的遗传信息载体。为单股正链RNA，由约9600个核苷酸组成，含有一个开放阅读框架，编码10余种结构或非结构蛋白。检测丙型肝炎病毒RNA载量，有助于诊断及评估治疗效果。

12.239　HCV基因型　hepatitis C virus geno-type
HCV全部基因组合的总称。由于HCV基因易变异，根据其不同基因序列分为6个基因型和多个亚型。是选择直接抗病毒药物的依据。

12.240　HCV携带者　hepatitis C carrier
感染HCV但缺乏明显肝脏炎症改变的个体。无明显临床症状。RNA检测阳性，但肝功能正常。

12.241　丙型肝炎肝外表现　extrahepatic mani-festation of hepatitis C
HCV感染机体致肝外多脏器的病变。40%～76%的HCV感染者至少有肝外器官或组织受累，包括混合型冷球蛋白血症、非霍奇金淋巴瘤、HCV感染相关性皮肤损害、内分泌系统疾病、自身免疫性疾病等。

12.242　直接抗病毒药物　direct-acting antivi-ral agent，DAA
作用于HCV生命周期蛋白的抗病毒药物。包括NS3/4A蛋白酶抑制剂、NS5A抑制剂和NS5B多聚酶抑制剂等，其12周持续病毒学应答率基本在95%以上，优于聚乙二醇干扰素联合利巴韦林方案。

12.243　12周持续病毒学应答　sustained viro-logic response at 12 weeks，SVR 12
评价药物治疗HCV有效性的指标。按照治疗方案完成HCV治疗12周后，血液中检测不到HCV RNA。

12.244　NS3/4A蛋白酶抑制剂　NS3/4A pro-tease inhibitor
直接抗HCV的药物。通过选择性抑制HCV生命周期蛋白酶NS3/4A而发挥作用。

12.245　NS5A抑制剂　NS5A inhibitor

直接抗HCV的药物。通过选择性抑制HCV生命周期蛋白NS5A而发挥作用。

12.246　NS5B 聚合酶抑制剂　NS5B polymerase inhibitor
直接抗HCV的药物。通过选择性抑制HCV生命周期蛋白NS5B多聚酶而发挥作用。

12.247　HCV 与 HIV 重叠感染　HCV-HIV coinfection
同时感染HCV与HIV所致的肝脏炎性病变。易于向肝衰竭或肝硬化发展。

12.248　丁型病毒性肝炎　hepatitis D
简称"丁型肝炎""丁肝"。丁型肝炎病毒引起的肝脏炎性损伤。HDV是缺陷病毒，需依赖其他嗜肝脱氧核糖核酸病毒如HBV进入肝细胞致病。一般通过血液、性接触和母婴传播。

12.249　戊型病毒性肝炎　hepatitis E
简称"戊型肝炎""戊肝"。戊型肝炎病毒引起的肝脏炎性损伤，多数患者无症状，少数可表现为乏力、厌油、腹胀、黄疸，具有自限性，常在4～6周后自愈。HEV通过粪–口途径传播。

12.250　非甲–戊型病毒性肝炎　non-A-E viral hepatitis
未发现HAV、HBV、HCV、HDV及HEV中任一病毒感染的肝脏炎性损伤。临床表现类似病毒性肝炎。

12.251　系统性感染病毒肝炎　viral hepatitis with systemic infection
一组由非嗜肝病毒感染引起的肝脏炎性损伤。常是全身感染性疾病淋巴或血行播散的一部分，伴随多器官损害。多见于免疫力低下、免疫抑制及免疫缺陷人群。可因病毒种类及个体免疫状态的差异出现不同的临床表现。

12.252　EB 病毒肝炎　Epstein-Barr virus hepatitis
简称"EBV肝炎（EBV hepatitis）"。由EB病毒感染所致的以肝脏炎症和功能障碍为特征的感染性疾病。典型组织病理为门静脉及肝窦内淋巴细胞浸润，形成界限不清的微小肉芽肿，少见肝细胞凋亡，多呈急性或慢性肝炎表现，重型肝炎罕见。

12.253　巨细胞病毒肝炎　cytomegalovirus hepatitis
简称"CMV肝炎（CMV hepatitis）"。由人巨细胞病毒感染所致的以肝实质细胞变性、坏死为病变特征的感染性疾病。特征性病理表现为肝细胞、胆管上皮细胞、内皮细胞产生巨细胞样改变。临床上可表现为黄疸和无黄疸型肝炎，常有轻至中度肝大伴不同程度的胆汁淤积。

12.254　单纯性疱疹病毒肝炎　herpes simplex virus hepatitis
简称"HSV肝炎（HSV hepatitis）"。由单纯疱疹病毒所致的以肝实质细胞变性、坏死为病变特征的罕见感染性疾病。特征性病理改变为肝细胞气球样变、出现嗜酸性核内包涵体、细胞融合，肝穿刺风险高。常作为单纯疱疹病毒全身播散性感染的合并症出现，多呈急性重型肝炎，可伴皮肤、黏膜疱疹，病死率高。

12.255　水痘–带状疱疹病毒肝炎　varicella-zoster virus hepatitis, VZV hepatitis
感染水痘–带状疱疹病毒后引发的肝脏炎性损伤。病理表现为肝小叶中央坏死、肝细胞凋亡、细胞核内非典型包涵体、门管区淋巴细胞增多。临床多无黄疸，可伴有带状疱疹，以丙氨酸转氨酶升高为主，免疫缺陷者可呈重型肝炎。

12.256 严重急性呼吸综合征病毒肝炎 severe acute respiratory syndrome hepatitis，SARS hepatitis
简称"SARS病毒肝炎"。感染SARS冠状病毒所引发的肝脏炎性损伤。肝细胞有丝分裂增多、凋亡、气球样变，轻度至中度肝小叶淋巴细胞浸润。临床表现为急性非特异性炎症改变，丙氨酸转氨酶短暂升高。

12.257 新型冠状病毒相关肝炎 corona virus disease 2019 hepatitis，COVID-19 hepatitis
新型冠状病毒感染伴发的肝脏炎性损伤。组织学表现为肝细胞变性、灶性坏死伴中性粒细胞浸润，轻度小叶和汇管区炎症。临床以转氨酶升高为主，黄疸少见，低白蛋白血症较多见。

12.258 肝损伤 liver injury
肝脏组织细胞或血管结构的异常改变。继之出现功能异常。常见病因有病毒感染、乙醇中毒、药物或毒物作用、自身免疫、代谢紊乱、淤血、淤胆及外伤等。临床可表现为乏力、食欲缺乏、皮肤巩膜黄染及出血等症状。生化检查常见转氨酶升高、胆红素升高、白蛋白降低、凝血功能障碍等。

12.259 急性肝损伤 acute liver injury
短时间内（一般少于6个月）致病因素导致的肝组织急性炎症、肝细胞损伤甚至坏死。引起肝功能异常，严重者可致肝衰竭。临床常有乏力、食欲缺乏、皮肤巩膜黄染及出血等症状。主要治疗原则为病因治疗、保肝治疗、支持治疗等。

12.260 慢性肝损伤 chronic liver injury
致病因素长时间（一般超过6个月）缓慢作用于肝脏组织引起的慢性炎症。病理上可见炎症坏死及纤维增生，可进展为肝硬化。临床表现轻重不一，伴肝功能异常。主要治疗原则为病因治疗、抗炎保肝治疗、抗肝纤维化治疗等。

12.261 缺血性肝损伤 ischemic liver injury
由于严重低动脉压导致肝脏血流灌注和氧供减少引起的肝细胞功能障碍与坏死。常发展成肝衰竭。常见病因包括心力衰竭、急性心肌梗死、肺栓塞及血容量不足（如出血、脱水、大面积烧伤等）。

12.262 肝衰竭 liver failure
病毒、乙醇、药物或毒物等引起的严重肝脏损害导致合成、排泄和生物转化等功能障碍或失代偿，出现以凝血功能障碍、黄疸、肝肾综合征、肝性脑病、腹水等为主要表现的一组临床综合征。诊断标准：①极度乏力、厌食、腹胀等严重消化道症状；②血清总胆红素≥171μmol/L或每天上升≥17.1μmol/L；③凝血酶原活动度（PTA）≤40%（或国际标准化比值≥1.5）；④可伴有肝性脑病、肝外器官损害等并发症。

12.263 急性肝衰竭 acute liver failure，ALF
急性起病，无基础肝病史，2周以内出现Ⅱ度以上肝性脑病为特征的肝衰竭的临床表现。病理上肝细胞呈大块、亚大块坏死或桥接坏死，肝窦网状支架塌陷或部分塌陷。常采取病因治疗、保肝治疗、支持治疗等，必要时行人工肝支持或肝移植。

12.264 慢性肝衰竭 chronic liver failure，CLF
在肝硬化基础上，肝功能进行性减退导致的以腹水、门静脉高压或肝性脑病等为主要表现的慢性肝功能失代偿。病理表现为弥漫性纤维化及异常增生结节，可伴有分布不均的肝细胞坏死。主要治疗措施是维护肝功能和处理并发症。

12.265 亚急性肝衰竭 subacute liver failure, SALF
起病较急，无基础肝病史，2～26周出现肝衰竭的临床表现。病理上呈新旧不等的亚大块坏死或桥接坏死；坏死区网状纤维塌陷，胶原纤维沉积；可见细小胆管增生和胆汁淤积。常采取病因治疗、抗炎保肝治疗、支持治疗等。

12.266 慢加急性肝衰竭 acute-on-chronic liver failure, ACLF
在慢性肝病基础上，突然出现肝功能急性失代偿和肝脏或肝外器官衰竭的临床表现。可分为A型（非肝硬化）、B型（代偿肝硬化）、C型（失代偿肝硬化）3型。病理可见新的程度不等的肝细胞坏死性病变。消除病因和维护肝功能是主要治疗措施。

12.267 早期肝衰竭 early stage liver failure
亚急性和慢加急性肝衰竭的早期阶段。具有肝衰竭的诊断依据，特征是凝血酶原活动度为30%～40%，未出现肝性脑病或其他并发症。治疗原则为病因治疗、保肝治疗、营养支持治疗等，人工肝的干预效果较好。

12.268 中期肝衰竭 middle stage liver failure
亚急性和慢加急性肝衰竭的中期阶段。具有肝衰竭的诊断依据，特征是凝血酶原活动度为20%～30%，出现Ⅱ度以下肝性脑病和（或）明显腹水、感染。治疗强调保肝支持、处理并发症，可酌情采取人工肝或肝移植。

12.269 晚期肝衰竭 advanced stage liver failure
亚急性和慢加急性肝衰竭的晚期阶段。具有肝衰竭的诊断依据，特征是凝血酶原活动度<20%，并出现Ⅱ度以上肝性脑病和（或）肝肾综合征、上消化道大出血、严重感染等并发症。治疗效果差，可考虑紧急肝移植。

12.270 门静脉高压［症］ portal hypertension
门静脉系统血流受阻和（或）血流量增加，导致门静脉及其属支内静水压持续升高，肝静脉压力梯度（HPVG）超过5mmHg的疾病。临床表现为脾大、侧支循环开放、腹水等。

12.271 非肝硬化性门静脉高压［症］ non-cirrhotic portal hypertension, NCPH
一组源于肝内外血管、引起门静脉高压的非肝硬化疾病的总称。血吸虫肝病是该症的常见原因。其门静脉与肝静脉通畅，门静脉压力升高，但肝静脉压力梯度多正常或轻度升高，预后较肝硬化性门静脉高压症好。根据血管病变部位，分为肝前性、肝内性及肝后性。

12.272 肝前性门静脉高压［症］ pre-hepatic portal hypertension
肝外门静脉主干及其属支血流受阻和（或）血流量增加，导致的门静脉压力升高。主要病因包括肝外门静脉阻塞、门/脾静脉血栓形成、胰源性门静脉高压、门/脾静脉附近的创伤及手术、肝动脉-门静脉瘘等。

12.273 肝内性门静脉高压［症］ intra-hepatic portal hypertension
由于肝内门静脉、肝窦及肝静脉的血流受阻或肝内动脉-门静脉瘘、门静脉血液淤滞，甚至出现门静脉离肝血流导致的门静脉压力升高。根据血流受阻部位，可分为窦前性、窦性和窦后性。常见病因包括肝硬化、肝窦阻塞综合征、肝内动脉-门静脉瘘等。

12.274 肝后性门静脉高压［症］ post-hepatic portal hypertension

肝外肝静脉至右心之间的静脉流出道受阻和（或）血液回流障碍引起的门静脉高压。常见病因包括布-加综合征、右心衰竭及缩窄性心包炎等。

12.275　胰源性门静脉高压［症］　pancreatic portal hypertension
由各种胰腺疾病及其并发症导致脾静脉等门静脉属支阻塞、脾静脉血栓形成、血液回流障碍而引起的区域性门静脉高压。以脾大、脾功能亢进和消化道出血为主要临床表现。

12.276　肝外门静脉阻塞　extrahepatic portal vein obstruction
主要由炎症、肿瘤或易栓症相关性血栓导致的肝外门静脉系统主干和（或）分支阻塞，伴或不伴肝内门静脉栓塞。早期肝功能及肝脏结构正常，是发展中国家儿童门静脉高压症的主要病因。

12.277　特发性非硬化性门静脉高压［症］　idiopathic non-cirrhotic portal hypertension
又称"特发性门静脉高压（idiopathic portal hypertension）"。在没有肝硬化或其他肝脏疾病和内脏静脉血栓形成的情况下，表现为肝内门静脉高压的罕见疾病。目前病因尚不清楚，且缺乏特异性诊断方法，临床以食管胃底静脉曲张、脾大、贫血、血小板减低等门静脉高压表现为主。

12.278　肝内动-静脉瘘　hepatic arteriovenous fistula，HAVF
肝动脉与门静脉或肝静脉之间存在异常分流通道，或两者管壁缺损而形成的瘘，其中肝动脉-门静脉瘘的发生率明显高于肝动脉-肝静脉瘘。多为先天血管发育异常所致，也可继发于肝脏创伤、原发性肝癌或医源性操作，如经颈静脉肝内门腔分流术、经皮经肝

胆道引流术等。

12.279　肝硬化　liver cirrhosis
肝脏的慢性进行性弥漫性病变。主要特征是在广泛肝细胞变性、坏死基础上大量纤维组织增生，形成再生结节和假小叶，肝内血管新生，肝窦毛细血管化，肝内胆管新生，胆管引流障碍。临床以肝功能损害和门静脉高压为特征性表现。

12.280　肝纤维化　hepatic fibrosis
肝脏对慢性损伤的可逆的病理性修复反应。主要表现为肝脏细胞外基质（即胶原、糖蛋白和蛋白多糖等）弥漫性过度沉积与异常分布，可进展为肝硬化。

12.281　肝假小叶　liver pseudolobule
大量肝细胞坏死后形成的纤维间隔将肝实质分割为大小不等、圆形或类圆形的肝细胞团。假小叶形成是肝硬化的基本病理特点，也是肝硬化病理诊断的主要依据。

12.282　肝炎肝硬化　viral hepatitis cirrhosis
慢性乙型、丙型、丁型病毒性肝炎发展而成的肝脏病变。肝组织病理学表现为肝细胞坏死、凋亡，纤维组织大量增生，纤维隔形成，肝小叶结构破坏和假小叶形成，肝内血管新生，肝脏逐渐变形、变硬而发展为肝硬化。

12.283　血吸虫性肝硬化　schistosomal cirrhosis
血吸虫卵在门静脉各级分支中沉积，嗜酸性粒细胞浸润，纤维组织增生团块的收缩使肝表面呈本病特征性的地图状沟纹、外观凹凸不平的肝硬化。属于小结节性肝硬化，以窦前性门静脉高压为主，门静脉血栓常见，临床以巨脾、营养不良、腹水为特征，结肠癌风险增加。

12.284　隐源性肝硬化　cryptogenic cirrhosis

通过采集病史、实验室检查、影像学甚至肝病理活检等均不能明确病因的肝硬化。

12.285　大结节性肝硬化　macronodular cirrhosis

肝硬化结节大小不一，长径>3mm，纤维间隔粗细不等，一般较宽的肝硬化。在肝实质大量坏死基础上形成。慢性乙型肝炎和慢性丙型肝炎引起的肝硬化及血色病、肝豆状生产变性大多属于此型。

12.286　小结节性肝硬化　micronodular cirrhosis

肝硬化结节长径<3mm，大小较为一致，结节失去正常肝小叶结构，结节间有纤细的纤维组织间隔的肝硬化。酒精性和心源性肝硬化常属于此型。

12.287　心源性肝硬化　cardiac cirrhosis

由慢性充血性心力衰竭反复发作或缩窄性心包炎等引起肝脏淤血、坏死及结缔组织增生所致的肝硬化。组织病理以中央静脉间纤维连接和中央静脉门静脉间纤维连接为特点。

12.288　代偿期肝硬化　compensated liver cirrhosis

组织病理或临床诊断为肝硬化，但从未出现腹水、食管胃底静脉曲张破裂出血或肝性脑病等并发症的表现。患者症状较轻，肝功能正常或轻度异常，多数蔡-皮评分为A级。少部分患者可无症状，仅仅在体检或因其他疾病进行手术时偶然发现。

12.289　失代偿期肝硬化　decompensated liver cirrhosis

肝硬化患者出现腹水、食管胃底静脉曲张破裂出血或肝性脑病等任一并发症的表现。临床主要表现为肝功能减退和门静脉高压所致的两大综合征。多数蔡-皮评分为B、C级。

12.290　肝硬化并发症　complication of liver cirrhosis

肝硬化发展过程中引起的其他疾病或症状。包括腹水、消化道出血、肝性脑病、感染、肝肾综合征、肝肺综合征、肝硬化心肌病、门静脉血栓和肝细胞癌等。

12.291　食管胃静脉曲张出血　esophagogastric variceal bleeding

在肝硬化门静脉高压基础上，食管胃静脉曲张所引起的消化道出血。是肝硬化消化道出血最常见的原因。临床表现为突发大量呕血，多为鲜红色血液，也可为暗红色血液。部分患者可仅有黑便，多为柏油样或酱红色大便，严重者可出现出血性休克。

12.292　门静脉高压性胃病　portal hypertensive gastropathy

肝硬化门静脉高压伴发的胃黏膜血管新生病变，新生血管壁结构异常，易出血的疾病。内镜下见胃黏膜内和黏膜下血管扩张，是肝硬化患者消化道出血的第二大病因。

12.293　门静脉高压性肠病　portal hypertensive enteropathy

肝硬化门静脉高压伴发的肠黏膜血管新生病变，新生血管壁结构异常，易出血的疾病。可分为门静脉高压性结肠病、门静脉高压性小肠病（包括十二指肠病、空肠病、回肠病）等。多数患者无症状，部分患者出现消化道出血、腹胀、腹痛。

12.294　门静脉血栓　portal vein thrombosis

发生在门静脉主干和（或）门静脉左、右分支的血栓。伴或不伴肠系膜静脉和脾静脉血栓形成，与血流淤滞、血液高凝状态、局部血管壁炎症及损伤有关。肝硬化者门静脉血栓风险较非肝硬化者增加上千倍，门静脉血栓加重门静脉高压及肝功能损害。

12.295　门静脉海绵样变　cavernous transformation of portal vein

门静脉主干和（或）分支部分或完全阻塞后门静脉压力增高，机体为减轻门静脉高压而在肝门区形成大量侧支循环血管丛，以增加肝脏血流量的代偿性病变。大体形态酷似海绵而得名。增强CT及门静脉三维成像可显示门静脉海绵样变。

12.296　门静脉高压性胆病　portal hypertensive biliopathy

继发于门静脉高压的肝内、外胆管和胆囊管与胆囊的病变。包括胆管壁不规则或增厚、狭窄、扩张及结石形成等。临床表现为发作性腹痛、发热、黄疸、消瘦、胆管炎等。

12.297　脾功能亢进　hypersplenism

简称"脾亢"。脾功能过度增强而不适当地隔离和破坏血液成分所引起的一组症状。临床表现为不同程度的脾大或多种血细胞减少和骨髓造血细胞相应增生。

12.298　难治性腹水　refractory ascites

经限钠和利尿剂治疗无效或复发的腹水。包括利尿剂抵抗性腹水和利尿剂难治性腹水两种亚型。是终末期肝硬化的常见并发症。

12.299　利尿剂抵抗性腹水　diuretic resistance ascites

失代偿期肝硬化腹水经限盐及强化利尿药物治疗至少1周或治疗性放腹水，腹水无治疗应答反应。表现为4天内体重平均下降＜0.2kg/d，尿钠排泄＜50mEq/d（78mmol/d）；或已经控制的腹水4周内复发，腹水增加至少1级。

12.300　利尿剂难治性腹水　diuretic intractable ascites

因出现难以控制的利尿药物相关并发症或不良反应，如急慢性肾损伤、难以控制的电解质紊乱、男性乳房肿大胀痛等，导致利尿剂难以治疗的肝硬化腹水。

12.301　自发性细菌性腹膜炎　spontaneous bacterial peritonitis，SBP

无腹腔脏器穿孔、炎症而发生的急性腹膜细菌性感染。多在肝硬化基础上发生，致病菌常为肠道来源的单一革兰氏阴性需氧菌。临床表现为腹胀、腹痛、发热、反跳痛和腹水增加，部分患者可无明显症状和体征。根据腹水常规检查和细菌培养诊断。

12.302　肝性胸腔积液　hepatic hydrothorax

肝硬化失代偿期出现的、排除心肺疾病等引起的胸腔积液。以右侧多见，严重者可有双侧胸腔积液，多同时存在大量腹水，少量腹水或无腹水亦可发生。临床可无症状或有呼吸困难、干咳，甚至出现低氧血症、呼吸衰竭等。

12.303　肝性脑病　hepatic encephalopathy

肝功能严重障碍或各种门静脉–体循环分流异常所致、以代谢紊乱为基础、轻重程度不同的神经精神异常综合征。主要临床表现为注意力下降、人格改变、行为失常、定向力障碍等，严重者可出现意识障碍和昏迷。

12.304　轻微型肝性脑病　minimal hepatic encephalopathy

没有能觉察的人格或行为变化，神经系统体征正常，但有神经心理学和（或）神经生理学异常的肝性脑病。部分可发展为显性肝性脑病。

12.305　显性肝性脑病　overt hepatic encephalopathy

有明显性格行为改变、定向力障碍或昏迷的

神经精神异常的肝性疾病。排除如精神病、颅脑病变、中毒性脑病及代谢性脑病等。

12.306　隐匿性肝性脑病　covert hepatic encephalopathy

有神经心理学和（或）神经生理学异常，无定向力障碍、无扑翼样震颤的肝性脑病。可发展为显性肝性脑病。

12.307　肝性脑病 A 型　type A hepatic encephalopathy

发生于急性肝衰竭基础上的肝性脑病。多无明显诱因和前驱症状，进展较为迅速，常于起病数日内由轻度的意识错乱迅速陷入深昏迷，甚至死亡。

12.308　肝性脑病 B 型　type B hepatic encephalopathy

单纯门静脉–体循环分流所致的肝性脑病。无明显肝功能障碍，肝组织学结构正常。病因包括先天性血管畸形，门静脉及其分支血栓形成，门静脉高压和门静脉–体循环分流等。

12.309　肝性脑病 C 型　type C hepatic encephalopathy

发生于肝硬化等慢性肝损伤基础上的肝性脑病。是肝性脑病中最常见的类型。常伴有门静脉高压或门静脉–体循环分流。

12.310　肝肾综合征　hepatorenal syndrome，HRS

肝病患者肾功能损伤的表现形式。主要为功能性损伤，亦可伴有一定程度的肾实质损伤。是严重肝病患者病程后期出现的功能性肾衰竭。基于肾功能损伤类型可将其分为急性肾损伤、急性肾病和慢性肾病。

12.311　肝肾综合征–急性肾损伤　hepatorenal syndrome-acute kidney injury，HRS-AKI

严重肝病患者出现的急性肾损伤。患者无肾脏结构性损伤，在排除休克及近期使用肾毒性药物基础上，血清肌酐（Scr）48h内较基线升高≥26.5μmol/L（0.3mg/dl），或Scr 7天内较基线升高≥50%；或尿量＜0.5ml/（kg·h）超过6h。

12.312　肝肾综合征–急性肾病　hepatorenal syndrome-acute kidney disease，HRS-AKD

严重肝病患者出现的肾损伤未达到急性肾损伤诊断标准。估算肾小球滤过率（eGFR）＜60ml/（min·1.73m^2）不超过3个月，无肾脏结构性损伤。

12.313　肝肾综合征–慢性肾病　hepatorenal syndrome-chronic kidney disease，HRS-CKD

严重肝病患者出现的慢性肾损伤。估算肾小球滤过率（eGFR）＜60ml/（min·1.73m^2）持续3个月及以上，无肾脏结构性损伤。

12.314　肝肺综合征　hepatopulmonary syndrome

肝硬化门静脉高压所致肺血管扩张的低氧血症。动脉血氧分压常＜70mmHg，肺泡–动脉氧分压差＞15mmHg。临床特征包括肝脏疾病、肺血管扩张、低氧血症在内的三联征。

12.315　肝性脊髓病　hepatic myelopathy
发生在肝硬化基础上，以皮质脊髓侧束对称性脱髓鞘为特征性病理改变的疾病。临床表现为肢体缓慢进行性对称性痉挛性瘫痪，肌力减退，肌张力增高，痉挛性强直，腱反射亢进，常有病理反射阳性。

12.316　肝硬化心肌病　cirrhotic cardiomyo-

pathy
肝硬化患者在无其他已知心脏疾病基础上，心脏在药物、手术或炎症等刺激下收缩功能减弱和（或）舒张功能受损。常伴有电生理功能异常。

12.317　肝性骨病　hepatic osteopathy
慢性肝病患者出现的所有骨代谢的变化。主要表现为骨质疏松、骨量减低和很少见的骨软化症。

12.318　肝硬化肌肉减少症　cirrhotic sarcopenia
在肝硬化基础上出现的以骨骼肌质量减少及其功能减退为主要特征的进展性和广泛性骨骼肌疾病。

12.319　布-加综合征　Budd-Chiari syndrome
又称"巴德-基亚里综合征"。全身或局部因素引起肝静脉和（或）肝后段下腔静脉流出道狭窄或闭塞导致的肝静脉血回流障碍，淤血性肝大，肝窦充血、出血，肝细胞坏死，慢性患者可发生肝纤维化和肝硬化。临床可有肝区胀痛、肝大、腹水、食管胃静脉曲张或破裂出血等门静脉高压表现。根据病变部位可分为3个亚型；根据起病缓急又可分为急性、亚急性和慢性。放射介入治疗是主要的手段，肝衰竭时可采用肝移植治疗。

12.320　布-加综合征肝静脉阻塞型　Budd-Chiari syndrome with hepatic vena cava obstruction
肝静脉狭窄或闭塞导致肝静脉血回流障碍、肝淤血。临床多表现为肝大、肝区胀痛和肝功能异常，严重患者可有腹水和食管胃静脉曲张等门静脉高压表现。可分为膜型和节段型。

12.321　布-加综合征下腔静脉阻塞型　Budd-Chiari syndrome with inferior vena cava
obstruction
下腔静脉肝后段狭窄或闭塞导致肝静脉血回流障碍、肝淤血和下腔静脉阻塞。临床除肝大、肝区胀痛和肝功能异常，甚至腹水和食管胃静脉曲张等门静脉高压表现外，还常伴有下肢水肿、腹壁和下肢静脉曲张，皮肤色素沉着甚至溃疡形成。可分为膜型和节段型。

12.322　布-加综合征混合型　Budd-Chiari syndrome with mixed vena cava obstruction
肝静脉和下腔静脉同时有狭窄或闭塞导致的肝静脉血回流障碍、肝淤血和下腔静脉阻塞。临床同时表现为肝静脉和下腔静脉堵塞两大综合征。

12.323　急性布-加综合征　acute Budd-Chiari syndrome
布-加综合征患者起病30天内出现肝大、明显的肝区胀痛、顽固性腹腔积液，有或无下肢水肿等表现。严重时有肾衰竭和肝性脑病，因病程短常没有侧支静脉形成和脾大等表现。

12.324　亚急性布-加综合征　subacute Budd-Chiari syndrome
布-加综合征患者病程为30天至3个月，出现肝大、肝区胀痛、顽固性腹腔积液，有或无下肢水肿和静脉显露，部分患者可有轻、中度食管胃静脉曲张和脾大。

12.325　慢性布-加综合征　chronic Budd-Chiari syndrome
布-加综合征患者病程超过3个月，表现为肝大、肝区不适、顽固性腹腔积液，有或无下肢水肿、色素沉着和静脉曲张，多数患者有明显的食管胃静脉曲张和脾大，肝功能指标可无明显异常，病理学显示充血性肝硬化。

12.326　肝窦阻塞综合征　hepatic sinusoidal obstruction syndrome
曾称"肝小静脉闭塞症（hepatic veno-occlusive disease）"。肝窦内皮细胞水肿、坏死、脱落而形成微血栓，引起肝内淤血、肝损伤和窦性门静脉高压的肝脏血管性疾病。临床主要表现为腹胀、肝区疼痛、食欲缺乏、腹水、黄疸、肝大等。

12.327　缺血性肝炎　ischemic hepatitis
肝脏缺血、淤血和缺氧引起丙氨酸转氨酶、天冬氨酸转氨酶短期迅速上升至正常值10倍以上的肝炎。肝活检典型表现为明显的小叶中央肝细胞坏死，部分患者可有肝大、肝区疼痛和黄疸等表现。

12.328　肝动脉粥样硬化　hepatic artery athero-sclerosis
以肝动脉内膜脂质和复合糖类集聚、纤维组织增生和钙质沉着形成斑块，可激发斑块内出血、斑块破裂及局部血栓形成的疾病。有肝功能异常、腹痛等表现。

12.329　肝动脉血管瘤　hepatic artery aneurysm
动脉粥样硬化、炎症或医源性因素导致肝动脉及其分支扩张形成的动脉瘤。主要可表现为腹痛、消化道出血、腹部搏动性肿块及黄疸。

12.330　紫癜性肝病　peliosis hepatis
免疫功能低下、感染、服用激素/免疫抑制剂等导致肝窦内皮屏障破坏，阻塞门静脉血流。其特征为肝实质内大小不一的多发性充血囊腔，轻者无症状或仅转氨酶升高、肝大，严重者可出现肝衰竭及腹腔内出血等表现。

12.331　脂肪性肝病　fatty liver disease
又称"脂肪肝"。以肝脏中性脂肪异常蓄积和弥漫性肝细胞脂肪变性为病理特征的临床综合征。包括酒精性肝病和非酒精性脂肪性肝病及妊娠急性脂肪肝等其他原因脂肪肝。临床表现和预后取决于脂肪性肝病的病因和肝脏病理特征。

12.332　肝脂肪变性　hepatic steatosis
肝细胞胞质内脂肪酸和甘油三酯异常增多。根据脂肪变累及肝细胞范围分为轻度（5%～33%）、中度（34%～66%）、重度（>66%）。酒精性肝病和非酒精性脂肪性肝病表现为大泡性脂肪变性，而妊娠急性脂肪肝则表现为小泡性脂肪变性。

12.333　非酒精性脂肪性肝病　nonalcoholic fatty liver disease
病理学和影像学改变与酒精性肝病相似，但患者无过量饮酒及其他可导致肝脂肪变性的特定疾病。疾病谱包括单纯性脂肪肝、非酒精性脂肪性肝病及其相关肝硬化和肝癌。通常存在营养过剩、肥胖和代谢综合征相关表现。

12.334　代谢相关脂肪性肝病　metabolic associated fatty liver disease
与遗传易感、胰岛素抵抗、代谢功能障碍相关，是非酒精性脂肪性肝病的主要类型。合并肥胖、2型糖尿病或代谢综合征就可诊断。常与酒精性肝病等其他类型肝病合并存在。治疗措施主要是改变生活方式和防治代谢紊乱。

12.335　代谢相关脂肪性肝硬化　metabolic associated fatty liver cirrhosis
代谢相关脂肪性肝病的晚期表现。是隐源性肝硬化的主要原因。患者通常存在肥胖、2型糖尿病、代谢综合征及其并发症的表现，合并酒精性肝硬化、乙型肝炎肝硬化等其他原因时预后更差。

12.336 妊娠急性脂肪肝 acute fatty liver of pregnancy

罕见的发生在妊娠晚期的急性小泡性肝细胞脂肪变性。起病急骤，病情变化迅速，临床表现与急性重症病毒性肝炎相似，病死率高。初产妇、妊娠期高血压、双胎和男胎的孕妇较易发生。及时终止妊娠常可逆转病情。

12.337 瑞氏综合征 Reye syndrome

广泛线粒体功能障碍引起的肝脏、大脑等器官的弥漫性小泡性脂肪变性。会很快导致肝衰竭、肾衰竭、脑损伤甚至死亡。主要见于儿童，多在流感或水痘等病毒感染康复期出现，某些患者近期有服用水杨酸盐类药物史。患者通常无黄疸和局灶性神经体征。

12.338 酒精性肝病 alcoholic liver disease, ALD

长期过量饮酒导致的以肝脂肪变性为病理特征的慢性肝病。初期通常表现为脂肪肝，继续饮酒则可发展成肝炎、肝纤维化和肝硬化。短期内严重酗酒可诱发急性重型肝炎甚至肝衰竭。治疗的关键是长期坚持戒酒。

12.339 长期过量饮酒 long-term excessive alcohol consumption

有习惯性饮酒史5年以上，且近2年平均每天饮酒中的乙醇量男性＞30g，女性＞20g。

12.340 轻症酒精性肝病 mild alcoholic fatty liver disease

长期过量饮酒或近期大量饮酒者，肝脏生物化学、影像学和组织病理学检查等结果出现一项或多项指标轻微异常的肝病。患者通常没有肝病相关症状，戒酒后原有异常指标迅速恢复正常。

12.341 酒精性脂肪肝 alcoholic fatty liver

长期过量饮酒者经影像学检查发现脂肪肝，或肝活检仅发现显著肝细胞脂肪变但不伴有炎症损伤和纤维化。可有轻度肝病相关症状和生物化学指标的轻微异常。戒酒6个月可逆转酒精性脂肪肝。

12.342 酒精性肝炎 alcoholic hepatitis

近期大量饮酒导致的肝脏炎症坏死性病变。可发生在酒精性肝病的各个阶段。血清转氨酶、γ-谷氨酰转移酶甚至胆红素升高，可伴有发热和血液中性粒细胞增多。肝活检显示脂肪性肝炎，肝细胞脂肪变、炎症和气球样变并存。

12.343 急性重症酒精性肝炎 acute severe alcoholic hepatitis

酒精性肝炎的严重类型。有黄疸、凝血功能障碍，甚至肝性脑病、急性肝损伤、上消化道出血等肝衰竭表现，常伴有内毒素血症和全身炎症反应综合征。对戒酒和糖皮质激素治疗应答不佳者常需肝移植治疗。

12.344 酒精性肝纤维化 alcoholic liver fibrosis

嗜酒者肝纤维化无创指标和（或）肝脏弹性成像检查提示显著或进展期纤维化，肝活检提示窦周纤维化、门管区纤维化甚至间隔纤维化。通常合并酒精性脂肪肝或脂肪性肝炎。临床症状、体征、常规影像学检查常无特征性改变。

12.345 酒精性肝硬化 alcoholic liver cirrhosis

长期过量饮酒导致的肝小叶结构完全毁损，代之以假小叶形成和广泛纤维化。根据纤维间隔有无界面性肝炎分为活动性和静止性，戒酒后小结节性肝硬化可变为混合性肝硬化。可有肝硬化的临床表现和影像学特征，可进展为肝癌。

12.346　齐维综合征　Zieve syndrome
慢性酒精中毒患者出现溶血性贫血、胆汁淤积性黄疸、高脂血症（甘油三酯显著升高）三联症的一组罕见的急性疾病。通常于短期内大量饮酒后在急性酒精性肝炎基础上发生。疾病早期戒酒及对症、支持治疗预后好。

12.347　酒精性泡沫样肝脂肪变性　alcoholic foamy degeneration
过量饮酒导致的肝细胞功能障碍和弥漫性小泡性脂肪变性。表现为黄疸和肝大，肝性脑病、腹水、静脉曲张出血、肝肾综合征少见。转氨酶显著升高，碱性磷酸酶、胆红素和胆固醇增加，但白细胞计数正常，戒酒后迅速康复。

12.348　药物性肝损伤　drug-induced liver injury
由各类药物及其代谢产物诱发的肝损伤。常伴有乏力、食欲缺乏、厌油等症状，严重者可导致肝硬化及肝衰竭。轻度药物性肝损伤者停用可疑肝损伤药物后肝功能多可恢复正常，严重者可能需要肝移植治疗。

12.349　药物性肝损伤固有型　intrinsic drug-induced liver injury
由药物或其代谢产物的直接毒性作用引起肝损伤的药物性肝损伤类型。通常呈剂量依赖性，可预测。

12.350　药物性肝损伤特异质型　idiosyncratic drug-induced liver injury
由药物或其代谢产物介导免疫炎症应答所致的肝损伤类型。是仅发生在少数易感人群中的严重药物不良反应，与患者的性别、年龄、基因和基础疾病有关，具有较难预测、无明显剂量依赖性和潜伏期长等特点。

12.351　急性药物性肝损伤　acute drug-induced liver injury
药物或其代谢产物导致的急性肝损伤。肝损伤发生6个月内，肝功能恢复正常且无明显影像学和组织学肝功能损伤证据。药物性肝损伤大多属于急性。

12.352　慢性药物性肝损伤　chronic drug-induced liver injury
药物性肝损伤发生6个月后，丙氨酸转氨酶、天冬氨酸转氨酶、碱性磷酸酶及总胆红素等指标仍持续异常，或存在门静脉高压或慢性肝损伤的影像学和组织学证据。

12.353　药物性肝损伤肝细胞损伤型　hepato-cellular pattern of drug-induced liver injury
以肝细胞损伤为主要特征的药物性肝损伤类型。主要表现为丙氨酸转氨酶≥3×ULN（正常值上限），且 R 值≥5。

12.354　药物性肝损伤胆汁淤积型　cholestatic pattern of drug-induced liver injury
以胆汁淤积为主要表现的药物性肝损伤类型。主要表现为血清碱性磷酸酶≥2×ULN（正常值上限），且 R 值≤2。临床表现为黄疸和瘙痒，组织学改变以毛细胆管型胆汁淤积为特征。

12.355　药物性肝损伤混合型　mixed pattern of drug-induced liver injury
同时具有肝细胞损伤及胆汁淤积特征的药物性肝损伤类型。主要表现为丙氨酸转氨酶≥3×ULN（正常值上限），碱性磷酸酶≥2×ULN，且2< R 值<5。组织学改变以毛细胆管胆汁淤积伴肝细胞坏死和汇管区炎症细胞浸润为特征。

12.356　药物性肝损伤肝血管损伤型　hepatic

vascular injury pattern of drug-induced liver injury

主要引起肝窦、肝小静脉和肝静脉主干及门静脉等血管损伤的特殊类型的药物性肝损伤。包括肝窦阻塞综合征、肝小静脉闭塞病、紫癜性肝病等。常见病因包括大剂量放化疗，以及含吡咯双烷生物碱的植物，如土三七等。

12.357　轻度药物性肝损伤　mild drug-induced liver injury

轻微肝功能损伤的药物性肝损伤类型。表现为丙氨酸转氨酶和（或）碱性磷酸酶呈可恢复性升高，总胆红素<2.5×ULN（正常值上限），且国际标准化比值（INR）<1.5。可有或无乏力、虚弱、恶心、厌食、右上腹痛、黄疸、瘙痒、皮疹或体重减轻等症状。

12.358　中度药物性肝损伤　moderate drug-induced liver injury

中等程度肝功能损伤的药物性肝损伤类型。表现为血清丙氨酸转氨酶和（或）碱性磷酸酶升高，总胆红素≥2.5×ULN（正常值上限），或虽无总胆红素升高但INR≥1.5。伴有明显乏力、虚弱、恶心、厌食、右上腹痛、黄疸、瘙痒、皮疹或体重减轻等症状。

12.359　重度药物性肝损伤　severe drug-induced liver injury

较重肝功能损伤的药物性肝损伤类型。表现为血清丙氨酸转氨酶和（或）碱性磷酸酶升高，总胆红素>5×ULN（正常值上限）。乏力、虚弱、恶心、厌食、右上腹痛、黄疸、瘙痒、皮疹等症状较重，需要住院治疗或住院时间延长。

12.360　致命性药物性肝损伤　fatal drug-induced liver injury

药物或其代谢产物导致死亡，或需接受肝移植才能存活的药物性肝损伤类型。

12.361　中毒性肝病　toxic liver disease

除药物外的肝脏毒性物质所致的急、慢性肝损伤。与药物性肝损伤不同的是，除肝损伤外，常有明显的全身性、多器官性中毒表现，且肝损伤多以肝实质细胞损害为主，没有或仅有轻度炎症。

12.362　急性中毒性肝病　acute toxic liver disease

由短期接触工业和环境中除药物外的肝脏毒性物质而引起的肝病。肝功能指标异常，病程在3个月内，常表现为乏力、食欲缺乏、恶心、肝区疼痛。

12.363　慢性中毒性肝病　chronic toxic liver disease

由密切接触工业和环境中除药物外的肝脏毒性物质而引起的肝病。肝功能指标异常，病程超过3个月，常表现为乏力、食欲缺乏等。

12.364　自身免疫性肝病　autoimmune liver disease，AILD

异常自身免疫引起的肝细胞或胆管上皮细胞的慢性炎症性损伤。包括自身免疫性肝炎、原发性胆汁性胆管炎、原发性硬化性胆管炎和IgG4相关硬化性胆管炎等。

12.365　自身免疫性肝炎　autoimmune hepatitis，AIH

肝细胞自身免疫反应引起的肝脏实质炎症性疾病。以血清丙氨酸转氨酶及天冬氨酸转氨酶升高、自身抗体阳性、高IgG和（或）丙种球蛋白血症、肝组织学存在中重度界面性肝炎、淋巴浆细胞浸润和肝细胞玫瑰花结样改变为特点。一般对糖皮质激素联合硫唑嘌呤等免疫抑制治疗应答良好。

12.366　自身免疫性肝炎1型　autoimmune hepatitis type 1，AIH-1

抗核抗体或抗平滑肌抗体阳性的自身免疫性肝炎。部分可呈抗可溶性肝抗原/肝胰抗原抗体阳性。

12.367 自身免疫性肝炎 2 型 autoimmune hepatitis type 2，AIH-2

抗肝肾微粒体抗体1型或抗肝细胞溶质抗原1型阳性的自身免疫性肝炎。多见于青少年，一般病情较重。

12.368 自身抗体阴性的自身免疫性肝炎 autoantibody-negative autoimmune hepatitis

部分自身免疫性肝炎患者常规自身抗体检测呈阴性，但肝组织学仍可见界面性肝炎、淋巴-浆细胞浸润等特征性改变。疑似自身抗体阴性AIH时，强烈建议行肝活检以明确诊断。治疗方案和应答与经典AIH相似。

12.369 原发性胆汁性胆管炎 primary biliary cholangitis，PBC

以小叶间胆管自身免疫反应为基础的慢性进展性疾病。以碱性磷酸酶和γ-谷氨酰转移酶升高、血清抗线粒体抗体阳性、高IgM血症为特征。肝组织学表现为慢性非化脓性破坏性小胆管炎，可进展为肝硬化。

12.370 原发性硬化性胆管炎 primary sclerosing cholangitis，PSC

慢性进展性胆汁淤积性肝病。以肝内外胆管周围弥漫性炎症和纤维化为特征。影像学表现为肝内外胆管的多灶性狭窄和扩张，呈串珠样或枯树枝样改变。乏力和瘙痒是常见症状。患者常合并炎症性肠病。

12.371 免疫球蛋白 G4 相关硬化性胆管炎 immunoglobulin G4 related sclerosing cholangitis，IgG4-SC

以血清IgG4升高、胆管周围淋巴-浆细胞浸润、IgG4阳性浆细胞比例高、席纹状纤维化为特征的自身免疫性肝病。影像学表现为硬化性胆管炎，常合并IgG4相关自身免疫性胰腺炎。对糖皮质激素治疗应答良好。

12.372 胆汁淤积 cholestasis

肝内或肝外胆管机械或功能性病变导致胆汁形成、分泌和排泄障碍，胆汁不能正常流入十二指肠而进入血液的病理状态。临床表现为瘙痒、乏力、尿色深和黄疸等。早期常无症状，仅表现为血清碱性磷酸酶、γ-谷氨酰转移酶升高，可出现高胆红素血症，严重者可导致肝衰竭甚至死亡。

12.373 肝细胞性胆汁淤积 hepatocellular cholestasis

肝细胞合成、分泌胆汁障碍导致的肝内胆汁淤积。常见病因包括病毒性肝炎、乙醇、药物等，以碱性磷酸酶、γ-谷氨酰转移酶、丙氨酸转氨酶同时升高为特征。主要针对不同原因进行病因治疗。

12.374 肝内胆汁淤积 intrahepatic cholestasis

肝内胆管即小叶间胆管以上的小胆管病变导致的胆汁淤积。常见于原发性胆汁性胆管炎、缺血性胆管病、药物介导的胆管病、胆管板畸形等，以碱性磷酸酶、γ-谷氨酰转移酶升高为特征。治疗药物主要包括熊脱氧胆酸、S-腺苷-L-蛋氨酸。

12.375 进行性家族性肝内胆汁淤积症 progressive familial intrahepatic cholestasis，PFIC

基因突变导致胆汁分泌或排泄障碍的肝细胞性胆汁淤积症。临床表现以皮肤瘙痒和黄疸为特征。本病常首发于儿童期，慢性进展至肝硬化而需要行肝移植治疗。

12.376 进行性家族性肝内胆汁淤积症 1 型 progressive familial intrahepatic chole-stasis type 1

*ATP8B1*基因突变引起的肝细胞性胆汁淤积症。*ATP8B1*是编码蛋白FIC-1的基因，与磷脂跨膜转运有关。以碱性磷酸酶升高、γ-谷氨酰转移酶正常为特征。常见的临床表现为皮肤瘙痒、黄疸、水样腹泻，可进展至肝硬化和肝衰竭。

12.377 进行性家族性肝内胆汁淤积症 2 型 progressive familial intrahepatic chole-stasis type 2

*ABCB11*基因突变引起的肝细胞性胆汁淤积症。*ABCB11*基因编码肝细胞毛细胆管膜胆盐转运蛋白。以碱性磷酸酶升高而γ-谷氨酰转移酶正常为特征。临床表现为严重的皮肤瘙痒、黄疸，可迅速进展至肝硬化、肝衰竭甚至肝细胞癌。

12.378 进行性家族性肝内胆汁淤积症 3 型 progressive familial intrahepatic cho-lestasis type 3

*ABCB4*基因突变引起的肝细胞性胆汁淤积症。*ABCB4*基因编码MDR3糖蛋白，是磷脂转运器。以碱性磷酸酶、γ-谷氨酰转移酶升高为特征，可进展至肝硬化。

12.379 肝外胆汁淤积 extrahepatic cholestasis

肝外胆道病变导致的胆汁淤积。常见于胆石症、胆管肿瘤、胰腺肿瘤压迫胆道、原发性硬化性胆管炎等。以影像学检查中肝内外胆管扩张、血清碱性磷酸酶、γ-谷氨酰转移酶升高为特征。治疗应尽量解除胆道梗阻。

12.380 胆管板畸形 ductal plate malformation

胆管板在重塑过程中发生障碍的畸形。与胆道闭锁、先天性肝纤维化、先天性肝内胆管扩张症、胆管错构瘤、肝囊肿等发生密切相关。

12.381 高胆红素血症 hyperbilirubinemia

胆红素增加或肝脏胆红素代谢过程异常导致的血清总胆红素升高。

12.382 先天性高胆红素血症 congenital hyperbilirubinemia

由遗传缺陷导致肝脏对胆红素摄取、转运、结合或排泌障碍而引起的一组疾病。

12.383 吉尔伯特综合征 Gilbert syndrome

尿苷二磷酸葡萄糖醛酸转移酶1A1（UGT1A1）基因变异，导致肝细胞内葡萄糖醛酸转移酶活性下降至正常水平的30%左右的高胆红素血症。以慢性、间歇性、轻度非结合胆红素升高为特征，无溶血依据和肝脏疾病表现。

12.384 克–纳综合征 Crigler-Najjar syndrome

全称"克里格勒–纳贾尔综合征"。尿苷二磷酸葡萄糖醛酸转移酶1A1基因（*UGT1A1*）变异，导致葡萄糖醛酸转移酶活性严重缺乏甚至消失，临床均以非结合胆红素显著升高为特征的常染色体隐性遗传病。根据胆红素升高水平分为Ⅰ型及Ⅱ型，Ⅰ型同时伴有胆红素脑病。

12.385 杜–约综合征 Dubin-Johnson syndrome

全称"杜宾–约翰逊综合征"。有机阴离子转运蛋白基因（*ABCC2*）变异，导致肝活检可见肝细胞内有棕褐色色素颗粒沉着的综合征。以慢性、间歇性、结合胆红素升高的高胆红素血症为特征。

12.386 罗托综合征 Rotor syndrome

双等位基因 *SLCO1B1/SLCO1B3* 纯合突变，导致肝细胞对非结合胆红素的摄取及血液内结合胆红素的再摄取均出现障碍，从而引起黄疸的综合征。以慢性、结合胆红素升高的高胆红素血症为特征。预后良好，一般无须特殊治疗。

12.387　阿拉日耶综合征　Alagille syndrome
又称"先天性肝内胆管发育不良综合征"。由 *JAG1* 或 *NOTCH2* 基因突变导致的常染色体显性遗传病。常表现为胆汁淤积、心血管异常、角膜后胚胎环、骨骼异常及特殊面容的五大临床特征。分为 *JAG1* 基因突变引起的 I 型及 *NOTCH2* 基因变异引起的 II 型。

12.388　希特林缺陷病　citrin deficiency
由 *SLC25A13* 基因变异导致其编码的蛋白缺乏或功能缺陷。临床表现多样，根据形成年龄分为3种表型：一是新生儿肝内胆汁淤积症；二是成人起病的 II 型瓜氨酸血症；三是生长发育落后和血脂异常。

12.389　单纯性肝囊肿　simple hepatic cyst
非遗传性的肝内单发或多发囊性占位性病变。发病率随年龄增长而升高，大部分患者无症状，部分患者可出现出血、感染等并发症。诊断主要依靠超声和CT检查，治疗方法包括手术和穿刺抽液联合硬化剂注射等。

12.390　多囊肝病　polycystic liver disease, PLD
导致肝脏多发囊肿的常染色体遗传病。可伴发于常染色体显性多囊肾病，是该病的肾外表现，由 *PKD1* 或 *PKD2* 基因突变引起，也可不伴有肾囊肿，仅表现为多囊肝。

12.391　卡罗利病　Caroli disease
又称"先天性肝内胆管囊状扩张症（congenital intrahepatic biliary dilatation）"。由纤毛相关基因突变引起的常染色体遗传病。肝内大胆管呈囊状扩张。该病男性多见，临床表现为腹痛、肝大、胆道感染和肝内胆管结石。治疗主要针对胆道感染。

12.392　卡罗利综合征　Caroli syndrome
由初级纤毛相关的基因突变引起的常染色体遗传病。组织病理学表现为除卡罗利病外的肝内小胆管扩张和先天性肝纤维化。临床表现为腹痛、胆管炎和食管静脉曲张破裂出血等，出血一般早于胆管炎10年出现。

12.393　梅克尔-格鲁伯综合征　Meckel-Gruber syndrome，MKS
致命的罕见常染色体隐性遗传病。主要由 *MKS1*、*MKS2* 和 *MKS3* 等基因突变引起。其特征是脑膨出、多囊肾和多指畸形，亦常出现肝囊肿和肝纤维化。肺发育不全是死亡的主要原因。该病在妊娠10周可通过超声检查获得产前诊断。

12.394　口-面-指综合征　oral-facial-digital syndrome，OFD syndrome
OFD1 基因突变引起的X连锁遗传病。主要表现为面部畸形、口腔异常及骨骼畸形，临床罕见，约40%的病例可出现纤维囊性肝病。

12.395　肝血管瘤　hepatic hemangioma
瘤体主要由大量血管组织构成的肝脏良性间质性肿瘤。小的血管瘤多无症状，随着体积增大，表现为腹痛、腹胀或压迫症状。巨大血管瘤还可引起贫血、血小板减少或血管栓塞。

12.396　肝硬化性血管瘤　hepatic sclerosed hemangioma
肝海绵状血管瘤变性引起的纤维化和玻璃样变。多数患者无症状，部分患者出现腹部疼痛等不适症状。

12.397 肝血管内皮瘤 hepatic hemangioen-dothelioma

儿童最常见的肝脏良性肿瘤。出生后的几个月生长较快，随后进展缓慢；可自发消退或转变为血管肉瘤。小者无症状，大者可出现上腹不适及肝大。

12.398 肝毛细血管瘤 capillary hemangioma of liver

源于中胚层，因中心静脉和门静脉系统发育异常所致的肝血管瘤。病理学主要表现为由扩大的血管腔隙构成，由单层扁平内皮细胞排列，管腔内可见血栓形成。临床表现同血管瘤。

12.399 肝海绵状血管瘤 cavernous heman-gioma of liver

属于先天性血管畸形，由胚芽错构而成的错构瘤。肝血管瘤外观呈紫红色，质软，可压陷，一般无包膜，切面呈囊状或筛孔状，犹如海绵。无特异的临床表现。

12.400 肝细胞腺瘤 hepatocellular adenoma

生育期女性好发的肝细胞起源的良性肿瘤。患者常有口服避孕药史。可分为4种基因型：*HNF1α*突变型、β-catenin突变型、非*HNF1α*和β-catenin基因突变型及未分类型。

12.401 肝错构瘤 hamartoma of liver

先天性胆管畸形伴肝脏原始间质发育异常形成的肿瘤样畸形。可伴有染色体19q13.4易位。组织学由比例不等的间叶成分、肝板、胆管和大小不等的囊腔组成。无明显症状或表现为肿块压迫症状。

12.402 肝畸胎瘤 teratoma of liver，hepatic teratoma

由残存或迷走于肝内的原始胚胎细胞所发生的肿瘤。少有恶变。组织学形态由内、中、外三个胚层的胚芽细胞构成，含有各种成熟的细胞和组织。表现为上腹部不适及恶心、呕吐、便秘等压迫症状。

12.403 肝脏炎性假瘤 inflammatory pseudo-tumor of liver

非肝实质性细胞成分的炎性增生病变。是肝脏良性增生性瘤样结节。与创伤、感染及免疫、变态反应等因素有关。以儿童多见，多为单发病灶。

12.404 肝脏局灶性结节性增生 focal nodu-lar hyperplasia of liver

病灶中央有星形瘢痕伴放射状纤维分隔的肝脏良性肿瘤样病变。通常边界清晰、坚硬、无包膜，为黄褐色的实质性肿块。多见于青年女性。

12.405 肝结节再生性增生 nodular regener-ative hyperplasia

肝细胞因肝内血流改变而产生的反应性增生。以肝内弥漫分布、无纤维分割的小再生结节为特点，间质无明显纤维化，常伴有门静脉及其分支狭窄、闭塞或解剖异常而引起的门静脉高压。

12.406 原发性肝癌 primary liver cancer

发生于肝细胞或肝内胆管细胞的恶性肿瘤。以肝痛、乏力、食欲缺乏等为主要表现。

12.407 肝细胞肝癌 hepatocellular carcinoma

肝实质细胞起源的肝癌。多在病毒性肝炎、严重化学损伤长期迁延后演变而成。

12.408 肝内胆管细胞癌 intrahepatic cholan-giocarcinoma

发生于肝内二级及以上胆管分支的恶性肿

瘤。与肝内胆管结石、慢性寄生虫感染等慢性炎症有关。易发生淋巴结转移。早期无症状或有消化不良等非特异性症状，晚期出现腹痛、体重减轻。

12.409　混合型肝癌　combined hepatocellular and intrahepatic cholangiocarcinoma
肿瘤组织内兼具肝细胞癌和肝内胆管细胞癌两种成分的少见的原发性肝癌。

12.410　纤维板层型肝癌　fibrolamellar hepatocellular carcinoma
伴有间质板层状纤维化的特殊类型的肝细胞癌。恶性程度较低，进展缓慢，带瘤生存期较长。

12.411　肝囊腺癌　liver cystadenocarcinoma
由胆管乳头状囊腺瘤恶变而来。源于肝内胆管上皮，为含黏液的多房或单房囊性肿物，临床表现可无症状，或有右上腹不适、疼痛、包块，以及肝大、体重减轻。

12.412　肝母细胞瘤　hepatoblastoma
具有多种分化方向的恶性胚胎性肿瘤。由类似于胎儿上皮性肝细胞、胚胎性细胞及分化的间叶成分组成。大部分为单发。主要发生于幼儿，成人少见。

12.413　肝上皮样血管内皮瘤　epithelioid hemangioendothelioma of liver
肝脏原发的血管内皮源性恶性肿瘤。镜下见肿瘤细胞体积较大，呈上皮样，可见胞质内空泡似印戒细胞，并可见腔内红细胞散在或呈条索状排列，有时见管腔形成。

12.414　肝血管外皮瘤　hemangiopericytoma of liver
源于毛细血管和毛细血管后小静脉周围可收缩的梭形细胞的罕见中度恶性肝血管源

性肿瘤。镜下见肿瘤组织内血窦及较多血管腔隙，血管壁外周为梭形或多边形瘤细胞，有轻度核异型，瘤细胞围绕血管向外周呈放射状排列。主要表现为腹痛、恶心、呕吐、黄疸和脾大等。

12.415　原发性肝肉瘤　primary sarcoma of liver
源于肝脏间叶组织的恶性肿瘤。间叶成分可为梭形细胞肉瘤、纤维肉瘤、未分化肉瘤、横纹肌肉瘤、平滑肌肉瘤、软骨肉瘤或骨肉瘤等。

12.416　肝血管肉瘤　liver angiosarcoma
又称"肝恶性血管内皮瘤"。由肝窦细胞异型增生引起的原发性恶性肿瘤。表现为上腹部包块、腹痛、消瘦和转移部位的症状，极易复发和转移。

12.417　肝平滑肌肉瘤　liver leiomyosarcoma
肝脏原发的平滑肌起源的罕见恶性肿瘤。可能源于肝内血管、胆管壁或韧带内的平滑肌成分，也有部分病例与EB病毒感染有关。

12.418　肝脂肪肉瘤　liver liposarcoma
源于脂肪母细胞向脂肪细胞分化的间叶细胞恶性软组织肿瘤。镜下表现为不同分化程度的异型脂肪母细胞，分为分化良好型、黏液型、圆形细胞型及多形型。表现为右上腹痛或体检发现肝大。

12.419　肝纤维肉瘤　fibrosarcoma of liver
伴有大量胶原纤维沉着的成纤维细胞来源的低度恶性原发性肝肉瘤。早期一般无任何特殊症状，随病程发展可发现腹壁有无痛性逐渐长大的肿块。

12.420　肝黏液肉瘤　hepatic myxosarcoma
恶性肝脏间质性肿瘤。质软、实性或囊性，

镜下见间质大量黏液形成。表现为肝脏迅速增大伴右上腹痛、食欲缺乏、体重减轻、发热等，病情恶化迅速。

12.421　肝胚胎样肉瘤　embryoid sarcoma of liver
又称"肝未分化肉瘤（undifferentiated sarcoma of liver，USL）"。好发于儿童或青少年的肝脏原始间叶源性恶性肿瘤。肿瘤细胞缺乏明确的分化方向。多表现为上腹部包块、疼痛，多伴有发热。

12.422　肝血管外皮肉瘤　malignant hemangiopericytoma of liver
源于血管外皮的罕见肝脏恶性肿瘤。表现为上腹部包块、腹痛，并进行性增大和疼痛加剧。

12.423　肝横纹肌肉瘤　rhabdomyosarcoma of liver
肝脏原发的横纹肌源性恶性肿瘤。既可发生于肝实质，也可发生于肝内胆管，儿童好发。根据组织学形态可分为胚胎性、腺泡性和多形性等亚型。

12.424　原发性肝淋巴瘤　primary lymphoma of liver
源于肝脏淋巴组织和残留造血组织的恶性肿瘤。病变仅局限于肝脏，而无外周淋巴结、脾及骨髓等受侵，且外周血涂片无白血病证据。镜下可见大量淋巴瘤细胞浸润并替代肝细胞。表现为肝脏体积增大或发热、体重突然下降等全身症状。

12.425　转移性肝癌　metastatic liver cancer
经血行或淋巴途径转移至肝脏的肿瘤。原发肿瘤多来自消化管、肺、胰腺、肾及乳腺等部位。

12.426　肝豆状核变性　hepatolenticular degeneration
又称"威尔逊病（Wilson disease）"。铜转运蛋白（ATP7B）基因突变引起的常染色体隐性遗传病。铜代谢障碍导致过量铜沉积于肝、脑等组织。临床主要表现为肝硬化、锥体外系症状、精神异常、角膜K-F环、血清铜蓝蛋白降低等。

12.427　凯-弗环　Kayser-Fleischer ring
又称"K-F环"。铜沉积于角膜缘后弹力层引起的无症状性金色-棕色色素带。是肝豆状核变性的重要体征，发生率为70%～95%。多见于双眼，个别见于单眼，裂隙灯下检查可发现。也可见于其他慢性胆汁淤积性肝病。

12.428　铜蓝蛋白　ceruloplasmin
位于8号染色体的铜蓝蛋白基因所编码的蛋白。是诊断肝豆状核变性的常用指标。

12.429　马洛里小体　Mallory body
肝细胞玻璃样变性时细胞内出现的团块状半透明伊红染色小体。因肝细胞中间丝的前角蛋白成分变性、在肝细胞内聚集堆积而形成，最常见于酒精性肝病，也可见于原发性胆汁性胆管炎、肝豆状核变性等慢性肝病。

12.430　肝豆状核变性急性肝衰竭　acute liver failure in hepatolenticular degeneration
以急性肝衰竭为主要表现的肝豆状核变性。见于极少数肝豆状核变性患者，病情恶化迅速，预后差。可用青霉胺、锌剂以增加铜的排泄、减少铜吸收，行保肝、退黄等对症治疗。药物治疗无效者可考虑行肝移植术。

12.431　青霉胺　penicillamine
能够络合铜、铁、铅等金属的青霉素代谢产物。与金属络合后形成稳定的可溶性复合物并经尿排出，可用于治疗肝豆状核变性、重金属中毒。

12.432 三乙烯四胺 triethylenetetramine
铜离子螯合剂。用于治疗对青霉胺不能耐受或青霉胺治疗后复发的肝豆状核变性。

12.433 血色病 hemochromatosis
过多铁储积体内导致的皮肤色素沉着、肝损伤、关节疼痛。调整饮食、放血、给予铁螯合剂等可减轻体内铁负荷。

12.434 遗传性血色病 hereditary hemochromatosis
多种相关的遗传基因突变导致的血色病。可引起肝硬化、心肌病、糖尿病、内分泌腺功能减退、皮肤色素沉着和关节病变等。

12.435 *HFE* 相关遗传性血色病 *HFE*-related hereditary hemochromatosis
又称"血色病1型（hemochromatosis type 1）"。由于*HFE*基因突变导致的遗传性血色病。呈常染色体隐性遗传。*HFE*基因突变主要包括*C282Y*和*H63D*突变，在高加索人中的检出率较高。

12.436 非 *HFE* 相关遗传性血色病 non-*HFE*-related hereditary hemochromatosis
又称"血色病非1型（hemochromatosis non-type 1）"。多种非*HFE*基因突变引起的血色病。基因突变类型包括2型（*HFE2*或*HAMP*基因突变导致铁调素表达下降）、3型[转铁蛋白受体2（*TfR2*）基因突变导致铁代谢障碍]、4型（*SLC40A1*基因突变导致铁转运障碍）。

12.437 非洲铁超载 African iron overload
在非洲中部和南部因含铁量高的饮料与食物导致的血色病。病理特点是铁沉积于肝脏，尤其是库普弗细胞内，可导致肝硬化。

12.438 继发性铁超载 secondary iron overload
除遗传性血色病以外的其他原因造成的体内铁负荷过多的血色病。可见于反复输血、过多摄食红色肉类、铁剂及慢性肝病患者，除常规去铁治疗外还需纠正相应病因，进展至失代偿性肝硬化者可考虑肝移植。

12.439 α1-抗胰蛋白酶缺乏症 α1-antitrypsin deficiency
编码α1-抗胰蛋白酶的基因突变导致α1-抗胰蛋白酶缺乏的先天性代谢病。新生儿可表现为黄疸，成人可表现为门静脉高压、肝硬化，乃至发生肝癌，常合并肺气肿。

12.440 糖原贮积病 glycogen storage disease
基因突变导致糖原合成和分解过程中相关酶缺乏的一组先天性酶缺陷病。糖原在肝脏、肌肉、肾脏等组织中贮积量增加，临床表现为生长发育迟缓、肝大、低血糖等。

12.441 糖原贮积病Ⅰ型 glycogen storage disease type Ⅰ
G6PC1、*G6PC3*或*SLC37A4*基因突变引起葡萄糖-6-磷酸酶缺乏所致的糖原贮积病。临床表现为低血糖、惊厥、肝大、高尿酸血症、高脂血症、感染等。

12.442 糖原贮积病Ⅱ型 glycogen storage disease type Ⅱ
*GAA*基因突变引起α-1,4-糖苷酶缺乏所致的糖原贮积病。临床表现为四肢肌乏力、肌萎缩、心脏增大、巨舌假性肥大等。

12.443 糖原贮积病Ⅲ型 glycogen storage disease type Ⅲ

*AGL*基因突变引起糖原脱支酶活性缺失、糖原支链难以分解所致的糖原贮积病。异常糖链蓄积于肝脏和肌肉，可导致发作性低血糖、肝功能异常、肌萎缩等。

12.444 糖原贮积病Ⅳ型 glycogen storage disease type Ⅳ

*GBE1*基因突变导致糖原分支酶缺乏、糖原合成障碍、支链淀粉样多糖沉积于脏器而形成的糖原贮积病。临床表现为肌张力低下、肌肉萎缩、神经损害、肝衰竭等。

12.445 先天性糖基化障碍 congenital disorder of glycosylation，CDG

糖基化相关基因突变造成蛋白或脂肪异常糖基化的遗传代谢性疾病。临床表现为发育迟缓、腹泻、神经系统异常、肝损伤和凝血功能异常等。

12.446 卟啉病 porphyria

血红素生物合成相关酶的基因突变、卟啉原及卟啉等沉积于肝脏等组织所引起的一组卟啉代谢障碍性疾病。临床表现为皮肤光敏反应、腹痛、肌无力、肝损伤等。

12.447 先天性肝纤维化 congenital hepatic fibrosis

*PKHD1*基因突变导致的常染色体隐性遗传病。以不同程度的门静脉周围纤维化和胆管不规则增生为特征，常合并肾脏囊性疾病等。根据临床表现不同可分为门静脉高压型、胆管炎型、混合型及隐匿型。

12.448 酪氨酸血症 tyrosinemia

苯丙氨酸、酪氨酸分解代谢相关酶的基因突变，血液中酪氨酸水平升高，导致肝脏、脑、肾脏、骨骼等多脏器损害。临床表现为肝损伤、黄疸、腹水、肾功能损害、生长发育迟滞、佝偻病等。

12.449 尿素循环缺陷 urea cycle defect

尿素循环代谢反应过程中相关的酶缺陷导致氨无法在肝脏转变为相对无毒性的尿素，从而出现的高氨血症。临床可表现为嗜睡、昏迷、惊厥发作、呼吸困难等。

12.450 精氨酸酶缺乏症 arginase deficiency

尿素循环缺陷的类型。因*ARG1*基因缺陷引起精氨酸酶缺乏、精氨酸无法在肝脏被催化水解而导致的高精氨酸血症，伴有血氨升高。通过生化和基因检测诊断，治疗方式包括饮食干预、降血氨治疗及肝移植等。

12.451 胆汁酸合成缺陷 bile acid synthesis defect

合成胆汁酸的酶缺陷引起的先天性胆汁酸合成障碍。表现为高结合胆红素血症、神经系统病变及脂溶性维生素吸收不良等。

12.452 胆汁酸转运缺陷 bile acid transport disorder

基因突变导致胆汁酸转运过程障碍。可引起胆汁淤积、肝细胞损伤，发展为肝衰竭。

12.453 囊性纤维化相关肝病 cystic fibrosis associated liver disease，CFLD

囊性纤维化的并发症之一。表现为肝转氨酶升高、脂肪肝、门静脉高压、新生儿胆汁淤积症、胆石症、胆囊炎及胆管癌等，是囊性纤维化患者的主要死因之一。

12.454 线粒体性肝病 mitochondrial hepatopathy

线粒体DNA突变导致线粒体功能障碍并累及肝脏。可表现为肝衰竭、肝大、淤胆及肝硬化等。

12.455 肉芽肿性肝病 granulomatous liver disease

由细菌、寄生虫、药物、化学物品等因素引

起的局灶性肝脏肉芽肿形成。

12.456　结核性肝肉芽肿　hepatic granuloma caused by tuberculosis
因患结核病导致的肝脏肉芽肿。多继发于粟粒型结核，可有结核中毒症状、肝大及触痛。

12.457　血吸虫性肝肉芽肿　hepatic granuloma caused by schistosomiasis
寄生于门静脉的血吸虫虫卵引起的肝脏肉芽肿。急性期表现为发热、肝大与压痛等，当肝脏广泛受累时，可引起门静脉高压、腹水。

12.458　结节病性肝肉芽肿　hepatic granuloma caused by sarcoidosis
结节病累及肝脏而表现为肝脏肉芽肿形成。可见于半数以上的结节病患者，大多无明显临床症状或异常实验室检查结果，少数可有黄疸、腹水等表现。

12.459　药物相关性肝肉芽肿　drug-related hepatic granuloma
使用奎尼丁、保泰松、别嘌醇、氯磺丙脲等药物引的肝脏肉芽肿。可有肝功能异常、黄疸等表现，肝脏病理检测可见嗜酸性粒细胞增多、肝细胞变性和坏死、胆汁淤积。

12.460　脂肪性肝肉芽肿　hepatic lipogranu-loma
由于摄入的食物或药物含有矿物油，或一些肝病（如脂肪肝、酒精性肝病）时，肝内脂肪被巨噬细胞摄取导致的肝脏内的含脂肉芽肿。

12.461　异物性肝肉芽肿　hepatic granuloma caused by foreign body

异常进入肝脏的外来物（如治疗材料、植入物等）刺激导致的肝脏肉芽肿。可发生于外科手术、肝癌介入术或乳房假体植入术后。

12.462　特发性肝肉芽肿　idiopathic hepatic granuloma
经过相关检查仍未明确病因的肝脏肉芽肿。患者可有慢性发热、肌肉关节疼痛、乏力、肝脾大等，且可持续多年、间断发生，部分患者可无症状，皮质类固醇激素治疗有效。

12.463　肝淀粉样变性　hepatic amyloidosis
过多淀粉样蛋白沉积于肝脏引起的肝损伤和功能障碍。临床常表现为轻微肝功能异常，少数出现黄疸，常见肝大，可合并脾大、腹水，肝脏病理学表现为淀粉样物质沉积、肝细胞萎缩。

12.464　非病毒感染性肝病　non-viral hepatic infectious disease
细菌、寄生虫及真菌感染所致的肝脏炎性病变。

12.465　肝脓肿　liver abscess
病原微生物感染使部分肝组织急性坏死、液化，从而导致局限性脓液积聚。常有完整的脓壁。肿瘤、糖尿病、免疫抑制或肝胆胰疾病患者易感。主要表现为急性右上腹痛合并高热或伴休克。

12.466　细菌性肝脓肿　bacterial liver abscess
多种细菌共同感染导致的肝内化脓性病灶。常见致病菌为大肠埃希菌、克雷伯杆菌、变形杆菌、假单胞菌和链球菌。表现为急性右上腹痛、高热或休克。

12.467　阿米巴肝脓肿　amebic liver abscess
阿米巴感染导致的肝内化脓性病灶。常呈巧

克力酱样。一般起病缓慢，有右上腹痛伴发热，脓肿可穿破至邻近器官或组织。

12.468　肝结核　hepatic tuberculosis
结核分枝杆菌系统性播散引起的肝内干酪样坏死病灶。可查见抗酸杆菌，常见于免疫缺陷或艾滋病患者。无特异性临床表现，常见肝大、腹痛、发热和体重减轻。

12.469　肝脏寄生虫病　hepatic parasitosis
血吸虫、华支睾吸虫、细粒棘球绦虫和多房棘球绦虫幼虫、毛细线虫等寄生于人体肝脏、胆道、门静脉系统导致的多种肝胆病变。

12.470　血吸虫肝病　hepatic *Schistosoma mansoni*
血吸虫卵沉积于门静脉各级分支及汇管区导致的肝细胞损伤、肝纤维化及门静脉高压等病变。是非肝硬化性门静脉高压的常见原因，临床以腹水、巨脾为突出表现。随着肝细胞凋亡，肝功能减退，可进展为肝硬化。

12.471　肝吸虫病　hepatic clonorchiasis
华支睾吸虫寄生于人体胆道系统导致的慢性肝病。可致肝功能异常、胆汁性肝硬化、胆石症、胆道狭窄、化脓性胆管炎等，系胆管癌致癌因素。

12.472　肝包虫病　hepatic echinococciosis
由细粒棘球绦虫和多房棘球绦虫两种棘球属虫种幼虫感染所致的慢性肝病。以肝大为主要临床表现，影像学提示肝内大小不等的低密度囊肿影。多发生于牧区，有犬、羊密切接触史。

12.473　肝细粒棘球蚴病　hepatic granulosus echinococciosis
细粒棘球蚴虫卵所致的慢性肝病。幼虫通过肠壁、门静脉系统受阻于肝脏，形成肝包虫囊，导致肝大、过敏、肝内胆管阻塞、继发感染等。

12.474　肝泡状棘球蚴病　hepatic alveolar echinococciosis
多房棘球蚴虫卵所致的慢性肝病。幼虫通过肠壁、门静脉系统在肝脏形成肝包虫囊，导致肝大、过敏、肝内胆管阻塞、继发感染等。

12.475　肝线虫病　hepatic capillaria
线虫虫卵污染食物及水源导致感染造成的慢性肝病。成虫寄生于肝实质，致肉芽肿反应和脓肿样变。表现为发热、肝脾大、嗜酸性粒细胞增多、高丙种球蛋白血症等。

12.476　肝脏真菌感染　liver fungal infection
源自胃肠道的念珠菌等真菌入侵肝脏所致的炎性病变。好发于血液系统肿瘤或接受化疗的患者。主要表现为发热、腹痛、肝脾大和肝功能异常。

12.477　肝白念珠菌感染　liver *Candida albicans* infection
严重免疫功能低下者因白念珠菌全身侵袭性感染并累及肝脏导致的肝损伤。起病急，临床表现为发热、腹痛、腹胀、恶心、呕吐和腹泻，血清碱性磷酸酶多升高并伴有不同程度的转氨酶升高和胆红素血症。病死率高。

12.478　肝组织胞浆菌感染　hepatic histoplasmosis
急性和慢性肺部荚膜组织胞浆菌播散至肝脏导致的肝损伤。常见于严重免疫缺陷患者。临床表现为发热、口咽溃疡、咳嗽和肝脾大。

13. 胆囊与胆道

13.01 胆囊与胆道解剖

13.001 胆囊 gallbladder
储存和浓缩胆汁的囊状器官。呈梨形，长8～12cm，宽3～5cm，容量40～60ml。位于肝下面的胆囊窝内，其上面借疏松结缔组织与肝相连，下面覆以浆膜，并与结肠右曲和十二指肠上曲相邻。胆囊分为底、体、颈、管四部分。

13.002 胆囊底 fundus of gallbladder
胆囊突向前下方的盲端。常在肝前缘的胆囊切迹处露出。当胆汁充满时，胆囊底可贴近腹前壁。胆囊底的体表投影位于右腹直肌外缘或右锁骨中线与右肋弓交点附近。

13.003 胆囊体 body of gallbladder
胆囊的主体部分，与底之间无明显界限。胆囊体向后逐渐变细，约在肝门右端附近移行为胆囊颈。

13.004 胆囊颈 neck of gallbladder
胆囊体移行为胆囊管的部分。狭细，在肝门右端常以直角起于胆囊体，略作"S"状扭转，即开始向前上方弯曲，继而转向后下方续为胆囊管。胆囊颈借疏松结缔组织连于肝脏，胆囊动脉通过该疏松结缔组织分布于胆囊。

13.005 胆囊管 ductus cysticus
由胆囊颈延续而成的管道。长2.5～4.0cm，一端连于胆囊颈，另一端呈锐角与肝总管汇合为胆总管。近胆总管的一段内壁光滑；近胆囊的一段有螺旋状黏膜皱襞。

13.006 哈特曼囊 Hartmann pouch
简称"哈氏囊"。胆囊颈的右侧壁常有突向后下方的小囊。朝向十二指肠，胆囊结石常在此处存留。较大的哈氏囊可与胆囊管粘连。当术中进行分离、结扎切断胆囊管时易将此囊包入而损伤。

13.007 胆囊三角 Calot triangle
胆囊管、肝总管和肝的脏面围成的三角形区域。其内常有胆囊动脉通过，因此该三角是胆囊手术中寻找胆囊动脉的标志。

13.008 胆道 biliary tract
从肝输送胆汁到十二指肠的重要通路。胆道起自肝细胞之间的毛细胆管，逐级汇合成小叶胆管、小叶间胆管、肝段胆管至肝管，于肝外合并成肝总管，和胆囊管汇合后形成胆总管，下行与胰管汇合后开口于十二指肠乳头。

13.009 胆管 bile duct
输送胆汁的管道。以肝管分叉处为界将胆道系统分成肝内胆管和肝外胆管两部分。由于肝管分叉以上的左右肝门部肝管位于肝实质外，亦可将其认为是肝外胆管。

13.010 肝内胆管 intrahepatic bile duct
位于人体的肝脏内，一般起自毛细胆管，汇合成小叶间胆管，然后逐步汇合成肝段、肝叶的胆管及肝内部分的左右肝管。

13.011 肝外胆管 extrahepatic bile duct
由左肝管、右肝管、肝总管及胆总管组成。

13.012 左肝管 ductus hepaticus sinister
由左半肝内毛细胆管逐渐汇合而成的管道。横部位置较浅，横行于肝门左半，长2.5～4.0cm，与肝总管之间的角度较小。

13.013 右肝管 ductus hepaticus dexter
由右半肝内毛细胆管逐渐汇合而成的管道。起自肝门的后上方，较为短粗，长0.8～1.0cm，与肝总管之间的角度较大。

13.014 肝总管 common hepatic duct
长约3cm，管径0.4～0.6cm。其上端由肝左、右管汇合而成，下端与胆囊管汇合而成的管道。肝总管前方有时有肝右动脉或胆囊动脉越过，在肝和胆道手术中应予注意。

13.015 胆总管 common bile duct
起自肝总管与胆囊管汇合点，止于十二指肠乳头的管道。长4～8cm，管径0.6～0.8cm。分为十二指肠上段、十二指肠后段、胰腺段和十二指肠壁内段。

13.016 肝胰壶腹 hepatopancreatic ampulla
又称"法特壶腹（Vater ampulla）"。胆总管斜穿十二指肠降部中段的后内侧壁，与胰管汇合后略膨大形成的结构。壶腹周围及其附近有括约肌并向肠腔突出，使十二指肠黏膜隆起形成十二指肠大乳头。

13.017 十二指肠大乳头 major duodenal papilla
位于十二指肠降部后内侧壁，由肝胰壶腹周围及其附近括约肌突向肠腔，使十二指肠黏膜隆起形成纵襞的一个乳头状隆起。是胆总管和胰管的共同开口处。

13.018 十二指肠小乳头 minor duodenal papilla
位于十二指肠大乳头上方1～2cm处的乳头状较小隆起。为副胰管的开口处，见于70%～80%的人群。

13.019 奥狄括约肌 Oddi sphincter
胆总管和胰管末端及壶腹部括约肌的统称。由胆总管括约肌、胰管括约肌、肝胰壶腹括约肌三部分组成。空腹时括约肌呈收缩状态，尤其在进食高脂饮食后，胆囊收缩，括约肌舒张，胆汁排入十二指肠。

13.020 胆总管括约肌 sphincter of common bile duct
位于胆总管末端的环形肌。是胆总管最强的肌肉纤维，收缩时使胆总管下端关闭。是奥狄括约肌的组成部分。

13.021 胰管括约肌 ductus pancreaticus sphincter
位于胰管末端的环形肌。常不完整，甚至缺如。是奥狄括约肌的组成部分。

13.022 肝胰壶腹括约肌 sphincter of hepato-pancreatic ampulla
位于肝胰壶腹周围，由胆总管环形肌层增厚形成的括约肌。是奥狄括约肌的组成部分。

13.02 胆囊与胆道生理

13.023 胆汁 bile
由肝细胞和毛细胆管分泌的复合溶液。除水分外，其成分主要含有胆盐、胆固醇、卵磷脂、脂肪酸、黏蛋白、胆色素和无机盐。生理功能为乳化脂肪，促进脂肪和脂溶性物质的吸收，排泄肝代谢物，抑制肠内致病菌的繁殖和内毒素形成，刺激肠蠕动及中和部分胃酸等。

13.024　胆囊胆汁　gallbladder bile
在消化间期，肝细胞分泌的胆汁经肝胆管进入胆囊内储存，并被胆囊吸收无机盐和水分后形成的物质。可被浓缩4～10倍。在消化期，肝脏分泌的和胆囊内的胆汁经胆总管排入十二指肠，参与小肠的化学消化过程。

13.025　肝胆汁　hepatic bile
约75%由肝细胞分泌，约25%由毛细胆管细胞分泌，呈金黄色或橘棕色的分泌液。成人每天分泌量为800～1000ml。

13.026　胆色素　bile pigment
胆汁的主要基本成分之一。由棕黄色的胆红素和青绿色的胆绿素组成，由于两者的含量比例和浓度的不同而使胆汁呈现各种颜色。

13.027　双葡萄糖醛酸胆红素　bilirubin bis-glucuronide
非结合胆红素进入肝脏后，受肝内葡萄糖醛酸基转移酶的作用与葡萄糖醛酸结合生成的胆红素。溶于水，与偶氮试剂呈直接反应，能通过肾随尿排出体外。

13.028　胆盐　bile salt
胆汁酸与甘氨酸或牛磺酸结合形成的钠盐或钾盐。是胆汁参与消化与吸收的主要成分，有助于消化和吸收脂肪，抑制肠道细菌生长，促进胆固醇溶解。

13.029　胆囊收缩　gallbladder contraction
胆囊平滑肌收缩，奥狄括约肌松弛，胆汁随即通过胆总管进入十二指肠的过程。胆汁的排出受胆囊收缩素及迷走神经和腹腔神经节的调节。

13.030　肠肝循环　enterohepatic circulation
胆汁或经胆汁排入肠道的部分药物等物质在肠道中重新被吸收，经门静脉返回肝脏的过程。

13.03　胆囊与胆道结石

13.031　胆固醇结石　cholesterol stone
以胆固醇为主要成分的胆结石。胆固醇含量超过80%，呈白黄色、灰黄色或黄色，形状和大小不一，小的如沙粒，大的长径可达数厘米，呈多面体、圆形或椭圆形等多种形状，表面多光滑，可以呈放射性条纹状。

13.032　胆色素结石　bilirubin stone
以胆色素为主要成分的胆结石。分为黑色色素结石和棕色色素结石，前者多见于胆囊，后者多见于肝内胆管。呈不规则体，无光泽，质地较脆，结石长径常<1cm。

13.033　混合性结石　mixed stone
含两种或两种以上主要成分的结石。临床较常见的为胆固醇–胆色素混合型、胆色素–碳酸钙混合型、胆固醇–碳酸钙混合型及胆色素–磷酸盐混合型4种，超过混合性结石的80%。

13.034　碳酸钙结石　calcium carbonate stone
以碳酸钙为主要成分的胆结石。主要成分为碳、氧、钙，呈黑色，少见于成人，较多见于儿童。发生机制与华支睾吸虫感染密切相关。

13.035　硬脂酸钙结石　calcium stearate stone
以硬脂酸钙为主要成分的胆结石。发生在肝内胆管或胆总管内。主要成分为棕榈酸钙或软脂酸钙。形成与胆汁中磷脂的水解、脂肪酸钙的沉淀及凝结有关。

13.036 内镜逆行胰胆管造影 endoscopic retrograde cholangiopancreatography
将十二指肠镜插至十二指肠降部，经活检管道插入造影导管至乳头开口部，注入对比剂后在X射线下显示胰胆管的技术。主要用于诊治胆胰疾病。

13.037 内镜胆管结石取出术 endoscopic bile duct stone removal
在十二指肠镜下，借助取石网篮、气囊等器械，将胆管内结石取出至十二指肠肠腔内的技术。主要用于治疗胆管结石。

13.038 内镜胆管结石机械碎石术 endoscopic mechanical lithotripsy of bile duct stone
通过内镜应用的机械碎石器对胆管结石进行粉碎的技术。主要利用牵拉网篮钢丝回缩入金属外套管的力量使结石碎裂，主要用于治疗胆管结石。

13.039 内镜胆管结石液电碎石术 endoscopic hydroelectric lithotripsy of bile duct stone
通过内镜采用液电冲击波发生器产生高能量的冲击波聚焦于胆管结石，使其粉碎的技术。主要用于胆管结石的镜下治疗，尤其是机械碎石术难以击碎的结石。

13.040 内镜胆管扩张术 endoscopic bile duct dilatation
通过内镜经十二指肠乳头到达胆管，应用器械扩张球囊或扩张探条插入狭窄的胆管部位进行球囊扩张或探条扩张的技术。主要用于治疗胆管良恶性狭窄。

13.041 内镜胆管支架置入术 endoscopic bile duct stent implantation
通过内镜在梗阻或狭窄的胆管内放置支架以重建消化道畅通功能的技术。适用于良性胆胰管狭窄、胆胰内引流、吻合口瘘等。对于晚期癌性梗阻或狭窄，此术属于姑息性手术。

13.042 内镜胆管超声检查术 endoscopic bile duct ultrasonography
通过内镜经十二指肠乳头到达胆管，再将微超声探头置入胆管内扫查诊断胆胰疾病的技术。对胆管严重狭窄者可先行扩张，再插入探头。主要用于发现管壁上皮内癌等浅表病变。

13.043 内镜胆管射频消融术 endoscopic radiofrequency ablation of bile duct
在消化内镜直视下将不同类型射频消融电极贴敷于胆管扁平黏膜病变处，通过射频电流产生凝固性坏死而消除病变的内镜微创治疗技术。用于治疗胆管平坦型早癌及癌前病变。

13.044 胆管镜电切治疗术 choledochoscopic resection therapy
通过内镜经十二指肠乳头到达胆管，置入高频电刀，采用电切的方式进行治疗的技术。主要用于治疗胆道良性肿瘤、胆管狭窄。

13.045 胆管镜氩气治疗术 argon therapy under choledochoscope
通过内镜经十二指肠乳头到达胆管，置入氩气喷头，通过电离氩气产生氩等离子传导高频电流，使靶组织产生热效应，实现止血与组织失活效应的治疗技术。主要用于治疗胆道良性肿瘤。

13.046 超声内镜胆管穿刺术 endoscopic ultrasonography bile duct puncture
通过超声内镜引导，在胆管和肠道之间置入支架进行引流的技术。主要用于治疗不可切除的恶性梗阻性疾病。

13.047 经口胆道镜胆管结石激光碎石术 laser lithotripsy of bile duct stone under peroral choledochoscope
经口腔将胆道镜插入胆管，采用激光发生器发射高能量的冲击波聚焦于胆管结石，使其粉碎的技术。主要用于治疗胆管结石。

13.048 经口胆道镜胆管结石液电碎石术 electrohydraulic lithotripsy of bile duct stone under peroral choledochoscope
经口腔插入胆道镜，采用液电冲击波发生器产生高能量的冲击波聚焦于胆管结石，使其粉碎的技术。主要用于胆管结石的镜下治疗。

13.049 经口胆道镜下胆管活检术 peroral choledochoscopy bile duct biopsy
通过内镜经十二指肠乳头到达胆管，置入活检钳，获取胆管内病变组织以确定病变性质的技术。一般用于明确胆管占位性病变的性质。

13.050 内镜鼻胆管引流术 endoscopic nasal bile duct drainage
通过内镜引导将引流管一端经十二指肠乳头插入胆管，另一端经鼻孔引出体外，建立胆汁外引流的技术。主要用于解除胆道梗阻。

13.051 内镜胆管支架引流术 endoscopic bile duct stent drainage
在逆行胰胆管造影的基础上，经内镜引导，跨越梗阻部位或扩张严重狭窄胆道后，将支架推送至目标胆管处并使支架末端留置在十二指肠腔，建立胆汁内引流的技术。主要用于解除恶性肿瘤所致的胆道梗阻。

13.052 经口内镜胆囊引流 peroral endoscopic gallbladder drainage
消化内镜经口进入胆囊进行引流的技术。属于胆囊的内引流技术，主要用于解除胆道梗阻。

13.053 经皮胆囊造瘘术 percutaneous cholecystostomy
经皮穿肝将引流装置置入胆囊的外引流技术。主要用于急性重症胆囊炎、急性化脓性胆囊炎及胆总管梗阻合并胆囊肿大者。

13.054 腹腔镜胆囊切除术 laparoscopic cholecystectomy
以特制导管插进腹膜腔并注入二氧化碳，在达到一定压力后插入腹腔镜，解剖胆囊三角区结构，离断并夹闭胆囊管、胆囊动脉，然后切除包括结石在内的整个胆囊的手术。主要用于治疗有症状的胆囊结石、慢性胆囊炎及胆囊隆起性病变等。

13.055 胆道镜并发症 complication of choledochoscopy
应用胆道镜诊断和治疗过程中出现的与本疾病无关的疾病或症状。主要包括胆道感染、胆道出血、窦道损伤等。

13.056 胆道镜操作后胆道感染 biliary tract infection after choledochoscopy
胆道镜操作后发生的胆道系统的细菌性感染。按发病部位分为胆囊炎和胆管炎，按病程长短分为急性和慢性。致病菌主要为革兰氏阴性菌，可由肠道上行感染、邻近器官的炎症扩散、全身或局部感染后经血行等引起。

13.057　胆道镜操作后窦道损伤　sinus injury after choledochoscopy
胆道镜操作后对原有窦道的损伤。如T管窦道、空肠盲祥窦道、胆囊造瘘术后窦道及经皮经肝胆道引流窦道等。主要与窦道愈合不良、盲目进镜、暴力取石、盲目置管等医源性因素相关。

13.058　胆道镜操作后逆行性胆管炎　retrograde cholangitis after choledochoscopy
胆道镜操作后细菌由肠道经十二指肠乳头逆行进入胆道而导致的胆管炎症。主要表现为上腹不适、胀痛、绞痛等；急性发作者可出现腹痛、寒战高热和黄疸等症状。

13.059　胆道镜操作后复发性胆道梗阻　recurrent biliary obstruction after choledochoscopy
胆道镜操作后因胆管腔内病变、管壁自身疾病、管壁外浸润压迫等，导致反复出现的胆汁排泄不畅。主要表现为黄疸、上腹痛，多伴发热。

13.060　胆道镜操作后胆瘘　biliary fistula after choledochoscopy
胆道镜操作后胆汁或含有胆汁的液体自胆道系统的瘘口外溢至腹腔或体外。常见的病因包括手术、外伤、炎症及肿瘤等。

13.061　胆道镜操作后胆道出血　hemobilia after choledochoscopy
在胆道镜诊疗过程中造成胆管与毗邻血管之间形成病理性内瘘，血液经胆管流入十二指肠的疾病。内镜下可观察到十二指肠出血，内镜逆行胆管造影表现为胆管内不规则的无定型充盈缺损。

13.05　胆囊与胆道疾病

13.062　胆囊炎　cholecystitis
胆囊的炎症性病变。根据其临床表现和临床经过，又可分为急性和慢性两种类型。急性胆囊炎主要由胆道梗阻、胆汁淤滞造成；慢性胆囊炎多由急性胆囊炎反复发作造成。

13.063　急性胆囊炎　acute cholecystitis
由胆囊管阻塞和细菌侵袭而引起的胆囊炎症。其典型临床特征为右上腹阵发性绞痛，伴有明显的触痛和腹肌强直。根据是否合并结石，分为急性结石性胆囊炎和急性非结石性胆囊炎。

13.064　急性出血性胆囊炎　acute hemorrhagic cholecystitis
由胆囊壁坏死和胆囊动脉的假性动脉瘤形成，随后破裂和急性出血进入胆囊所致的炎性病变。罕见，是结石性胆囊炎的终末期。临床主要表现为呕血、黑便、黄疸及右上腹绞痛。

13.065　急性非结石性胆囊炎　acute acalculous cholecystitis
由胆汁淤积和缺血导致的急性胆囊炎症。多见于创伤、烧伤、长期胃肠外营养或大手术后患者。一般采用保守治疗，如抗炎、利胆、解痉、对症和支持治疗。

13.066　急性化脓性胆囊炎　acute purulent cholecystitis
因病因未解除，炎症进行性加重，病变累及胆囊壁全层，白细胞弥漫性浸润，浆膜纤维性和脓性渗出物覆盖的急性胆囊炎。若保守治疗效果不好，常采用腹腔镜胆囊切除术治疗。

13.067　慢性胆囊炎　chronic cholecystitis
急性胆囊炎反复多次发作或长期存在胆囊结石导致的慢性胆囊炎症。主要表现为胆囊萎缩、胆囊壁增厚、胆囊功能不良等。临床症状常有腹痛、嗳气及消化不良等。

13.068　慢性胆囊炎急性发作　acute attack of chronic cholecystitis
慢性胆囊炎患者出现右上腹绞痛等急性胆囊炎的征象。常于饮酒或进油腻食物后发生。其典型临床特征为右上腹阵发性绞痛，可伴有明显的触痛和腹肌强直。

13.069　慢性非结石性胆囊炎　chronic acalculous cholecystitis
由急性胆囊炎反复多次发作导致的胆囊炎。主要表现为胆囊萎缩、胆囊壁增厚、胆囊功能不良等。临床症状常有腹痛、嗳气及消化不良等。

13.070　化脓性胆囊炎　purulent cholecystitis
胆囊炎症性病变累及胆囊壁全层，血管扩张，胆囊壁增厚，有纤维素或脓性渗出的胆囊炎。主要表现为持续性右上腹痛，伴寒战、高热及其他中毒症状。

13.071　坏疽性胆囊炎　gangrenous cholecystitis
胆囊管持续梗阻，胆囊内压继续升高，胆囊壁血管受压导致血供障碍，使胆囊组织坏死，进而继发腐败菌感染，出现黑色或暗绿色改变的征象。常并发胆囊穿孔，多发生在胆囊底和胆囊颈。如胆囊整体坏疽，则胆囊功能消失。

13.072　黄色肉芽肿性胆囊炎　xanthogranulomatous cholecystitis
以胆囊慢性炎症为基础并伴有黄色肉芽肿形成的破坏性炎症病变。主要表现无特异性，为反复发作的慢性右上腹隐痛，急性

发作时可有恶心、呕吐、腰背部放射痛及发热等。

13.073　气肿性胆囊炎　emphysema cholecystitis
由入侵细菌在生长繁殖的过程中产生气体导致的胆囊壁或胆囊内出现气泡的急性胆囊炎。多并发胆囊坏死。主要症状为腹痛、恶心、呕吐、黄疸，严重者可出现感染性休克表现。

13.074　无功能性胆囊　non-functional gallbladder
由慢性胆囊炎或充满型结石导致的胆囊功能丧失。主要表现为右上腹持续性疼痛，阵发性加剧，可向右肩背放射，常伴发热、恶心、呕吐，但寒战少见，黄疸轻。

13.075　胆囊管梗阻　cystic duct obstruction
由胆囊管扭曲、粘连、结石、肿瘤等因素导致的胆汁排出不畅。根据病因可行药物治疗、内镜治疗、介入治疗或外科手术治疗。

13.076　胆囊管狭窄　cystic duct stenosis
由胆囊管损伤、复发性胆管炎或先天性因素而导致的胆管壁纤维组织增生、管壁变厚、胆管内腔逐渐缩窄的疾病。临床表现为腹痛、寒战、高热、间歇性黄疸等。早期可行抗生素治疗，但手术是本病的根本治疗方法。

13.077　胆囊积液　cystic effusion
胆石阻塞胆囊管或胆囊颈部，导致胆囊管梗阻后，胆囊黏膜吸收胆汁中的胆色素并分泌黏液，最终使胆囊腔内充满透明黏液的疾病。胆囊炎症轻、壁薄、光滑、游离，与周围组织、器官较少粘连。

13.078　瓷样胆囊　porcelain gallbladder
又称"钙化性胆囊（calcific gallbladder）"。

胆囊壁的广泛钙化，钙化的胆囊壁可显示与胆囊形态近似的环形影。其病因包括颈部结石堵塞胆囊管，胆囊壁的慢性炎症，胆囊动脉阻塞导致的胆囊缺血。多数表现为胆绞痛和胆囊炎。

13.079 胆囊积脓 gallbladder empyema
由胆囊管结石阻塞引起的胆囊化脓性细菌性感染，胆囊内充满脓液。主要表现为高热、寒战、腹痛进行性加重及其他中毒症状。是急性胆囊炎的并发症之一。

13.080 胆囊周围脓肿 pericholecystic abscess
胆囊坏疽穿孔后被周围器官（大网膜、十二指肠、横结肠）粘连包裹形成的脓肿。主要表现为持续性右上腹疼痛，伴寒战、高热及其他中毒症状。

13.081 胆囊坏死 gallbladder necrosis
胆囊局部感染未得到及时控制，发生胆囊缺血坏死而引起一系列临床症状。在急性胆囊炎中有20%～30%的病例伴有不同程度的胆囊坏死。临床表现可有不同程度的发热、寒战，以及腹痛、恶心、呕吐等。

13.082 缺血性胆囊坏死 ischemic gallbladder necrosis
由胆囊壁血液循环障碍导致的胆囊坏死，绝大多数患者在胆囊结石、慢性胆囊炎的基础上发生。主要表现为右上腹痛、发热、恶心、呕吐，甚至感染性休克。

13.083 胆囊穿孔 perforation of gallbladder
由胆囊或胆总管梗阻、合并感染、内压升高、血运障碍等因素导致的胆囊膨大至穿孔，从而引起不同程度的腹膜炎表现。多见于胆囊底或胆囊颈。

13.084 胆囊瘘 amphibolic fistula

胆囊与体表或腹腔内脏器间形成的病理性通道。分为胆囊外瘘和胆囊内瘘。胆囊外瘘是胆囊与皮肤之间形成的瘘管；胆囊内瘘是胆囊与腹腔内脏之间形成的瘘管。

13.085 胆囊挛缩 gallbladder contracture
由于胆囊炎反复发作，纤维组织增生、胆囊壁增厚、瘢痕挛缩并与周围粘连，胆囊腔变窄或完全消失，胆囊失去浓缩、储存和排泄胆汁的功能。主要临床表现为典型的胆绞痛，可伴有发热、恶心、呕吐、腹胀甚至黄疸的症状。

13.086 胆囊黏液囊肿 gallbladder mucinous cyst
非炎症性的胆囊疾病。特征是黏液异常积聚，在胆囊腔内形成凝胶状增生。主要临床表现为胆囊肿大、腹痛、发热、黄疸等。

13.087 胆汁淤积性黄疸综合征 cholestatic jaundice syndrome
由不同病因导致的肝细胞胆汁转运功能障碍或胆道梗阻综合征。可表现为胆绞痛、寒战、高热、呕吐等。

13.088 胆固醇贮积病 cholesterosis
由胆固醇酯水解酶缺乏导致的罕见的常染色体隐性遗传病。表现为肝脾大，胆固醇酯和甘油三酯沉积于肝、脾、淋巴结和其他组织的溶酶体内。

13.089 增生性胆囊病 hyperplastic chole-cystopathy
由胆囊壁组织增生等因素所致的胆囊壁局限性增厚或胆囊腔内突起性病变。如胆囊腺肌增生症、胆囊胆固醇沉着症、胆囊脂肪过多症等。

13.090 胆囊胆固醇沉着症 cholesterosis of gallbladder

由大量的胆固醇酯颗粒沉积在胆囊黏膜上皮细胞基底膜内形成的黄色小结节，外形似草莓，有细蒂与胆囊相连。分为弥漫型和局限性隆起型。多发生于胆囊体和胆囊颈，增长缓慢，质脆，易脱落，形成结石。

13.091　胆管炎　cholangitis
由不同因素导致的各级胆管炎症。分为急性胆管炎和慢性胆管炎。致病菌主要为革兰氏阴性杆菌，以大肠杆菌多见。

13.092　急性胆管炎　acute cholangitis
由细菌感染所致的胆道系统急性炎症。常伴有胆道梗阻。当胆道梗阻比较完全，胆道内细菌感染较重时，可出现严重的临床症状，如寒战、高热、黄疸，尚可有感染性休克和神经精神症状。

13.093　沙尔科热　Charcot fever
当发生肝外胆管梗阻合并感染时，出现寒战、高热、上腹痛及黄疸等表现。是急性胆管炎的基本表现和早期症状。

13.094　慢性胆管炎　chronic cholangitis
未去除病因的急性胆管炎的慢性迁延状态，并导致胆管壁增厚的疾病。常见于肝内外胆管结石、胆道蛔虫症或奥狄括约肌狭窄等。常以右上腹不适、慢性肝损伤为主要临床表现。

13.095　非感染性胆管炎　non-infectious cholangitis
由非感染性因素（如自身免疫因素、胆道手术史等）导致的以胆管受累为主的炎症。常以右上腹不适、慢性肝损伤为主要临床表现。

13.096　非阻塞性胆管炎　non-obstructive cholangitis
由肠道细菌感染等非梗阻原因导致的胆管炎症性病变。主要表现为上腹不适、胀痛、绞痛等。需与胆管梗阻、胆汁淤积性肝病等相鉴别。

13.097　后天性胆囊管闭锁　acquired cystic duct atresia
由后天炎症等因素导致的胆囊管纤维化。可出现胆汁淤积，最终导致胆囊管阻塞。常需与先天性胆囊管发育异常所致闭塞、胆汁淤积相鉴别。

13.098　胆管闭塞　bile duct occlusion
肝内、外胆管的闭塞性病变。可出现持续性黄疸、白陶土色粪便和肝脾大。

13.099　胆管梗阻　bile duct obstruction
由胆管腔内病变、管壁疾病、管壁外浸润压迫等导致的完全性或不完全性梗阻。表现为黄疸伴上腹隐痛、寒战、高热等。

13.100　胆管瘘　bile duct fistula
由结石嵌顿压迫、肿瘤、外伤、手术等导致的胆管与体表或腹腔内脏器间形成的病理性通道。胆汁可自胆道系统的瘘口外溢至腹腔或体外。

13.101　胆管狭窄　bile duct stricture
由胆管损伤、复发性胆管炎或先天性因素导致的胆管腔瘢痕性狭窄。表现为腹痛、寒战、高热、间歇性黄疸等。常需与胆管肿瘤等其他因素导致的胆管狭窄相鉴别。

13.102　胆总管闭塞　common bile duct occlusion
胆总管的闭塞性病变。可出现持续性黄疸、白陶土色粪便和肝脾大。

13.103　胆总管梗阻　obstruction of common

bile duct

由胆总管腔内病变、管壁疾病或管壁外浸润压迫等导致的梗阻。表现为黄疸、发热、腹痛，严重时可有感染性休克表现。

13.104　胆总管狭窄　common bile duct stenosis
由胆管损伤、复发性胆管炎或先天性因素导致的胆总管腔瘢痕性缩窄。临床表现为腹痛、寒战、高热、间歇性黄疸等。常需与其他疾病如胆总管结石、肿瘤等导致的黄疸相鉴别。

13.105　肝管梗阻　hepatic duct obstruction
由肝内感染、胆汁淤滞、胆道蛔虫及肝内胆管结石等因素引起的肝管梗阻。表现为上腹痛，可能为典型胆绞痛或持续性胀痛，也可有寒战、发热，周期性发作。

13.106　肝管缩窄　coarctation of hepatic duct
由胆管损伤、复发性胆管炎或先天性因素导致的肝管腔瘢痕性缩窄。临床表现为腹痛、寒战、高热、间歇性黄疸等。

13.107　肝外胆管梗阻　extrahepatic bile duct obstruction
胆管腔内病变、管壁自身疾病、管壁外浸润压迫等造成胆汁排泄不畅，甚至完全堵塞的肝外胆管梗阻。

13.108　梗阻性高胆红素血症　obstructive hyperbilirubinemia
又称"梗阻性黄疸（obstructive jaundice）"。胆管发生梗阻后，胆汁通过破裂的小胆管和毛细胆管流入组织间隙和血窦，引起血液中胆红素增多的疾病。临床表现为黄疸。

13.109　后天胆管闭锁　acquired bile duct atresia
由后天炎症等因素导致的胆管纤维化。可

出现胆汁淤积，最终导致胆管阻塞。常需与先天性胆管发育异常所致闭塞、胆汁淤积相鉴别。

13.110　胆管扩张症　biliary dilatation，BD
表现为病变部的囊状扩张和远端胆管相对狭窄的先天性胆道畸形。可导致胆汁引流不畅甚至阻塞，临床表现为腹部包块、腹痛和黄疸。

13.111　胆囊结石　gallstone
胆囊内发生结石所致的疾病。根据成分分为胆固醇类、胆色素类、混合性等。是临床常见疾病，女性多于男性。大多数患者无症状，仅在体检时发现。典型症状为胆绞痛。

13.112　胆囊管结石　cystic duct stone
胆囊管发生结石所致的疾病。多为混合性结石，单发或多发，大小不等，形状多样。

13.113　胆囊管嵌顿性结石　impacted stone of cystic duct
嵌顿于胆囊管处的结石。可造成急性梗阻，导致胆囊内压增高，胆汁经胆囊颈、胆囊管排出障碍。临床典型表现为胆绞痛，合并感染时可发展为急性化脓性胆囊炎或胆囊坏疽。

13.114　胆囊嵌顿性结石　impacted gallbladder stone
嵌顿于胆囊的结石。可造成急性梗阻，导致胆囊内压增高，胆汁经胆囊颈排出障碍。临床典型表现为胆绞痛，合并感染时可发展为急性化脓性胆囊炎或胆囊坏疽。

13.115　结石性胆囊炎　calculus cholecystitis
胆囊内或胆囊颈发生结石所致的胆囊炎症。临床表现取决于结石的部位、大小，是否引起感染、梗阻，以及梗阻的部位和程度。

13.116 急性结石性胆囊炎 acute calculous cholecystitis
结石阻塞胆囊管造成胆囊内胆汁滞留，继发细菌感染而引起的急性胆囊炎症。以上腹痛、黄疸、发热等为主要临床表现。

13.117 胆管结石 calculus of bile duct
胆管内发生结石所致的疾病。分为肝外胆管结石和肝内胆管结石。胆汁淤积及胆道感染是其形成的基本条件。以上腹痛为主要临床表现，可伴有发热、黄疸。

13.118 胆总管结石 calculus of common bile duct
胆总管内发生结石的疾病。好发于胆总管下段，根据其来源可分为原发性胆总管结石和继发性胆总管结石。以上腹痛、发热、黄疸为主要临床表现。

13.119 肝胰壶腹结石 calculus of hepatopan-creatic ampulla
肝胰壶腹部位发生结石的疾病。常表现出结石嵌顿的相关临床表现，如上腹绞痛、发热、黄疸等。

13.120 胆总管绞痛 common bile duct colic
胆结石在胆囊、胆囊管内发生移位、嵌顿时，引起胆囊或胆总管平滑肌收缩而产生的右上腹绞痛。常发生于胆囊炎、胆石症的急性发作期。女性多于男性。

13.121 肝管结石 calculus of hepatic duct
发生在左右肝管汇合部以上的结石性疾病。临床表现取决于结石的部位、是否合并胆道梗阻和感染等，可表现为腹痛、高热、寒战及黄疸等。

13.122 肝管嵌顿性结石 impacted stone of hepatic duct
发生嵌顿的肝管结石性疾病。常有腹痛、发热、黄疸等表现。疼痛一般位于上腹中部或右上腹部，常无诱因，疼痛多较剧烈，伴有恶心和呕吐。在胆绞痛发作后可出现寒战、高热。

13.123 胆囊息肉 gallbladder polyp
源于胆囊壁并向胆囊腔内突出或隆起的病变。依据组织形态可分为胆固醇性息肉（50%～90%）、增生性息肉（25%）、炎性息肉（12%～15%）、纤维性息肉（15%）和淋巴样息肉（<5%）。

13.124 胆囊胆固醇性息肉 cholesterol polyp of gallbladder
胆固醇结晶沉积于胆囊黏膜，并向胆囊腔内突出的局限性息肉样隆起性病变。息肉呈小桑葚状，黄色，有细的蒂部与胆囊相连，可单发或多发，长径常<1cm。光镜下蒂部由血管结缔组织构成，息肉可有数量不等的绒毛突起。

13.125 胆囊增生性息肉 proliferative polyp of gallbladder
又称"胆囊化生性息肉（gallbladder meta-plastic polyp）"。由增生的高柱状黏液上皮构成，在胆囊黏膜表面呈局灶性颗粒状或绒毛状突起。光镜下多为结节状幽门腺增生或胆囊上皮的乳头状增生。常多发，有蒂或无蒂。

13.126 胆囊炎性息肉 inflammatory polyp of gallbladder
又称"胆囊肉芽组织性息肉（granulomatous tissue polyp of gallbladder）"。由炎症刺激所致的胆囊肉芽肿性病变。常有宽蒂与胆囊相连，光镜下含有丰富的小血管和中性粒细胞、淋巴细胞、嗜酸性粒细胞和浆细胞等炎症细胞。

13.127　胆囊纤维性息肉　fibrous polyp of gallbladder

由胆囊壁局部黏膜炎性病变导致的息肉样改变。比炎性息肉大，多同时伴有胆囊结石和慢性胆囊炎。光镜下常呈分叶状结构，由散在的腺体或导管样结构与纤维性间质组成。

13.128　胆囊淋巴样息肉　lymphoid polyp of gallbladder

增生的淋巴组织构成的胆囊息肉样病变。临床表现以慢性胆囊炎、胆石症为主。可单发或多发，呈突出黏膜的小结节，通常长径2～5mm，根部多有蒂。光镜下息肉由增生的淋巴组织构成，其间常见淋巴滤泡。

13.129　胆囊混合性息肉　mixed polyp of gallbladder

不同类型的息肉混合构成的胆囊息肉样病变。长径可达1.5cm，镜下由两种以上成分构成，如增生性息肉合并胆固醇性息肉。

13.130　胆囊腺瘤性息肉　adenomatous polyp of gallbladder

胆囊黏膜上皮异常增生形成的隆起性或结节性病变。多数为单发，具有癌变风险。瘤体可有蒂或无蒂，通常大小0.5～2.0cm，偶尔可见肿瘤超过5cm，甚至充填大部分胆囊腔。腺瘤中可含有一定数量的内分泌细胞。女性较多见。

13.131　胆囊组织异位性息肉　ectopic polyp of gallbladder tissue

发生于胆囊，由异位的胃肠黏膜、胰腺、肝脏、肾上腺、甲状腺组织组成的息肉样病变。常伴有胆囊结石和胆囊炎。表现为分界清楚的壁内结节，其中异位胃黏膜以胆囊颈及胆囊管附近多见。

13.132　胆囊腺瘤　gallbladder adenoma

发生于胆囊腺上皮的良性肿瘤。以胆囊体、胆囊底较为多见，分为单发或多发。是胆囊最常见的良性肿瘤。组织学类型可分为管状、乳头状和管状乳头状。

13.133　胆囊囊腺瘤　gallbladder cystadenoma

胆囊腺瘤分泌物蓄积，腺腔扩大，相互融合形成大小不等的囊腔样结构。分为浆液性囊腺瘤和黏液性囊腺瘤。

13.134　胆道上皮内瘤变　intraepithelial neoplasia of biliary tract

发生于肝外胆道的上皮内瘤变。大小、形态和排列都不同于正常成熟细胞的异形增生。免疫组化检查时，上皮内瘤变的细胞CEA和CA19-9阳性，某些病例P53过表达及染色体5q杂合子缺失。

13.135　胆囊上皮内瘤变　intraepithelial neoplasia of gallbladder

胆囊上皮大小、形态和排列都不同于正常成熟细胞的异型增生性疾病。分为平坦型和乳头型。平坦型胆囊黏膜呈颗粒状、结节状、斑块状或小梁状轻度隆起。乳头型为乳头状突起，常表现为微小的菜花样赘生物突出黏膜表面，病变可延伸到胆囊管。

13.136　胆囊乳头状瘤　papilloma of gallbladder

发生于胆囊的上皮组织良性肿瘤。呈外生性向腔内生长，形成指状或乳头状突起。分为有蒂和无蒂两种。前者多见，镜下显示呈分支状或树枝状结构，带有较细的血管结缔组织蒂与胆囊壁相连。

13.137　胆囊腺肌病　gallbladder adenomyosis

胆囊黏膜腺体和肌层组织明显增生的胆囊良性增生性疾病。病变部位胆囊壁明显增厚。病理表现为病变局部内膜上皮腺样增生深入肌层，可达浆膜下，形成分支广、数目多的憨室样小囊。女性多于男性。属癌前病变。

13.138　胆管上皮内瘤变　biliary intraepithelial neoplasia
以胆管上皮细胞异型增生、细胞核复层排列并向管腔内呈微乳头状凸起为基本特征的癌前病变。根据异型程度可分为低级别、中级别和高级别。

13.139　胆管导管内乳头状黏液性肿瘤　intraductal papillary mucinous neoplasm of bile duct
源于胆管上皮，以黏液高分泌性为特征的乳头状肿瘤。属癌前病变，易恶变。大体分为胆管扩张型、囊肿型及混合型。镜下呈密集叶状乳头状突起，有纤细的纤维血管轴心，并有黏膜固有层结缔组织支撑，外周围绕胆管上皮细胞，可含有杯状细胞。

13.140　胆囊肿瘤　gallbladder tumor
在不同病因作用下，胆囊局部组织细胞增生所形成的肿瘤性病变。包括良性及恶性肿瘤，以恶性肿瘤多见。临床上初起时主要表现为胆囊炎和胆石症，后期出现黄疸、发热、右上腹包块和腹水。

13.141　胆囊癌　gallbladder carcinoma
发生于胆囊（包括胆囊底、胆囊体、胆囊颈及胆囊管）的恶性肿瘤。可表现为右上腹痛、恶心、呕吐、体重减轻、腹部包块等。

13.142　胆囊腺癌　gallbladder adenocarcinoma
组织学表现为腺癌的胆囊恶性肿瘤。是胆囊癌最为常见的病理类型。大体常表现为浸润性灰白色肿块，可见出血及坏死。镜下常呈分化程度不同的腺管状结构。

13.143　胆囊腺鳞癌　adenosquamous carcinoma of gallbladder
组织学表现同时具有腺癌和鳞癌两种成分的胆囊恶性肿瘤。相互之间有移行过渡区，每种成分约占30%，约占胆囊癌的2%，是胆囊癌组织学的一个特殊类型，罕见。

13.144　胆囊鳞癌　gallbladder squamous cell carcinoma
组织学表现为鳞癌的胆囊恶性肿瘤。仅占胆囊恶性肿瘤的0.5%～12.7%。大体多为灰白色广泛浸润的肿块，分为角化型或非角化型。镜下常呈分化程度不同的鳞状细胞灶性分布，也可见灶性角化，免疫组化角蛋白阳性。

13.145　胆囊肉瘤　gallbladder sarcoma
发生于胆囊的恶性上皮成分与恶性间叶成分混合生长的肿瘤。大体多为质软、灰白色、鱼肉状。镜下肉瘤细胞多弥漫分布，实质与间质分界不清，间质内血管丰富，纤维组织少。

13.146　胆囊癌肉瘤　carcinosarcoma of gallbladder
发生于胆囊的包含癌和肉瘤两种成分的高度恶性肿瘤。癌性上皮成分多为腺癌，偶为鳞癌。肉瘤成分以软骨肉瘤、骨肉瘤和横纹肌肉瘤较多。

13.147　胆囊黑色素瘤　melanoma of gallbladder
原发于胆囊的恶性黑色素瘤。肿瘤表面常呈灰黑色或黑褐色。镜下肿瘤细胞形态多样，以上皮样细胞及梭形细胞为主，气球样细胞及印戒样细胞少见。肿瘤细胞内外可见黑色素颗粒。常需与胆囊转移性恶性黑色素瘤相鉴别。

13.148　胆囊透明细胞癌　clear cell carcinoma of gallbladder
发生于胆囊、主要由糖原丰富的瘤细胞构成的恶性肿瘤。癌细胞因含有糖原而胞质透亮，构成管状或乳头状腺癌，间质丰富。好发于老年女性。

13.149 胆囊神经内分泌肿瘤 neuroendocrine tumor of gallbladder

发生于胆囊的神经内分泌肿瘤。镜下细胞呈多边形，小或中等大小，形态较一致，胞质中等或丰富，含或不含核仁，呈实性巢状、缎带状、腺管状或梅花结状等排列，血供丰富。

13.150 胆囊乳头状肿瘤 papillary tumor of gallbladder

发生于胆囊上皮的以乳头状结构为主的肿瘤。乳头由立方或柱状上皮衬覆，可有一定的肠上皮化生，如杯状细胞、帕内特细胞和内分泌细胞。

13.151 胆囊黏液性囊性肿瘤 mucinous cystic tumor of gallbladder

发生于胆囊的罕见良性囊性上皮性肿瘤。一般分为2个亚型：一是非侵袭性的，有卵巢样间质，影响中年女性；二是侵袭性的，无卵巢样间质，好发于老年男性。

13.152 胆囊未分化癌 undifferentiated carcinoma of gallbladder

发生于胆囊，分化极差、无法判断其分化方向的肿瘤。镜下缺乏腺管成分，大部分癌细胞呈实性片状或条索状排列。可分为梭形细胞型、巨细胞型、伴有破骨细胞样巨细胞型和小细胞型。

13.153 胆囊血管瘤 gallbladder hemangioma

发生于胆囊的由血管先天发育畸形导致的血管良性肿瘤。多由胚胎期间成血管细胞增生形成，瘤内血管自成系统，不与周围血管相连。

13.154 胆囊平滑肌瘤 leiomyoma of gallbladder

发生于胆囊的由梭形平滑肌细胞构成的良性肿瘤。瘤体呈椭圆形，肉红色。镜下瘤细胞由形态比较一致的梭形平滑肌细胞构成，呈束状及编织状排列，胞核呈梭形，核分裂象罕见，胞质红染，部分瘤细胞质呈空泡及透明状。

13.155 胆囊平滑肌肉瘤 leiomyosarcoma of gallbladder

发生于胆囊平滑肌的间叶组织恶性肿瘤。肿块呈暗褐色，切面呈灰白色，质嫩，可有灶性坏死、出血。镜下肿瘤呈梭形、椭圆形或多边形，可见凝固性坏死，核分裂象多见，多由胆囊结石诱发，好发于50岁以上的中老年女性。

13.156 胆囊脂肪瘤 lipoma of gallbladder

发生于胆囊的良性软组织肿瘤。外观常为分叶状，有被膜，质地柔软，切面呈黄色，似脂肪组织，常为单发性，亦可为多发性。镜下表现与正常脂肪组织类似，呈不规则分叶状，有纤维间隔。

13.157 胆囊脂肪肉瘤 liposarcoma of gallbladder

发生于胆囊的恶性软组织肿瘤。罕见，大体多呈结节状或分叶状，也可呈黏液状或鱼肉状，镜下瘤细胞形态多样，以出现脂肪母细胞为特点，胞质内可见多少不等、大小不一的脂质空泡，可挤压细胞核，形成压迹。

13.158 胆囊横纹肌瘤 rhabdomyoma of gallbladder

发生于胆囊的由横纹肌细胞构成的良性肿瘤。罕见，好发于年轻人。镜下见大圆形或多边形细胞组成的境界清楚的小叶结构，细胞排列紧密。瘤细胞内含有大量嗜伊红的颗粒状胞质，部分细胞因富含糖原而呈空泡状。

13.159　胆囊横纹肌肉瘤　rhabdomyosarcoma of gallbladder
发生于胆囊、由不同分化程度的横纹肌母细胞组成的软组织恶性肿瘤。罕见，镜下可在上皮下见肿瘤细胞带，肿瘤由小的未分化的梭形细胞构成。

13.160　胆囊恶性淋巴瘤　malignant lymphoma of gallbladder
发生于胆囊淋巴组织的淋巴细胞恶性增生性肿瘤。镜下见淋巴滤泡围绕浸润性的中心细胞，可见不同程度的浆细胞分化，浸润上皮时形成典型的淋巴上皮样病变。

13.161　胆囊卡波西肉瘤　Kaposi sarcoma of gallbladder
由人类免疫缺陷病毒感染引起的具有侵袭性的胆囊内皮细胞肿瘤。光镜下肿瘤细胞为梭形，胞核呈长形或卵圆形、泡状，核仁不明显，胞质内可见嗜酸性、过碘酸希夫染色阳性小球。瘤细胞间为裂隙状的血管腔隙，可见含铁血黄素颗粒。

13.162　胆囊颗粒细胞瘤　granulosa cell tumor of gallbladder
由体积较大的卵圆形或多角形细胞构成的胆囊肿瘤。以胆绞痛或腹痛为主要临床表现，偶尔有梗阻性黄疸。肿瘤呈质韧的黄白色结节，光镜下胞核很小，胞质丰富，呈嗜酸性、颗粒状，淀粉酶处理后过碘酸希夫染色阳性。

13.163　胆管肿瘤　bile duct tumor
左右肝管至胆总管下段的肝外胆管发生的肿瘤。有良性、恶性之分，在恶性肿瘤中以胆管癌占多数。由于多数胆管系统肿瘤的早期症状较为隐匿，临床表现缺乏特异性，故早期诊断困难，易漏诊，确诊时多属晚期。

13.164　胆管癌　cholangiocarcinoma
发生在肝外胆管，即左右肝管至胆总管下端的恶性肿瘤。多发生于50～70岁人群，男性多于女性。

13.165　肝外胆管癌　extrahepatic cholangiocarcinoma
发生在肝实质以外的胆管黏膜上皮细胞的恶性肿瘤。大体形态可分为4型：管内型、结节型、硬化型、弥漫浸润型。镜下大多数为腺癌，可表现为乳头状腺癌、管状腺癌、黏液腺癌、低分化腺癌和未分化腺癌。

13.166　远端胆管癌　distal cholangiocarcinoma
肝门区域之外的肝外胆管癌，即原发于胆总管中下段的胆管恶性肿瘤。大体类型包括硬化型、结节型、息肉型、弥漫浸润型。镜下以胆管腺癌多见，以中分化为主。

13.167　胆管囊腺癌　biliary cystadenocarcinoma
与胆道先天畸形有关的恶性肿瘤。常见于肝内胆管。大体呈多中心囊性肿物，内含黏液或透明液体。镜下衬覆肠型上皮，包括杯状细胞和帕内特细胞，有不同程度的异型性和多少不等的核分裂象，可出现间质浸润。

13.168　胆管囊腺瘤　biliary cystadenoma
与胆道先天畸形有关的良性肿瘤。常见于肝内胆管。大体呈多中心囊性肿物，内含黏液或透明液体。镜下可见衬覆单层立方上皮或高柱状黏液上皮。

13.169　肝内胆管腺瘤　intrahepatic bile duct adenoma

发生在肝内胆管的良性胆管增生性病变。多为单发，大体呈分界清楚的楔形白色肿块，有时中心有凹陷，多位于被膜下，一般长径＜1cm。镜下呈小管状结构，管腔很小或缺失，常伴有炎症和（或）纤维化。

13.170 肝外胆管腺瘤 extrahepatic bile duct adenoma
发生在胆总管、肝总管和胆囊管的腺瘤。可多发，肿瘤长径1～3cm，向胆管腔内生长可造成胆道梗阻。组织学上可分为管状、乳头状、管状乳头状胆管囊腺瘤和乳头状瘤。

13.171 胆管错构瘤 biliary hamartoma
由扩张和扭曲幼稚小胆管构成的肝内胆管结节状瘤样病变。大体呈多发或单发的微小白色或灰黄色实性质韧结节，甚至可以全肝胆管弥漫分布。镜下结节由局灶性紊乱排列的胆管或小胆管构成，周围由丰富的纤维间质包绕。

13.172 先天性胆总管囊肿 congenital cho-ledochus cyst
常见的胆道系统先天性囊肿疾病。可能与先天性胆管壁发育不良、缺乏弹力纤维有关，以女性多见。

13.173 胆汁瘤 biloma
胆汁渗漏到肝实质内、肝包膜下或腹腔小网膜囊内而形成的囊状包裹性瘤样结构。也可沿胆道系统蓄积，形成柱状瘤样结构。镜下囊腔内容物由大量胆汁、出血坏死组织和炎性肉芽组织混杂构成，囊壁由炎性纤维结缔组织构成。

13.174 胆管黏液性囊性肿瘤 mucinous cystic neoplasm of bile duct
发生于肝内胆管的多房性囊性肿瘤。与胆

管树之间无交通，以囊壁组织内出现卵巢样间质为特征。属于先天性疾病。清亮、棕黄色黏液在囊腔内蓄积，也可呈胶冻状或血性。镜下囊壁衬覆单层柱状、立方或扁平上皮细胞，胞质呈淡嗜酸性，胞核位于基底部，无异型性。

13.175 胆管导管内乳头状肿瘤 intraductal papillary neoplasm of bile duct
源于胆管上皮细胞的以受累胆管不同程度扩张、胆管表面形成乳头状或绒毛状肿瘤样突起为特征的肿瘤。乳头以纤维血管为核心，表面覆盖分化良好的胆管上皮细胞。大体呈灰白色或灰红色絮状、息肉样或菜花样肿物。有癌变倾向。

13.176 胆管腺纤维瘤 biliary adenofibroma
以扩张胆管衬覆立方上皮细胞和丰富的纤维间质为特征的罕见良性肿瘤，有恶变倾向。大体呈灰白色分叶状囊实性瘤，切面呈多房性，无包膜，边界清楚。镜下肿瘤由腺管和囊腔混合构成，无黏液分泌。

13.177 壶腹癌 ampullary carcinoma
生长在肝胰壶腹、十二指肠乳头、胆总管下端、胰管开口处、十二指肠内侧壁的癌的总称。在癌肿较小时即可引起胆总管和主胰管梗阻，黄疸出现早。发病年龄多在40～70岁，男性居多。

13.178 胆道损伤 bile duct injury
肝外胆管和胆囊的损伤。可分为创伤性和医源性胆道损伤。

13.179 创伤性胆道损伤 traumatic bile duct injury
由各种创伤造成的肝外胆管和胆囊的损伤。少见，常合并存在于上腹部复合伤中，可选择修补术或切除术。

13.180 医源性胆道损伤 iatrogenic bile duct injury
由上腹部手术过程中造成的肝外胆管或胆囊的意外损伤。绝大多数发生于胆囊切除术，最多见于腹腔镜胆囊切除术，其次为开腹胆囊切除术、胆总管探查术、胃大部切除术及肝切除术。最常见的损伤部位为右肝管及肝总管。

13.181 胆管穿孔 perforation of bile duct
由胆道梗阻、合并感染、内压升高、血运障碍等因素导致胆管破裂，从而造成胆汁流入腹腔引起不同程度的腹膜炎表现。

13.182 胆道蛔虫症 biliary ascariasis
寄生在空回肠的蛔虫经十二指肠钻入胆道，引起胆道口括约肌痉挛而表现为突然发生剑突下钻顶样绞痛，伴右肩或左肩部放射痛。多见于儿童和青少年。

13.183 奥狄括约肌痉挛 Oddi sphincter spasm
由胆囊切除术后、系统性硬化症、糖尿病或慢性假性肠梗阻、药物及原因不明的特发性因素等造成的奥狄括约肌痉挛的疾病。主要临床表现为腹痛、胆汁淤积，可伴有肝酶及胰酶升高。

13.184 肝胰壶腹痉挛 hepatopancreatic ampulla spasm
由胆囊切除术后、系统性硬化症、糖尿病或慢性假性肠梗阻、药物及原因不明的特发性因素等造成的肝胰壶腹痉挛的疾病。主要临床表现为腹痛、胆汁淤积，可伴有肝酶及胰酶升高。

13.185 胆源性腹痛 abdominal pain with cholecystopathy
继发于急性或慢性胆道系统疾病的腹痛。主要症状为上腹部或右上腹阵发性绞痛，常向背部或肩胛下放射。

13.186 胆囊功能障碍 gallbladder dysfunction
由于代谢或原发性胆囊收缩与舒张功能紊乱而无胆汁成分改变的综合征。属于胆道良性疾病范畴。典型症状是胆源性腹痛。

13.187 奥狄括约肌功能障碍 Oddi sphincter dysfunction
由奥狄括约肌运动异常导致胆汁、胰液排出受阻，胰胆管内压升高，从而引起一系列临床表现的综合征。分为胆管括约肌功能障碍和胰管括约肌功能障碍。临床表现为胆源性腹痛、胆汁淤积、胰源性腹痛或急性胰腺炎。

13.188 胆管括约肌功能障碍 biliary sphincter dysfunction
由胆管括约肌功能障碍导致的胆汁排出受阻，胆管内压升高，从而引起一系列临床表现的综合征。临床表现以胆源性腹痛、胆汁淤积为主。

13.189 胰管括约肌功能障碍 pancreaticus sphincter dysfunction
由胰管括约肌功能障碍导致的胰液排出受阻，胰管内压升高，从而引起一系列临床表现的综合征。临床表现以胰源性腹痛或急性胰腺炎为主。

13.190 胆囊腺肌症 gallbladder adenomy-omatosis
以腺体和肌层增生为主的胆囊疾病。依据胆囊壁增厚及伸入壁内形成的多个小憩室的范围不同，可将其分为弥漫型、节段型与局限型三型。

14. 胰　腺

14.01　胰腺解剖

14.001　胰腺　pancreas
位于上腹区腹膜后的消化腺体。横跨第1、2腰椎间，可分为胰头、胰颈、胰体、胰尾和胰钩突五部分。外形狭长，成人长12～16cm，宽3～4cm，厚1.5～2.5cm。具有内分泌及外分泌功能。

14.002　胰头　head of pancreas
胰腺最宽大的部分。位于第2腰椎的右侧，紧贴十二指肠壁，其上、右和下三面被十二指肠形成的"C"形凹所环抱。

14.003　胰颈　neck of pancreas
位于胰头左侧，连接胰头和胰体的胰腺狭窄部分。长2.0～2.5cm，与胰头之间无明显界限。

14.004　胰体　body of pancreas
胰腺中段部分，多在第1腰椎水平。前方与胃后壁有网膜囊相隔。胰体后方自右向左依次是下腔静脉、胸导管起始部、腹主动脉和左肾上腺。

14.005　胰尾　tail of pancreas
胰腺末梢部分。形态钝尖，伸向左上，抵达脾门后下方。

14.006　胰钩突　uncinate of pancreas
胰腺的一部分。位于胰头的左、后、下方，肠系膜上动、静脉的右侧。

14.007　胰腺导管　pancreatic duct
由上皮细胞构成，起自胰腺腺泡，输送胰液至十二指肠的管道。包括闰管、小叶内导管、小叶间导管、逐级汇合形成贯穿胰腺全长的主胰管。

14.008　主胰管　main pancreatic duct
引流胰液的主要导管。横贯胰腺全长，自左向右管径逐渐增粗，最粗可达2～3mm。主胰管在胰头颈交界处弯向下后方，在胆总管左侧与之汇合，斜行穿入十二指肠降部肠壁，共同开口于十二指肠大乳头。

14.009　副胰管　accessory pancreatic duct
较短小的胰腺导管。走行于主胰管的上前方，主要引流胰头上前部的胰液。副胰管的左端多与主胰管汇合，右端多直接开口于十二指肠副乳头。

14.010　胰十二指肠上前动脉　anterior superior pancreaticoduodenal artery
胃十二指肠动脉的分支之一。沿胰头和十二指肠降部之间的沟槽下行，与胰十二指肠下前动脉吻合。

14.011　胰十二指肠上后动脉　posterior superior pancreaticoduodenal artery
胃十二指肠动脉的分支之一。在十二指肠上部后方斜向右下，越过胆总管的前方至其右侧，在胰头后方与胰十二指肠下后动脉吻合。该动脉分支也可源自肝总动脉、肝固有动脉，或左、右肝动脉。

14.012　胰十二指肠下动脉前支　anterior branch of inferior pancreaticoduodenal artery
胰十二指肠下动脉在肠系膜上静脉的后方

分出的前支。沿胰头和十二指肠降部之间的沟走行，与胰十二指肠上前动脉相吻合，组成胰十二指肠前弓。

14.013　胰十二指肠下动脉后支　posterior branch of inferior pancreaticoduodenal artery
胰十二指肠下动脉在肠系膜上静脉的后方分出的后支。与胰十二指肠上后动脉相吻合，组成胰十二指肠后弓。

14.014　胰背动脉　dorsal pancreatic artery
脾动脉供应胰的最大分支。自脾动脉起始部发出，沿胰体后面下降分布至胰体。

14.015　胰下动脉　inferior pancreatic artery
胰背动脉的分支。在胰体后面发自胰背动脉，沿胰体后面行向右，分布至胰实质。

14.016　胰大动脉　great pancreatic artery
脾动脉向胰腺发出的数条分支中最大的一支。多在脾动脉的中1/3发出，经胰腺上缘的左、中1/3交点处进入胰腺实质。

14.017　胰尾动脉　caudal pancreatic artery
脾动脉主干或其下级血管发出的进入胰尾的分支。管径较细，起点和支数多不恒定。

14.018　脾静脉胰支　pancreatic branch of splenic vein
引流胰体和胰尾部的部分静脉，以多数小支在胰后上部汇入脾静脉，各小支在胰腺内有充分吻合。

14.019　胰十二指肠上前淋巴结　anterior superior pancreaticoduodenal lymph node
引流胰头上前部淋巴液的淋巴结。其淋巴管与胰十二指肠上前动脉伴行。

14.020　胰十二指肠上后淋巴结　posterior superior pancreaticoduodenal lymph node
引流胰头上后部淋巴液的淋巴结。其淋巴管与胰十二指肠上后动脉伴行。

14.021　胰十二指肠下前淋巴结　anterior inferior pancreaticoduodenal lymph node
引流胰头下前部淋巴液的淋巴结。其淋巴管与胰十二指肠下前动脉伴行。

14.022　胰十二指肠下后淋巴结　posterior inferior pancreaticoduodenal lymph node
引流胰头下后部淋巴液的淋巴结。其淋巴管与胰十二指肠下后动脉伴行。

14.023　胰上淋巴结　superior pancreatic lymph node
位于脾动脉胰支起始处附近的淋巴结。引流胰尾处上部分淋巴液，其输出淋巴管注入腹腔淋巴结。

14.024　胰下淋巴结　inferior pancreatic lymph node
沿胰下动脉排列的淋巴结。引流胰尾处下部分淋巴液，其输出淋巴管注入腹腔淋巴结。

14.025　胰腺毛细淋巴管　pancreatic lymphatic capillary
起自胰腺腺泡组织间隙的初始淋巴管。互相吻合成网，是胰腺淋巴管的起始部分，在小叶间汇成稍大的淋巴管。其管壁仅有一层内皮细胞构成，通透性大于毛细血管。可吸收组织间隙中的液体，并经淋巴管和淋巴导管运送至大静脉的血流中。

14.026　胰腺集合淋巴管　pancreatic collecting lymphatic vessel
由胰腺毛细淋巴管网汇集后形成的淋巴管

道。其管壁构造与静脉相似，但较薄，内有丰富的瓣膜，可防止淋巴液逆流。是运输淋巴液的主要管道结构。

14.027 胰头神经丛 pancreatic head plexus
位于胰头后面、下腔静脉和左肾静脉之间，主要由右腹腔神经节和肝丛发出的分支构成的神经丛。

14.028 胰丛 pancreatic plexus
由交感神经和迷走神经分支组成的神经丛。纤维来自脾丛，其分支分布于胰腺。

14.029 胰腺运动神经 pancreatic motor nerve
与胰腺相连，仅含有运动性纤维的神经。能将神经冲动由中枢传至胰腺，从而支配胰腺腺体分泌。

14.030 胰腺感觉神经 pancreatic sensory nerve
与胰腺相连，仅含有感觉性纤维的神经。能够感受刺激，并将刺激转变为神经冲动由胰腺传入中枢。

14.031 胰腺腺泡 pancreatic acinus
由胰腺腺泡细胞围成的囊状分泌管的末端结构。开口处与由导管细胞构成的杯状颈部相连，是胰腺实质的主要部分。胰腺腺泡细胞合成并释放多种消化酶原入腺泡，经胰管输入肠道，激活后消化食物。

14.032 胰腺腺泡细胞 pancreatic acinar cell
胰腺实质中的主要细胞。属于浆液性腺细胞。细胞的底部位于基底膜上，顶端邻近腺泡腔，多呈锥体形。具有合成蛋白质的结构

特点，胞质内含有丰富的酶原颗粒、溶酶体等细胞器。受不同促泌物的刺激后，将多种酶原排入腺泡腔内。

14.033 泡心细胞 centroacinar cell
位于胰腺腺泡腔内的闰管末端的上皮细胞。多小于胰腺腺泡细胞，呈扁平形。胞质染色淡，胞核呈圆形或卵圆形。是具有分泌功能的细胞，可在分泌素的刺激下分泌碳酸氢盐及黏液。

14.034 胰腺星状细胞 pancreatic stellate cell
位于胰腺小叶和腺泡周围的多能细胞。在正常胰腺中处于静息状态，病理刺激下被激活，转化为类似于肌成纤维细胞的激活表型，增殖并主动迁徙，分泌大量细胞外基质，参与慢性胰腺炎、胰腺纤维性病变的发展。

14.035 酶原颗粒 zymogen granule
胰腺的腺泡细胞中由膜包绕、内含消化酶原的嗜酸性分泌颗粒。作用是储存和分泌细胞合成的无活性酶原。颗粒多聚集在细胞顶部胞质内，通过胞吐方式将内含的消化酶原排出，促进食物分解消化。

14.036 胰腺间质 pancreatic interstitium
胰腺中除胰腺腺泡、胰岛及脉管系统外的潜在腔隙。包括纤维、基质和间质细胞。

14.037 胰岛细胞 pancreas islet cell
位于胰腺胰岛内的内分泌细胞。其分泌功能受血糖、胃肠道激素和神经调节，分泌的激素能通过毛细血管壁渗入血液，有调节糖代谢的作用。

14.02 胰腺生理

14.038 胰岛素 insulin
由胰腺内的胰岛B细胞受内源性或外源性物

质如葡萄糖、乳糖、核糖、精氨酸、胰高血糖素等的刺激而分泌的多肽类激素。胰岛素

参与调节糖代谢，可促进糖原、脂肪、蛋白质合成，是机体内唯一降低血糖的激素，可用于治疗糖尿病。

14.039　胰高血糖素　glucagon
由胰腺内的胰岛A细胞受血糖、氨基酸及激素、神经调节而分泌的多肽类激素。能促进肝细胞糖原分解为葡萄糖，抑制糖原合成，使血糖升高，与胰岛素相对抗，促进脂肪分解。

14.040　胰多肽　pancreatic polypeptide
由胰腺内的胰岛PP细胞分泌的多肽类激素。具有抑制胃肠运动、胰液分泌及胆囊收缩的作用。

14.041　胰液　pancreatic juice
由胰腺的腺泡细胞和导管管壁细胞所分泌的碱性液体。属于胰腺的外分泌物，经导管排入十二指肠，在食物消化中起重要作用。

14.042　胰液电解质　pancreatic juice electrolyte
胰液的重要组成部分。主要由胰腺导管管壁细胞所分泌，包含HCO_3^-、Cl^-、Na^+、K^+、Ca^{2+}等，可中和胃酸，调节肠道内环境的pH，避免肠黏膜受损。

14.043　胰酶　pancreatic enzyme
胰腺腺泡细胞分泌的消化酶。是胰液的重要组成部分，包含糖类消化酶、胰蛋白酶、胰脂肪酶等多种消化酶，能够促进营养物质的消化吸收。

14.044　糖类消化酶　carbohydrate digestive enzyme
能够分解糖类的消化酶。主要有淀粉酶、麦芽糖酶、蔗糖酶和乳糖酶。

14.045　麦芽糖酶　maltase

α葡糖苷酶。能作用于各种配糖基的α-D-葡萄糖苷，主要用于催化麦芽糖水解生成葡萄糖。

14.046　蔗糖酶　sucrase
又称"转化酶（invertase）"。能特异地催化非还原糖中的β-D-呋喃果糖苷键水解的酶。不仅能催化蔗糖水解生成葡萄糖和果糖，也能催化棉子糖水解生成密二糖和果糖。

14.047　乳糖酶　lactase
将乳糖水解成半乳糖和葡萄糖的酶。人体缺乏乳糖酶会引起乳糖消化吸收障碍，部分患者出现腹痛、胀气和腹泻等消化不良的临床症状，称为乳糖不耐受。

14.048　胰蛋白酶　trypsin
由胰腺腺泡细胞分泌的内肽酶。最初分泌物为无活性的胰蛋白酶原，经降解成为具有活性的胰蛋白酶。主要作用于精氨酸或赖氨酸羧基端的肽键。

14.049　胰脂肪酶　pancreatic lipase
由胰腺腺泡细胞分泌的消化酶。可分解甘油三酯为脂肪酸、甘油一酯和甘油，促进肠道中脂肪的消化与吸收。

14.050　胰蛋白酶抑制物　trypsin inhibitor
能够与胰蛋白酶等的丝氨酸残基结合使其失活，从而抑制酶活性的多肽或蛋白。广泛存在于动物、植物及微生物中。在胰腺中由胰腺腺泡细胞分泌，可拮抗胰蛋白酶原激活，从而避免酶原对腺泡细胞的自消化作用。广泛用于治疗胰腺炎、休克及手术止血等。

14.051　胰液分泌头期　cephalic phase of pancreatic secretion
又称"胰液分泌神经相"。胰液分泌的第1段时相。通过迷走神经调节胰液分泌。迷走神经可直接作用于胰腺，也可通过胃泌素间接刺激胰液分泌。头期反应迅速，在进食后2～3min起反应，持续时间短，分泌量不多，但胰酶含量高。

14.052 胰液分泌胃期 gastric phase of pancreatic secretion

胰液分泌的第2段时相。由胃内食物的机械和化学刺激促进胰液分泌，其中胃扩张引起迷走神经兴奋致胰液分泌起主要作用，同时通过胃泌素、胃酸、胰泌素等刺激胰液分泌。胃期分泌的胰液中胰酶含量高，碳酸氢盐含量相对较低。

14.053 胰液分泌肠期 intestinal phase of pancreatic secretion

胰液分泌的第3段时相。肠腔扩张可引起迷走神经兴奋，肠腔内食糜中的蛋白质、多肽、脂肪酸和酸性物质是引起胰液分泌的重要刺激物。胆囊收缩素和胰泌素是调节该期胰液分泌的两种主要胃肠激素。

14.054 胰高血糖素样肽-1 glucagon-like peptide-1，GLP-1

回肠内分泌细胞分泌的脑肠肽。在肠黏膜的L细胞中，胰高血糖素原被前激素转换酶剪切，其羧基端的一段短肽生成该激素。能够促进胰岛B细胞功能再生和延缓凋亡，明显改善糖尿病患者的血糖水平。可抑制胃排空，减少肠蠕动，控制体重。目前主要作为2型糖尿病药物作用的靶点。

14.055 胰腺外分泌细胞受体 receptor of pancreatic exocrine cell

具有外分泌功能的胰腺腺泡细胞表面的受体。包括胆囊收缩素、胃泌素、促胰液素、生长抑素、血管活性肠肽、胰岛素、胰高血糖素等受体。参与胰腺外分泌功能的调节，包括胰酶分泌、胰液分泌、蛋白质合成、细胞生长代谢等。

14.03 胰腺疾病诊断与治疗

14.056 内镜逆行胰胆管造影 endoscopic retrograde cholangiopancreatography

将十二指肠镜插至十二指肠降部，找到十二指肠乳头，通过活检管道插入造影导管至乳头开口部，注入对比剂后行X射线摄片，以显示胰胆管的技术。常用于胆总管结石、梗阻性黄疸、慢性胰腺炎等疾病的诊断和治疗。

14.057 胰管内超声检查术 pancreatic intraductal ultrasound

将微超声探头经ERCP置入胰管内扫查诊断胰腺疾病的技术。微超声探头的分辨率高，可发现胰管管壁上的浅表病变，通常用于胰腺导管内乳头状黏液瘤、胰腺癌及胰管狭窄的鉴别诊断。

14.058 经口胰管镜检查术 peroral pancreatoscopy，PPS

将超细胰管镜经ERCP通过十二指肠镜的活检孔道插入胰管内，直视下观察胰管病变的技术。该技术对判断胰管病变的性质有重要作用，可以直视下活检，常用于诊断胰腺癌、胰腺导管内乳头状黏液瘤等，并能协助内镜下治疗。

14.059 胰腺活组织检查术 pancreatic biopsy

通过穿刺抽取少量胰腺活体组织用于组织学或细胞学检查的微创诊断技术。常用于胰腺实质性占位病变性质的诊断。包括细针穿刺活检、组织切割针活检，首选超声内镜引导经胃穿刺途径，安全性好，也可采用CT或B超引导经皮穿刺途径。

14.060　胰腺肿瘤生物标志物　biomarker of pancreatic tumor

由胰腺肿瘤组织和细胞产生的与肿瘤发生发展相关的物质。被释放或分泌进入血液或其他体液中,可用于胰腺肿瘤的辅助诊断、疗效或预后判断。常用标志物包括糖类抗原19-9(CA19-9)、胰腺癌胚抗原(POA)等。

14.061　胰腺癌胚抗原　pancreatic oncofetal antigen,POA

由胎儿胰腺和胰腺癌组织中提取的糖蛋白抗原。正常值<7U/ml,常用于诊断胰腺癌,也可用于观察胰腺癌治疗的效果或作为胰腺癌复发监测的指标。

14.062　胰腺特异性抗原　pancreatic specific antigen,PSA

胰腺腺泡内合成的糖蛋白。胰腺癌时可明显升高,是诊断胰腺癌的参考指标。正常值<41μg/L。

14.063　血清淀粉酶　serum amylase

诊断急性胰腺炎的标志物。正常情况下血清中淀粉酶含量甚微,当胰腺发生炎症时,淀粉酶可大量释放入血。超过正常值3倍可诊断为急性胰腺炎,但血清淀粉酶值高低与病情严重程度无关。

14.064　血清脂肪酶　serum lipase

诊断急性胰腺炎的特异性标志物。正常情况下血清中脂肪酶含量甚微,当胰腺发生炎症时,脂肪酶可大量释放入血。超过正常值3倍可诊断为急性胰腺炎,其诊断价值略优于血清淀粉酶。

14.065　腹水胰酶检测　ascites pancreatic enzyme test

检测腹水中的淀粉酶和脂肪酶。其升高提示胰源性腹水,常见于急性胰腺炎、胰瘘、胰腺外伤等。

14.066　腹内压检测　intra-abdominal pressure test

检测急性胰腺炎时腹腔内压力的方法。通常采用膀胱内压代替,易受腹腔内渗出、肠腔内压等因素影响,可反映急性胰腺炎的严重程度。通常以>12mmHg(1.6kPa)判断为腹腔高压。

14.067　胰腺假性囊肿引流术　peritoneal drainage of pancreatic pseudocyst

对重症急性胰腺炎引发的假性囊肿进行穿刺引流的微创治疗技术。包括经皮胰腺假性囊肿引流术和内镜经胃胰腺假性囊肿引流术两种途径。有助于降低腹内压、减轻炎症反应。

14.068　经皮胰腺假性囊肿引流术　percutaneous peritoneal drainage of pancreatic pseudocyst

采用经皮穿刺胰腺假性囊肿并置管引流胰液(或坏死物)的微创治疗技术。通常在B超或CT引导下穿刺后,于胰腺假性囊肿内放置塑料引流管,可以观察引流液性状及引流量,有助于降低腹内压。

14.069　内镜经胃胰腺假性囊肿引流术　endoscopic transgastric peritoneal drainage of pancreatic pseudocyst

采用经胃穿刺胰腺假性囊肿并置管引流胰液(或坏死物)的微创治疗技术。通常在超声内镜引导下经胃壁穿刺后,于假性囊肿内放置塑料或金属支架,引流胰周积液。并发症包括感染、出血、支架移位等。

14.070　胰腺脓肿引流术　peritoneal drainage of pancreatic abscess

对重症急性胰腺炎引发的胰腺周围脓肿进

行穿刺引流的微创治疗技术。包括经皮胰腺脓肿引流术和内镜经胃胰腺脓肿引流术两种途径。有助于引流脓液，改善感染症状。

14.071 经皮胰腺脓肿引流术 percutaneous peritoneal drainage of pancreatic abscess
采用经皮穿刺置管引流胰腺脓肿的微创治疗技术。通常在B超或CT引导下穿刺后，于胰腺脓肿内放置塑料引流管，可以观察引流液性状及引流量，有助于改善全身感染症状。

14.072 内镜经胃胰腺脓肿引流术 endoscopic transgastric peritoneal drainage of pancreatic abscess
采用经胃穿刺置管引流胰腺脓肿的微创治疗技术。通常在超声内镜引导下，经胃壁穿刺后，于胰腺脓肿内放置塑料或金属支架，引流胰腺脓肿。并发症包括出血、支架移位等。

14.073 胰腺坏死物感染清创术 debridement of infected pancreatic necrosis
对重症急性胰腺炎合并胰腺感染后出现的胰腺坏死物进行清创的治疗方法。能减轻感染及脓毒血症的症状。包括外科开腹清创及内镜下清创两种方式，后者创伤小、恢复快。

14.074 胰腺坏死物感染外科清创术 surgical necrosectomy of infected pancreatic necrosis
通过外科开腹清除胰腺感染坏死物的手术方式。清除坏死组织较为彻底，但并发症发生率高，容易导致出血、多脏器功能衰竭等并发症。

14.075 胰腺坏死物感染内镜清创术 endoscopic necrosectomy of infected pancreatic necrosis

借助内镜对胰腺感染坏死物进行清除的微创手术方式。用内镜（胃镜、腹腔镜、肾镜等）通过外套管或窦道进入脓腔，直视下清除胰腺坏死组织。包括经皮穿刺和经胃支架途径两种入路。

14.076 胰腺出血介入止血术 interventional hemostasis for pancreatic hemorrhage
利用血管介入手段，通过造影明确出血部位，采用血管栓塞的方法对胰腺出血进行止血的治疗技术。

14.077 脾静脉支架置入术 stenting in splenic vein
在脾静脉狭窄处置入支架，恢复脾静脉血流，降低门静脉属支压力，防治门静脉高压导致的上消化道出血的技术。

14.078 左侧门静脉高压抗凝治疗 anticoagulation for left portal hypertension
通过使用抗凝剂，预防左侧门静脉高压新发门静脉血栓，防止血栓范围扩大，使已有血栓再通的治疗方法。

14.079 内镜胰管结石取石术 endoscopic removal of pancreatic duct stone
在ERCP基础上，借助碎石钳、网篮对胰管结石进行破碎和（或）取出的微创治疗技术。常用于尺寸较小、质地较松的胰管结石的治疗。并发症可有术后胰腺炎、胰腺出血及感染等。

14.080 胰管结石体外震波碎石术 extracorporeal shock wave lithotripsy for pancreatic duct stone
利用碎石机产生的冲击波，于体外通过压力效应、动态挤压效应等使胰管内结石粉碎的治疗技术。主要用于慢性胰腺炎伴发的胰管结石治疗。

14.081 内镜胰管支架置入术 endoscopic stenting in pancreatic duct
在ERCP基础上，将塑料支架或金属支架置入胰管的狭窄段，物理性扩张狭窄胰管，维持胰液顺利排泌入十二指肠的内引流治疗技术。良性狭窄通常置入塑料支架，数月后可取出；恶性狭窄通常置入金属支架，常用于胰腺恶性肿瘤患者。

14.082 内镜鼻胰管引流术 endoscopic naso-pancreatic drainage，ENBD
在ERCP基础上，将引流管一端置入主胰管，另一端经鼻腔牵引至体外，对胰腺进行体外引流的微创治疗技术。常用于胰瘘、胰腺假性囊肿的引流治疗。

14.083 超声内镜引导腹腔神经丛阻滞术 EUS-guided celiac plexus neurolysis
在超声内镜引导下，穿刺针置于腹腔神经丛附近，经穿刺针注入麻醉剂或无水乙醇，阻滞腹腔神经丛，达到镇痛目的的治疗技术。主要用于胰腺癌镇痛治疗。

14.084 胰腺癌粒子植入术 radioactive particle implantation for pancreatic cancer
在胰腺癌组织中植入放射性粒子，通过近距离放射治疗抑制癌组织生长的治疗技术。主要用于无法行根治性外科手术的胰腺癌患者的治疗。

14.085 生长抑素类似物 somatostatin analogue
与天然生长抑素有相似结构和功能的多肽。在天然生长抑素结构中加入氨基酸以选择性增强其某种生物活性，可抑制多种腺体分泌和减少内脏血流。主要用于食管胃底静脉曲张破裂出血和急性胰腺炎的治疗。

14.086 胰酶替代治疗 pancreatic enzyme replacement therapy
对于胰腺外分泌功能不全的患者，补充外源性胰酶制剂，改善对各种营养素的消化吸收，维持机体营养状态的治疗手段。

14.087 胰酶制剂 pancreatic enzyme formula
含有淀粉酶、脂肪酶、蛋白酶的复合制剂。适用于胰腺外分泌功能不全的患者，可促进各种营养物质的消化吸收。

14.088 胰酶抑制剂 inhibitor of pancreatic enzyme
能够抑制多种胰酶活性的物质。可减轻急性胰腺炎时胰酶对胰腺的自身消化作用，主要用于急性胰腺炎的治疗。

14.04 胰腺疾病

14.089 急性胰腺炎 acute pancreatitis
由多种病因引起的胰酶激活导致胰腺组织的自身消化、水肿、出血甚至坏死，继以胰腺局部炎症反应为主要特征，伴或不伴其他器官功能改变的疾病。临床以急性上腹痛和血淀粉酶、脂肪酶升高至正常上限值的3倍，以及影像学提示胰腺炎症改变及渗出为典型表现。

14.090 胰酶提前激活 premature of pancreatic enzyme
胰酶酶原在胰腺腺泡细胞内被溶酶体激活，继而引发胰腺自身消化和急性胰腺炎。常在各种致病因素导致胰管内高压或胰腺微循环障碍时发生。

14.091 胰腺自身消化 pancreatic autodigestion

胰酶提前激活，引起胰腺及胰周组织被消化的病理过程。常造成胰腺组织炎性损伤、出血及坏死。

14.092　胰腺化学性炎症　chemical inflammation of pancreas

胰腺自身消化所产生的化学性炎性损伤。可致组织水肿、出血乃至坏死，是急性胰腺炎的早期特点。

14.093　轻症急性胰腺炎　mild acute pancreatitis

不伴有器官功能衰竭及局部或全身并发症的急性胰腺炎。通常在1～2周恢复，病死率极低。

14.094　中度重症急性胰腺炎　moderate severe acute pancreatitis

伴有一过性器官功能衰竭（48h内可以恢复），或伴有局部或全身并发症的急性胰腺炎。对于有重症倾向的急性胰腺炎患者，应定期监测各项生命体征并持续评估。

14.095　重症急性胰腺炎　severe acute pancreatitis

伴有持续（＞48h）器官功能衰竭的急性胰腺炎。如后期合并感染则病死率极高。

14.096　危重急性胰腺炎　critical acute pancreatitis

伴有持续器官功能衰竭和胰腺或全身感染的急性胰腺炎。病死率极高。

14.097　急性胆源性胰腺炎　acute biliary pancreatitis

因胆道系统疾病导致胆汁、胰液排出受阻，胆汁向胰管反流，胰酶异常激活而触发的急性胰腺炎。

14.098　急性酒精性胰腺炎　acute alcoholic pancreatitis

因摄入酒精，刺激胰液分泌，引起十二指肠乳头水肿、奥狄括约肌痉挛，导致胰管梗阻、胰管内压力增高所诱发的急性胰腺炎。

14.099　急性高甘油三酯血症胰腺炎　acute hypertriglyceridemic pancreatitis

高甘油三酯血症时甘油三酯分解的游离脂肪酸对胰腺本身的毒性作用及其引起的胰腺微循环障碍所导致的急性胰腺炎。

14.100　逆行胰胆管造影术后胰腺炎　post-ERCP pancreatitis

ERCP操作导致乳头水肿、反复胰管插管、胰管显影等因素所致的急性胰腺炎。是ERCP诊疗技术最常见的并发症。

14.101　外科术后胰腺炎　postoperative pancreatitis

外科术后出现的以上腹痛为主要表现的胰酶自身消化性疾病。常伴有术后24h血清淀粉酶超过正常值上限的3倍，须住院治疗。

14.102　创伤性胰腺炎　traumatic pancreatitis

由胰腺创伤而引发的急性非感染性胰酶自身消化性疾病。以上腹痛、腹胀、恶心、呕吐为主要表现，影像学检查呈现胰腺水肿、充血或出血、坏死的影像学特征，可伴有血尿淀粉酶升高。

14.103　药物性胰腺炎　drug-induced pancreatitis

由于药物本身或其代谢产物，或机体特异质反应引起的超敏反应所致的胰腺损伤。常表现为急性胰腺炎，因其缺乏特异的临床表现和检测指标，通常很难与其他疾病导致的胰腺炎相鉴别。

14.104　缺血性胰腺炎　ischemic pancreatitis

由于胰腺急性或慢性血供障碍导致胰酶在胰腺内被激活，从而引起胰腺组织自身消化作用的胰腺疾病。影像学检查可呈现胰腺水肿、充血或出血、坏死的影像学特征。

14.105　病毒性胰腺炎　viral pancreatitis
由流行性腮腺炎病毒、柯萨奇病毒、肝炎病毒、人类免疫缺陷病毒、巨细胞病毒、单纯疱疹病毒、轮状病毒等引起的以血清淀粉酶、脂肪酶显著升高为特征的胰腺炎症损伤性疾病。

14.106　高钙血症性胰腺炎　hypercalcemic pancreatitis
血钙升高导致胰管钙化、胰酶提前活化所引起的胰腺组织自身消化性疾病。

14.107　特发性急性胰腺炎　idiopathic acute pancreatitis
经临床、实验室检查、影像学检查后仍不能明确病因的胰酶自身消化性疾病。由于病因不明，仅给予对症治疗，常具有反复发作倾向。

14.108　急性水肿性胰腺炎　acute edematous pancreatitis
又称"急性间质性胰腺炎（acute interstitial pancreatitis）"。以胰腺肿胀、变硬、充血、被膜紧张、胰周少量积液为主要病理表现的急性胰腺炎。

14.109　急性出血坏死性胰腺炎　acute hemorrhagic necrotizing pancreatitis
以胰腺腺泡、脂肪、血管大片坏死，胰腺组织水肿，体积增大，广泛性出血坏死为主要病理表现的急性胰腺炎。由急性水肿性胰腺炎病变继续发展导致。

14.110　急性胰周液体积聚　acute peripancreatic fluid collection
发生于急性胰腺炎病程早期的局部并发症。可以单发或多发，以胰周或胰腺远隔间隙液体积聚为主要表现，并缺乏完整包膜。

14.111　腹腔间室综合征　abdominal compartment syndrome
由不同因素导致腹腔内压力非生理性、进行性升高（腹腔内压力升高＞20mmHg，伴或不伴腹腔灌注压≤60mmHg），并伴有其他器官功能衰竭的临床综合征。表现为显著腹胀、腹痛或恶心、呕吐，并有心悸、气短、胸闷、少尿或无尿。

14.112　胰腺假性囊肿　pancreatic pseudocyst
继发于胰腺炎或胰腺损伤的囊肿性疾病。多由胰液、外渗血液及胰腺自身消化产生的局部组织坏死崩解物等积聚，不能吸收而形成。囊壁由炎性纤维结缔组织构成，囊内无胰腺上皮层衬垫。影像学检查可见胰腺周围囊性病变。

14.113　急性胰腺炎坏死物包裹　acute pancreatic walled-off necrosis
发生于急性胰腺炎病程晚期（多为4周后）的局部并发症。由胰腺的炎性渗出或坏死组织形成，并有界限分明的炎性包膜。表现为腹痛、发热、腹部包块等；增强CT可见囊壁强化，其内密度不均匀。

14.114　急性胰腺炎坏死后感染　infected acute pancreatic necrosis
急性胰腺炎时包裹的胰腺坏死组织和（或）胰周积液继发的感染。临床表现为持续高热，白细胞升高，腹痛加重和高淀粉酶血症。CT检查可见气泡征。

14.115　胰腺脓肿　pancreatic abscess
急性胰腺炎的坏死组织或并发假性囊肿继

发感染所形成的脓肿。多在胰腺炎病程后期出现败血症的表现而无其他明确的感染原因。患者可有发热、呼吸加快、胃肠道症状、肠麻痹、腹痛加剧等表现。体检可见腹部痛性包块。

14.116　胰源性门静脉高压　portal hypertension secondary to pancreatic disease
胰腺疾病及其并发症导致的门静脉系统的属支（主要是脾静脉）阻塞、血液回流障碍而引起的区域性门静脉系统压力升高。多继发于慢性胰腺炎、急性胰腺炎和胰腺肿瘤。表现为脾大、脾功能亢进、消化道出血等。

14.117　胰源性腹水　pancreatic ascites
慢性、非恶性胰腺疾病引起的渗出性腹水。由于胰管破裂导致腹腔内大量积聚富含淀粉酶的液体。临床表现为慢性进行性加重的腹水、腹胀、腹痛等。

14.118　胰瘘　pancreatic fistula
胰腺炎症或损伤致胰管破裂，胰液从胰管漏出的病理现象。是重症急性胰腺炎、胰腺外伤和外科手术后的常见并发症之一，包括胰内瘘和胰外瘘。胰内瘘是难以吸收的胰腺假性囊肿及胰性胸腔积液、腹水的原因。胰液经腹腔引流管或切口流出体表为胰外瘘。

14.119　妊娠期急性胰腺炎　acute pancreatitis in pregnancy
在妊娠期间发生的急性胰腺炎。临床表现与急性胰腺炎整体相似，但受宫缩、腹腔容积较少等因素影响，临床症状可不典型，大多为恶心、食欲缺乏，腹痛定位欠佳。

14.120　复发性胰腺炎　recurrent pancreatitis
由胆道疾病、酒精、胰管阻塞等引起反复发作的急性胰腺炎或慢性复发性胰腺炎。前者缓解后无胰腺功能或组织学改变；后者是在慢性胰腺炎基础上反复急性发作，存在胰腺钙化、糖尿病等。

14.121　慢性胰腺炎　chronic pancreatitis
各种病因引起的胰腺组织和功能不可逆改变的慢性炎症性疾病。病理特征为胰腺腺泡萎缩和间质纤维化。临床表现为反复发作的上腹痛和（或）胰腺内外分泌功能不全，可伴胰腺实质钙化、胰管扩张、胰管结石和胰腺假性囊肿等。

14.122　自身免疫性胰腺炎　autoimmune pancreatitis
由自身免疫介导而发生的特殊类型的慢性胰腺炎。临床上多以梗阻性黄疸为首发症状。临床特征包括胰腺肿大和主胰管不规则狭窄、血清IgG或IgG4升高或自身抗体阳性、显著淋巴细胞与浆细胞浸润及胰腺纤维化，激素治疗效果较好。

14.123　1型自身免疫性胰腺炎　autoimmune pancreatitis type 1
以胰腺内大量IgG4阳性浆细胞浸润为病理特征的自身免疫性胰腺炎。是IgG4相关性疾病的胰腺表现，常伴有血清IgG4升高和胰腺外病变（硬化性胆管炎、硬化性唾液腺炎等）。临床表现为无痛性梗阻性黄疸，对激素治疗敏感。

14.124　2型自身免疫性胰腺炎　autoimmune pancreatitis type 2
与IgG4无关的自身免疫性胰腺炎。病理表现为特发性导管中心性胰腺炎，患者相对年轻，常合并炎症性肠病，激素治疗有效，通常不复发。该型多表现为腹痛及急性胰腺炎，无痛性黄疸少见。

14.125　慢性阻塞性胰腺炎　chronic obstructive pancreatitis

主胰管局部阻塞或导管狭窄导致的慢性胰腺炎。阻塞最常见的原因是胰头部肿瘤，少见原因包括导管内黏液性乳头状瘤，某些囊性或内分泌肿瘤，先天性或获得性胰管狭窄等。

14.126　遗传性胰腺炎　hereditary pancreatitis
发生于至少两代家族成员中的反复发作的胰腺炎。通常为常染色体显性遗传病。临床特征为幼年发病的慢性胰腺炎，伴或不伴复发性急性胰腺炎，并排除目前已知的其他病因，伴有胰腺癌高发病率。

14.127　阳离子胰蛋白酶原基因突变　protease serine 1 gene mutation
导致胰蛋白酶原激活增加或失活减少，引起胰腺炎的胰蛋白酶原基因突变。最常见的突变位点为R122H、N29I和A16V。

14.128　阴离子胰蛋白酶原基因突变　protease serine 2 gene mutation
密码子191（p.G191）处，甘氨酸被精氨酸替代的胰蛋白酶原基因（c.571G＞A）突变。导致胰蛋白酶快速灭活，减少胰腺炎的发生。

14.129　囊性纤维化跨膜电导调节基因突变　mutation of cystic fibrosis transmembrane conductance regulator
导致囊性纤维化，与慢性胰腺炎密切相关的基因突变。其双等位基因的主要突变可导致外分泌腺功能紊乱，如汗液氯离子浓度异常、胰腺假性囊肿和纤维化等，并常伴有慢性胰腺炎临床症状。单等位基因突变可增加发生慢性胰腺炎的风险。

14.130　施瓦赫曼–戴蒙德综合征　Shwachman-Diamond syndrome
由*SBDS*等基因突变导致，以中性粒细胞减少、胰腺外分泌功能不全、多系统或器官畸形为特征的常染色体隐性遗传病。发病率约为1/77 000，以2～10月龄的婴幼儿居多。

14.131　约翰松–布利泽德综合征　Johanson-Blizzard syndrome
由15号染色体*UBR1*基因突变引起的常染色体隐性遗传病。属于罕见的遗传性胰腺疾病。以异常发育的胰腺、鼻畸形、鼻翼缺失、部分头皮缺损、智力发育迟滞、听力缺失、生长发育迟缓等为特点。

14.132　皮尔逊骨髓–胰腺综合征　Pearson marrow-pancreas syndrome
由线粒体DNA的重大缺失（或重排）造成的先天性渐进性多系统损害。是致死性疾病，以铁粒幼细胞性贫血、胰腺外分泌功能不全、乳酸升高、肝肾衰竭等为特点。

14.133　钙敏受体基因多态性　calcium-sensing receptor gene polymorphism
钙敏受体等位基因受影响产生不同的基因型，形成个体之间的多态性。不同基因型可调控腺泡细胞中钙离子浓度，促进或阻止胰蛋白酶原激活及胰蛋白酶失活，加重或缓解胰腺损伤。

14.134　热带性胰腺炎　tropical pancreatitis
好发于青少年的慢性非酒精钙化性胰腺炎。多见于热带发展中国家。可能与营养不良、氰毒性、缺乏抗氧化剂及遗传因素等有关。特点为发病年龄小，较快进展为钙化性胰腺炎、糖尿病、脂肪泻和胰腺恶性肿瘤。

14.135　嗜酸细胞性胰腺炎　eosinophilic pancreatitis
胰腺实质可见明显嗜酸性粒细胞浸润的胰腺炎。全身表现有外周血嗜酸性粒细胞计数增加，血清IgE升高及其他器官的嗜酸性粒细胞浸润。

14.136　HIV 相关性胰腺炎 pancreatitis associated with HIV infection

HIV感染及其治疗措施和药物导致的胰腺炎。临床表现与普通胰腺炎相似，但HIV感染者贫血、低血清白蛋白血症、白细胞减少更严重，发热、腹泻和肝大更常见。预后差，平均生存期为8个月。

14.137　胰管狭窄 pancreatic duct stricture

胰管腔径较正常明显缩小的病理现象。见于慢性胰腺炎、胰腺分裂症、胰头癌、自身免疫性胰腺炎等。可表现为持续或反复腹痛、胰腺炎反复发作、胰腺内外分泌不足的相关症状。

14.138　胰腺钙化 calcification of pancreas

由慢性胰腺炎、高钙血症等引起的胰腺实质内钙盐沉积的现象。是胰腺组织炎性损伤的结局。

14.139　胰管扩张 pancreatic duct dilatation

胰管流出道梗阻导致梗阻近端扩张的现象。胰管腔径较正常明显增加。

14.140　胰管结石 pancreatic duct calculus

胰腺导管内形成结石的疾病。患者大多有慢性胰腺炎病史，主要症状为腹痛、消瘦、高血糖和脂肪泻。

14.141　胰腺萎缩 pancreatic atrophy

慢性胰腺炎、衰老等导致的胰腺体积缩小。胰腺腺泡细胞、内分泌细胞减少，间质纤维组织增生，伴或不伴胰腺内、外分泌功能不全。

14.142　脂肪胰 pancreatic steatosis

以胰腺实质细胞脂肪变性和胰腺间质脂肪沉积为主的临床病理综合征。可导致胰腺内、外分泌功能障碍。

14.143　胰腺肿瘤 pancreatic tumor

源于胰腺外分泌组织、内分泌腺或非上皮组织的良性和恶性肿瘤的统称。可发生于胰腺的各个部位，且因部位不同而表现出不同的症状和体征。

14.144　胰腺外分泌肿瘤 pancreatic exocrine tumor

由胰腺腺泡、导管等外分泌组织发生的肿瘤。临床症状和影像学特征具有某些相似性，但是根据肿瘤的不同病理类型和发病部位，临床表现不尽相同。

14.145　胰腺癌 pancreatic cancer

发生于胰腺的恶性肿瘤。恶性程度极高，约90%为源于腺管上皮的管腺癌，胰头部较多发。临床缺乏特异性表现，以腹痛、黄疸居多，预后较差。

14.146　胰腺导管腺癌 ductal adenocarcinoma of pancreas

具有腺样分化的胰腺恶性上皮性侵袭性肿瘤。是最常见的胰腺癌类型。通常可见到腺体腔内或细胞内黏液，常有明显的纤维间质。临床症状缺乏特异性。

14.147　胰腺黏液性囊腺癌 mucinous cystadenocarcinoma of pancreas

源于胰腺导管上皮细胞或由黏液性囊腺瘤恶变发展而来的恶性肿瘤。病变的囊壁和壁外可见腺体浸润，且腺体上皮常有明显的异型性。

14.148　胰腺导管内乳头状黏液腺癌 intraductal papillary mucinous adenocarcinoma of pancreas

胰腺导管内乳头状黏液瘤发展出现重度异型增生，肿瘤上皮细胞呈乳头状或微乳头状排列，或出现筛孔状结构，呈癌细胞样表现的肿瘤。可局限于导管内，也可浸润生长至管腔外。

14.149　胰腺腺泡细胞癌　acinic cell carcinoma of pancreas
癌细胞类似胰腺腺泡细胞的恶性上皮性肿瘤。肿瘤细胞多大小相对一致，排列成实性或腺泡状，并分泌胰酶。

14.150　胰腺母细胞瘤　pancreatoblastoma
主要见于儿童的恶性胰腺上皮性肿瘤。由边界清楚的实性细胞巢构成，其中可见鳞状小体，有纤维间质分隔。肿瘤中以腺泡分化为主，可有少量的内分泌腺或导管分化。

14.151　胰腺浆液性囊腺癌　serous cystadenocarcinoma of pancreas
可侵袭周围器官，甚至转移至远隔器官的恶性肿瘤。肿瘤生长缓慢，预后较好。可出现局部细胞核的异型性。

14.152　胰腺破骨细胞样巨细胞瘤　osteoclast-like giant cell tumor of pancreas
发生于胰腺、由多形性到梭形的肿瘤细胞及散在的非肿瘤性破骨细胞样巨细胞构成的恶性肿瘤。破骨细胞样巨细胞通常聚集在出血区，可含有含铁血黄素，偶可见被吞噬的单核细胞，也可见骨样基质形成。

14.153　胰腺实性假乳头状瘤　solid pseudopapillary tumor of pancreas
发生于胰腺的恶性实性假乳头状肿瘤。罕见肿瘤体质硬、无包膜，表面不平，一般与周围组织有粘连，并常侵犯周围组织。切面可见囊实性区混合，伴有出血及坏死。镜下见肿瘤有实性区、囊性区及假乳头区。

14.154　胰腺良性边缘性肿瘤　pancreatic benign marginal neoplasm
源于胰腺导管上皮或肿瘤细胞具有导管上皮特征的良性或交界性外分泌肿瘤和非上皮来源的肿瘤。

14.155　胰腺导管上皮内肿瘤　pancreatic intraepithelial neoplasm，PanIN
胰腺小导管（直径＜5mm）内出现的微灶性、乳头状或扁平状、非浸润性的上皮细胞瘤性生长过程，细胞由立方形向柱状演变，伴有不同程度的黏蛋白产生和细胞或组织结构的异型性变化。

14.156　胰腺黏液性囊性瘤　mucinous cystic neoplasm of pancreas
肿瘤与胰腺导管系统无交通的黏液性囊性肿瘤。多见于女性。由产生黏液的柱状上皮构成，具有卵巢型间质。根据上皮的异型增生程度分为低级别胰腺黏液性囊性肿瘤和高级别胰腺黏液性囊性肿瘤。

14.157　胰腺浆液性囊腺瘤　serous cystadenoma of pancreas
胰腺良性囊性肿瘤。由富含糖原的立方形上皮细胞组成，并且产生类似于血清的水样液体。多数病例表现为微囊性，称为微囊型浆液性腺瘤；少部分为少囊性或大囊性，称为大囊型浆液性腺瘤；偶有实性改变，称为实性浆液性腺瘤。

14.158　胰腺导管内乳头状黏液瘤　intraductal papillary mucinous neoplasm of pancreas
发生于主胰管或其主要分支的导管内生长、分泌黏液的乳头状肿瘤。通常≥0.5cm。根据发生部位分为主胰管型、分支胰管型及混合型。根据上皮的异型增生程度分为低级别和高级别胰腺导管内乳头状黏液性肿瘤。

14.159　胰腺实性假乳头状瘤　solid pseudo-

papillary neoplasm of pancreas

具有恶性潜能的胰腺外分泌肿瘤。发病率相对较低，好发于年轻女性，临床症状及肿瘤指标无特异性。多呈囊实性，有包膜，好发于胰体尾且多不伴胰胆管扩张，瘤内钙化、出血常见，钙化多呈环形位于肿瘤边缘。

14.160　胰腺成熟囊性畸胎瘤　mature cystic teratoma of pancreas

又称"胰腺皮样囊肿（dermoid cyst of pancreas）"。由原始胚层演变而来，常含有皮肤或汗腺的胰腺肿瘤。细胞学检查可见成熟的鳞状细胞、角质碎屑和炎性细胞。

14.161　胰腺神经内分泌肿瘤　pancreatic neuroendocrine neoplasm

源于胰腺肽能神经元和神经内分泌细胞，具有显著异质性且生长较为缓慢的肿瘤。根据肿瘤细胞是否分泌激素，分为功能性和无功能性。

14.162　功能性胰腺神经内分泌肿瘤　functional pancreatic neuroendocrine neoplasm

肿瘤细胞能够分泌激素，并引起相应临床症状的胰腺神经内分泌肿瘤。包括胃泌素瘤、胰岛素瘤、胰高血糖素瘤等。临床表现多为激素相应的内分泌综合征。

14.163　胰岛素瘤　insulinoma

又称"胰岛B细胞瘤（B-cell tumor of pancreatic islet）"。由胰岛B细胞形成的具有内分泌功能的腺瘤。表现为胰岛素过多导致的低血糖综合征。

14.164　胰高血糖素瘤　glucagonoma

又称"胰岛A细胞瘤（A-cell tumor of pancreatic islet）"。由胰岛A细胞形成的具有分泌胰高血糖素功能的肿瘤。临床可出现胰高血糖素瘤综合征，表现为反复发生的坏死松解性游走性红斑、口炎、体重减轻、糖尿等。

14.165　生长抑素瘤　somatostatin tumor

由胰岛D细胞形成的具有分泌生长抑素功能的肿瘤。肿瘤细胞释放大量的生长抑素可引起脂肪泻、糖尿病、胃酸过少和胆石症等生长抑素瘤综合征。

14.166　胰多肽瘤　pancreatic polypeptidoma

由胰腺多肽细胞形成的内分泌肿瘤。多发生于胰头，部分位于胰尾。常见的症状包括腹痛、体重减轻、腹泻、肝大、腹部包块、皮肤红斑和腹水等，部分以水样腹泻为主要临床表现。

14.167　血管活性肠肽瘤　vasoactive intestinal peptide polypeptidoma

由胰岛D1细胞形成的良性或恶性内分泌肿瘤。临床因D1细胞分泌大量血管活性肠肽而引起严重水样泻、低钾血症、胃酸缺乏或胃酸过少等综合征。

14.168　无功能性胰腺神经内分泌肿瘤　non-functional pancreatic neuroendocrine neoplasm

源于胰腺内分泌多能干细胞的无临床症状的胰腺神经内分泌肿瘤。虽可能分泌过量激素，但生长缓慢。当瘤体生长至长径≥2cm时，恶性可能性较大，并出现肿瘤压迫和转移相关的症状。

14.169　胰腺神经内分泌癌　pancreatic neuroendocrine carcinoma

源于胰腺多能神经内分泌干细胞的恶性肿瘤。临床常表现为激素相关的症状，如低血糖、多发性消化性溃疡、腹泻等。肝转移多见。

14.170　混合腺癌–神经内分泌癌　mixed adeno-neuroendocrine carcinoma

兼有神经内分泌癌和腺癌病理成分的罕见胰腺恶性肿瘤。临床表现缺乏明显特异性，确诊依靠病理，且两种肿瘤的成分均应≥30%。

14.171 原发性胰腺淋巴瘤 primary pancreatic lymphoma

原发于胰腺或仅侵犯胰腺及其区域淋巴结的恶性淋巴瘤。多为非霍奇金淋巴瘤，常位于胰头。临床表现缺乏特异性，多出现黄疸、上腹痛、体重减轻等。

14.172 先天性胰腺疾病 congenital pancreatic disease

在胚胎发育中胰腺位置、形态及功能发生异常所导致的胰腺疾病。包括胰腺分裂、环状胰腺、异位胰腺、胰腺发育不良或不发育、部分胰酶缺陷、胰腺先天性囊肿和胰胆管汇合异常。

14.173 胰腺分裂 pancreas divisium

在发育中背侧胰管和腹侧胰管未能完全融合所致的常见的先天性胰腺疾病。可分为四型：①主、副胰管完全不融合；②主、副胰管有细小交通支；③腹侧胰管完全缺如；④背侧胰管完全缺如。临床表现为因十二指肠副乳头狭窄、引流不畅导致腹痛和胰腺炎症。

14.174 环状胰腺 annular pancreas

胚胎发育期间位于腹侧面的胰原基未随十二指肠向左正常旋转而形成环状胰腺的先天性胰腺疾病。临床表现为胰腺包绕十二指肠所产生的肠梗阻症状。

14.175 异位胰腺 heterotopic pancreas

与正常胰腺组织既无解剖又无血管联系的孤立胰腺组织。常单发，好发于胃、十二指肠、空肠上段。多无临床表现，也可表现为压迫消化道或侵袭黏膜血管导致胃肠道出血的症状。

14.176 胰腺不发育 pancreatic agenesis

因胰腺未发育引起的先天性胰腺疾病。临床表现出不同程度的胰腺内外分泌功能不全。

14.177 胰腺发育不良 pancreatic hypoplasia

发育期间因腹侧胰芽组织和背侧胰芽组织未能正常融合导致胰腺未能完全发育至正常状态的先天性疾病。临床表现为无症状或胰腺内外分泌功能不全的症状。

14.178 部分胰酶缺乏症 partial trypsin deficiency

发育不全导致的胰脂肪酶、胰蛋白酶、肠激酶及淀粉酶等缺乏的先天性胰腺疾病。临床表现为对脂肪、蛋白质和糖类的消化吸收障碍。部分患儿随年龄增长，胰酶有所回升，消化不良症状减轻。

14.179 脂肪酶缺乏症 lipase deficiency

脂肪酶编码基因的缺陷导致体内脂肪酶缺乏的先天性胰腺疾病。临床表现为胰腺对脂肪消化吸收障碍，如脂肪泻、内脏器官黄瘤样改变。

14.180 辅脂酶缺乏症 prolipozyme deficiency

辅脂酶编码基因的缺陷导致辅脂酶缺乏的先天性胰腺疾病。临床常表现为胰腺对脂肪的消化吸收障碍，常见的是脂肪泻。

14.181 羧基酯脂肪酶突变 carboxyl ester lipase mutation

羧基酯脂肪酶编码基因的缺陷引起的羧基酯脂肪酶缺乏的先天性胰腺疾病。临床常表现为对脂肪的消化吸收障碍，常见脂肪泻。

14.182　肠激酶缺乏症　enterokinase deficiency
肠激酶编码基因的缺陷引起肠激酶缺乏的先天性胰腺疾病。可表现为慢性腹泻、消化不良，伴营养发育障碍、体质虚弱、水肿、贫血、低蛋白血症等。

14.183　胰腺先天囊肿　congenital pancreatic cyst
胰腺真性囊肿。病变多发生于胰体或胰尾，可分为单发性囊肿和多发性囊肿。囊肿较小时可无症状，较大时可压迫胃、十二指肠、结肠，表现为腹痛、腹部包块等症状。

14.184　胰胆管汇合异常　pancreaticobiliary maljunction
胆总管和主胰管在发育中未能正常汇合，引起胆汁和胰液互相反流而导致的先天性胰腺疾病。临床表现主要为腹痛、恶心、呕吐、黄疸、发热、背部疼痛及腹部包块等。

14.185　胰腺外分泌功能不全　pancreatic exocrine insufficiency
急慢性胰腺炎、胰腺肿瘤、胰腺切除、胰腺囊性纤维化等多种原因导致胰酶分泌不足或分泌不同步，从而引起对营养物质的消化吸收障碍。临床表现为腹胀、腹痛、体重减轻、脂肪泻和相关的营养不良症状。

14.186　外分泌胰腺糖尿病　exocrine pancreatic diabetes
胰腺炎、胰腺癌、囊性纤维化等疾病引起胰腺实质广泛破坏，导致胰腺内外分泌功能均受损的糖尿病。临床表现除糖尿病相关症状外，还有腹胀、腹痛、体重减轻和脂肪泻等胰腺外分泌功能不全的症状。

14.187　胰腺炎后糖尿病　post-pancreatitis diabetes
胰腺炎反复发作或重症胰腺炎引起胰腺大量坏死或萎缩导致的糖尿病。由于后期存在胰腺的修复，胰腺坏死引起的胰岛素分泌异常可出现糖尿病缓解。

14.188　胰腺癌相关糖尿病　pancreatic cancer related diabetes
胰腺癌引起胰腺实质破坏而导致的糖尿病。临床表现为癌症相关的症状，以及腹胀、腹痛、体重减轻和脂肪泻等胰腺外分泌功能不全的症状及糖尿病的相关症状。

14.189　缺血性胰腺病　ischemic pancreatic disease
动脉阻塞或急性缺血所致的胰腺少见疾病。多因高血压（尤其是动脉夹层）、动脉粥样硬化、房颤等导致，表现为上腹部乃至全腹剧烈疼痛、腹胀、恶心、呕吐或发热等症状。

14.190　胰腺结核　pancreatic tuberculosis
由结核分枝杆菌感染引起的胰腺少见疾病。多继发于全身播散性结核。可出现包括腹痛、腹胀、腹部包块等腹部表现，发热、盗汗、体重减轻等全身症状，以及累及胰周器官而出现的相关症状。

14.191　胰腺寄生虫病　parasitic disease of pancreas
蛔虫、华支睾吸虫等多种人体寄生虫移行进入胆胰管引起炎症的胰腺少见疾病。临床表现为胰腺炎、胰腺外分泌功能不全和胰腺囊肿。

14.192　胰腺蛔虫病　pancreatic ascariasis
蛔虫移行至胆胰管，阻塞壶腹乳头、胆总管或胰管引起胰腺水肿、出血、坏死的胰腺寄生虫病。多并发于肠道蛔虫症。临床表现为突发上腹剧痛，伴恶心、呕吐，呕吐物可有虫体。

14.193　胰腺包囊虫病　pancreatic hydatid disease

细粒棘球绦虫的钩蚴经体循环至胰腺形成局部囊肿的胰腺寄生虫病。临床表现为上腹部包块、疼痛、消瘦、黄疸。

14.194　胰腺损伤　pancreatic injury

外力导致的胰腺实质或胰管的损伤。分为开放性和闭合性。主要临床表现是急性胰腺炎、内出血或胰液性腹膜炎，可出现上腹剧痛、休克等症状。

14.195　胰腺挫伤　contusion of pancreas

胰腺包膜完整，胰腺局部组织破损、渗血或胰液漏出的轻度胰腺损伤。临床症状较轻微，有轻度上腹不适或轻度腹膜刺激症状，可合并胰腺假性囊肿，出现消化道压迫症状。

14.196　胰管离断　disconnected pancreatic duct

又称"胰管离断综合征（disconnected pancreatic duct syndrome，DPDS）"。外伤或胰腺炎导致胰腺的主胰管与消化道的连接中断。因断端远侧部分胰腺组织仍具有分泌功能，分泌的胰液不能正常排入消化道，在胰管断端周围积聚形成假性囊肿，引起腹痛、左侧门静脉高压症等。

14.197　胰腺破裂　rupture of pancreas

胰腺实质破裂伴包膜的损伤。可伴有周围其他脏器的合并伤。胰腺破裂后可导致胰液外漏，可积聚于网膜囊内而表现为上腹明显压痛和肌紧张，还可因腹肌受刺激而出现局部疼痛，可出现弥漫性腹膜炎。

14.198　胰胃吻合口狭窄　stenosis of pancreaticogastric anastomosis

因胰腺或壶腹周围疾病行胰十二指肠切除术后，重建胰与胃连接后的吻合部位狭窄。是胰胃吻合术的晚期并发症，通常无症状。

15.　炎症性肠病

15.01　炎症性肠病生理病理

15.001　炎症性肠病　inflammatory bowel disease，IBD

免疫异常导致的慢性非特异性肠道炎症性疾病。包括溃疡性结肠炎和克罗恩病。

15.002　肠道微生态失衡　gut microbiota dysbiosis

肠道微生态系统紊乱，肠道正常微生物的数量、种类、比例及多样性发生改变，从而引起肠道及其他器官功能障碍或疾病。

15.003　铅管征　lead-pipe sign

长期慢性溃疡性结肠炎患者钡剂灌肠检查中显示结肠肠管缩短、管腔狭窄、黏膜纹展平、结肠袋消失，是慢性溃疡性结肠炎的典型表现。

15.004　领扣样溃疡　collar button ulcer

黏膜溃疡造成黏膜下组织的延伸性破坏，且溃疡深度被其下肌层相对限制的放射学表现。为溃疡性结肠炎时较深溃疡的特殊放射学表现，表明溃疡已穿透黏膜层。

15.005　结肠袋消失　loss of colonic haustration

黏膜肌层麻痹引起的内镜、X射线钡剂造影

下观察到的正常结肠袋形态消失。为溃疡性结肠炎的常见表现。

15.006 结肠隐窝炎 colonic cryptitis
中性粒细胞浸润至结肠黏膜上皮层隐窝的炎症反应。可以形成隐窝脓肿，为溃疡性结肠炎的典型病理改变。

15.007 直肠赦免 rectal sparing
部分溃疡性结肠炎在内镜下直肠未见明显炎症。可见于病变特征未完全显露的早期儿童溃疡性结肠炎、合并原发性硬化性胆管炎的溃疡性结肠炎或经局部治疗后的溃疡性结肠炎。

15.008 盲肠斑 cecal patch
溃疡性结肠炎时盲肠黏膜的红斑样改变。尽管溃疡性结肠炎时主要病变在远端结肠，但约30%病例内镜下可见此表现。

15.009 阿弗他溃疡 aphthous ulcer
又称"口疮样溃疡"。内镜下肠黏膜的点状溃疡，周围有红晕，常为多发，为克罗恩病初发起病或复发时的特征性表现。

15.010 透壁性炎症 transmural inflammation
炎症反应累及肠壁全层乃至穿透肠壁，为活动性克罗恩病的典型表现。是克罗恩病发生瘘管、脓肿等的病理学基础之一。

15.011 裂隙状溃疡 fissuring ulcer
组织学上肠壁呈缝隙状的纵行刀切样深溃疡。可直达浆膜，为活动性克罗恩病的典型表现，是克罗恩病形成瘘管、脓肿等的病理学基础之一。

15.012 鹅卵石征 cobblestone appearance
又称"卵石样外观"。在活动性克罗恩病中，病变呈节段性（非连续性）分布，纵行溃疡周围黏膜正常或增生，呈鹅卵石样。病变之间黏膜外观正常（非弥漫性），为内镜下和X射线钡剂造影时克罗恩病的特征性表现。

15.013 线样征 string sign
因克罗恩病中较长区域的环周型炎症及纤维化所致长节段肠腔狭窄的X射线影像学表现，为克罗恩病肠腔狭窄处细线样特征。

15.014 靶征 target sign
又称"双晕征"。CT小肠成像肠黏膜明显强化伴有肠壁分层表现，黏膜内环和浆膜外环明显强化，为活动期克罗恩病的典型表现之一。

15.015 梳样征 comb sign
克罗恩病中炎症累及肠系膜导致肠系膜脂肪增生伴肠系膜血管增多、扩张、扭曲，形成多发管状、迂曲的血管影，在小肠系膜侧表现出梳齿状排列的影像学表现。为活动期克罗恩病的小肠CT成像的典型表现之一。

15.02 炎症性肠病肠外表现

15.016 结节性红斑 erythema nodosum
真皮深层或皮下组织局限性血管炎所致的肢体对称性鲜红色、暗红色或紫红色结节性皮肤损害。压痛明显。常由感染、免疫因素、炎症性肠病、肿瘤、药物等引起。

15.017 坏疽性脓皮病 pyoderma gangrenosum
病因不明的无菌性化脓性或肉芽肿性坏死性皮肤病变。最初表现为单个或多个红斑丘疹或脓疱，后随真皮坏死出现深部溃疡，可发生在包括生殖器在内的身体任何部位。

15.018 阿弗他口炎 aphthous stomatitis
内分泌紊乱、感染、过敏反应、免疫功能紊乱等因素诱发的口腔黏膜损伤。可表现为多发性圆形或卵圆形的疼痛性溃疡，基底色黄、边界红，多发生于口腔黏膜或唇部。是炎症性肠病的肠外表现，与肠道炎症活动性有关。

15.019 外周关节炎 peripheral arthritis
感染、遗传等因素引起的外周关节的炎症反应。常累及单个大关节，关节受累数少于5个，多为急性关节炎，表现为受累关节局部红、肿、热、痛。在克罗恩病患者（尤其是结肠克罗恩病患者）和女性患者中更常见。

15.020 强直性脊柱炎 ankylosing spondylitis
遗传和环境因素共同作用引发的多基因遗传病。其中主要易感基因是*HLA-B27*，以中轴关节受累为主，主要表现为持续性下背部疼痛，严重者可发生脊柱强直和畸形。

15.021 骶髂关节炎 sacroiliac arthritis
骶髂关节的炎症反应。以慢性炎症、骨质破坏及骨质增生为主要特点的疾病。主要表现为腰臀部晨僵、疼痛。

15.022 结膜炎 conjunctivitis
结膜组织的炎症反应。特征是血管扩张、渗出和炎症细胞浸润。

15.023 前葡萄膜炎 anterior uveitis
发生于前葡萄膜的非肉芽肿性炎症。表现为眼痛、视物模糊、怕光和头痛。严重者可失明。

15.024 虹膜炎 iritis
发生于虹膜的炎症性疾病。表现为前房闪辉，前房有炎症细胞、尘状或羊脂状沉着物。

15.025 巩膜外层炎 episcleritis
由免疫介导的血管炎引起的巩膜外层炎症。表现为巩膜和结膜充血、瘙痒和灼热，通常不影响视力。常与炎症性肠病活动性有关。

15.026 淀粉样变性 amyloidosis
由于淀粉样蛋白沉积在细胞外基质，造成沉积部位组织和器官损伤的一组疾病。可累及肾脏、心脏、肝脏、皮肤软组织、周围神经、肺、腺体等多种器官及组织。多与克罗恩病并存。

15.03 炎症性肠病诊断

15.027 抗中性粒细胞胞质抗体 antineutrophil cytoplasmic antibody，ANCA
以中性粒细胞及单核细胞胞质中的溶酶体酶为靶抗原的血清反应性抗体。可分为胞质型和核周型，其中核周型与炎症性肠病密切相关，在溃疡性结肠炎时阳性率较高。

15.028 抗酿酒酵母菌抗体 anti-*Saccharomyces cerevisiae* antibody，ASCA
酿酒酵母菌抗原蛋白的血清反应性抗体。在克罗恩病时阳性率较高，有助于鉴别诊断溃疡性结肠炎与克罗恩病。

15.029 粪乳铁蛋白 fecal lactoferrin，LF
源于中性粒细胞次级颗粒的铁结合糖蛋白。在肠道活动性炎症时中性粒细胞浸润、脱颗粒，然后被释放到肠腔内，可在粪便中进行检测，为反映肠道活动性炎症的非侵入性指标。

15.030 粪便髓过氧化物酶 fecal myeloperoxidase，FMPO
源于中性粒细胞的血红素蛋白。在活动性炎症性肠病时被释放到肠腔内，可在粪便中检测出。为反映活动性炎症性肠病的非侵入性指标。

15.031　嗜酸性粒细胞蛋白X　eosinophil protein X，EPX

源于嗜酸性粒细胞的水溶性蛋白质。是嗜酸性粒细胞激活及脱颗粒的标志。炎症性肠病活动期肠黏膜中含有丰富的嗜酸性粒细胞，激活的嗜酸性粒细胞向肠道分泌嗜酸性粒细胞蛋白X，其在粪便中的水平可作为预测复发的指标。

15.032　经腹壁肠管超声　transabdominal bowel ultrasonography，TBUS

主要包括B超、彩色多普勒血流成像、超声造影及弹性成像等。可显示肠壁病变的部位、厚度和范围，肠腔狭窄，肠瘘及脓肿等。

15.033　X射线钡剂灌肠　X-ray barium enema

经肛门注入稀释钡剂，然后注入少量气体，使直肠、结肠及盲肠显影，根据X射线透射钡剂在体内形成的影像变化，确定肠内是否有占位或溃疡性病变的检查方法。现已基本被结肠镜检查替代。

15.034　小肠钡餐造影　small-bowel follow-through，SBFT

常规消化道准备后，口服钡剂等对比剂，适时摄取各组小肠不同时间、不同位置X射线图像。现基本被CT或磁共振小肠成像替代，但不具备CT或磁共振小肠成像条件时仍是小肠病变检查的重要技术。

15.035　回肠末端插管　terminal ileal intubation，TI intubation

在肠镜检查时通过向回肠末端插入导管，引导肠镜进入回肠末段，可用于末段回肠疾病的辅助诊治。

15.036　楚拉弗-威茨指数　Truelove and Witts severity index，TWSI

由楚拉弗和威茨建立的评估活动期溃疡性结肠炎严重程度的标准。通过每日排便次数、便血、脉搏、体温、血红蛋白、红细胞沉降率将活动期溃疡性结肠炎分为轻度、中度、重度。改良后的分型标准易于掌握，临床较为实用。

15.037　梅奥评分　Mayo score

由梅奥医学中心建立的用于评估溃疡性结肠炎活动性的疾病活动指数（disease activity index，DAI）。通过排便次数、便血情况、内镜发现及医生总体评价将溃疡性结肠炎活动性分为临床缓解、轻度活动、中度活动、重度活动。多用于临床和研究的疗效评估。

15.038　部分梅奥评分　partial Mayo score

又称"改良梅奥评分（modified Mayo score）"。在无内镜评估的条件下，通过排便次数、便血情况及医生总体评价对溃疡性结肠炎活动性进行临床评分。

15.039　梅奥内镜评分　Mayo endoscopic score，MES

通过内镜下观察到的红斑、血管类型、脆性增加、糜烂溃疡、自发性出血等表现，对溃疡性结肠炎内镜下严重程度进行评分。多应用于临床试验。

15.040　溃疡性结肠炎内镜严重程度指数　ulcerative colitis endoscopic index of severity，UCEIS

通过观察内镜下血管类型（正常/斑片状/完全闭塞）、出血情况（无/黏膜/肠腔，轻度肠腔，中至重度）、糜烂和溃疡（无/糜烂表浅/深部）对溃疡性结肠炎的严重程度进行评估。

15.041　贝斯特克罗恩病活动指数　Best Crohn disease activity index，Best CDAI

由贝斯特建立的克罗恩病活动指数。根据稀

便次数、腹痛程度、一般情况、肠外表现与并发症、阿片类止泻药、腹部包块、血细胞比容降低值、体重进行计算，应用于临床和科研。

15.042　哈维–布拉德肖克罗恩病指数　Harvey-Bradshaw index for Crohn disease
由哈维和布拉德肖提出的简化克罗恩病活动指数。根据患者的一般情况、腹痛、腹部包块、腹泻、伴随疾病进行计算，量化评估克罗恩病活动性的严重程度并可评价疗效。分为缓解期、轻度活动期、中度活动期、重度活动期。计算简便，临床常用。

15.043　克罗恩病内镜严重程度指数　Crohn disease endoscopic index of severity, CDEIS
内镜下将肠道分为5段：末端回肠、右半结肠（包括回盲瓣和回盲部）、横结肠、左半结肠、直肠，分别就深/表浅溃疡及受累肠段长度进行评分，得到病变严重程度指数。可准确反映克罗恩病病情变化。

15.044　克罗恩病简化内镜评分　simple endo-scopic score for Crohn disease, SES-CD
内镜下将肠道分为5段：末端回肠、右半结肠（包括回盲瓣和回盲部）、横结肠、左半结肠、直肠，分别就溃疡大小、溃疡面积、肠段受累范围、肠腔狭窄进行评估。是各肠段评分之和，分为缓解、轻度活动、中度活动、重度活动。

15.045　胶囊内镜克罗恩病活动指数　capsule endoscopy Crohn disease activity index, CECDAI
根据胶囊内镜进入十二指肠的时间和到达盲肠的时间将全小肠均分为近段小肠和远段小肠，再对两段小肠分别按照炎性反应（A）、病变范围（B）、狭窄/梗阻（C）三个方面进行评分。每段分值=$A \times B+C$，总分为近段、远段分值之和。用于评价小肠克罗恩病病变的严重程度。

15.046　刘易斯评分　Lewis score
由刘易斯提出的克罗恩病小肠病变严重程度评分标准。根据上、中、下段小肠绒毛水肿、溃疡病变的数目、病变长度和病变大小分布，以及肠腔狭窄的情况将克罗恩病小肠病变严重程度分为非活动期、轻度黏膜炎症、中–重度黏膜炎症。

15.047　林贝格评分　Limberg score
由林贝格提出的克罗恩病超声评分标准。基于肠管超声，以超声下肠壁厚度（>4mm为增厚）和肠壁血管分布情况（短条状血流、长条状血流及是否延伸至周围肠系膜）作为评估参数的评分系统。

15.048　储袋炎　pouchitis
人工回肠储袋与肛管吻合术后最常见的并发症。临床表现为排便次数增加、水样便、腹部绞痛、排便急迫、夜间有粪便漏出、全身不适及发热等。

15.04　炎症性肠病分类

15.049　溃疡性结肠炎　ulcerative colitis, UC
机体免疫系统异常导致的结直肠黏膜和黏膜下层的慢性炎症性疾病。临床表现为腹泻、黏液脓血便、腹痛、里急后重等，常有肠外表现及全身症状。

15.050　溃疡性结肠炎蒙特利尔分型　Montreal classification of ulcerative colitis

溃疡性结肠炎按病变范围进行的分型。根据内镜下所见炎症病变累及的最大范围，将溃疡性结肠炎分为直肠型（E1）、左半结肠型（E2，结肠左曲以远）、广泛结肠型（E3，病变超过结肠左曲）。

15.051   溃疡性结肠炎直肠型   ulcerative proctitis
又称"溃疡性直肠炎"。溃疡性结肠炎病变范围局限在直肠，不超过直肠乙状结肠交界处。

15.052   溃疡性结肠炎左半结肠型   left sided ulcerative colitis
又称"溃疡性左半结肠炎"。溃疡性结肠炎病变范围累及左半结肠（结肠左曲以远）。

15.053   溃疡性结肠炎广泛结肠型   extensive ulcerative colitis
又称"溃疡性广泛结肠炎""溃疡性结肠炎全结肠型（ulcerative pancolitis）"。溃疡性结肠炎病变范围向口侧超过结肠左曲，乃至全结肠。

15.054   倒灌性回肠炎   backwash ileitis
盲肠至回肠末段（不超过10cm）的连续表浅的轻度炎症。溃疡性结肠炎时大约20%的病例内镜下可见此表现。

15.055   溃疡性结肠炎初发型   initial onset ulcerative colitis
首次发作的溃疡性结肠炎。无既往病史，病情轻重不等。须与感染性及非感染性结肠炎相鉴别。

15.056   溃疡性结肠炎慢性复发型   chronic relapsing ulcerative colitis
确诊的溃疡性结肠炎在临床缓解期再次出现症状。是临床最常见的类型。

15.057   慢性持续性溃疡性结肠炎   chronic persistent ulcerative colitis
溃疡性结肠炎活动性症状（腹泻、黏液脓血便等）持续存在，无缓解期出现。

15.058   溃疡性结肠炎活动期   active ulcerative colitis
溃疡性结肠炎出现腹泻和黏液脓血便，中、重度溃疡性结肠炎活动期可出现发热。

15.059   轻度溃疡性结肠炎   mild ulcerative colitis
排便<4次/天，便血轻或无，脉搏正常，无发热及贫血的溃疡性结肠炎。此型最常见，通常仅累及结肠的远段。

15.060   中度溃疡性结肠炎   moderate ulcerative colitis
便次、血便、体温、脉搏、血红蛋白和红细胞沉降率检测结果介于轻度与重度之间的溃疡性结肠炎。

15.061   重度溃疡性结肠炎   severe ulcerative colitis
排便≥6次/天，明显血便，体温>37.8℃，脉搏>90次/分，血红蛋白<75%的正常值，红细胞沉降率>30mm/h的溃疡性结肠炎。

15.062   溃疡性结肠炎缓解期   ulcerative colitis in remission
又称"溃疡性结肠炎间歇期"。一般无临床症状，血或粪便炎症指标正常，甚至内镜下炎症消退的溃疡性结肠炎。

15.063   溃疡性结肠炎激素依赖型   steroid-dependant ulcerative colitis
依据药物疗效分型，能用激素诱导缓解，但治疗3个月后无法减量至相当于泼尼松10mg/d以下剂量并维持缓解；或糖皮质激素完全停药后3个月内复发的溃疡性结肠炎。

15.064　溃疡性结肠炎激素抵抗型　steroid-resistant ulcerative colitis
依据药物疗效分型，使用泼尼松达到0.75mg/（kg·d）或等效剂量的其他糖皮质激素且时间超过4周，仍有疾病活动的溃疡性结肠炎。

15.065　溃疡性结肠炎免疫抑制剂抵抗型　immunosuppressant-resistant ulcerative colitis
依据药物疗效分型，使用合适剂量的嘌呤类药物超过3个月，仍存在疾病活动的表现或出现复发的溃疡性结肠炎。

15.066　难治性远端结肠炎　intractable distal colitis
口服或局部使用糖皮质激素达6～8周，但症状仍持续存在且病变局限于直肠或左半结肠（常为直肠和乙状结肠）的溃疡性结肠炎。

15.067　难治性溃疡性直肠炎　refractory ulcerative proctitis
对口服和局部使用5-氨基水杨酸制剂和糖皮质激素均反应不佳的溃疡性直肠炎。产生原因包括依从性不佳、药物黏膜浓度不足、局部并发症认识不足（感染等）、诊断有误、常规治疗效果欠佳等。

15.068　克罗恩病　Crohn disease
慢性炎性肉芽肿性疾病。以腹痛、腹泻、体重减轻为主要临床表现，常有发热、疲乏等全身性表现，肛周脓肿或瘘管等局部表现，以及关节、皮肤、眼、口腔黏膜等肠外损害。

15.069　克罗恩病活动期　active Crohn disease
克罗恩病的活动状态。可出现腹痛、腹泻、体重减轻等主要临床表现及相关并发症，结合临床指标计算克罗恩病活动指数（CDAI）≥

150分。

15.070　轻度克罗恩病　mild Crohn disease
克罗恩病的活动状态。结合临床指标计算克罗恩病活动指数（CDAI）为150～220分。

15.071　中度克罗恩病　moderate Crohn disease
克罗恩病的活动状态。结合临床指标计算克罗恩病活动指数（CDAI）为220～450分。

15.072　重度克罗恩病　severe Crohn disease
克罗恩病的活动状态。结合临床指标计算克罗恩病活动指数（CDAI）＞450分。

15.073　克罗恩病缓解期　Crohn disease in remission
克罗恩病的稳定状态。临床症状轻或无，克罗恩病活动指数（CDAI）＜150分。

15.074　克罗恩病临床复发　clinical recurrence of Crohn disease
克罗恩病缓解期患者的克罗恩病相关临床症状再次出现，并有实验室炎症指标、内镜检查和影像学检查的疾病活动证据。如果进行临床研究，建议以克罗恩病活动指数（CDAI）＞150分且较前升高100分（或70分）为标准。

15.075　克罗恩病切除术后复发　recurrence of Crohn disease after surgical resection
克罗恩病手术切除后再次出现的病理损伤。形态学复发是指在手术完全切除明显的病变后，通过内镜、影像学技术或外科手段发现肠道的新病损，但患者无明显临床症状。临床复发是指在术后症状复发并伴有内镜下复发表现。

15.076　儿童克罗恩病　pediatric Crohn disease
18岁以下儿童的病因未明的慢性炎性肉芽

肿性疾病，以腹痛、腹泻、体重减轻、生长发育迟缓为主要临床表现。常有发热、疲乏等全身性表现，肛周脓肿或瘘管等局部表现，以及关节、皮肤、口腔黏膜等肠外损害。

15.077　成年发病克罗恩病　adult-onset Crohn disease

发病年龄≥18岁且<60岁的克罗恩病。

15.078　老年发病克罗恩病　elderly-onset Crohn disease

发病年龄≥60岁的克罗恩病。

15.079　克罗恩病炎症型　non-stricturing non-penetrating Crohn disease

疾病过程中从未发生过狭窄或穿透性并发症，以炎症为主要表现的克罗恩病。

15.080　克罗恩病狭窄型　stricturing Crohn disease

疾病过程中经影像学、内镜学或术后病理学等方法证实的持续性管腔狭窄，表现为管壁增厚、狭窄上游肠腔扩张、肠梗阻等，且疾病过程中从未发生穿透性并发症的克罗恩病。

15.081　克罗恩病穿透型　penetrating Crohn disease

疾病过程中发生腹腔内或肛周瘘管、炎性包块和（或）脓肿、肛周溃疡，但不包括术后腹腔内并发症及肛周皮赘的克罗恩病。

15.082　炎症性肠病分型待定　inflammatory bowel disease unclassified，IBDU

结肠炎症性肠病一时难以区分溃疡性结肠炎与克罗恩病，即仅有结肠病变，但内镜及活检缺乏溃疡性结肠炎或克罗恩病的特征。

15.083　未定型结肠炎　indeterminate colitis，IC

结肠切除术后病理检查仍然无法区分为溃疡性结肠炎和克罗恩病的结肠炎。

15.05　炎症性肠病治疗

15.084　5-氨基水杨酸　5-aminosalicylic acid，5-ASA

又称"美沙拉嗪（mesalazine）"。在结肠内释放后直接接触黏膜发挥抗炎作用的药物。用于治疗轻、中度溃疡性结肠炎，结肠型、回肠型、回结肠型轻度活动期克罗恩病等。

15.085　柳氮磺吡啶　sulfasalazine

5-氨基水杨酸与磺胺嘧啶的偶氮化合物。该分子结构有利于药物分子完整通过小肠，药物进入结肠后，偶氮键在细菌产生的偶氮还原酶的作用下断裂释放出磺胺和5-氨基水杨酸成分。

15.086　巴柳氮　balsalazide

5-氨基水杨酸与4-氨基苯甲酰-β-丙氨酸的偶氮化合物。到达结肠后在细菌产生的偶氮还原酶作用下释放5-氨基水杨酸而起效。

15.087　奥沙拉嗪　olsalazine

两分子5-氨基水杨酸的偶氮化合物。到达结肠后在细菌产生的偶氮还原酶作用下释放两个5-氨基水杨酸分子而起效。

15.088　抗肿瘤坏死因子疗法　anti-TNF therapy

通过阻断TNF-α治疗自身免疫性和慢性炎症性疾病的方法。

15.089　英夫利西单克隆抗体　infliximab，IFX

简称"英夫利西单抗"。鼠源性序列嵌合人源性序列抗TNF-α的IgG1抗体。通过结合TNF-α并阻断其与细胞表面受体的相互作用而使其失去作用，用于治疗中至重度活动性溃疡性结肠炎、克罗恩病等。

15.090　抗英夫利西单抗抗体　antibody to infliximab
经英夫利西单抗规律治疗的部分患者在治疗过程中产生的抗英夫利西单抗的抗体。可导致英夫利西单抗血药浓度降低，与英夫利西单抗继发性失应答密切相关。

15.091　短暂性抗英夫利西单抗抗体　transient antibody to infliximab
一部分抗英夫利西单抗抗体的产生是一过性的，通常效价较低，可自行消失，且与药物的临床疗效无关，不会导致英夫利西单抗继发性失应答。

15.092　阿达木单克隆抗体　adalimumab
重组的完全人源化的抗TNF-α单克隆IgG1抗体。只含有人类的多肽序列，可皮下注射。与英夫利西单抗有相似作用机制，但免疫原性更低。用于治疗中至重度溃疡性结肠炎、克罗恩病等。

15.093　戈利木单克隆抗体　golimumab
完全人源化的抗TNF-α单克隆IgG1抗体。与英夫利西单抗有相似作用机制，具有结合力强、免疫原性低、半衰期较长等药理学特点。用于治疗中至重度溃疡性结肠炎等。

15.094　赛妥珠单克隆抗体　certolizumab
连接到聚乙二醇上的人源化TNF-α重组单克隆抗体的抗原结合片段（Fab片段）。可与血清和组织中的TNF-α结合，导致其失活和降解。免疫原性低，同时聚乙二醇延长了半衰期，可有效诱导活动性克罗恩病临床缓解。

15.095　抗细胞黏附分子疗法　anti-adhesion therapy
通过阻断细胞黏附分子介导的细胞间接触，减少病变部位白细胞聚集，抑制炎症发生的治疗方法。

15.096　那他珠单克隆抗体　natalizumab
抗α4整合素的重组人源化单克隆IgG4抗体。可与白细胞中的细胞黏附分子结合，阻止白细胞迁移至炎症部位。用于抗TNF-α治疗无效或不耐受的克罗恩病患者。由于存在引起脑炎的副作用已不再使用。

15.097　维得利珠单克隆抗体　vedolizumab
抗$\alpha_4\beta_7$整合素的人源化IgG1单克隆抗体。属于白细胞迁移抑制剂。用于治疗中至重度溃疡性结肠炎和克罗恩病。

15.098　乌司奴单克隆抗体　ustekinumab
完全人源化的拮抗IL-12和IL-23共同的P40亚单位的IgG1单克隆抗体。通过拮抗白介素生物活性，抑制这些细胞因子与T细胞、自然杀伤细胞和抗原提呈细胞上的相应受体相互作用，从而抑制炎症。用于治疗中至重度克罗恩病和溃疡性结肠炎。

15.099　托法替尼　tofacitinib
口服的Janus激酶1、3抑制剂。对Janus激酶2也有较弱的抑制作用。可抑制淋巴细胞激活、发挥功能和增殖必需的IL-2、IL-4、IL-7、IL-9、IL-15和IL-21等细胞因子发挥作用。用于治疗中至重度溃疡性结肠炎。

15.100　粒细胞单核细胞吸附法　granulocyte monocyte apheresis
采用血浆分离置换系统，从患者的血液循环中选择性地吸附出活化或升高的粒细胞和单核细胞，并且不影响患者的外周血细胞计数的方法。对轻至中度溃疡性结肠炎患者，特别是合并机会性感染者可考虑应用。

15.101 造血干细胞移植 hemapoietic stem cell transplantation

通过预处理，去除异常的骨髓造血组织，植入健康的造血干细胞，重建造血与免疫系统的方法。

15.102 回肠造口术 ileostomy

将回肠末端转移至腹壁开口进行吻合行排便功能的手术方式。主要用于累及整个大肠而又需要手术处理的病变，如溃疡性结肠炎、大肠家族性息肉病、克罗恩病、先天性巨结肠等。

15.103 回肠储袋肛管吻合术 ileal pouch-anal anastomosis，IPAA

又称"重建性全结肠切除术（restorative proctocolectomy）"。切除全结肠，建立回肠储袋并将其与肛管吻合的手术。其优势是恢复肠道连续性，避免永久性人工肛门。

15.104 全结肠切除术 proctocolectomy

切除全结肠，行回肠造口的手术。适用于老年人、合并直肠癌和不适宜做回肠储袋手术者。

15.105 次全结肠切除术 subtotal colectomy

切除大部分结肠及阑尾，保留部分升结肠及直肠并将二者吻合的手术。

15.106 小肠狭窄成形术 small intestinal strictureplasty

在肠系膜对侧缘纵向切开狭窄肠段后横向缝合的手术方法。多用于多发性小肠狭窄、既往广泛肠切除术和短肠综合征患者，目的是保留肠段，减少吻合口瘘。

15.06 炎症性肠病预后

15.107 溃疡性结肠炎完全缓解 complete remission of ulcerative colitis

溃疡性结肠炎完全无症状（排便次数正常且无血便和里急后重）伴内镜复查见黏膜愈合（肠黏膜正常或无活动性炎症反应）。

15.108 炎症性肠病黏膜愈合 mucosal healing of inflammatory bowel disease

炎症性肠病时内镜下溃疡消失、炎症消退、黏膜恢复正常或接近正常，是炎症性肠病药物疗效的客观评价指标。

15.109 溃疡性结肠炎复发 relapse of ulcerative colitis

自然或经药物治疗进入缓解期后，溃疡性结肠炎症状再发。常见的表现有便血、腹泻。可分为偶发（≤1次/年）、频发（2次/年）和持续性（溃疡性结肠炎症状持续活动，不能缓解）。

15.110 溃疡性结肠炎早期复发 early relapse of ulcerative colitis

溃疡性结肠炎经治疗达到缓解开始计算至复发的时间小于3个月。

15.111 克罗恩病形态学复发 morphologic recurrence of Chron disease

先于临床症状，通过内镜、影像学技术或外科手段发现肠道存在克罗恩病复发新病变。

15.112 鲁特格茨评分 Rutgeerts score

由鲁特格茨提出的克罗恩病术后复发评分标准。通过内镜下回结肠吻合口和回肠新末端等处的阿弗他溃疡数目、病损范围、是否存在结节或狭窄等表现，评估克罗恩病术后复发情况。

15.113 致失能克罗恩病 disabling Chron disease

某些克罗恩病在短时间内出现复发而需要

再次激素治疗或发生激素依赖，或在较短时间内需行肠切除术等预后不良表现，最终可导致患者生活或社交能力的丧失。

15.114 早期联合免疫抑制 early combined immunosuppression，ECI
活动期克罗恩病的诱导缓解治疗中，不经过"升阶治疗"就给予更强药物治疗的方案。主要包括激素联合免疫抑制剂或直接给予抗TNF-α单克隆抗体（单独应用或与硫唑嘌呤联用）等生物制剂。

15.07　炎症性肠病慢病管理

15.115 炎症性肠病问卷 inflammatory bowel disease questionnaire，IBDQ
通过询问过去2周的肠道症状、全身症状、情感功能、社会功能等共32个条目，评价炎症性肠病患者的健康相关生活质量的问卷。分数越高表明生活质量越好。

15.116 简化炎症性肠病问卷 short inflammatory bowel disease questionnaire，SIBDQ
通过逐步线性回归分析筛选出可最佳预测炎症性肠病问卷评分的10个条目，用于评价炎症性肠病患者的健康相关生活质量的问卷。耗时短、操作方便。

15.117 炎症性肠病失能指数 IBD disability index，IBD-DI
根据世界卫生组织的《国际功能、残疾和健康的分类》标准，专门用于评估炎症性肠病患者失能状况的指数。依据患者的一般健康情况，在睡眠、精力、情绪、身体形象、腹痛、排便、参与社会活动、工作和教育等方面受限制的严重性，以及环境因素、社会和医疗保障系统等指标，对炎症性肠病患者状态进行评分。

16.　缺血性肠道疾病

16.01　胃肠血管解剖

16.001 腹主动脉 abdominal aorta
系降主动脉在腹腔的部分。直接延续于发自左心室的主动脉、胸主动脉，起始于膈肌主动脉裂孔第12胸椎下部水平前面，沿脊柱中线偏左侧下行，止于第4腰椎。主要负责腹腔脏器和腹壁的血液供应。

16.002 腹腔干 celiac trunk
发自腹主动脉，走向前下，分为胃左动脉、脾动脉、肝总动脉，是腹主动脉不成对的分支动脉。

16.003 胃十二指肠动脉 gastroduodenal artery
供应胃和十二指肠的动脉主干，由肝总动脉发出。经过幽门后方，分为胃网膜右动脉和胰十二指肠上动脉。

16.004 脾动脉 splenic artery
腹腔干的最大分支，沿胰腺上缘走向左侧。脾动脉在其行程中向胰腺发出数个分支后，经行于脾肾韧带之间，达脾门附近，先分出在上方的胃短动脉诸小支和在下方的胃网膜左动脉，然后再分出2～3个终末支进入脾脏。

16.005 肝总动脉 common hepatic artery
腹腔干的分支之一。进入肝十二指肠肌腱后，分成肝固有动脉、胃十二指肠主动脉和胃右主动脉3支。

16.006 肠系膜上动脉 superior mesenteric artery
源于腹主动脉前壁，其主干呈向左侧稍凸的弓状，从弓的凸侧依次发出胰十二指肠动脉和十余支空、回肠动脉，从弓的凹侧依次发出中结肠动脉、右结肠动脉和回结肠动脉。

16.007 空肠动脉 jejunal artery
发自肠系膜上动脉的凸侧，走行于肠系膜内，分布于空肠的动脉。

16.008 回肠动脉 ileal artery
发自肠系膜上动脉的凸侧，走行于肠系膜内，分布于回肠的动脉。

16.009 回结肠动脉 ileocolic artery
肠系膜上动脉凹侧最下方的分支。在腹后壁腹膜深面斜向右下行，一般分为上、下两干。上干与右结肠动脉降支吻合；下干下行与肠系膜上动脉的末端吻合成弓。

16.010 右结肠动脉 right colic artery
在中结肠动脉起点下方起自肠系膜上动脉，或与中结肠动脉共干起始，经腹后壁腹膜深面右行，在靠近升结肠左缘处分为升、降支的动脉。升支上行与中结肠动脉右支吻合；降支下行与回结肠动脉的上干吻合。该动脉发出小支分布于升结肠上2/3部和结肠右曲。

16.011 右曲动脉 right curved artery
右结肠动脉供应结肠右曲的分支。

16.012 中结肠动脉 middle colic artery
在胰头下缘起于肠系膜上动脉的凹侧，随即进入横结肠系膜，行向右前方的动脉。分为左支和右支，左支向左行，与左结肠动脉的升支吻合，称为里奥兰（Riolan）动脉弓；右支行向右上，至结肠右曲处与右结肠动脉的升支吻合。左、右支在行程中发出小支分布于横结肠。

16.013 肠系膜下动脉 inferior mesenteric artery
腹主动脉发出的脏支之一。在平第3腰椎自腹主动脉前方发出，行向左下方。发出的分支有左结肠动脉、乙状结肠动脉、直肠上动脉。主要营养横结肠左部、降结肠、乙状结肠及直肠的上2/3。

16.014 左结肠动脉 left colic artery
起自肠系膜下动脉，横向左侧，分为升支、降支，与中结肠动脉和乙状结肠动脉吻合，分布于降结肠的动脉。

16.015 乙状结肠动脉 sigmoid artery
起自肠系膜下动脉，行向左下方，分布于乙状结肠，与左结肠动脉和直肠上动脉吻合的动脉。

16.016 直肠上动脉 superior rectal artery
又称"痔上动脉（superior hemorrhoidal artery）"。来自肠系膜下动脉末段，起自乙状结肠动脉最下支，分为左、右两支，沿直肠两侧向下向前至直肠下部，穿过肌层至黏膜下层分布在齿状线肛柱内的动脉。

16.017 直肠下动脉 inferior rectal artery
又称"痔下动脉（inferior hemorrhoidal artery）"。来自髂内动脉的阴部内动脉，在会阴部的两侧通过闭孔内肌上方的膜鞘（阿尔康克管），出鞘后经坐骨肛管间隙至肛提肌、外括约肌、内括约肌各肌层间隙，分布于肛管的皮下及黏膜下动脉。

16.018　下腔静脉　inferior vena cava
体内最大的静脉干。在第5腰椎平面，由左、右髂总静脉汇合而成，沿腹主动脉右侧上升，经肝的后方，穿膈的腔静脉孔入胸腔，进入右心房。收集下肢、盆腔和腹腔的静脉血。

16.019　肠系膜上静脉　superior mesenteric vein
与肠系膜上动脉伴行，走行于小肠系膜内的静脉。收集十二指肠至结肠左曲以上肠管、部分胃和胰腺的静脉血，并与脾静脉一起构成门静脉。

16.020　空肠静脉　jejunum vein
与空肠动脉伴行，汇入肠系膜上静脉，继而沿相应动脉右侧上行，至胰颈后方，汇合脾静脉，形成门静脉。

16.021　回肠静脉　ileal vein
与回肠动脉伴行，汇入肠系膜上静脉，继而沿相应动脉右侧上行，至胰颈后方，汇合脾静脉，形成门静脉。

16.022　胰十二指肠静脉　pancreaticoduodenal vein
由胰十二指肠后上静脉、胰十二指肠前上静脉、胰十二指肠后下静脉、胰十二指肠前下静脉等组成。引流胰头及十二指肠壁的血液，其解剖结构与胰腺动脉的分布类似。

16.023　回结肠静脉　ileocolic vein
由盲肠前、后静脉，阑尾静脉，末端回肠静脉，结肠静脉形成，最后在右侧汇入肠系膜上静脉。

16.024　右结肠静脉　right colic vein
起于右侧结肠壁和缘静脉的数个静脉弓融

合。位于腹膜后方，穿过十二指肠水平部汇入肠系膜上静脉。引流升结肠血液。

16.025　中结肠静脉　middle colic vein
有左、右两个分支，分布于右侧横结肠，引流横结肠血液的静脉。

16.026　脾静脉　splenic vein
与脾动脉伴行，走行于胰腺后方的静脉。收集脾脏的静脉血液，和肠系膜下静脉汇合，同时和肠系膜上静脉汇合形成门静脉，输送至肝脏。

16.027　胰背静脉　dorsal pancreatic vein
胰腺背部的静脉血由一些小的静脉交通支组成，多汇入脾静脉。

16.028　胰横静脉　transverse pancreatic vein
横跨胰腺的静脉血由一些小的静脉交通支组成，多汇入脾静脉。

16.029　胰尾静脉　caudal pancreatic vein
胰腺尾的静脉血由一些小的静脉交通支组成，多汇入脾静脉。

16.030　肠系膜下静脉　inferior mesenteric vein
起自直肠上静脉，伴行于肠系膜下动脉左侧的静脉。经十二指肠空肠曲和特赖茨（Treitz）韧带左侧上行，于胰体后方注入脾静脉，经脾静脉汇入门静脉或注入肠系膜上静脉等。

16.031　左结肠静脉　left colic vein
肠系膜下静脉的一个分支，分布于降结肠，与乙状结肠静脉和直肠上静脉共同汇入肠系膜下静脉。

16.032　乙状结肠静脉　sigmoid vein
肠系膜下静脉的一个分支，分布于乙状结

肠，与左结肠静脉和直肠上静脉共同汇入肠系膜下静脉。

16.033 直肠上静脉 superior rectal vein
收集直肠上部静脉丛血液的静脉。经肠系膜

下静脉最终汇入门静脉。

16.034 直肠下静脉 inferior rectal vein
收集直肠下部静脉丛血液的静脉。主要注入髂内静脉。

16.02 缺血性肠道疾病分类

16.035 急性肠系膜缺血 acute mesenteric ischemia
肠道动脉供血不足或静脉回流障碍导致的肠道突发低灌注。相应区域肠道组织缺血、缺氧，甚至引发菌血症、肠梗死。临床以剧烈腹痛、血便、强烈的胃肠排空症状为主要表现。起病早期往往腹痛严重，而腹部体征轻微。

16.036 急性肠系膜动脉栓塞 acute mesenteric artery embolism
其他部位的栓子脱落堵塞肠系膜动脉导致的急性肠道缺血性损伤。好发于肠系膜上动脉分支，患者多有心房颤动、菌血症、近期心肌梗死等病史。临床表现为突发剧烈腹痛，以脐周或上腹部为主，镇痛药多无效。"症征分离"是其典型表现。

16.037 急性肠系膜动脉血栓 acute mesenteric artery thrombosis
肠系膜动脉血管内形成血凝块或栓子导致的急性肠道缺血性损伤。好发于肠系膜上动脉开口部，病变可涉及全部小肠和右半结肠。动脉本身有一定的病变基础，在一定诱因下形成血栓。临床表现非特异，包括恶心、呕吐、腹痛、便血等。腹痛程度不如动脉栓塞剧烈。

16.038 急性肠系膜静脉血栓 acute mesenteric venous thrombosis
肠系膜上静脉血管内的血凝块或栓子使肠

道静脉回流受阻，从而引发的急性肠道缺血性损伤。可继发于腹腔内多种疾病，也可能与原发的凝血异常相关。临床表现为腹部剧痛，可为局限性或全腹疼痛，常伴恶心、呕吐、便血，与动脉性肠缺血相比进展缓慢。

16.039 原发性急性肠系膜静脉血栓 primary acute mesenteric venous thrombosis
又称"特发性急性肠系膜静脉血栓（idiopathic acute mesenteric venous thrombosis）"。在没有可查及的血栓形成等危险因素下发生的急性肠系膜静脉血栓及急性肠缺血的相关临床表现。

16.040 继发性急性肠系膜静脉血栓 secondary acute mesenteric venous thrombosis
遗传性或获得性疾病导致的高凝状态（如肝硬化、下肢静脉血栓病史、重度感染、创伤、重症急性胰腺炎、血液病等）引发的急性肠系膜静脉血栓。出现急性肠缺血相关症状。

16.041 急性非闭塞性肠系膜缺血 acute non-occlusive mesenteric ischemia
肠系膜动脉收缩及全身低灌流引发反应性肠血管痉挛导致的肠道低灌注。临床表现为肠缺血，但无肠系膜动静脉血流受阻证据。在严重创伤、长期血液透析及动脉瘤修补术后患者中多见。临床常见脐周阵发性绞痛，可有腹胀、食欲缺乏，晚期可伴有肠梗死。

16.042　慢性肠系膜缺血　chronic mesenteric ischemia

又称"缺血性肠绞痛（ischemic intestinal colic）"。内脏动脉狭窄或梗阻，内脏静脉血栓或闭塞等多种因素导致肠道血供不能满足其运动、分泌和吸收等代谢需求，进而导致慢性发作性或持续的肠道低灌注。临床表现为餐后腹痛、体重减轻和腹部血管杂音三联征。

16.043　慢性肠系膜动脉供血不足　chronic mesenteric artery insufficiency

绝大多数发生在动脉粥样硬化基础上，动脉附壁血栓和粥样斑块致管腔狭窄甚至闭塞，动脉血供不能满足肠道因运动、分泌和吸收等代谢需求而相应增加的血流量，进而导致慢性发作性或持续的肠道低灌注。

16.044　腹腔动脉压迫综合征　celiac artery compression syndrome

又称"中弓韧带综合征（median arcuate ligament syndrome）"。中弓韧带或膈肌脚及神经组织等压迫腹腔动脉，从而引起餐后腹痛、呼气相增强的上腹部杂音、影像上腹腔动脉狭窄超过75%的一组综合征。是慢性肠系膜缺血的病因之一。

16.045　动脉硬化性慢性肠系膜缺血　arteriosclerotic chronic mesenteric ischemia

肠系膜上和（或）下动脉粥样硬化病变导致动脉管腔狭窄或闭塞，肠道血供减少以致不能满足其氧供需求，进而引发慢性发作性或持续性肠道低灌注。临床典型表现为餐后腹痛、体重减轻和腹部血管杂音三联征。

16.046　大动脉炎致慢性肠系膜缺血　chronic mesenteric ischemia due to arteritis

大动脉炎引起严重的主动脉中段狭窄、腹腔干近端钙化和肾下主动脉远端狭窄，造影可见沿腹壁分布的多发、显著扩张的侧支血管，内脏血供不能满足其代谢需求，进而引发慢性发作性或持续性肠道低灌注。临床表现为餐后腹痛、体重减轻和腹部血管杂音三联征。

16.047　动静脉瘘致肠系膜缺血　mesenteric ischemia associated with arteriovenous fistula

肠系膜上动脉与肠系膜上静脉之间形成瘘，肠系膜动脉血液经瘘直接流入静脉，导致的肠道供血不足和肠壁组织缺血缺氧。临床表现为腹痛（餐后加重）、食欲缺乏、体重减轻，也可有腹胀、恶心等。

16.048　慢性肠系膜静脉闭塞　chronic mesenteric vein occlusion

肠系膜静脉血栓形成或闭塞导致肠道静脉回流受阻引发的慢性肠道缺血。可继发于腹腔内感染、血液病、外伤、胰腺炎、腹腔内大手术、结缔组织病及长期应用糖皮质激素、避孕药等。临床表现为腹痛（餐后加重）、食欲缺乏、体重减轻，也可有腹胀、恶心等。

16.049　慢性非闭塞性肠系膜缺血　chronic nonocclusive mesenteric ischemia

休克、慢性心力衰竭、肠道小血管持续收缩等导致的肠道供血不足和肠壁组织缺血缺氧。临床表现为腹痛（餐后加重）、食欲缺乏、体重减轻，也可有腹胀、恶心等。

16.050　外源性慢性肠系膜缺血　exogenous chronic mesenteric ischemia

非血管本身因素（如肠腔内压增高、肿瘤性梗阻、顽固性便秘、腹部外伤、放射损伤、肠系膜扭转等）导致肠系膜动脉受压、血流受阻等，引发的肠道供血不足和肠壁组织缺血、缺氧状态。临床表现为腹痛（餐后加重）、食欲缺乏、体重减轻，也可有腹胀、恶心等。

16.051 门静脉高压相关慢性肠系膜缺血 chronic mesenteric ischemia associated with portal hypertension
门静脉压力增高导致肠系膜静脉回流受阻，血流缓慢或淤滞，诱发肠道供血不足和肠壁组织缺血缺氧。临床表现为腹痛（餐后加重）、食欲缺乏、体重减轻，也可有腹胀、恶心等。

16.052 缺血性结肠炎 ischemic colitis
结肠供血不足引发的结肠缺血性损伤。好发于结肠左曲和直肠乙状结肠交界部位，是老年人下消化道出血的常见原因之一。病理表现多样，可从黏膜或黏膜下层的浅表损伤到严重者出现肠壁全层坏死。临床表现差异很大，主要症状为腹痛、便血、腹泻。

16.053 一过性结肠缺血病 transient colopathy
缺血性结肠损伤程度最轻的类型，由血管短暂性收缩造成。病理上仅表现为黏膜上皮水肿或轻微出血。临床症状可有一过性腹痛或轻度腹痛，为可逆的自限性疾病。

16.054 一过性缺血性结肠炎 transient ischemic colitis
缺血性结肠炎的常见类型，由血管一过性缺血引起。典型表现包括点片状黏膜上皮或黏膜下出血、红斑、散在糜烂、纵行溃疡、水肿和质脆的黏膜，病变边界清楚。通常突然发生中等程度的腹痛或绞痛，甚至便血。血管影像学联合肠镜检查可以诊断。

16.055 狭窄型缺血性结肠炎 stricture ischemic colitis
结肠血管缺血导致的肠黏膜炎症合并肠腔狭窄、肠壁增厚。临床表现为肠梗阻症状，包括腹胀、便秘等。大部分梗阻发生于发病后2~4周，病变部位有纤维化和瘢痕形成。须与恶性肿瘤相鉴别，内镜组织病理活检有确诊价值。

16.056 坏疽型缺血性结肠炎 gangrene ischemic colitis
肠壁缺血严重或缺血时间过长导致的肠道透壁性坏死性损伤。起病急，腹痛剧烈，伴有严重的腹泻、便血和呕吐。由于细菌感染、毒素吸收，常有明显发热、腹膜刺激征，可发展至麻痹性肠梗阻、脓毒血症、休克等，病死率较高。

16.03 缺血性肠道疾病治疗

16.057 肠系膜动脉气囊扩张 mesenteric artery balloon dilatation
将球囊置于肠系膜动脉的狭窄部位，进行充气或注水/对比剂使球囊扩张，使狭窄部位的斑块受到挤压，狭窄管腔扩大，达到恢复血液供应的血管介入治疗术。

16.058 逆行肠系膜血管支架治疗术 retrograde mesenteric vascular stent therapy

又称"开腹逆行肠系膜动脉支架置入术（retrograde open mesenteric stenting，ROMS）"。做腹部小切口，超声引导下经系膜穿刺肠系膜上动脉远端建立通路，导丝顺利逆向通过闭塞处进入降主动脉；经皮经动脉入路插入导管和逆向导丝对接后顺利正向通过病变，完成球囊扩张和支架置入的手术。

16.059 肠系膜上动脉成形术 angioplasty of

superior mesenteric artery
通过球囊扩张、支架置入等机械性手段，重新塑形狭窄或夹层的肠系膜上动脉病变血管的微创手术。目的是恢复血管正常管径，达到恢复血供的目的。

16.060　肠系膜上动脉切开取栓术　thrombotomy of superior mesenteric artery
在栓塞动脉段做一纵行切口，其长度以能清除管腔内栓子为宜，可通过开放血栓近端

的动脉控制带，利用高压血流将栓子冲出，亦可采用手指挤压或用血管钳取出栓子的清除肠系膜动脉血栓的手术。

16.061　肠系膜上动脉旁路术　superior mesenteric artery bypass
绕过动脉闭塞部位直接建立另一条血管通路，以解决肠系膜上动脉狭窄或闭塞的手术方法。可分为顺行旁路和逆行旁路。

17.　功能性胃肠病

17.001　功能性胃肠病　functional gastrointestinal disorder，FGID
又称"肠-脑互动异常（disorder of gut-brain interaction）"。根据胃肠道症状进行分类的

一组疾病。病理生理基础包括动力紊乱、内脏感觉过敏、黏膜与免疫功能异常、肠道菌群改变、中枢神经系统处理功能异常。

17.01　功能性胃肠病生理

17.002　胃肠平滑肌膜电位　gastrointestinal smooth muscle membrane potential
胃肠平滑肌静息状态下，内负外正的跨膜电位。是维持平滑肌细胞生物学活性的电生理基础。

17.003　胃肠平滑肌细胞去极化　gastrointestinal smooth muscle depolarization
又称"胃肠平滑肌细胞除极（gastrointestinal smooth muscle unpolarizing）"。胃肠平滑肌细胞内正外负的静息电位极性程度的减弱。是产生动作电位的前奏。

17.004　胃肠平滑肌动作电位　gastrointestinal smooth muscle action potential
胃肠平滑肌细胞受到一个有效刺激时膜电位在静息电位基础上发生的迅速、可逆、可向远距离传播的电位波动。

17.005　胃肠平滑肌超极化　gastrointestinal smooth muscle hyperpolarization
在某些分子信号或刺激调控下胃肠平滑肌细胞静息电位绝对值增大的现象。使细胞的兴奋性降低。

17.006　肠平滑肌抑制性连接电位　intestinal smooth muscle inhibitory junction potential
神经介导的膜电位超极化。动物实验发现此电位出现于豚鼠结肠带纵行平滑肌松弛前。三磷酸腺苷或相关核苷酸是其发挥作用的介质，其有助于非肾上腺素能、非胆碱能的结肠带松弛。

17.007　胃肠平滑肌电合胞体　gastrointestinal smooth muscle electrical syncytium
由于相邻肌纤维之间存在连接，因此允许磁

电流从肌纤维向整个肌层的肌纤维扩散，胃和肠的平滑肌表现为电合胞体。

17.008 胃肠道可兴奋细胞 gastrointestinal excitable cell

胃肠道解剖范围内受到阈上刺激后能产生动作电位的细胞。一般认为，神经细胞、腺细胞、肌细胞都属于可兴奋细胞，受刺激后都能基于电压门控钠通道或电压门控钙通道激活而产生动作电位。

17.009 胃肠平滑肌慢波电位 gastrointestinal smooth muscle slow wave potential

胃肠道静息状态下，平滑肌按源于消化道纵行肌和环形肌之间卡哈尔细胞的自主频率，在静息电位的基础上，自动发生去极化-复极化周期活动的生物电行为。对应胃肠道静息状态下的自主慢频舒缩运动。是接受刺激后产生快频电节律和增加蠕动频率与张力的基础。

17.010 胃肠平滑肌快波电位 gastrointestinal smooth muscle fast wave potential

胃肠道平滑肌接受刺激后，在慢波的基础上加快动作电位频率的生物电活动。对应胃肠接受刺激后出现快频且张力增加的舒缩活动。

17.011 瞬时受体电位通道 transient receptor potential channel

存在于胃肠感觉神经细胞膜上的非选择性阳离子通道。分为7个亚家族28个成员，广泛分布于人体组织器官内，作为生物感受器参与调节视觉、听觉、味觉、痛觉和触觉等功能。

17.012 胃肠皮层诱发电位 gastrointestinal cortical evoked potential

在胃肠感觉神经系统的任何有关结构给予

特定的刺激时，脑内相关部位可测出的电位变化。

17.013 胃肠神经可塑性 gastrointestinal neuroplasticity

胃肠神经及上级调控神经系统中，神经生长、神经网络重组和突触兴奋性改变的可塑性。

17.014 胃肠道反射 gut reflex

胃肠神经系统及上级中枢神经系统对外界刺激所做出的有规律的应答。基本要素包括感受器、传入神经、中间神经元、传出神经和效应器。是一切胃肠道相关的心理与行为的生物学基础。

17.015 突触前抑制性受体 presynaptic inhibitory receptor

位于突触前膜的负反馈效应受体。接受突触间隙神经递质激动，最终使突触后神经元兴奋性降低，从而引起抑制。

17.016 寂静性伤害感受器 silent nociceptor

生理状态下不被伤害性刺激激活的某些感受器。炎症及多种化学性刺激能使其发放阈值急剧降低，从而可被较轻的伤害性刺激所激活，产生痛觉，在次级痛过敏和中枢敏化中发挥重要作用。

17.017 假性传入反应 pseudo-affective response

对疼痛刺激的情感反应的反射反应。包括心血管反射、内脏运动反射、屈曲撤回反射和发声。例如，心率、血压、呼吸频率的变化及汗腺的激活。

17.018 化学敏感受体 chemosensitive receptor

用来感知所处环境中化学信息的敏感受体。通常包括嗅觉、味觉等，由约400个氨基酸的具有7个跨膜结构的受体蛋白组成。

17.019　辣椒素　capsaicin
化学名是反式-8-甲基-N-香草基-6-壬烯酰胺，化学式为$C_{18}H_{27}NO_3$，是辣椒的活性成分。

17.020　辣椒素受体　transient receptor potential vanilloid，TRPV
一类可被类辣椒素、类香草素、43℃以上温度、重金属离子等激活的非选择性阳离子通道。参与探测和整合诱发痛觉的化学与热刺激信号。主要分布于伤害性感觉神经元的突触膜。

17.021　酸敏感离子通道　acid-sensitive ion channel，ASIC
广泛存在于细胞膜的一类通透阳离子的蛋白复合体。属于上皮通道蜕变蛋白离子通道超家族，在感受体液pH和调控痛觉、酸味觉等多项生理功能方面有重要作用。

17.022　促甲状腺激素释放激素　thyrotropin-releasing hormone，TRH
由下丘脑合成及分泌，经垂体门脉系统运至腺垂体，促进垂体促甲状腺激素合成与分泌的多肽类激素。合成及分泌受血液中甲状腺激素的反馈调节。

17.023　降钙素基因相关肽　calcitonin gene-related peptide，CGRP
由37个氨基酸构成的广泛分布于中枢及周围神经系统的生物活性多肽。由降钙素Cal/CGRP基因表达。参与舒张血管、调节胃肠道运动及感觉等生理过程。

17.024　乙酰胆碱　acetylcholine，ACh
胆碱能神经递质。广泛存在于脊椎和无脊椎动物的神经纤维中。主要作用于毒蕈碱型胆碱受体和烟碱型胆碱受体，产生毒蕈碱样作用和烟碱样作用。

17.025　促肾上腺皮质激素　adrenocorticotropic hormone，ACTH
由腺垂体分泌、作用于肾上腺皮质、增强肾上腺皮质功能的促激素。促进肾上腺皮质细胞的增殖，以及糖皮质激素的生成和分泌。

17.026　5-羟色胺转运体　serotonin transporter，5-HT transporter
对5-羟色胺有高度亲和力的跨膜蛋白。可以重新摄取细胞间隙中的5-羟色胺神经递质，进而调节神经信号的传导。

17.027　5-羟色胺去甲肾上腺素再摄取抑制剂　serotonin-noradrenalin reuptake inhibitor，SNRI
阻断突触前膜对5-羟色胺及去甲肾上腺素神经递质的再摄取，增加突触间隙5-羟色胺和去甲肾上腺素神经递质的含量，促进神经传导的抑制剂。

17.028　乙酰胆碱酯酶　acetylcholinesterase，AChE
催化乙酰胆碱水解为胆碱和乙酸，终止乙酰胆碱对突触后膜兴奋作用的丝氨酸蛋白酶。主要存在于胆碱能神经元、神经肌肉接头处、肌肉组织等。

17.029　神经营养因子　neurotrophic factor
参与神经元存活、增殖、分化等一系列活动的细胞因子。能调节神经系统的发育。包括脑源性神经营养因子、神经生长因子、神经营养因子-3、神经营养因子-4等。

17.030　脑源性神经营养因子　brain-derived neurotrophic factor，BDNF
神经营养因子家族的成员之一。分布于中枢神经系统、周围神经系统、内分泌系统等。在中枢神经系统的海马体和皮质中表达较高。

17.031　5-羟色胺选择性再摄取抑制剂
serotonin-selective reuptake inhibitor, SSRI
选择性结合突触前膜的5-羟色胺受体，阻断突触前膜对5-羟色胺的重吸收，提高细胞间隙内神经递质含量，促进神经传导的抑制剂。

17.032　收缩活性　contractile activity
肌细胞产生动作电位的电兴奋过程与肌丝滑动的机械收缩共同组成的肌肉收缩的能力。

17.033　时相性收缩　phasic contraction
又称"等张收缩（isotonic contraction）"。胃肠道平滑肌在静息状态下呈现出的维持基础张力不变的自主收缩形式。是胃肠道静息状态下保持形状和腔内压力的基础机制。

17.034　强力性推进　power propulsion
肠道的高张力、长时段的收缩运动模式。通常在肠腔内存在有害化学物质时发生，使腔内容物被迅速清除。

17.035　分节推进运动　segmentation movement
肠道环形肌的节律性收缩和舒张运动。内容物被分割、组合、往返运动，与肠黏膜充分接触。有利于食糜与消化液充分混合和营养成分吸收，以及肠壁血液与淋巴回流。

17.036　移行性复合运动　migrating motor complex, MMC
胃肠道在空腹状态下除张力性收缩外，间歇性出现的强力收缩，以及以较长时间的静息期为特点的周期性运动。实现肠内容物向远端的推送。

17.037　胃肠顺应性　gastrointestinal compliance
胃肠道被充盈时，顺应外力作用发生形变的能力和程度。

17.038　食管蠕动　esophageal peristalsis
由食管平滑肌的顺序舒张和继发性收缩形成向前推进的波形运动。食管蠕动时，食团前的食管出现舒张波，食团后的食管跟随有收缩波，从而挤压食团，使食团向食管下段蠕动。

17.039　食管高幅蠕动收缩　esophageal high amplitude propulsive contraction
食管平滑肌非特异性高振幅收缩的动力障碍。表现为不典型的慢性间歇性发作性胸痛、吞咽困难、胸口烧灼感、反酸等。

17.040　无效食管收缩　ineffective esophageal contraction
传统测压时食管远端收缩幅度<30mmHg，或高分辨率测压时远端收缩积分<450mmHg·s·cm的收缩。不伴有食管内容物的有效传输。

17.041　一过性食管下括约肌松弛　transient lower esophageal sphincter relaxation, TLESR
非吞咽情况下食管下括约肌自发性的松弛活动。时间超过吞咽时食管下括约肌松弛的时间。是正常人生理性胃食管反流的主要原因，也是食管下括约肌静息压正常的胃食管反流病患者的主要发病机制。

17.042　胃窦节律失常　antral dysrhythmia
胃慢波电位异常所致的胃窦部基本电节律紊乱。可引起胃窦平滑肌收缩功能异常。

17.043　十二指肠–胆管反流　duodenal-bile duct reflux

十二指肠内容物胆汁、胰酶及碱性肠内容物反流至胆管的现象。产生机制包括十二指肠前压力升高及奥狄括约肌的不适当开放。

17.044 肠传输时间 intestinal transit time
肠内容物通过某一段肠管的时间。常通过不透X射线标记物来检测评估。

17.045 [结肠]袋状往返运动 haustration movement
由结肠环形肌不规则自发收缩引起，结肠袋中的内容物向两个相反方向做短距离的往返移动。

17.046 [结肠]多袋推进运动 multiple haus-trum propulsive movement
一段结肠上同时多个结肠袋收缩，使内容物向前推移。

17.047 肛门括约肌矛盾收缩 paradoxic anal sphincter contraction
排便时肛门括约肌发生不协调性收缩，张力升高，并产生与排便效应相矛盾的运动，致肛门口不松弛，增加排便阻力。

17.048 排便抑制 stool withholding
大脑皮质发出抑制排便意向和动作的信号指令，经交感神经纤维传导，使肛门括约肌紧张性增加，乙状结肠和直肠舒张，抑制低级中枢的排便反射。

17.049 [排便]肛门出口梗阻 anal outlet obstruction
排便时直肠远端或肛管处阻塞、狭窄或肌肉痉挛等引起的排便困难。

17.050 感觉高敏 sensory hypersensitivity
感觉阈值降低，生理状态下的刺激引发疼痛等难以耐受的不适。

17.051 胃肠伤害感受 gut nociception
大脑对胃肠伤害性刺激的疼痛感觉及对潜在组织损伤的预警感知。

17.052 胃肠感觉中枢敏感化 gastrointestinal central sensitization
胃肠疼痛感知中枢神经系统区域超乎生理状态的功能变化。导致伤害感受性通路神经元和环路功能增强，临床出现内脏高敏感症状。

17.053 胃肠内脏高敏 gut hypersensitivity
生理状态下正常程度的伤害性刺激就可以引起明显甚至剧烈的内脏痛和（或）内脏功能调控的过度反应。

17.054 胃肠痛觉异常 gut allodynia
胃肠受到如碰触、压力、针刺、冷和热等刺激后产生的不愉快的感觉。

17.055 胃肠痛觉过敏 gut hyperalgesia
机体对疼痛的反应性增高，低水平伤害性刺激即引发明显甚至剧烈的疼痛感知。多见于丘脑或周围神经病变，常伴有神经衰弱、癔症、疑病症、更年期综合征等。

17.056 应激 stress
机体突然受到外界刺激后产生的反应。包括精神心理及全身器官功能的反应。引起胃肠道应激反应的因素常包括情感刺激、工作变动、环境改变等。

17.057 生活应激 life stress
由日常生活事件或生活状态变化引起的精神心理应激。如家务劳动、为子女操心、挤公共汽车上下班等。

17.058 应激反应 stress reaction
机体暴露于不同的刺激下，应对内外界变化所产生的非特异性防御反应。包括生理和心理反应，以交感神经兴奋和垂体–肾上腺皮质系统激活为主要特点。

17.059　胃肠躯体化　gut somatization
实属精神心理问题，但表现为胃肠道功能和（或）不适症状的形式。胃肠道的客观检查（包括消化内镜检查）不能发现足以解释患者消化道症状的病因及严重程度的异常。

17.060　胃肠疼痛灾难化　gut pain catastro-phizing
胃肠道受到应激时对现实或预期疼痛产生的夸张的负性应对思维。

17.061　脑–肠轴　brain-gut axis
中枢神经系统与肠神经系统之间信息交流和互相作用的双向调节网络。包括中枢神经系统、自主神经系统、下丘脑–垂体–肾上腺轴、肠道内神经系统等，各部分功能相互协调。

17.062　膳食纤维　dietary fiber
不能被人体消化系统中的酶消化、分解、吸收的多糖类物质。包括纤维素、半纤维素、木质素、果胶等。

17.063　可酵解食物　fermentable oligosaccha-rides, dissaccharides, monosaccharides and polyol food，FODMAP food
含有可被发酵的低聚糖、双糖、单糖和多聚糖的食物。根据食物中的含量分为低FODMAP食物（如无麸质面食、糙米、葡萄等）和高FODMAP食物（如小麦、豆类、加工肉类等）。高FODMAP食物常与部分患者腹胀、腹泻、便秘等症状相关。

17.064　肠道微生态　gut microbiota
定居于肠道中的细菌或真菌等正常菌群及其所生活的环境。通过影响食物消化吸收、调控机体免疫和维护肠黏膜屏障，参与维持人体功能和肠道内环境的稳定。

17.065　细胞间隙增宽　dilated intercellular space，DIS
胃食管反流时，食管上皮细胞间顶端连接复合体、紧密连接、黏附连接受损，细胞间隙扩大，使细胞旁通透性增加。

17.066　基底细胞增生　basal cell hyperplasia
类似于表皮下部基底细胞增殖的上皮层细胞增生过程。常见于胃食管反流。

17.067　微肠漏　leaky gut
应激状态下肠黏膜屏障功能受损，肠道通透性增加，使食物颗粒、细菌、毒素等大分子通过肠道直接入血的现象。常见于肠易激综合征、克罗恩病、乳糜泻、食物过敏等疾病。

17.068　神经源性炎症　neurogenic inflammation
由神经元释放介质（如P物质、降钙素基因相关肽等）导致的血管舒张、血浆外渗、水肿和肥大细胞脱颗粒等局部炎症反应，以响应组织损伤或疼痛刺激的生理过程。

17.02　功能性胃肠病诊断与治疗

17.069　消化道测压　gastrointestinal manometry
采用导管测定消化道不同节段压力情况的技术。如食管测压、直肠肛管测压、结肠测压、胃窦十二指肠测压、奥狄括约肌测压等。

17.070　高分辨率测压　high resolution ma-nometry，HRM
采用通道密集排列的高分辨率测压导管对消化道压力进行精细测定的技术。获得的数据更全面、准确，分辨率明显提高。

17.071　高分辨率食管测压　high resolution esophageal manometry，HREM

采用通道密集排列的高分辨率测压导管对食管压力进行精细测定的技术。是目前诊断食管动力障碍疾病的主要方法。

17.072　芝加哥分类　Chicago classification

高分辨率食管测压诊断的依据和体系。建立了高分辨率食管测压的核心参数，根据这些参数在静息及吞咽时的具体数值进行食管动力的评估和疾病诊断。由美国芝加哥的西北大学学者牵头制订。

17.073　食管移行区　esophageal transition zone

高分辨率食管测压中吞咽后近段食管体部收缩波出现的压力薄弱和不连续的区域。是食管骨骼肌和平滑肌的移行区。

17.074　远端收缩积分　distal contraction integral，DCI

高分辨率食管测压中从移行区到食管下括约肌近端的食管体部收缩波在20mmHg等压线上区域的收缩幅度、收缩持续时间、收缩食管段长度三者的乘积。单位为mmHg·s·cm，反映吞咽后食管体部的收缩力度。

17.075　整合松弛压　integrated relaxation pressure，IRP

高分辨率食管测压中吞咽后食管胃连接部的压力。反映吞咽后食管胃连接部松弛情况，高于正常值上限则可能有食管胃连接部松弛障碍。

17.076　收缩减速点　contractile deceleration point，CDP

高分辨率食管测压中吞咽后食管胃连接部上方3cm以内的食管收缩波的转折点。在此点食管收缩波由快速的推进转为慢速的排空。

17.077　远端延迟期　distal latency，DL

高分辨率食管测压中吞咽后从食管上括约肌开始松弛到收缩减速点的时间差。反映食管收缩波的协调性。

17.078　食管强收缩　esophageal hypercontraction

高分辨率食管测压中远端收缩积分超过8000mmHg·s·cm的收缩。表明食管收缩偏强。

17.079　食管无效吞咽　esophageal ineffective swallow

高分辨率食管测压中远端收缩积分小于450mmHg·s·cm的收缩。表明食管收缩弱，是食管弱收缩和（或）食管失蠕动的总称。

17.080　食管弱收缩　esophageal weak contraction

高分辨率食管测压中远端收缩积分为100～450mmHg·s·cm的收缩。表明食管收缩偏弱。

17.081　早熟收缩　premature contraction

高分辨率食管测压中远端收缩积分达到450mmHg·s·cm而远端延迟期小于4.5s的收缩。表明食管收缩波减速过早，不够协调。

17.082　全食管增压　panesophageal pressurization

高分辨率食管测压中液体吞咽时食管上括约肌与食管胃连接部之间的食管体部均匀一致的压力增高且超过30mmHg。通常提示食管胃连接部流出道梗阻。快速饮水试验及固体试餐时压力增高＞20mmHg可支持食管胃连接部流出道梗阻的诊断。

17.083　食团内压力　intrabolus pressure

高分辨率食管测压中食管胃连接部流出道梗阻时，食团在远端食管堆积形成的压力。芝加哥分类4.0以平卧位水吞咽时远端收缩波边缘和食管胃连接部之间≥20mmHg的压力为诊断标准。

17.084　高分辨率直肠肛管测压　high resolution anorectal manometry
采用高分辨率测压导管对直肠肛管压力进行精细测定的技术。包括静息、缩肛、排便和直肠内球囊充盈时的压力测定及直肠球囊充盈时诱发的排便相关感觉评估，一般用于排便异常如排便费力、大便失禁、便意感过强和过弱的情况。

17.085　肛管静息压　resting anal pressure
直肠肛管测压时，患者在放松时肛管的压力。

17.086　缩肛　squeeze
直肠肛管测压时，记录患者自主收缩肛门/盆底时肛管压力的动作。对大便失禁患者有诊断价值。

17.087　长程缩肛　long squeeze
直肠肛管测压时，评估患者持续地收缩肛门/盆底功能的动作。可同时测量缩肛时的压力升高幅度和维持压力升高的时间，用于评估肛门括约肌和盆底肌肉对排便控制的功能。

17.088　模拟排便　push
直肠肛管测压时，测量患者模拟排便时直肠和肛管压力改变的动作。主要观察模拟排便时直肠推进力和肛管松弛是否足够，对排便费力患者有诊断价值。

17.089　直肠肛管抑制反射　rectoanal inhibition reflex，RAIR
直肠肛管测压时，直肠内球囊的充盈引起肛管压力下降的反应。当反射存在时，对直肠内球囊的充盈可引起肛管压力的下降。足够的充盈无法引起肛管压力的下降时提示反射弧异常，常见于肠道神经病变的巨结肠患者。

17.090　直肠感觉测试　rectal sensory test
直肠肛管测压时，通过观察充盈直肠内球囊引起不同程度的直肠感觉（如便意感、排便窘迫感、最大耐受感）时的充盈容积（阈值）对直肠感觉进行的评估。

17.091　最大肛门收缩压　maximal anal squeeze pressure
直肠肛管测压时，缩肛5s内达到的肛门最大压力。

17.092　肛门持续收缩时间　endurance squeeze duration
直肠肛管测压时，持续缩肛使肛管压力维持在50%最大收缩压力的时长。

17.093　初始感觉容量阈值　first sensation volume
直肠肛管测压时，充盈直肠内球囊并引起受检者感觉的最小容积。

17.094　便意感容量阈值　desire to defecate volume
直肠肛管测压时，充盈直肠内球囊并引起受检者持续便意的容积。

17.095　窘迫感容量阈值　urge sensation volume
直肠肛管测压时，充盈直肠内球囊并引起受检者迫切排便感觉的容积。

17.096　最大耐受阈值　maximum tolerated volume
直肠肛管测压时，充盈直肠内球囊并使受检

者无法耐受的容积。

17.097　直肠高敏感　rectal hypersensitivity
在进行直肠感觉测试时，小于阈值的充盈即能引起受检者感觉。

17.098　直肠低敏感　rectal hyposensitivity
在进行直肠感觉测试时，超过阈值范围的容量才能引起或无法引起受检者感觉。

17.099　食管 pH 监测　esophageal pH monitoring
用仪器持续监测食管腔内pH变化的技术。将食管下括约肌上方5cm处pH降到＜4视为酸反流，围绕酸反流设置多个参数，通过分析这些参数诊断胃食管反流病和评价胃食管反流病疗效。

17.100　食管酸暴露时间百分比　esophageal acid exposure time percentile
反流监测中pH＜4的时间占总监测时间的百分比。过量则为胃食管反流病。

17.101　胃食管反流积分　DeMeester score
又称"德梅斯特评分"。24h的pH监测中对多个反流参数（如总酸暴露时间百分比、立位酸暴露时间百分比、卧位酸暴露时间百分比、酸反流次数等）进行综合计算而得的积分。一般超过14.72为胃食管反流病。

17.102　食管长反流　esophageal long reflux
在食管pH监测时，食管下括约肌上方5cm处pH＜4的时间＞5min的酸反流。

17.103　无线食管 pH 监测　wireless esophageal pH monitoring
通过内镜将一枚可监测pH的胶囊锚定在食管下段进行的无线反流监测。可延长监测时间至96h，提高胃食管反流病的诊断率。

17.104　多通道腔内阻抗 pH 监测　multichannel intraluminal impedance and pH monitoring, MII-pH
通过将既有pH通道又有多个阻抗通道的导管置于食管中监测反流来诊断胃食管反流病的技术。阻抗通道用于捕捉反流发生，pH通道用于显示发生反流的酸碱性。

17.105　食管反流事件　esophageal reflux
食管多通道腔内阻抗pH监测中，观察到阻抗信号从远端通道至近端通道的逆行性变化。

17.106　食管液体反流　esophageal liquid reflux
食管多通道腔内阻抗pH监测中，≥2个远端阻抗通道的阻抗值较基线阻抗值下降＞50%，且持续时间≥4s。

17.107　食管气体反流　esophageal gas reflux
食管多通道腔内阻抗pH监测中，无吞咽动作时，≥2个远端通道的阻抗值快速上升＞3000Ω。

17.108　食管混合反流　esophageal mixed reflux
食管多通道腔内阻抗pH监测中，同一个反流内同时混合有液体和气体反流。气体反流发生在液体反流期间或之前。

17.109　食管酸反流　esophageal acid reflux
食管多通道腔内阻抗pH监测中，捕捉到的阻抗信号从远端通道至近端通道的逆行性变化。其pH＜4。

17.110　食管弱酸反流　esophageal weakly acidic reflux
食管多通道腔内阻抗pH监测中，捕捉到的阻抗信号从远端通道至近端通道的逆行性变化。与反流前相比，pH绝对值下降1，但最低点为4～7。

17.111 食管弱碱反流 esophageal weakly alkaline reflux

食管多通道腔内阻抗pH监测中，捕捉到的阻抗信号从远端通道至近端通道的逆行性变化，维持pH>7。

17.112 食管非酸反流 esophageal non-acid reflux

食管多通道腔内阻抗pH监测中，捕捉到的阻抗信号从远端通道至近端通道的逆行性变化，pH>4的反流事件。包括弱酸反流和弱碱反流。

17.113 食管酸清除时间 esophageal acid clearance time

食管反流监测过程中发生反流时，食管pH下降到<4至恢复到>4的时间。

17.114 食管食团清除时间 esophageal bolus clearance time

食管多通道腔内阻抗pH监测中，在食管下括约肌上方5cm的阻抗通道，食团传输引起的阻抗下降至阻抗恢复到基线的时间。

17.115 症状指数 symptom index，SI

反流监测过程中，与反流事件有关的症状数占总症状数的百分比。≥50%提示症状与反流可能相关。

17.116 症状敏感指数 symptom sensitivity index，SSI

反流监测过程中，与症状相关的反流事件数占总反流事件数的百分比。

17.117 症状相关可能性 symptom association probability，SAP

反流监测过程中，应用包含症状和反流事件的四格表卡方检验来计算。>95%提示症状与反流事件相关的可能性大。

17.118 平均夜间基线阻抗 mean nocturnal baseline impedance，MNBI

食管多通道腔内阻抗pH监测中，在夜间平静状态下取阻抗稳定区域计算的阻抗平均值。目前认为该值低表示因反流等造成食管黏膜通透性增加，对胃食管反流病诊断有一定价值。

17.119 反流后吞咽诱发蠕动波 postreflux swallow-induced peristaltic wave，PSPW

食管多通道腔内阻抗pH监测中，反流发生后30s内发生的吞咽事件，以吞咽的唾液来中和酸化的反流物，表现为反流发生后30s内从最近段通道开始的顺行阻抗信号下降。

17.120 反流后吞咽诱发蠕动波指数 postreflux swallow-induced peristaltic wave index，PSPW index

伴有反流后吞咽诱发蠕动波发生的反流次数占总反流次数的百分比。反映反流触发原发蠕动廓清反流物的能力。

17.121 结肠传输时间 colon transit time

物质通过结肠的时间。临床上可通过不透X射线标记物检测、无线动力胶囊等方法测量，主要用于便秘的评估。

17.122 不透 X 射线标记物检测 radiopaque marker test

患者吞入特定形状的不透X射线标记物（一般为钡条），在间隔一段时间后拍摄腹部平片，关注体内残留标记物数目的检测方法。若残留过多，意味着肠道蠕动或排空异常，多用于便秘的诊断。

17.123 无线动力胶囊 wireless motility capsule

集合有pH检测、温度检测和压力检测模块的胶囊。可无线传输信号，以对消化道动力进行评估,并计算不同节段消化道的传输和转运时间。

17.124 腔道功能性成像技术 endolumenal functional lumen imaging probe,Endo FLIP

能同时测量消化道管腔横截面积和腔内压力的技术。二者比值称为"可扩张性（distensibility）",用于评估目标区域的松紧度或硬度,目前用于评估食管胃连接部、肛门括约肌的功能。

17.125 粪便形状量表 Bristol stool scale

以粪便的性状作为分型判断的量表。共分为7型,从1型至7型性状逐渐变稀薄,含水量逐渐增多。

17.126 曼宁标准 Manning criteria

1978年由曼宁（Manning）提出的肠易激综合征诊断标准。

17.127 完全性自发排便 complete spontaneous defecation

不需要通便药物或手法等可自行完成的排便。

17.128 健康相关生活质量 health-related quality of life

在疾病、医疗干预、老龄化和社会环境改变的影响下,与个人的健康状况、经济文化背景和价值取向相联系的主观满意度。

17.129 阿姆斯特丹婴儿粪便量表 Amsterdam infant stool scale

通过对婴儿粪便黏稠度、粪便量和粪便颜色进行评分,评估婴儿排便情况的量表。

17.130 胃肠恒压器 barostat

用于检测胃、直肠等容受性的装置。

17.131 排粪造影 defecography

向患者直肠注入对比剂,对患者排便动作时肛管直肠部位的运动情况进行评估,结合静态显像,为便秘的诊治提供依据的检查方法。

17.132 胃电图 electrogastrogram

将电极置于体表投影,在体表记录胃运动电活动的检查方法。可以检测异常的胃电节律。

17.133 肌电图 electromyography

使用肌电记录仪记录的肌肉生物电图形。用于评价周围神经、神经元、神经肌肉接头及肌肉本身的功能状态。

17.134 单光子发射计算机体层成像 single photon emission computed tomography

将放射性核素与CT三维成像相结合,显示不同层面内放射性核素分布情况的方法。

17.135 黏膜阻抗检测 mucosal impedance test

通过实时检测食管下段黏膜阻抗值来评估食管黏膜屏障功能的技术。可用于诊断胃食管反流病及嗜酸性食管炎等。

17.136 球囊逼出试验 balloon forced out test

将球囊置入直肠后充盈,记录感觉阈值,嘱患者取习惯排便姿势将球囊排出,记录排出时间的检查方法。用以判断直肠的感觉和肛门括约肌功能。

17.137 胆道造影 cholangiography

将对比剂注入胆道,对比显像胆道轮廓的方法。分为排泄性胆道造影和直接胆道造影两大类。

17.138 磁共振胆胰管成像 magnetic resonance cholangiopancreatography,MRCP

非介入性胆胰管呈现技术,仅采用重T_2加权技术使胆汁和胰液呈高信号,而周围器官组织呈低信号，获得类似于内镜逆行胰胆管造影的图像。

17.139　胆道核素成像　biliary tract radionuclide imaging
静脉注射放射性核素，采用单光子发射计算机体层成像技术，对胆道进行显影的方法。可用于诊断胆道梗阻。

17.140　生物反馈　biofeedback
利用设备进行反馈信息处理，训练患者学会调整自身行为、功能以治疗疾病的方法。

17.141　认知行为疗法　cognitive behavior therapy
结构化、短期、认知导向的心理治疗方法。主要通过改变患者对人对事的看法和态度以达到治疗目的。

17.142　心理疗法　psychotherapy
医生与患者交往接触过程中，通过语言或非语言因素，对患者进行训练、教育和治疗，以减轻患者症状、改善心理状态的疗法。

17.143　补充和替代治疗　complementary and alternative therapy
尚未在一般医院内普遍实践的治疗方法。

17.144　直流电刺激疗法　direct current stimulation therapy
在人体的某个部位，应用低电压的平稳直流电治疗疾病的方法。

17.145　去麦胶饮食　gluten-free diet
完全不含有麦胶的饮食。用于治疗乳糜泻。

17.146　泻剂　laxative
能促进体内排泄物排出的药剂。根据作用机制分为渗透性泻剂、容积性泻剂、刺激性泻剂等。

17.147　正念减压疗法　mindfulness-based stress reduction
使用正念处理压力、疾病和疼痛的缓解压力的疗法。用于治疗与压力有关的功能性胃肠病、睡眠障碍、焦虑等。

17.148　按需治疗　on-demand treatment
根据疾病的发展情况，按照需求调整治疗频率和剂量的疗法。

17.149　外周活性阿片受体拮抗剂　peripheral active opiate receptor antagonist
可以选择性阻断外周阿片受体引起的不良反应的药物。用于治疗阿片类药物引起的便秘、胃肠功能紊乱等。

17.150　安慰剂　placebo
没有药物治疗作用的干预（药片、针剂等）。作为功能性胃肠病临床试验设计的重要对照选择。

17.151　促动力剂　prokinetics
促进胃肠道运动，促使内容物向前移动的药物。如多巴胺D_2受体拮抗剂、外周性多巴胺D_2受体拮抗剂、5-HT_4受体激动剂等。

17.152　5-HT_3受体拮抗剂　5-HT_3 receptor antagonist
可以与机体5-HT_3受体特异性结合并通过拮抗作用发挥治疗作用的药物。

17.153　5-HT_4受体激动剂　5-HT_4 receptor agonist
可以与机体5-HT_4受体特异性结合并通过激动作用发挥治疗作用的药物。

17.154　骶神经刺激　sacral nerve stimulation
通过短频脉冲刺激电流，经骶神经电极作用于特定的骶神经，激活兴奋性或异质性神经通路，调节膀胱、盆底肌的功能，应用于排尿和排便功能障碍的治疗。

17.155 奥狄括约肌成形术 Oddi sphinctero-plasty
胆道外科中常用的手术，用于治疗奥狄括约肌狭窄、胆总管末端良性狭窄、壶腹部结石嵌顿等。

17.156 奥狄括约肌切开术 Oddi sphincterotomy
对奥狄括约肌进行切开的手术。用于治疗胆总管下端狭窄、胆源性胰腺炎、奥狄括约肌功能障碍等。

17.157 经皮神经电刺激 percutaneous electrical nerve stimulation
应用经皮贴片，使用低电压透过皮肤进行电流刺激的治疗方法。应用于胃肠道运动和感觉功能调节。

17.158 迷走神经切断术 vagotomy
在胃不同部位切断支配胃壁细胞的迷走神经的手术。用于抑制胃酸，治疗消化性溃疡。

17.159 益生元 prebiotics
不被宿主吸收却能选择性促进体内有益菌代谢和增殖的有机物质。

17.160 益生菌 probiotics
可以定植在人体内，改变定植部位菌群组成并有益于宿主的活性微生物。

17.161 合生元 synbiotics
益生菌和益生元的组合制剂。

17.162 胃电刺激 gastric electrical stimulation
将电极埋入胃内，使用电流直接进行刺激，用于调控上消化道神经动力功能。

17.163 鸟苷酸环化酶 C 受体 guanylate cyclase C receptor
受体鸟苷酸环化酶成员之一，在肠黏膜细胞、原发和转移性大肠癌细胞中特异性表达。可调节肠道水、电解质的动态平衡。

17.03 功能性食管疾病

17.164 功能性食管疾病 functional esophageal disorder
以胸痛、烧心、吞咽困难等慢性食管症状为表现的疾病。缺乏结构、炎症、动力或代谢性疾病的证据。常与其他功能性胃肠病或肠外功能性疾病重叠。

17.165 功能性胸痛 functional chest pain
又称"非心源性胸痛（noncardiac chest pain，NCCP）"。反复出现、源于食管、无法用反流性疾病或其他黏膜疾病和动力异常解释的胸骨后疼痛。

17.166 功能性烧心 functional heartburn
发作性的胸骨后烧灼样不适或疼痛。无食管黏膜破损、组织病理学异常，无胃食管反流，无食管动力障碍性或结构性异常，足量的抑酸治疗无效。

17.167 反流高敏感 reflux hypersensitivity
有食管症状（烧心或胸痛），内镜检查未见异常，食管反流监测无病理性反流证据，但生理性反流时出现食管症状的现象。

17.168 癔球症 globus
咽喉部（甲状软骨和胸骨柄凹之间）持续或间断性的非疼痛性哽噎感或异物感。无炎症、结构性病变、口咽和食管原发性动力障碍，特别是反流性食管炎、上段食管胃黏膜异位。

17.169　功能性吞咽困难　functional dysphagia

食团通过食管时的滞留感。缺乏能解释其症状的结构性、黏膜病变或动力异常。

17.04　功能性胃十二指肠疾病

17.170　餐后不适综合征　postprandial distress syndrome，PDS
以餐后饱胀、早饱为突出表现的消化不良症状群，缺乏解释这些症状的结构性疾病的证据。可与上腹痛综合征或其他功能性胃肠病重叠。

17.171　上腹痛综合征　epigastric pain syndrome，EPS
表现为上腹痛或上腹烧灼感的一组症候群。疼痛不符合胆囊或奥狄括约肌功能障碍诊断。

17.172　感染后功能性消化不良　post-infectious functional dyspepsia，PI-FD
急性胃肠炎恢复后出现腹胀、餐后不适、恶心等症状。与胃动力异常、内脏高敏感等有关。

17.173　嗳气症　belching disorder
气体间断地从食管或胃内逸出，并有声音于咽部发出的症状。一般与病理状态无关，频繁嗳气令人不适时应考虑为病态。

17.174　胃上嗳气　supragastric belching
气体从咽部吸入或吞咽入食管，快速达到远端食管后，再逆行经口排出，气体不到胃内，不伴有食管下括约肌松弛的现象。频繁大量地吞入气体考虑为吞气症。

17.175　胃嗳气　gastric belching
气体从胃内通过食管下括约肌、食管、食管上括约肌排出的过程。气体可在咽喉部发出响声。

17.176　恶心呕吐症　nausea and vomiting disorder
临床以恶心、呕吐为突出表现的综合征。未发现可以解释的器质性疾病。

17.177　慢性恶心呕吐综合征　chronic nausea and vomiting syndrome，CNVS
恶心或呕吐症状持续6个月，缺乏可解释症状的器质性、系统性或代谢性疾病。其中恶心每周至少存在1天而影响日常生活，或呕吐每周至少1次。

17.178　周期性呕吐综合征　cyclic vomiting syndrome，CVS
最近1年内间断发作至少3次且近6个月至少发作2次的急性发作性呕吐。持续时间少于1周，间隔至少1周，发作间歇期无呕吐，但可存在其他轻微症状，患者常有偏头痛史或偏头痛家族史。

17.179　大麻素剧吐综合征　cannabinoid hyperemesis syndrome，CHS
长时间使用大麻后出现的呕吐。其发作形式、时间和频度与周期性呕吐综合征类似。停止使用大麻后，呕吐发作缓解。

17.180　反刍综合征　rumination syndrome
将刚刚咽下的食物反复、不费力地反流入口腔，吐出或咀嚼后再咽下，无恶心症状的综合征。

17.181　胆汁反流　bile reflux
由于幽门括约肌功能失调或幽门手术后括

约肌松弛，胆汁从十二指肠反流入胃内的症状。会刺激胃酸分泌，削弱胃黏膜保护机制，使胃酸反弥散入胃黏膜，造成胃黏膜损害。临床表现为上腹胀痛、反酸、食欲缺乏等症状。

17.05　功能性肠道疾病

17.182　功能性肠道疾病　functional bowel disorder

症状源于中、下消化道的一组慢性肠道疾病。主要症状有腹痛、腹胀和排便习惯异常。包括肠易激综合征、功能性便秘、功能性腹泻、功能性腹胀、腹部膨胀、非特异性功能性肠病等。

17.183　肠易激综合征　irritable bowel syndrome，IBS

反复发作的腹痛、腹胀、腹部不适。腹部症状与排便相关，或伴排便习惯改变，后者表现为便秘、腹泻，或便秘与腹泻交替。症状持续至少6个月。

17.184　便秘型肠易激综合征　irritable bowel syndrome with constipation，IBS-C

反复发作的腹痛、腹胀、腹部不适，粪便干硬或干裂，呈腊肠状，排便次数减少，排便困难，常伴有排便不尽感。

17.185　腹泻型肠易激综合征　irritable bowel syndrome with diarrhea，IBS-D

反复发作的腹痛、腹胀、腹部不适，具有肠易激综合征腹部症状，粪便呈糊状或水样，排便次数增加，可伴有黏液便。

17.186　混合型肠易激综合征　irritable bowel syndrome-mixed，IBS-M

反复发作的腹痛、腹胀、腹部不适，具有肠易激综合征腹部症状，粪便时干时稀，便秘与腹泻交替出现。

17.187　未定型肠易激综合征　irritable bowel syndrome-unsubtyped，IBS-U

反复发作的腹痛、腹胀、腹部不适，具有肠易激综合征腹部症状，粪便的性状不符合腹泻型、便秘型或混合型中的任一标准。

17.188　感染后肠易激综合征　post-infectious irritable bowel syndrome，PI-IBS

既往没有肠道症状，早期胃肠道感染恢复后出现的腹泻、腹痛、便秘等肠易激综合征症状。与肠道持续性、低级别炎症反应状态，肠道感觉、运动功能和脑–肠轴功能异常等相关。

17.189　功能性腹部膨胀　functional abdominal distension

反复发作、有客观体征的腹部胀满。表现为腹围增大，但经检查未发现可解释此现象的器质性疾病。

17.190　功能性腹胀　functional abdominal bloating

反复发作的腹部胀气压迫感或气体堵胀感。是主观症状，无客观腹围增大，经检查未发现可解释此症状的器质性疾病。

17.191　功能性腹泻　functional diarrhea

反复糊状或水样粪便，无明显的腹痛，无器质性疾病，也不符合肠易激综合征的诊断标准。症状持续至少6个月。

17.192　非特异性功能性肠病　unspecified

functional bowel disorder，U-FBD

具有肠道症状，但无器质性疾病，也不符合肠易激综合征、功能性便秘、功能性腹泻、功能性腹胀、功能性腹部膨胀等诊断，临床上尚无法分类的一类疾病。

17.193 阿片相关便秘 opioid-induced constipation，OIC

使用阿片类药物后，药物作用于胃肠道和中枢神经系统造成的一组疾病。症状包括干硬粪便、排便次数减少、排便不尽感、腹胀、腹痛、恶心和呕吐等。

17.194 中枢相关胃肠疼痛病 centrally mediated disorder of gastrointestinal pain

由于脑–肠互动失调造成的内脏痛觉过敏。突出表现为持续性腹痛。分为中枢介导的腹痛综合征、阿片相关引起的胃肠道痛觉过敏。

17.195 中枢相关腹痛综合征 centrally mediated abdominal pain syndrome，CAPS

曾称"功能性腹痛综合征（functional abdominal pain syndrome）"。严重的持续性、频发腹痛。与生理行为无关，无法用当前检查发现结构或代谢异常，不符合其他功能性胃肠病诊断标准。

17.196 阿片相关胃肠痛觉过敏 opioid-induced gastrointestinal hyperalgesia

又称"麻醉药肠道综合征（narcotic bowel syndrome）"。急性大剂量或持续服用阿片类药物时引起腹痛或腹痛加重的疾病。停用阿片类药物后，疼痛显著改善甚至完全消失。

17.197 非乳糜泻麦麸敏感 nonceliac gluten sensitivity，NCGS

麦麸造成的慢性腹泻。与肠道炎症、肠道通透性增加相关，既不是过敏也不是自身免疫反应。

17.198 五更泻 morning rush syndrome

又称"鸡鸣泻"。发生于每天早晨天未亮之前，表现为腹泻、腹痛、泻后疼痛缓解、粪便不成形伴有不消化食物的腹泻病。

17.199 结直肠黑变病 colonic melanosis

又称"结直肠色素沉着症（pigmentation of colon）"。以神经末梢凋亡引起结肠黏膜黑色素沉着为特征，在结肠镜下表现为结肠黏膜呈棕褐色或黑色的非炎症性肠病。主要有腹胀、便秘及排便困难。

17.200 神经节细胞缺失症 aganglionosis

先天性的肠壁神经丛发育不良性疾病。特点为肠黏膜内的乙酰胆碱酯酶活性降低或缺乏，以及节段性肠壁黏膜下或肌层内神经节细胞数目的减少。表现为急性便秘、肠梗阻和小肠结肠炎。

17.201 神经源性假性肠梗阻 neuropathic pseudo-obstruction

肠壁肌间神经丛的神经元和神经元突触的退行性变与肿胀，造成肠壁肌肉运动被抑制而失去蠕动能力的肠梗阻。不仅出现肠梗阻表现，还可能发生急性弥漫性腹膜炎、腹膜后出血或感染。

17.06 功能性肛门直肠疾病

17.202 功能性肛门直肠病 functional anorectal disorder

发生于肛门直肠部位、具有特异性直肠肛门症状的疾病。排除了继发神经性、系统性疾病，包括大便失禁、功能性肛门直肠痛和功能性排便障碍。

17.203 非潴留性大便失禁 nonretentive fecal incontinence
年龄>4岁，反复出现不能控制的粪便排出，但未发现粪便潴留于直肠。

17.204 功能性肛门直肠痛 functional anorectal pain
一组以直肠肛门疼痛为突出临床表现的疾病。包括肛提肌综合征、非特异性功能性肛门直肠痛、痉挛性肛门直肠痛，其可能相互重叠，但存在不同的病理生理机制。

17.205 肛提肌综合征 levator ani syndrome
慢性、反复发作的直肠钝痛。持续时间超过30min，坐位时症状比立位或卧位时重，直肠指检发现肛提肌过度收缩、盆底或阴道有触痛，左侧较右侧常见。

17.206 非特异性功能性肛门直肠痛 unspecified functional anorectal pain
慢性、反复发作的直肠钝痛。坐位时症状比立位或卧位时重。直肠指检发现肛提肌过度收缩、盆底或阴道有触痛，但无肛提肌牵拉痛。

17.207 痉挛性肛门直肠痛 proctalgia fugax
反复发作的直肠区域剧烈疼痛，持续数秒至数分钟，之后完全缓解。与排便无关，排除缺血、炎症、前列腺、尾骨和盆底结构性改变等。

17.208 功能性排便障碍 functional defecation disorder
不协调排便（即试图排便时肛门括约肌或盆底肌不协调性收缩）或在试图排便时直肠推进力不足所导致的排便困难。

17.209 不协调性排便 dyssynergic defecation
排便时盆底肌群不协调性收缩或不能充分松弛，但直肠有足够的推进力。

17.210 排便推进力不足 inadequate defecatory propulsion
排便时直肠内压力降低或缺乏，有时伴有肛门括约肌或盆底肌不协调性收缩。

17.211 婴儿腹绞痛 infant colic
婴儿出现较长时间不明原因的哭闹，有痛苦表情，可伴有腹胀、腹部膨胀。多发于早产儿，足月后3~4个月终止发作。

17.212 婴儿排便困难 infant dyschezia
婴儿每次排便时用力时间长，出现尖叫、哭闹，或脸面憋胀发红、发紫，症状持续10~20min。

17.213 腹型偏头痛 abdominal migraine
剧烈阵发性腹痛。常位于脐周、腹中线或呈弥漫性疼痛，持续1h以上，腹痛与偏头痛可同时出现，或腹痛时无偏头痛，或腹痛与偏头痛交替发生，伴随自主神经症状，症状发作间隔时间不等，间隔期无明显症状。

17.214 心因性呕吐 psychogenic vomiting
自发或故意诱发反复呕吐的精神障碍。呕吐物为刚摄入食物，无明显器质性疾病基础，多数有怕胖的心理或减轻体重的愿望。

17.215 心因性呃逆 psychogenic hiccup
精神刺激或不良暗示所致的膈肌不自主的痉挛性收缩。空气被迅速吸入肺内时声带间的裂隙骤然收窄发出的响声。

17.216 厌食症 anorexia
通过节食、催吐等手段有意造成并维持体重明显低于正常标准的进食障碍。属于与认知偏差等心理因素相关的生理障碍。

17.217　肌源性假性肠梗阻　myopathic pseudo-obstruction
具有肠梗阻表现，出现肠壁环形肌或纵行肌退行性变或平滑肌萎缩、肌肉被胶原代替的肠梗阻。

17.218　假性腹泻　pseudo-diarrhea
干硬粪块嵌塞于直肠难以排出，导致阻塞位置以上稀水状粪便由粪块周围不自主地渗漏出来的症状。表现类似"腹泻"，多见于长期卧床患者。

17.219　肛门失弛缓　anal achalasia
又称"肛管内括约肌痉挛性收缩（spasmodic contraction of internal anal sphincter）"。长期忽视便意或肠壁神经节细胞缺如等原因引起肛管内括约肌持续痉挛性收缩，导致排便障碍性便秘。多伴有直肠粪便蓄积。

17.220　盆腔痛　pelvic pain
病变或损伤引起的盆腔部位的疼痛。包括急性盆腔痛和慢性盆腔痛。急性盆腔痛表现为下腹部疼痛、局部压迫刺激症状；慢性盆腔痛表现为下腹部持续性或间断性钝痛或隐痛，常伴有心理行为变化。

17.221　盆腔张力性肌痛　pelvic tension myalgia
盆底肌肉缩短、紧绷导致肌肉张力升高，触发盆腔过度敏感，引发盆腔感觉、运动和自主神经相关症状的疼痛。如盆腔脏器痛或牵涉痛，甚至放射到腿部、髋部或下腹部。

17.222　梨状肌综合征　pyriformis syndrome
臀部损伤造成充血、水肿、痉挛、粘连和挛缩，梨状肌间隙或该肌上、下孔变窄，挤压穿过的坐骨神经，从而出现一系列临床症状和体征。包括臀部疼痛和感觉异常，并向股后侧放射。

17.223　前皮神经卡压综合征　anterior cutaneous nerve entrapment syndrome
胸腹下肋间神经皮支卡压在腹直肌外侧缘，引起严重且顽固的慢性疼痛。表现为前腹壁刀割样痛，疼痛可放射至腹白线，但大多数不超过中线。

17.224　迷走神经性晕厥　vagal syncope
又称"反射性晕厥（reflex syncope）"。各种内脏刺激引起迷走神经张力增高，使动脉血压突然下降、心率减慢、心输出量突然减少、脑部低灌注而引起的晕厥。表现为血压下降、短暂意识丧失，但无神经定位体征。

17.225　慢性疲劳综合征　chronic fatigue syndrome
以持续或反复发作的慢性疲劳为主要特征的综合征。可表现为咽喉痛、淋巴结肿大、肌肉酸痛、无红肿的多关节痛、头痛、注意力不易集中、记忆力差、睡眠障碍等非特异性症状。

18.　消化内镜操作后疾病

18.01　消化内镜操作后食管疾病

18.001　胃镜操作后食管炎　post esophagogastroduodenoscopy esophagitis
经胃镜进行食管病变切除术后，食管黏膜受到刺激或损伤引发的炎症。内镜下表现为食管黏膜充血、糜烂或溃疡。

18.002　胃镜操作后食管狭窄　post esophagogastroduodenoscopy esophageal stenosis

经胃镜进行食管病变切除术后，由于瘢痕组织形成引起的管腔狭窄。可致食物通过障碍，表现为不同程度的吞咽困难、疼痛、反食、呛咳等。

18.003　胃镜操作后食管梗阻　post esophagogastroduodenoscopy esophageal obstruction

由于胃镜操作后食管狭窄而导致的进食受阻。表现为吞咽困难、反食、呛咳等。

18.004　胃镜操作后气胸　post esophagogastroduodenoscopy pneumothorax

经胃镜进行食管病变切除术后，由于气体进入胸膜腔而造成的积气状态。表现为胸痛、呼吸困难等。

18.005　胃镜操作后食管溃疡　post esophagogastroduodenoscopy esophageal ulcer

经胃镜进行食管病变切除术后，由于胃酸反流刺激或损伤造成的食管黏膜组织局限性缺损。表面常覆盖脓苔或坏死组织，临床表现为胸骨后疼痛、烧心等。

18.006　胃镜操作后食管穿孔　post esophagogastroduodenoscopy esophageal perforation

胃镜操作过程中或操作后发生的食管壁全层破裂穿孔。包括即刻穿孔和迟发穿孔。表现为胸痛、胸闷、纵隔感染等。

18.007　胃镜操作后食管出血　post esophagogastroduodenoscopy esophageal bleeding

胃镜操作过程中或操作后发生的食管黏膜损伤或血管破裂造成的出血。包括即刻出血和迟发出血。内镜下可观察到局部渗血或喷射样出血，表现为呕血、黑便、血红蛋白下降、失血性休克等。

18.02　消化内镜操作后胃肠道疾病

18.008　胃镜操作后胃出血　post esophagogastroduodenoscopy gastric bleeding

胃镜检查或胃镜下治疗引起胃黏膜或血管的损伤等诱发的出血。患者可出现呕血、黑便，甚至头晕、心悸、血压下降等低血容量表现。

18.009　胃镜操作后胃穿孔　post esophagogastroduodenoscopy gastric perforation

胃镜操作时注气过多或胃镜下治疗所诱发的胃壁穿孔。临床主要表现为腹痛、呕吐、发热，严重时可出现血压下降等中毒性休克表现。

18.010　胃镜操作后胃溃疡　post esophagogastroduodenoscopy gastric ulcer

胃镜下进行胃部病变切除或胃镜操作后，由于机械性刺激损伤等医源性因素引起的胃黏膜溃疡。该类溃疡具有创面深大、愈合慢等特点，临床主要表现为上腹痛、腹胀等。

18.011　胃镜操作后胃腔狭窄　post esophagogastroduodenoscopy gastric stenosis

由于胃部病变范围较大，行胃镜下治疗术后，胃黏膜愈合、瘢痕收缩导致的管腔狭窄。临床主要表现为进食后腹胀、恶心、呕吐等。

18.012　结肠镜操作后结肠出血　post colonoscopy colonic bleeding

结肠镜检查或结肠镜下治疗引起肠黏膜或血管的损伤等所诱发的出血。患者以便血为主，严重者出现头晕、心悸、血压下降等低血容量表现。

18.013 结肠镜操作后结肠穿孔 post colonoscopy colonic perforation
由于结肠镜操作时注气过多或结肠镜下治疗所诱发的肠壁穿孔。临床可表现为腹痛、发热、腹膜刺激征，严重者可出现血压下降等中毒性休克表现。

18.014 结肠镜操作后结肠狭窄 post colonoscopy colonic stenosis
病变范围较大（尤其大于90%）的环周性病变在结肠镜下治疗后，肠黏膜愈合、瘢痕收缩导致的肠腔狭窄。临床可出现腹痛、腹胀、恶心、呕吐，以及排气、排便减少等肠梗阻表现。

18.015 结肠镜操作后结肠溃疡 post colonoscopy colonic ulcer
结肠镜下进行结肠病变切除后，或结肠镜操作后由于机械性刺激损伤等医源性因素引起的肠黏膜溃疡。具有创面深大、愈合慢等特点。临床可出现腹痛、腹胀、排便异常等表现。

18.016 小肠镜操作后小肠梗阻 post enteroscopy small-bowel obstruction
小肠镜操作后，由于损伤黏膜愈合、瘢痕收缩引起肠腔的狭窄，或肠蠕动节律失调诱发肠套叠等因素导致的小肠梗阻。临床可出现腹痛、腹胀、恶心、呕吐，以及肛门停止排气、排便等表现。

18.017 小肠镜操作后肠套叠 post enteroscopy intussusception
小肠镜操作后，由于小肠机械刺激等因素诱发肠壁水肿、肠蠕动节律失调，近端肠管的强力蠕动导致肠管的一部分及其系膜套入

其远端或近端肠腔内的现象。肠管受压后临床上可出现腹痛、呕吐、便血等表现。

18.018 小肠镜操作后小肠溃疡 post enteroscopy small-bowel ulcer
小肠镜下进行小肠病变切除后，或小肠镜操作后由于机械性刺激损伤等医源性因素引起的肠黏膜溃疡。具有创面深大、愈合慢等特点。临床可出现腹痛、腹胀、排便异常等表现。

18.019 小肠镜操作后小肠狭窄 post enteroscopy small-bowel stenosis
由于病变范围较大，小肠镜下病变治疗术后，肠黏膜愈合、瘢痕收缩导致的肠腔狭窄。临床可出现腹痛、腹胀、恶心、呕吐，以及肛门排气、排便减少等肠梗阻表现。

18.020 小肠镜操作后小肠出血 post enteroscopy small-bowel bleeding
小肠镜检查或镜下治疗引起肠黏膜或血管损伤等所诱发的出血。患者可出现黑便或血便，严重者可出现头晕、心悸、血压下降等低血容量表现。

18.021 小肠镜操作后小肠穿孔 post enteroscopy small-bowel perforation
小肠镜检查或镜下治疗所诱发的肠壁穿孔。临床表现为腹痛、发热、腹膜刺激征，严重者可出现血压下降等中毒性休克表现。

18.022 胶囊内镜滞留 capsule endoscopic retention
由于消化道管腔狭窄或生理结构异常，胶囊内镜在消化道滞留超过2周不能排出，或需要药物、内镜甚至手术干预才能取出的情况。多数患者无明显临床症状，若滞留时间延长可能会出现肠梗阻甚至肠穿孔等并发症。

18.03　消化内镜操作后肝、胆、胰疾病

18.023　气囊辅助小肠镜后胰腺炎　post balloon-assisted enteroscopy pancreatitis

气囊辅助小肠镜后出现的胰腺炎症。表现为向背部放射的剧烈上腹痛。血清淀粉酶和（或）脂肪酶至少升高3倍。

18.024　内镜逆行胰胆管造影术后胰腺炎
post endoscopic retrograde cholangi-opancreatography pancreatitis

内镜下逆行胰胆管造影诊治操作后发生的胰腺炎症。表现为向背部放射的剧烈上腹痛，24h内血清淀粉酶或脂肪酶至少升高3倍。

18.025　内镜逆行胰胆管造影术后胆管炎　post endoscopic retrograde cholangiopancre-atography cholangitis

内镜下逆行胰胆管造影诊治操作后新发、体温＞38℃超过24h，同时合并胆汁淤积的胆管炎。表现为术后72h内出现寒战、发热、黄疸加深并伴腹部胀痛等。

18.026　内镜逆行胰胆管造影术后奥狄括约肌功能障碍　post endoscopic retrograde cholangiopancreatography sphincter of Oddi dysfunction

内镜下逆行胰胆管造影诊治操作后发生的奥狄括约肌结构或功能异常。表现为胆源性腹痛、梗阻性黄疸、胰源性腹痛或急性胰腺炎。

18.027　内镜逆行胰胆管造影术后穿孔　post endoscopic retrograde cholangiopan-creatography perforation

内镜下逆行胰胆管造影诊治操作过程中，由各种原因导致的空腔脏器全层破损。表现为发热、腹部疼痛和皮下气肿。

18.028　内镜逆行胰胆管造影术后出血　post endoscopic retrograde cholangiopan-creatography bleeding

内镜下逆行胰胆管造影诊治操作后出现的呕血和（或）黑便或血红蛋白下降超过20g/L。表现为呕血、黑便、血红蛋白下降。

18.029　内镜逆行胰胆管造影术后支架移位　post endoscopic retrograde cholangi-opancreatography stent displacement

应用内镜下逆行胰胆管造影技术将金属或塑料材质的支架置入胰管或胆管后发生的支架移位。表现为支架移位造成的持续腹痛、十二指肠或远端小肠的损伤、穿孔，有发生迟发性胆管炎的可能。

18.030　内镜逆行胰胆管造影术后支架阻塞　post endoscopic retrograde cholangi-opancreatography stent obstruction

应用内镜下逆行胰胆管造影技术将金属或塑料材质的支架置入胰管或胆管后发生的支架部分或完全堵塞。表现为胰腺炎复发、胰腺感染、囊肿形成或迟发性胆管炎。

英汉索引

A

AAT α1-抗胰蛋白酶 12.050

abdominal aorta 腹主动脉 16.001

abdominal bloating 腹胀 01.086

abdominal cavity 腹腔 01.004

abdominal color Doppler ultrasonography 腹部彩色多
普勒超声检查 01.198

abdominal compartment syndrome 腹腔间室综合征
14.111

abdominal concavity 腹部凹陷 01.146

abdominal discomfort 腹部不适 01.101

abdominal douche 腹腔冲洗 08.007

abdominal hernia 腹壁疝 11.011

abdominal mass 腹部包块 01.175

abdominal migraine 腹型偏头痛 17.213

abdominal organ 腹部器官 01.005

abdominal pain 腹痛 01.091

abdominal pain with cholecystopathy 胆源性腹痛 13.185

abdominal paracentesis 腹腔穿刺引流术 12.152

abdominal protuberance 腹部膨隆 01.139

abdominal segment of esophagus 食管腹段 02.006

abdominal tenderness 腹部压痛 01.171

abdominal wall varicosis 腹壁静脉曲张 01.153

abdominal X-ray examination 腹部X射线检查 01.199

abnormal appetite 食欲反常 01.077

abnormal location of hepatopancreatic ampulla 肝胰壶
腹位置异常 03.367

abnormal prothrombin 异常凝血酶原 12.148

absorption 吸收 01.028

accessory pancreatic duct 副胰管 14.009

A-cell tumor of pancreatic islet *胰岛A细胞瘤 14.164

acetylcholine 乙酰胆碱 17.024

acetylcholinesterase 乙酰胆碱酯酶 17.028

ACh 乙酰胆碱 17.024

achalasia 贲门失弛缓症 02.085

AChE 乙酰胆碱酯酶 17.028

acholic stool 白陶土样便 01.138

acid-inhibitory drug 抑酸药 03.148

acid regurgitation 反酸 01.066

acid-sensitive ion channel 酸敏感离子通道 17.021

acinic cell carcinoma of pancreas 胰腺腺泡细胞癌
14.149

ACLF 慢加急性肝衰竭 12.266

acquired bile duct atresia 后天胆管闭锁 13.109

acquired colorectal hypoganglionosis 结直肠后天性神
经节细胞减少症 06.104

acquired cystic duct atresia 后天性胆囊管闭锁 13.097

acquired disaccharide intolerance 后天性双糖不耐受
症 04.193

acquired esophageal web 后天性食管蹼 02.168

α1-ACT α1-抗胰凝乳蛋白酶 12.049

ACTH 促肾上腺皮质激素 17.025

active bowel sound 肠鸣音活跃 01.160

active Crohn disease 克罗恩病活动期 15.069

active ulcerative colitis 溃疡性结肠炎活动期 15.058

acute abdominal pain 急性腹痛 01.092

acute acalculous cholecystitis 急性非结石性胆囊炎
13.065

acute alcoholic pancreatitis 急性酒精性胰腺炎 14.098

acute anal fissure 急性肛裂 07.056

acute appendicitis 急性阑尾炎 05.038

acute attack of chronic cholecystitis 慢性胆囊炎急性
发作 13.068

acute biliary pancreatitis 急性胆源性胰腺炎 14.097

acute Budd-Chiari syndrome 急性布-加综合征 12.323

acute calculous cholecystitis 急性结石性胆囊炎 13.116

acute cholangitis 急性胆管炎 13.092

acute cholecystitis 急性胆囊炎 13.063

acute complicated appendicitis 急性复杂性阑尾炎 05.040

acute corrosive gastritis 急性腐蚀性胃炎 03.163

acute diarrhea 急性腹泻 01.115

acute drug-induced liver injury　急性药物性肝损伤　12.351

acute edematous pancreatitis　急性水肿性胰腺炎　14.108

acute erosive gastritis　*急性糜烂性胃炎　03.162

acute erosive hemorrhagic gastritis　急性糜烂出血性胃炎　03.162

acute esophagitis　急性食管炎　02.067

acute fatty liver of pregnancy　妊娠急性脂肪肝　12.336

acute gangrenous appendicitis　急性坏疽性阑尾炎　05.042

acute gastric distention　急性胃扩张　03.344

acute gastric volvulus　急性胃扭转　03.330

acute gastritis　急性胃炎　03.160

acute hemorrhagic cholecystitis　急性出血性胆囊炎　13.064

acute hemorrhagic necrotizing pancreatitis　急性出血坏死性胰腺炎　14.109

acute hepatitis B　急性乙型肝炎　12.216

acute hepatitis C　急性丙型肝炎　12.236

acute hypertriglyceridemic pancreatitis　急性高甘油三酯血症胰腺炎　14.099

acute infectious gastritis　急性感染性胃炎　03.164

acute interstitial pancreatitis　*急性间质性胰腺炎　14.108

acute intestinal ischemia　急性小肠缺血　04.194

acute intestinal obstruction　急性肠梗阻　06.085

acute liver failure　急性肝衰竭　12.263

acute liver failure in hepatolenticular degeneration　肝豆状核变性急性肝衰竭　12.430

acute liver injury　急性肝损伤　12.259

acute mesenteric artery embolism　急性肠系膜动脉栓塞　16.036

acute mesenteric artery ischemia　急性肠系膜动脉缺血　10.102

acute mesenteric artery thrombosis　急性肠系膜动脉血栓　16.037

acute mesenteric ischemia　急性肠系膜缺血　16.035

acute mesenteric lymphadenitis　急性肠系膜淋巴结炎　10.015

acute mesenteric venous thrombosis　急性肠系膜静脉血栓　16.038

acute mesenteritis　急性肠系膜炎　10.014

acute necrotizing mesenteritis　急性坏死性肠系膜炎　10.016

acute non-occlusive mesenteric ischemia　急性非闭塞性肠系膜缺血　16.041

acute non-specificity mesenteric lymphadenitis　*急性非特异性肠系膜淋巴结炎　10.015

acute-on-chronic liver failure　慢加急性肝衰竭　12.266

acute pancreatic walled-off necrosis　急性胰腺炎坏死物包裹　14.113

acute pancreatitis　急性胰腺炎　14.089

acute pancreatitis in pregnancy　妊娠期急性胰腺炎　14.119

acute peripancreatic fluid collection　急性胰周液体积聚　14.110

acute peritonitis　急性腹膜炎　08.032

acute phlegmonous appendicitis　*急性蜂窝织炎性阑尾炎　05.039

acute phlegmonous gastritis　*急性蜂窝织炎性胃炎　03.165

acute purulent cholecystitis　急性化脓性胆囊炎　13.066

acute purulent gastritis　急性化脓性胃炎　03.165

acute severe alcoholic hepatitis　急性重症酒精性肝炎　12.343

acute severe viral hepatitis　急性重型病毒性肝炎　12.185

acute simple appendicitis　急性单纯性阑尾炎　05.039

acute simple gastritis　急性单纯性胃炎　03.161

acute superior mesenteric artery embolism　急性肠系膜上动脉栓塞　10.101

acute superior mesenteric venous thrombosis　急性肠系膜上静脉血栓形成　10.100

acute suppurative appendicitis　急性化脓性阑尾炎　05.041

acute suppurative peritonitis　急性化脓性腹膜炎　08.033

acute toxic liver disease　急性中毒性肝病　12.362

acute uncomplicated appendicitis　*急性非复杂性阑尾炎　05.039

acute viral hepatitis　急性病毒性肝炎　12.182

adalimumab　阿达木单克隆抗体　15.092

adenomatous esophageal polyp　腺瘤性食管息肉　02.100

adenomatous polyp of gallbladder　胆囊腺瘤性息肉　13.130

adenosquamous carcinoma of gallbladder　胆囊腺鳞癌　13.143

adhesive ileus　粘连性肠梗阻　06.068

adhesive small intestinal obstruction　粘连性小肠梗阻　04.118

adrenocorticotropic hormone　促肾上腺皮质激素　17.025

adult-onset Crohn disease　成年发病克罗恩病　15.077

adult umbilical hernia 成人脐疝 11.014

advanced colorectal adenoma 结直肠进展性腺瘤 06.036

advanced colorectal carcinoma 进展期结直肠癌 06.046

advanced colorectal neoplasia 结直肠进展性新生物 06.035

advanced esophageal cancer 进展期食管癌 02.140

advanced stage liver failure 晚期肝衰竭 12.269

adventitia of esophagus 食管外膜 02.019

aerogenic enteritis 产气杆菌肠炎 04.156

Aeromonas hydrophila enteritis 嗜水气单胞菌肠炎 04.161

AFP 甲胎蛋白 01.189

afraid of eating 神经性畏食 01.078

African iron overload 非洲铁超载 12.437

aganglionosis 神经节细胞缺失症 17.200

aggregated lymphoid follicle 集合淋巴滤泡 04.028

AIH 自身免疫性肝炎 12.365

AIH-1 自身免疫性肝炎1型 12.366

AIH-2 自身免疫性肝炎2型 12.367

AILD 自身免疫性肝病 12.364

air-barium double contrast examination of small intestine 小肠气钡双重对比检查 04.059

AKP 碱性磷酸酶 12.087

Alagille syndrome 阿拉日耶综合征，*先天性肝内胆管发育不良综合征 12.387

alanine transaminase 丙氨酸转氨酶 12.084

albumin 白蛋白，*清蛋白 12.048

alcoholic fatty liver 酒精性脂肪肝 12.341

alcoholic foamy degeneration 酒精性泡沫样肝脂肪变性 12.347

alcoholic gastritis 酒精性胃炎 03.194

alcoholic hepatitis 酒精性肝炎 12.342

alcoholic liver cirrhosis 酒精性肝硬化 12.345

alcoholic liver disease 酒精性肝病 12.338

alcoholic liver fibrosis 酒精性肝纤维化 12.344

ALD 酒精性肝病 12.338

ALF 集合淋巴滤泡 04.028

ALF 急性肝衰竭 12.263

alkaline phosphatase 碱性磷酸酶 12.087

alkaline reflux gastritis *碱性反流性胃炎 03.178

allergic coloproctitis 变应性结直肠炎，*过敏性结直肠炎 06.117

allergic enteritis 变应性小肠炎 04.140

ALP 碱性磷酸酶 12.087

ALT 丙氨酸转氨酶 12.084

AMA 抗线粒体抗体 12.132

amebiasis-associated duodenal ulcer 阿米巴病相关性十二指肠溃疡 03.217

amebic colitis 阿米巴结肠炎 06.124

amebic liver abscess 阿米巴肝脓肿 12.467

aminopyrine breath test 氨基比林呼吸试验 12.110

5-aminosalicylic acid 5-氨基水杨酸 15.084

aminotransferase 氨基转移酶 12.083

amphibolic fistula 胆囊瘘 13.084

ampullary carcinoma 壶腹癌 13.177

Amsterdam infant stool scale 阿姆斯特丹婴儿粪便量表 17.129

amylase 淀粉酶 01.192

amyloidosis 淀粉样变性 15.026

ANA 抗核抗体 12.133

anal achalasia 肛门失弛缓 17.219

anal adenocarcinoma 肛管腺癌 07.094

anal artery 肛动脉 07.030

anal basal cell carcinoma 肛管基底细胞癌 07.096

anal canal 肛管 07.002

anal colloid adenocarcinoma *肛管胶样腺癌 07.095

anal column 肛柱 07.004

anal cutaneous fistula 肛门皮肤瘘 07.046

anal electric sensitivity test 肛管电敏感性测定 07.043

anal endometriosis 肛管子宫内膜异位症 07.115

anal epidermoid cyst 肛管表皮样囊肿 07.100

anal epithelial carcinoma *in situ* 肛管上皮原位癌 07.090

anal fibroma 肛管纤维瘤 07.104

anal fibrosarcoma 肛管纤维肉瘤 07.105

anal fibrous polyp 肛管纤维性息肉 07.086

anal fissure 肛裂 07.055

anal fistula 肛瘘 07.068

anal fossa *肛隐窝 07.006

anal gland 肛腺 07.008

anal granular cell tumor 肛管颗粒细胞瘤 07.113

anal hamartoma 肛管错构瘤 07.116

anal hemangioma 肛管血管瘤 07.114

anal hidradenoma papilliferum 肛管乳头状汗腺腺瘤 07.099

anal inflammatory polyp 肛管炎性息肉 07.083

anal intraepithelial neoplasia 肛管上皮内瘤变 07.089

anal keratoacanthoma 肛管角化棘皮瘤 07.101

anal leiomyoma 肛管平滑肌瘤 07.107

antibody to infliximab 抗英夫利西单抗抗体 15.090

anticholinergic drug 抗胆碱能药 03.150

α1-antichymotrypsin α1-抗胰凝乳蛋白酶 12.049

anticoagulation for left portal hypertension 左侧门静脉高压抗凝治疗 14.078

anti-hepatitis A virus IgG 甲型肝炎病毒IgG抗体 12.198

anti-LC1 抗肝细胞溶质抗原Ⅰ型抗体 12.137

anti-liver cytosol antibody type 1 抗肝细胞溶质抗原Ⅰ型抗体 12.137

anti-liver-kidney microsome antibody 抗肝肾微粒体抗体 12.136

antimitochondrial antibody 抗线粒体抗体 12.132

antineutrophil cytoplasmic antibody 抗中性粒细胞胞质抗体 15.027

antinuclear antibody 抗核抗体 12.133

anti-reflux mucosectomy 内镜抗反流黏膜切除术 02.032

anti-*Saccharomyces cerevisiae* antibody 抗酿酒酵母菌抗体 15.028

anti-smooth muscle antibody 抗平滑肌抗体 12.134

anti-soluble liver antigen antibody 抗可溶性肝抗原抗体 12.135

α1-antitrypsin α1-抗胰蛋白酶 12.050

α1-antitrypsin deficiency α1-抗胰蛋白酶缺乏症 12.439

α1 antitryptase clearance rate test α1-抗胰蛋白酶清除率试验 04.093

antral dysrhythmia 胃窦节律失常 17.042

anus 肛门 07.001

aorto-duodenal fistula 十二指肠腹主动脉瘘 03.486

aphthous stomatitis 阿弗他口炎 15.018

aphthous ulcer 阿弗他溃疡, *口疮样溃疡 15.009

apical belly 尖腹 01.143

appendectomy 阑尾切除术 05.036

appendiceal adenocarcinoma 阑尾腺癌 05.079

appendiceal artery 阑尾动脉 05.008

appendiceal calculus 阑尾结石 05.055

appendiceal diverticulum 阑尾憩室 05.058

appendiceal ectopic Müller epithelium 阑尾米勒上皮异位 05.054

appendiceal ectopic tissue 阑尾异位组织 05.053

appendiceal fecalith 阑尾粪石 05.056

appendiceal fistula 阑尾瘘 05.062

appendiceal foreign body 阑尾异物 05.052

appendiceal goblet cell adenocarcinoma 阑尾杯状细胞腺癌 05.078

appendiceal hyperplastic polyp 阑尾增生性息肉 05.068

appendiceal intussusception 阑尾套叠 05.057

appendiceal lymphatic tissue 阑尾淋巴组织 05.011

appendiceal lymphatic vessel 阑尾淋巴管 05.013

appendiceal lymph node 阑尾淋巴结 05.012

appendiceal lymphoma 阑尾淋巴瘤 05.080

appendiceal mixed neuroendocrine-nonneuroendocrine neoplasm 阑尾混合性神经内分泌-非神经内分泌肿瘤 05.077

appendiceal mucinous neoplasm 阑尾黏液性肿瘤 05.071

appendiceal mucosa 阑尾黏膜层 05.015

appendiceal muscle layer 阑尾肌层 05.017

appendiceal NEC 阑尾神经内分泌癌 05.076

appendiceal NEN 阑尾神经内分泌肿瘤 05.074

appendiceal neoplasm 阑尾肿瘤 05.066

appendiceal nerve 阑尾神经 05.010

appendiceal NET 阑尾神经内分泌瘤 05.075

appendiceal neuroendocrine carcinoma 阑尾神经内分泌癌 05.076

appendiceal neuroendocrine neoplasm 阑尾神经内分泌肿瘤 05.074

appendiceal neuroendocrine tumor 阑尾神经内分泌瘤 05.075

appendiceal orifice inflammation 阑尾口炎 05.051

appendiceal perforation 阑尾穿孔 05.043

appendiceal radiography 阑尾造影 05.034

appendiceal root 阑尾根部 05.005

appendiceal serous membrane layer 阑尾浆膜层 05.018

appendiceal serrated lesion 阑尾锯齿状病变 05.067

appendiceal serrated polyp *阑尾锯齿状息肉 05.068

appendiceal sessile serrated polyp 阑尾广基无蒂锯齿状息肉 05.069

appendiceal shape 阑尾形态 05.004

appendiceal stenosis 阑尾狭窄 05.065

appendiceal submucosa 阑尾黏膜下层 05.016

appendiceal tip 阑尾尖端 05.019

appendiceal traditional serrated adenoma 阑尾传统锯齿状腺瘤 05.070

appendiceal valve 阑尾瓣 05.007

appendiceal vein 阑尾静脉 05.009

appendiceal wall 阑尾壁 05.014

appendicitis 阑尾炎 05.037

appendicular lobe 肝附垂叶 12.042

appendix 阑尾 05.001

appendix located within the wall 壁内阑尾 05.030

arginase deficiency 精氨酸酶缺乏症 12.450

argon therapy under choledochoscope 胆管镜氩气治疗术 13.045

ARMS 内镜抗反流黏膜切除术 02.032

arteriosclerotic chronic mesenteric ischemia 动脉硬化性慢性肠系膜缺血 16.045

artificial liver 人工肝 12.168

5-ASA 5-氨基水杨酸 15.084

ASCA 抗酿酒酵母菌抗体 15.028

ascending colon 升结肠 06.002

ascites 腹水 01.179

ascites bacterial culture 腹水细菌培养 08.005

ascites inspection 腹水穿刺术 08.004

ascites pancreatic enzyme test 腹水胰酶检测 14.065

ASIC 酸敏感离子通道 17.021

aspartate transaminase 天冬氨酸转氨酶 12.085

asphalt stool 柏油样便 01.107

AST 天冬氨酸转氨酶 12.085

asymptomatic duodenal ulcer 十二指肠无症状溃疡 03.392

asymptomatic gastric ulcer 无症状胃溃疡 03.208

atony of colon 结肠无力 06.101

atrophic gastritis type A *A型萎缩性胃炎 03.169

atrophic gastritis type B *B型萎缩性胃炎 03.170

autoantibody-negative autoimmune hepatitis 自身抗体阴性的自身免疫性肝炎 12.368

autoimmune associated ulcer 自身免疫相关性溃疡 03.223

autoimmune gastritis 自身免疫性胃炎 03.169

autoimmune hepatitis 自身免疫性肝炎 12.365

autoimmune hepatitis associated with hepatitis A 甲型病毒性肝炎相关自身免疫性肝炎 12.203

autoimmune hepatitis type 1 自身免疫性肝炎1型 12.366

autoimmune hepatitis type 2 自身免疫性肝炎2型 12.367

autoimmune liver disease 自身免疫性肝病 12.364

autoimmune pancreatitis 自身免疫性胰腺炎 14.122

autoimmune pancreatitis type 1 1型自身免疫性胰腺炎 14.123

autoimmune pancreatitis type 2 2型自身免疫性胰腺炎 14.124

automated low-flow ascites pump 自动低流量腹水引流泵 12.161

B

BA 胆汁酸 12.067

bacillary dysentery 细菌性痢疾，*菌痢 06.123

backwash ileitis 倒灌性回肠炎 15.054

bacterial infection of small intestine 小肠细菌感染 04.152

bacterial liver abscess 细菌性肝脓肿 12.466

balloon-assisted enteroscopy 气囊辅助小肠镜检查术 04.075

balloon dilatation of colon stenosis 结肠狭窄球囊扩张术 06.012

balloon dilatation and endovascular stent placement of inferior vena cava 下腔静脉球囊扩张成形术 12.166

balloon forced out test 球囊逼出试验 17.136

balsalazide 巴柳氮 15.086

barium radiography of upper digestive tract 上消化道钡剂造影 03.125

barostat 胃肠恒压器 17.130

Barrett esophagus 巴雷特食管 02.076

Barrett esophagus associated intraepithelial neoplasia 巴雷特食管相关上皮内瘤变 02.127

basal cell hyperplasia 基底细胞增生 17.066

B-cell tumor of pancreatic islet *胰岛B细胞瘤 14.163

BD 胆管扩张症 13.110

BDNF 脑源性神经营养因子 17.030

Behçet disease of small bowel 小肠贝赫切特病 04.148

belching 嗳气 01.073

belching disorder 嗳气症 17.173

benign adenomatoid mesothelioma of peritoneum 腹膜良性腺瘤样间皮瘤 08.039

benign duodenocolic fistula 良性十二指肠结肠瘘 03.483

benign esophageal stromal tumor 良性食管间质瘤 02.114

benign papillary mesothelioma of peritoneum 腹膜良性乳头状间皮瘤 08.041

benign soft tissue tumor of peritoneum 腹膜软组织良

性肿瘤 08.043

Best CDAI 贝斯特克罗恩病活动指数 15.041

Best Crohn disease activity index 贝斯特克罗恩病活动指数 15.041

bile 胆汁 13.023

bile acid 胆汁酸 12.067

bile acid metabolism 胆汁酸代谢 12.066

bile acid synthesis defect 胆汁酸合成缺陷 12.451

bile acid transport disorder 胆汁酸转运缺陷 12.452

bile canaliculus *胆小管 12.022

bile capillary 毛细胆管 12.022

bile duct 胆管 13.009

bile duct fistula 胆管瘘 13.100

bile duct injury 胆道损伤 13.178

bile duct obstruction 胆管梗阻 13.099

bile duct occlusion 胆管闭塞 13.098

bile duct stricture 胆管狭窄 13.101

bile duct tumor 胆管肿瘤 13.163

bile peritonitis 胆汁性腹膜炎 08.012

bile pigment 胆色素 13.026

bile reflux 胆汁反流 17.181

bile reflux gastritis 胆汁反流性胃炎 03.178

bile salt 胆盐 13.028

bile salt absorption test 胆盐吸收试验 04.092

biliary adenofibroma 胆管腺纤维瘤 13.176

biliary ascariasis 胆道蛔虫症 13.182

biliary cystadenocarcinoma 胆管囊腺癌 13.167

biliary cystadenoma 胆管囊腺瘤 13.168

biliary dilatation 胆管扩张症 13.110

biliary duodenal fistula 胆道十二指肠瘘 03.479

biliary fistula after choledochoscopy 胆道镜操作后胆瘘 13.060

biliary hamartoma 胆管错构瘤 13.171

biliary intraepithelial neoplasia 胆管上皮内瘤变 13.138

biliary sphincter dysfunction 胆管括约肌功能障碍 13.188

biliary tract 胆道 13.008

biliary tract infection after choledochoscopy 胆道镜操作后胆道感染 13.056

biliary tract radionuclide imaging 胆道核素成像 17.139

bilirubin bisglucuronide 双葡萄糖醛酸胆红素 13.027

bilirubin clearance test 胆红素清除试验 12.143

bilirubin metabolism 胆红素代谢 12.062

bilirubin stone 胆色素结石 13.032

Billroth type Ⅰ subtotal gastrectomy 毕Ⅰ式胃大部切除术 03.158

Billroth type Ⅱ subtotal gastrectomy 毕Ⅱ式胃大部切除术 03.159

biloma 胆汁瘤 13.173

biofeedback 生物反馈 17.140

biofeedback therapy 生物反馈治疗 01.245

biologic artificial liver 生物型人工肝 12.170

biomarker of pancreatic tumor 胰腺肿瘤生物标志物 14.060

bloodletting therapy 放血疗法 12.167

blood routine test 血常规 01.186

bloody ascites 血性腹水 01.180

bloody purulent stool 脓血便 01.111

blue rubber bleb nevus syndrome 蓝色橡皮疱痣综合征 04.204

BMI 体重指数 01.035

board-like rigidity 板状腹 01.169

body mass index 体重指数，*体质[量]指数 01.035

body of gallbladder 胆囊体 13.003

body of pancreas 胰体 14.004

bombesin 铃蟾素，*蛙皮素 03.108

bowel movement 排便 01.029

bowel sound 肠鸣音 01.159

bowel urgency 排便急迫 01.122

brain-derived neurotrophic factor 脑源性神经营养因子 17.030

brain-gut axis 脑–肠轴 17.061

Brenneman syndrome *布伦尼曼综合征 10.015

Bristol stool scale 粪便形状量表 17.125

bromsulphalein test 磺溴酞钠试验 12.144

Brunner gland duct cyst *布伦纳腺腺管囊肿 03.403

Budd-Chiari syndrome 布–加综合征，*巴德–基亚里综合征 12.319

Budd-Chiari syndrome with hepatic vena cava obstruction 布–加综合征肝静脉阻塞型 12.320

Budd-Chiari syndrome with inferior vena cava obstruction 布–加综合征下腔静脉阻塞型 12.321

Budd-Chiari syndrome with mixed vena cava obstruction 布–加综合征混合型 12.322

bulimia nervosa 神经性贪食 01.079

C

C3 补体成分3 12.060

C4 补体成分4 12.061

CA19-9 糖类抗原19-9 01.191

caffeine clearance test 咖啡因清除试验 12.113

calcification of pancreas 胰腺钙化 14.138

calcific gallbladder *钙化性胆囊 13.078

calcitonin gene-related peptide 降钙素基因相关肽 17.023

calcium carbonate stone 碳酸钙结石 13.034

calcium-sensing receptor gene polymorphism 钙敏受体基因多态性 14.133

calcium stearate stone 硬脂酸钙结石 13.035

calculus cholecystitis 结石性胆囊炎 13.115

calculus of bile duct 胆管结石 13.117

calculus of common bile duct 胆总管结石 13.118

calculus of hepatic duct 肝管结石 13.121

calculus of hepatopancreatic ampulla 肝胰壶腹结石 13.119

caliber-persistent artery of stomach 胃恒径动脉病 03.318

Calot triangle 胆囊三角 13.007

Campylobacter enteritis 弯曲菌肠炎 04.162

Canada-Cronkhite syndrome 卡纳达-克朗凯特综合征，*卡-克综合征 04.207

canceration of gastric ulcer 胃溃疡癌变 03.200

Candida infection associated ulcer 念珠菌感染相关性溃疡 03.222

cannabinoid hyperemesis syndrome 大麻素剧吐综合征 17.179

capillary hemangioma of liver 肝毛细血管瘤 12.398

CAPS 中枢相关腹痛综合征 17.195

capsaicin 辣椒素 17.019

capsule endoscopic retention 胶囊内镜滞留 18.022

capsule endoscopy 胶囊内镜检查术 04.084

capsule endoscopy Crohn disease activity index 胶囊内镜克罗恩病活动指数 15.045

caput medusa sign 水母头征 01.154

carbohydrate antigen 19-9 糖类抗原19-9 01.191

carbohydrate digestive enzyme 糖类消化酶 14.044

carboxyl ester lipase mutation 羧基酯脂肪酶突变 14.181

carboxypeptidase 羧肽酶 04.052

carcinoembryonic antigen 癌胚抗原 01.190

carcinoma of esophago-gastric junction 食管胃连接部癌 03.298

carcinoma of pyloric canal 幽门管癌 03.299

carcinosarcoma of gallbladder 胆囊癌肉瘤 13.146

cardia 贲门 03.019

cardiac cirrhosis 心源性肝硬化 12.287

cardiac gland 贲门腺 03.003

cardiac incisure 贲门切迹 03.020

cardiac polypus 贲门息肉 02.093

cardia gastric cancer 贲门癌 03.297

Caroli disease 卡罗利病 12.391

Caroli syndrome 卡罗利综合征 12.392

caudal pancreatic artery 胰尾动脉 14.017

caudal pancreatic vein 胰尾静脉 16.029

cavernous hemangioma of liver 肝海绵状血管瘤 12.399

cavernous transformation of portal vein 门静脉海绵样变 12.295

CB 结合胆红素 12.064

^{13}C breath gastric emptying test ^{13}C-呼气试验胃排空检测 03.140

CCS 卡纳达-克朗凯特综合征，*卡-克综合征 04.207

CDCA 鹅脱氧胆酸，*3α，7α-二羟胆烷酸 12.070

CDEIS 克罗恩病内镜严重程度指数 15.043

CDG 先天性糖基化障碍 12.445

CDP 收缩减速点 17.076

CE 胶囊内镜检查术 04.084

CEA 癌胚抗原 01.190

cecal patch 盲肠斑 15.008

CECDAI 胶囊内镜克罗恩病活动指数 15.045

cecum 盲肠 06.008

celiac artery compression syndrome 腹腔动脉压迫综合征 16.044

celiac disease 乳糜泻 04.143

celiac trunk 腹腔干 16.002

cell-free concentrated ascites reinfusion therapy 无细胞腹水浓缩回输 12.153

cell-mediated immune response 细胞介导性免疫应答 03.123

centrally mediated abdominal pain syndrome 中枢相关腹痛综合征 17.195

centrally mediated disorder of gastrointestinal pain 中枢相关胃肠疼痛病 17.194

central vein 中央静脉 12.016

central vomiting 中枢性呕吐 01.053

centroacinar cell 泡心细胞 14.033

cephalic phase of gastric juice secretion 胃液分泌头期 03.097

cephalic phase of pancreatic secretion 胰液分泌头期，*胰液分泌神经相 14.051

certolizumab 赛妥珠单克隆抗体 15.094

ceruloplasmin 铜蓝蛋白 12.428

cervical segment of esophagus 食管颈段 02.001

CFF 临界闪烁频率 12.127

CFLD 囊性纤维化相关肝病 12.453

CGRP 降钙素基因相关肽 17.023

Charcot fever 沙尔科热 13.093

Charcot triad 沙尔科三联征 01.099

chemical coloproctitis 化学性结直肠炎 06.119

chemical digestion 化学性消化 03.086

chemical duodenitis 化学性十二指肠炎 03.373

chemical gastritis 化学性胃炎 03.177

chemical inflammation of pancreas 胰腺化学性炎症 14.092

chemosensitive receptor 化学敏感受体 17.018

chenodeoxycholic acid 鹅脱氧胆酸 12.070

Chicago classification 芝加哥分类 17.072

chief cell 主细胞 03.005

Child-Pugh score 蔡-皮评分，*蔡尔德-皮尤评分 12.150

chlamydia peritonitis 衣原体腹膜炎 08.020

choking cough after eating 进食呛咳 01.047

cholangiocarcinoma 胆管癌 13.164

cholangiocyte 胆管细胞 12.032

cholangiography 胆道造影 17.137

cholangitis 胆管炎 13.091

cholecystic percussion pain 胆囊区叩击痛 01.168

cholecystitis 胆囊炎 13.062

cholecystoduodenal fistula 胆囊十二指肠瘘 03.480

cholecystointestinal fistula 胆囊小肠瘘 04.125

cholecystokinin 胆囊收缩素 03.104

choledochoduodenal fistula 胆总管十二指肠瘘 03.481

choledochoscopic resection therapy 胆管镜电切治疗术 13.044

cholera 霍乱 04.155

cholestasis 胆汁淤积 12.372

cholestatic jaundice syndrome 胆汁淤积性黄疸综合征 13.087

cholestatic pattern of drug-induced liver injury 药物性肝损伤胆汁淤积型 12.354

cholestatic viral hepatitis 淤胆型病毒性肝炎 12.188

cholesterol 胆固醇，*胆甾醇 12.089

cholesterol 7α-hydroxylase 胆固醇7α-羟化酶 12.090

cholesterol polyp of gallbladder 胆囊胆固醇性息肉 13.124

cholesterol stone 胆固醇结石 13.031

cholesterosis 胆固醇贮积病 13.088

cholesterosis of gallbladder 胆囊胆固醇沉着症 13.090

cholic acid 胆酸 12.069

chromoendoscopy 化学染色内镜检查术，*色素内镜检查术 01.218

chronic abdominal pain 慢性腹痛 01.093

chronic acalculous cholecystitis 慢性非结石性胆囊炎 13.069

chronic active hepatitis B 慢性活动性乙型肝炎 12.217

chronic anal fissure 慢性肛裂 07.057

chronic appendicitis 慢性阑尾炎 05.045

chronic atrophic gastritis 慢性萎缩性胃炎 03.168

chronic Budd-Chiari syndrome 慢性布-加综合征 12.325

chronic cholangitis 慢性胆管炎 13.094

chronic cholecystitis 慢性胆囊炎 13.067

chronic diarrhea 慢性腹泻 01.116

chronic drug-induced liver injury 慢性药物性肝损伤 12.352

chronic esophagitis 慢性食管炎 02.068

chronic fatigue syndrome 慢性疲劳综合征 17.225

chronic fibrosclerosing mesenteritis 慢性纤维硬化性肠系膜炎 10.018

chronic gastric ulcer 慢性胃溃疡 03.236

chronic gastric volvulus 慢性胃扭转 03.331

chronic gastritis 慢性胃炎 03.166

chronic hepatitis B virus carrier 慢性HBV携带者，*HBeAg阳性HBV感染者 12.211

chronic hepatitis C 慢性丙型肝炎 12.237

chronic intestinal obstruction 慢性肠梗阻 06.086

chronic ischemic enteritis 慢性缺血性小肠炎 04.198

chronic liver failure 慢性肝衰竭 12.264

chronic liver injury 慢性肝损伤 12.260

chronic mesenteric artery insufficiency 慢性肠系膜动脉供血不足 16.043

chronic mesenteric ischemia 慢性肠系膜缺血 16.042

chro-nic mesenteric ischemia associated with portal hypertension 门静脉高压相关慢性肠系膜缺血 16.051

chronic mesenteric ischemia due to arteritis 大动脉炎致慢性肠系膜缺血 16.046

chronic mesenteric lymphadenitis 慢性肠系膜淋巴结炎 10.017

chronic mesenteric vein occlusion 慢性肠系膜静脉闭塞 16.048

chronic nausea and vomiting syndrome 慢性恶心呕吐综合征 17.177

chronic non-atrophic gastritis 慢性非萎缩性胃炎 03.167

chronic nonocclusive mesenteric ischemia 慢性非闭塞性肠系膜缺血 16.049

chronic obstructive pancreatitis 慢性阻塞性胰腺炎 14.125

chronic pancreatitis 慢性胰腺炎 14.121

chronic peritonitis 慢性腹膜炎 08.031

chronic persistent ulcerative colitis 慢性持续性溃疡性结肠炎 15.057

chronic relapsing ulcerative colitis 溃疡性结肠炎慢性复发型 15.056

chronic severe viral hepatitis 慢性重型病毒性肝炎 12.187

chronic superficial gastritis *慢性浅表性胃炎 03.167

chronic toxic liver disease 慢性中毒性肝病 12.363

chronic viral hepatitis 慢性病毒性肝炎 12.183

CHS 大麻素剧吐综合征 17.179

chylous ascites 乳糜样腹水 01.181

chylous mesenteric cyst 肠系膜乳糜囊肿 10.027

chymotrypsin 糜蛋白酶 04.049

chymotrypsinogen 糜蛋白酶原 04.050

circumference type of Barrett esophagus 全周型巴雷特食管 02.079

cirrhotic cardiomyopathy 肝硬化心肌病 12.316

cirrhotic sarcopenia 肝硬化肌肉减少症 12.318

cisterna chyli 乳糜池 04.005

citrin deficiency 希特林缺陷病 12.388

clear cell carcinoma of gallbladder 胆囊透明细胞癌 13.148

CLF 慢性肝衰竭 12.264

clinical recurrence of Crohn disease 克罗恩病临床复发 15.074

cloacal malformation 泄殖腔畸形 07.054

closed abdominal drainage 腹腔闭式引流术 01.252

closed loop intestinal obstruction 闭袢性肠梗阻 06.087

closed small intestinal injury 闭合性小肠损伤 04.131

Clostridium difficile infectious coloproctitis 艰难梭菌感染性结直肠炎 06.127

CMUSE 隐源性多灶性溃疡性狭窄性小肠炎 04.139

CMV hepatitis *CMV肝炎 12.253

CNVS 慢性恶心呕吐综合征 17.177

coagulation factor 凝血因子 12.055

coarctation of hepatic duct 肝管缩窄 13.106

cobblestone appearance 鹅卵石征, *卵石样外观 15.012

cognitive behavior therapy 认知行为疗法 17.141

coinfection of hepatitis virus 肝炎病毒重叠感染 12.190

collagenous coloproctitis 胶原性结直肠炎 06.115

collagenous gastritis 胶原性胃炎 03.175

collar button ulcer 领扣样溃疡 15.004

colon 结肠 06.001

colonic abscess 结肠脓肿 06.128

colonic cryptitis 结肠隐窝炎 15.006

colonic diverticulitis 结肠憩室炎 06.097

colonic diverticulum 结肠憩室 06.096

colonic melanosis 结直肠黑变病 17.199

colonic obstruction 结肠梗阻 06.084

colonic pneumatosis 结肠肠壁积气 06.093

colonic solitary ulcer 孤立性结肠溃疡 06.113

colonoscopy 结肠镜检查术 01.211

colon transit time 结肠传输时间 17.121

colorectal aberrant crypt focus 结直肠异常隐窝灶 06.040

colorectal adenocarcinoma 结直肠腺癌 06.042

colorectal adenoma 结直肠腺瘤 06.031

colorectal adenoma-like adenocarcinoma 结直肠腺瘤样腺癌 06.051

colorectal adenosquamous carcinoma 结直肠腺鳞癌 06.057

colorectal aphthous ulcer 结直肠阿弗他溃疡 06.112

colorectal cap polyposis 结直肠帽状息肉病 06.018

colorectal carcinoma 结直肠癌 06.041

colorectal carcinoma with sarcomatoid component 结直肠伴肉瘤样成分癌 06.059

colorectal familial adenomatous polyposis 结直肠家族性腺瘤性息肉病 06.030

colorectal filiform polyposis 结直肠丝状息肉病 06.019

colorectal fistula 结直肠瘘, *内瘘, *外瘘 06.088

colorectal glandular intraepithelial neoplasia 结直肠腺

congenital duodenal diverticulum 先天性十二指肠憩室 03.357

congenital duodenal duplication 先天性十二指肠重复 03.359

congenital duodenal malrotation 先天性十二指肠旋转不良 03.360

congenital duodenal stenosis 先天性十二指肠狭窄 03.356

congenital duplication of esophagus 先天性食管重复畸形 02.165

congenital dysplasia of duodenum 十二指肠先天发育异常 03.354

congenital ectopic mucosa of small intestine 先天性小肠黏膜异位 04.107

congenital esophageal atresia 先天性食管闭锁 02.166

congenital esophageal web 先天性食管蹼 02.167

congenital extrahepatic portacaval shunt 先天性肝外门-腔静脉分流 12.043

congenital giant duodenum 先天性巨十二指肠 03.362

congenital hepatic fibrosis 先天性肝纤维化 12.447

congenital hyperbilirubinemia 先天性高胆红素血症 12.382

congenital hypertrophic pyloric stenosis 先天性肥大性幽门狭窄 03.319

congenital intrahepatic biliary dilatation *先天性肝内胆管囊状扩张症 12.391

congenital malformation of colon 先天性结肠畸形 06.060

congenital malrotation of colon 先天性结肠旋转不良 06.063

congenital megacolon 先天性巨结肠 06.065

congenital mesenteric hiatal hernia 先天性肠系膜裂孔疝 10.106

congenital pancreatic cyst 胰腺先天囊肿 14.183

congenital pancreatic disease 先天性胰腺疾病 14.172

congenital small bowel fixation deformity 先天性小肠固定畸形 04.109

congenital small bowel hiatus hernia 先天性小肠裂孔疝 04.104

congenital small bowel motility abnormality 先天性小肠动力异常 04.106

congenital small intestinal atresia 先天性小肠闭锁 04.101

congenital small intestinal stenosis 先天性小肠狭窄 04.102

congenital small intestinal transit defect 先天性小肠转运缺陷 04.105

congenital stenosis of esophagus 先天性食管狭窄 02.163

conjoined longitudinal muscle 联合性纵行肌 07.012

conjugated bile acid 结合胆汁酸 12.075

conjugated bilirubin 结合胆红素 12.064

conjunctivitis 结膜炎 15.022

connective tissue external hemorrhoid 结缔组织性外痔 07.060

constipation 便秘 01.128

constrictive type of esophageal cancer 缩窄型食管癌 02.144

constrictive-type of primary duodenal adenocarcinoma 原发性缩窄型十二指肠腺癌 03.445

contaminated small bowel syndrome *小肠污染综合征 04.235

contractile activity 收缩活性 17.032

contractile deceleration point 收缩减速点 17.076

contractile mesenteritis *收缩性肠系膜炎 10.018

contusion of pancreas 胰腺挫伤 14.195

corona virus disease 2019 hepatitis 新型冠状病毒相关肝炎 12.257

corrosive esophagitis 腐蚀性食管炎 02.064

Courtney posterior sphincteric space *考特尼括约肌后间隙 07.025

covert hepatic encephalopathy 隐匿性肝性脑病 12.306

COVID-19 hepatitis 新型冠状病毒相关肝炎 12.257

Cowden syndrome *考登综合征 04.220

Coxsackievirus enteritis 柯萨奇病毒肠炎 04.168

C-reactive protein C反应蛋白 12.059

Crigler-Najjar syndrome 克-纳综合征, *克里格勒-纳贾尔综合征 12.384

critical acute pancreatitis 危重急性胰腺炎 14.096

critical flicker frequency 临界闪烁频率 12.127

Crohn disease 克罗恩病 15.068

Crohn disease endoscopic index of severity 克罗恩病内镜严重程度指数 15.043

Crohn disease in remission 克罗恩病缓解期 15.073

Crohn disease of esophagus 食管克罗恩病 02.187

CRP C反应蛋白 12.059

cryptococcal peritonitis 隐球菌性腹膜炎 08.024

cryptogenic cirrhosis　隐源性肝硬化　12.284

cryptogenic multifocal ulcerating stenosing enteritis　隐源性多灶性溃疡性狭窄性小肠炎　04.139

cryptosporidiosis　隐孢子虫病　04.178

CT angiography of small bowel　CT小肠血管成像，*CT小肠血管造影　04.063

CTE　CT小肠成像　04.062

CT enterography　CT小肠成像　04.062

CT of abdomen　腹部计算机体层成像　01.204

Cullen sign　卡伦征　01.152

^{13}C-urea breath test　^{13}C-尿素呼气试验　03.133

^{14}C-urea breath test　^{14}C-尿素呼气试验　03.134

Curling ulcer　柯林溃疡　03.211

Cushing ulcer　库欣溃疡　03.212

CVS　周期性呕吐综合征　17.178

cyclic vomiting syndrome　周期性呕吐综合征　17.178

cyst fenestration with abdominal drainage　囊肿开窗术伴腹腔引流　01.251

cystic benign mesothelioma of peritoneum　腹膜囊性良性间皮瘤　08.040

cystic duct obstruction　胆囊管梗阻　13.075

cystic duct stenosis　胆囊管狭窄　13.076

cystic duct stone　胆囊管结石　13.112

cystic effusion　胆囊积液　13.077

cystic fibrosis associated liver disease　囊性纤维化相关肝病　12.453

cystic mesenteric leiomyoma　囊性肠系膜平滑肌瘤　10.038

cytomegalovirus colitis　巨细胞病毒结肠炎　06.125

cytomegalovirus enteritis　巨细胞病毒肠炎　04.167

cytomegalovirus hepatitis　巨细胞病毒肝炎　12.253

cytomegalovirus infection associated ulcer　巨细胞病毒感染相关性溃疡　03.219

D

DAA　直接抗病毒药物　12.242

Dane virion　*丹氏颗粒　12.205

DBE　双气囊小肠镜检查术　04.076

DBil　*直接胆红素　12.064

DCA　脱氧胆酸　12.073

DCI　远端收缩积分　17.074

debridement of infected pancreatic necrosis　胰腺坏死物感染清创术　14.073

decompensated liver cirrhosis　失代偿期肝硬化　12.289

deep postanal space　肛管后深间隙　07.025

deep preanal space　肛管前深间隙　07.027

defecation　排便　01.029

defecation incompletely　排便不尽感　01.133

defecation urgency　排便急迫　01.122

defecography　排粪造影　17.131

dehydration　脱水　01.117

DeMeester score　胃食管反流积分，*德梅斯特评分　17.101

dentate line　齿状线　07.003

deoxycholic acid　脱氧胆酸　12.073

dermoid cyst of mesentery　肠系膜皮样囊肿　10.028

dermoid cyst of pancreas　*胰腺皮样囊肿　14.160

descending colon　降结肠　06.006

desire to defecate volume　便意感容量阈值　17.094

detection of *Helicobacter pylori*　幽门螺杆菌检测　01.197

DETT　消化内镜隧道技术　01.241

diabetic gastroparesis　糖尿病性胃轻瘫　03.340

diaphragmatic hernia　膈疝　11.019

diarrhea　腹泻　01.114

dietary fiber　膳食纤维　17.062

Dieulafoy disease　*杜氏病　03.318

difficult defecation　排便困难　01.132

diffuse esophageal spasm　弥漫性食管痉挛　02.086

diffuse gastric cancer　弥漫性胃癌　03.258

diffuse invasive advanced gastric cancer　弥漫浸润型进展期胃癌　03.253

diffuse peritonitis　弥漫性腹膜炎　08.030

diffuse-type of primary duodenal adenocarcinoma　原发性弥漫型十二指肠腺癌　03.446

digestion　消化　01.027

digestive endoscopic tunnel technique　消化内镜隧道技术　01.241

digestive gland　消化腺　01.008

digestive organ　消化器官　01.006

digestive system　消化系统　01.002

digestive system disease　消化系统疾病　01.003

digital subtraction angiography　数字减影血管造影　01.201

dilated intercellular space　细胞间隙增宽　17.065

diphtheric peritonitis　白喉性腹膜炎　08.021

direct-acting antiviral agent　直接抗病毒药物　12.242

direct bilirubin　*直接胆红素　12.064

direct current stimulation therapy　直流电刺激疗法　17.144

direct inguinal hernia　腹股沟直疝　11.009

direct percutaneous enteroscopic jejunostomy　经皮小肠镜下空肠造瘘术　04.080

DIS　细胞间隙增宽　17.065

disabling Chron disease　致失能克罗恩病　15.113

disaccharide intolerance　双糖不耐受症　04.110

disappearance of bowel sound　肠鸣音消失　01.164

disconnected pancreatic duct　胰管离断　14.196

disconnected pancreatic duct syndrome　*胰管离断综合征　14.196

disorder of gut-brain interaction　*肠–脑互动异常　17.001

distal cholangiocarcinoma　远端胆管癌　13.166

distal contraction integral　远端收缩积分　17.074

distal latency　远端延迟期　17.077

distensibility　*可扩张性　17.124

diuretic intractable ascites　利尿剂难治性腹水　12.300

diuretic resistance ascites　利尿剂抵抗性腹水　12.299

diversion coloproctitis　转流性结直肠炎　06.118

diverticulum of ileum　回肠憩室　04.098

diverticulum of jejunum　空肠憩室　04.097

diverticulum of small intestine　小肠憩室　04.096

DL　远端延迟期　17.077

dorsal pancreatic artery　胰背动脉　14.014

dorsal pancreatic vein　胰背静脉　16.027

double-balloon enteroscopy　双气囊小肠镜检查术　04.076

dough kneading sensation　柔韧感　01.170

doughy sensation　*揉面感　01.170

DPDS　*胰管离断综合征　14.196

drug-induced coloproctitis　药物性结直肠炎　06.110

drug-induced duodenitis　药物性十二指肠炎　03.374

drug-induced enteritis　药物性小肠炎　04.145

drug-induced gastritis　药物性胃炎　03.192

drug-induced liver injury　药物性肝损伤　12.348

drug-induced pancreatitis　药物性胰腺炎　14.103

drug-related hepatic granuloma　药物相关性肝肉芽肿　12.459

DSA　数字减影血管造影　01.201

Dubin-Johnson syndrome　杜–约综合征，*杜宾–约翰逊综合征　12.385

ductal adenocarcinoma of pancreas　胰腺导管腺癌　14.146

ductal plate malformation　胆管板畸形　12.380

ductus cysticus　胆囊管　13.005

ductus hepaticus dexter　右肝管　13.013

ductus hepaticus sinister　左肝管　13.012

ductus pancreaticus sphincter　胰管括约肌　13.021

dumping excitation test　倾倒激发试验　03.147

duodenal absorptive cell　十二指肠吸收细胞　03.061

duodenal adenocarcinoma　十二指肠腺癌　03.441

duodenal adenoma　十二指肠腺瘤　03.422

duodenal amyloidosis　十二指肠淀粉样变性　03.503

duodenal angiodysplasia　十二指肠血管发育不良　03.460

duodenal argyrophil cell　十二指肠嗜银细胞　03.060

duodenal arteriovenous malformation　十二指肠动静脉畸形　03.461

duodenal ascending part　十二指肠升部　03.054

duodenal ball valve syndrome　十二指肠球状活瓣综合征　03.423

duodenal B-cell lymphoma　十二指肠B细胞淋巴瘤　03.451

duodenal-bile duct reflux　十二指肠–胆管反流　17.043

duodenal Brunner gland adenoma　十二指肠布伦纳腺腺瘤　03.428

duodenal Brunner gland cyst　十二指肠布伦纳腺囊肿　03.403

duodenal Brunner gland hyperplastic nodule　十二指肠布伦纳腺增生性结节　03.402

duodenal bulb　十二指肠球部　03.049

duodenal bulb ulcer　十二指肠球部溃疡　03.388

duodenal capillary hemangioma　十二指肠毛细血管瘤　03.414

duodenal carcinoid　*十二指肠类癌　03.432

duodenal cavernous hemangioma　十二指肠海绵状血管瘤　03.413

duodenal Crohn disease　十二指肠克罗恩病　03.386

duodenal cyst　十二指肠囊肿　03.509

duodenal descending part　十二指肠降部　03.050

duodenal diverticular bleeding　十二指肠憩室出血　03.496

duodenal diverticulitis　十二指肠憩室炎　03.495

duodenal diverticulum 十二指肠憩室 03.492

duodenal-duodenal intussusception 十二指肠–十二指肠套叠 03.468

duodenal ectopic gastric mucosa 十二指肠异位胃黏膜 03.502

duodenal ectopic pancreas 十二指肠异位胰腺 03.501

duodenal endometriosis 十二指肠子宫内膜异位 03.504

duodenal enteropathy associated T cell lymphoma 十二指肠相关性T细胞淋巴瘤 03.454

duodenal epithelioid leiomyoma 十二指肠上皮样平滑肌瘤 03.409

duodenal fibroma 十二指肠纤维瘤 03.417

duodenal fibrosarcoma 十二指肠纤维肉瘤 03.420

duodenal fistula 十二指肠瘘 03.477

duodenal fold 十二指肠皱襞 03.064

duodenal foreign body 十二指肠异物 03.511

duodenal gangliocytic paraganglioma 十二指肠节细胞性副神经节瘤 03.436

duodenal gastric foveolar adenoma 十二指肠胃小凹上皮腺瘤 03.427

duodenal-gastric intussusception 十二指肠–胃套叠 03.469

duodenal gastrinoma 十二指肠胃泌素瘤 03.433

duodenal gland 十二指肠腺 03.043

duodenal gland adenoma *十二指肠腺腺瘤 03.428

duodenal goblet cell 十二指肠杯状细胞 03.058

duodenal hamartomatous polyp 十二指肠错构瘤性息肉 03.405

duodenal hemangioma 十二指肠血管瘤 03.412

duodenal horizontal part 十二指肠水平部 03.053

duodenal hyperplastic polyp 十二指肠增生性息肉 03.401

duodenal inferior caval vein fistula 十二指肠下腔静脉瘘 03.487

duodenal inflammatory polyp 十二指肠炎性息肉 03.404

duodenal inflammatory pseudotumor 十二指肠炎性假瘤 03.505

duodenal intussusception 十二指肠肠套叠 03.465

duodenal inversion 十二指肠倒位 03.363

duodenal-jejunum intussusception 十二指肠–空肠套叠 03.470

duodenal leiomyoblastoma *十二指肠平滑肌母细胞瘤 03.409

duodenal leiomyoma 十二指肠平滑肌瘤 03.407

duodenal leiomyosarcoma 十二指肠平滑肌肉瘤 03.408

duodenal lipoma 十二指肠脂肪瘤 03.410

duodenal liposarcoma 十二指肠脂肪肉瘤 03.411

duodenal lymphangioma 十二指肠淋巴管瘤 03.421

duodenal lymphoma 十二指肠淋巴瘤 03.450

duodenal malposition *十二指肠异位 03.363

duodenal mixed hemangioma 十二指肠混合型血管瘤 03.415

duodenal mucinous adenocarcinoma 十二指肠黏液腺癌 03.447

duodenal mucosal cell 十二指肠黏膜细胞 03.057

duodenal mucosal epithelial mechanical barrier 十二指肠黏膜上皮机械屏障 03.115

duodenal mucosal layer 十二指肠黏膜层 03.045

duodenal mucosal microbial barrier 十二指肠黏膜微生物屏障 03.116

duodenal mucosal muscularis 十二指肠黏膜肌层 03.047

duodenal mucous barrier 十二指肠黏液屏障 03.114

duodenal multiple idiopathic hemorrhagic sarcoma 十二指肠多发性特发性出血性肉瘤 03.416

duodenal neuroendocrine carcinoma 十二指肠神经内分泌癌 03.438

duodenal neuroendocrine tumor 十二指肠神经内分泌肿瘤 03.432

duodenal neurofibroma 十二指肠神经纤维瘤 03.418

duodenal neurofibrosarcoma 十二指肠神经纤维肉瘤 03.419

duodenal obstruction 十二指肠梗阻 03.464

duodenal Paneth cell 十二指肠帕内特细胞 03.059

duodenal papillary adenoma 十二指肠乳头腺瘤 03.430

duodenal papillary carcinoma 十二指肠乳头癌 03.448

duodenal perforation 十二指肠穿孔 03.500

duodenal peristalsis 十二指肠蠕动 03.083

duodenal polyp 十二指肠息肉 03.400

duodenal pseudolymphoma 十二指肠假性淋巴瘤 03.455

duodenal pyloric gland adenoma 十二指肠幽门腺腺瘤 03.426

duodenal schwannoma 十二指肠神经鞘瘤 03.440

duodenal sclerosing inflammatory pseudotumor 硬化性十二指肠炎性假瘤 03.508

duodenal segmentation contraction 十二指肠分节运动 03.082

duodenal serosa layer 十二指肠浆膜层 03.048

duodenal serrated adenoma 十二指肠锯齿状腺瘤 03.429

duodenal stasis 十二指肠壅积症，*十二指肠淤滞症 03.475

duodenal stenosis 十二指肠狭窄 03.473

duodenal stromal tumor 十二指肠间质瘤 03.431

duodenal submucosa 十二指肠黏膜下层 03.046

duodenal T-cell lymphoma 十二指肠T细胞淋巴瘤 03.453

duodenal tonic contraction 十二指肠紧张性收缩 03.081

duodenal transference 十二指肠移行部 03.056

duodenal transposition *十二指肠转位 03.363

duodenal tuberculosis 十二指肠结核 03.380

duodenal tumor 十二指肠肿瘤 03.406

duodenal tumor stenosis 十二指肠肿瘤性狭窄 03.474

duodenal ulcer 十二指肠溃疡 03.387

duodenal ulcer bleeding 十二指肠溃疡出血 03.398

duodenal ulcer scarring obstruction 十二指肠溃疡瘢痕梗阻 03.399

duodenal undifferentiated cell 十二指肠未分化细胞 03.062

duodenal varix 十二指肠静脉曲张 03.459

duodenal vascular disease 十二指肠血管病 03.458

duodenal vascular fistula 十二指肠血管瘘 03.485

duodenal vasodilatation *十二指肠血管扩张症 03.460

duodenal vessel 十二指肠血管 03.065

duodenal villus 十二指肠绒毛 03.063

duodenal wall 十二指肠壁 03.044

duodenal white spot syndrome 十二指肠白点综合征 03.510

duodenitis 十二指肠炎 03.368

duodenocolic fistula 十二指肠结肠瘘 03.482

duodenojejunal flexure 十二指肠空肠曲 03.055

duodenoscopy 十二指肠镜检查术 01.219

duodenum 十二指肠 03.042

duodenum-colon syndrome 十二指肠-结肠综合征 03.512

duplication of digestive tract 消化道重复畸形 06.064

D-xylose absorption test D-木糖吸收试验 04.086

dynamic dysphagia 动力性吞咽困难 01.071

dynamic ileus 动力性肠梗阻 06.074

dyspepsia 消化不良 01.083

dysphagia 吞咽困难 01.069

dyssynergic defecation 不协调性排便 17.209

E

early combined immunosuppression 早期联合免疫抑制 15.114

early esophageal cancer 早期食管癌 02.131

early gastric cancer 早期胃癌 03.243

early relapse of ulcerative colitis 溃疡性结肠炎早期复发 15.110

early satiety 早饱 01.089

early stage liver failure 早期肝衰竭 12.267

early stage of colorectal carcinoma 早期结直肠癌 06.043

EBTI 内镜肉毒毒素注射术 02.040

EBV hepatitis *EBV肝炎 12.252

ECI 早期联合免疫抑制 15.114

ectopic appendicitis 异位阑尾炎 05.049

ectopic appendix 异位阑尾 05.026

ectopic mesenteric functional islet cell tumor 肠系膜异位功能性胰岛细胞瘤 10.093

ectopic polyp of gallbladder tissue 胆囊组织异位性息肉 13.131

edema 水肿 01.184

EEMR 内镜食管黏膜切除术 02.033

EGJ 食管胃连接部 02.014

elastase 弹性蛋白酶 04.054

elderly-onset Crohn disease 老年发病克罗恩病 15.078

electrogastrogram 胃电图 17.132

electrohydraulic lithotripsy of bile duct stone under peroral choledochoscope 经口胆道镜胆管结石液电碎石术 13.048

electromyography 肌电图 17.133

electronic staining endoscopy 电子染色内镜检查术 01.217

elevated early esophageal cancer 隆起型早期食管癌 02.139

embryoid sarcoma of liver 肝胚胎样肉瘤 12.421

emphysema cholecystitis 气肿性胆囊炎 13.073

EMR 内镜黏膜切除术 01.228

EN 肠内营养 01.030

ENBD 内镜鼻胰管引流术 14.082

endocytoscopy 细胞内镜检查术 01.221

Endo FLIP 腔道功能性成像技术 17.124

endogenous foreign body of small intestine 内源性小肠异物 04.228

endogenous gastric foreign body 内源性胃内异物 03.353

endolumenal functional lumen imaging probe 腔道功能性成像技术 17.124

endoscopic argon plasma coagulation 内镜氩等离子体凝固术 01.236

endoscopic bile duct dilatation 内镜胆管扩张术 13.040

endoscopic bile duct stent drainage 内镜胆管支架引流术 13.051

endoscopic bile duct stent implantation 内镜胆管支架置入术 13.041

endoscopic bile duct stone removal 内镜胆管结石取出术 13.037

endoscopic bile duct ultrasonography 内镜胆管超声检查术 13.042

endoscopic biopsy 内镜活组织检查术 01.213

endoscopic botulinum toxin injection 内镜肉毒毒素注射术 02.040

endoscopic dilatation 内镜扩张术 01.229

endoscopic enucleation of submucosal tumor 内镜黏膜下肿瘤切除术 01.240

endoscopic esophageal argon plasma coagulation 内镜食管氩等离子体凝固术 02.051

endoscopic esophageal hemostasis 内镜食管止血术 02.052

endoscopic esophageal mucosal resection 内镜食管黏膜切除术 02.033

endoscopic excavation of esophageal tumor 内镜食管肿瘤剜除术 02.049

endoscopic foreign body retrieval 内镜异物取出术 01.230

endoscopic grading of esophageal varix 食管静脉曲张内镜分级 12.118

endoscopic hemostasis 内镜止血术 01.231

endoscopic hemostasis for gastric bleeding 内镜胃内止血术 03.157

endoscopic hydroelectric lithotripsy of bile duct stone

内镜胆管结石液电碎石术 13.039

endoscopic sclerosing agent injection for varix 内镜曲张静脉硬化剂注射术 12.157

endoscopic interventional treatment 内镜介入治疗 01.235

endoscopic mechanical lithotripsy of bile duct stone 内镜胆管结石机械碎石术 13.038

endoscopic mucosal resection 内镜黏膜切除术 01.228

endoscopic nasal bile duct drainage 内镜鼻胆管引流术 13.050

endoscopic nasopancreatic drainage 内镜鼻胰管引流术 14.082

endoscopic necrosectomy of infected pancreatic necrosis 胰腺坏死物感染内镜清创术 14.075

endoscopic polypectomy 内镜息肉切除术 01.227

endoscopic radiofrequency ablation of bile duct 内镜胆管射频消融术 13.043

endoscopic radiofrequency ablation of esophagus 内镜食管射频消融术 02.029

endoscopic radiofrequency therapy 内镜射频治疗术 01.232

endoscopic removal of esophageal foreign body 食管异物内镜取出术 02.053

endoscopic removal of pancreatic duct stone 内镜胰管结石取石术 14.079

endoscopic retrograde appendicitis therapy 内镜逆行阑尾炎治疗术 01.244

endoscopic retrograde appendicography 内镜逆行阑尾造影 05.035

endoscopic retrograde cholangiopancreatography 内镜逆行胰胆管造影 13.036

endoscopic retrograde cholangiopancreatography 内镜逆行胰胆管造影 14.056

endoscopic retrograde ileography 内镜逆行回肠造影检查 04.061

endoscopic sphincterotomy 内镜十二指肠乳头括约肌切开术 01.238

endoscopic stenting in pancreatic duct 内镜胰管支架置入术 14.081

endoscopic stent placement 内镜支架置入术 01.233

endoscopic submucosal dissection 内镜黏膜下剥离术 01.239

endoscopic therapy 内镜治疗 01.226

endoscopic tissue glue injection for varix 内镜曲张静脉组织黏合剂注射术 12.158

endoscopic transgastric peritoneal drainage of pancreatic abscess 内镜经胃胰腺脓肿引流术 14.072

endoscopic transgastric peritoneal drainage of pancreatic pseudocyst 内镜经胃胰腺假性囊肿引流术 14.069

endoscopic treatment of gastric polyp 胃息肉内镜治疗术 03.156

endoscopic ultrasonography 超声内镜检查术 01.212

endoscopic ultrasonography bile duct puncture 超声内镜胆管穿刺术 13.046

endoscopic variceal ligation 内镜曲张静脉套扎术 12.156

endurance squeeze duration 肛门持续收缩时间 17.092

entecavir 恩替卡韦 12.228

enteral nutrition 肠内营养 01.030

enteric intussusception 小肠套叠 04.121

enteric local immune response 肠道局部免疫应答 03.121

enteric non-specific defense 肠道非特异性防御 03.119

enteric specific immunity 肠道特异性免疫 03.120

enterobiasis 蛲虫病 04.185

entero-gastric reflex 肠胃反射 04.048

enterogenous cyst *肠源性囊肿 03.359

enteroglucagon 肠高血糖素 03.109

enterohepatic circulation 肠肝循环 13.030

enterohepatic circulation of bile acid 胆汁酸肠肝循环 12.081

enterohepatic circulation of bile salt 胆盐肠肝循环 04.057

enterokinase 肠激酶 04.051

enterokinase deficiency 肠激酶缺乏症 14.182

entero-pancreatic reflex *肠-胰反射 04.056

enteroscopic hemostasis 小肠镜止血术 04.081

enteroscopic polypectomy 小肠镜息肉电切术 04.082

enteroscopy 小肠镜检查术 01.220

enteroscopy-assisted argon plasma coagulation 小肠镜氩等离子体凝固术 04.079

enteroscopy-assisted balloon dilatation 小肠镜球囊扩张术 04.083

enteroscopy-assisted mucosal resection 小肠镜黏膜切除术 04.078

entero-uterine fistula 小肠子宫瘘 04.126

entero-vaginal fistula 小肠阴道瘘 04.127

eosinophil-associated gastric ulcer 嗜酸性粒细胞相关性胃溃疡 03.229

eosinophilic coloproctitis 嗜酸细胞性结直肠炎 06.111

eosinophilic duodenitis 嗜酸细胞性十二指肠炎 03.369

eosinophilic enteritis 嗜酸细胞性小肠炎 04.146

eosinophilic esophagitis 嗜酸细胞性食管炎 02.058

eosinophilic gastritis 嗜酸细胞性胃炎 03.174

eosinophilic pancreatitis 嗜酸细胞性胰腺炎 14.135

eosinophilic peritonitis 嗜酸细胞性腹膜炎 08.022

eosinophil protein X 嗜酸性粒细胞蛋白X 15.031

epidemic vomiting 流行性呕吐 01.058

epigastric burning 上腹烧灼感 01.068

epigastric pain syndrome 上腹痛综合征 17.171

epiphrenic diverticulum of esophagus 膈上食管憩室 02.174

epiploic appendice 肠脂垂 10.009

episcleritis 巩膜外层炎 15.025

epithelioid angiomyolipoma of peritoneal cavity 腹膜腔上皮样血管平滑肌脂肪瘤 08.046

epithelioid hemangioendothelioma of liver 肝上皮样血管内皮瘤 12.413

EPS 上腹痛综合征 17.171

Epstein-Barr virus enteritis 爱泼斯坦-巴尔病毒肠炎，*EB病毒肠炎 04.166

Epstein-Barr virus hepatitis EB病毒肝炎 12.252

EPX 粪便嗜酸性粒细胞蛋白X 15.031

ERA 内镜逆行阑尾造影 05.035

erosive coloproctitis 糜烂性结直肠炎 06.108

erosive early esophageal cancer 糜烂型早期食管癌 02.136

erythema nodosum 结节性红斑 15.016

Escherichia coli enteritis 大肠埃希菌肠炎 04.157

ESD 内镜黏膜下剥离术 01.239

esophageal abscess 食管脓肿 02.188

esophageal acid clearance time 食管酸清除时间 17.113

esophageal acid drop test 食管滴酸试验 02.027

esophageal acid exposure time percentile 食管酸暴露时间百分比 17.100

esophageal acid reflux 食管酸反流 17.109

esophageal adenocarcinoma 食管腺癌 02.122

esophageal adenoid cystic carcinoma 食管腺样囊性癌 02.152

esophageal adenosquamous carcinoma 食管腺鳞癌 02.150

esophageal and cardia mucosal tear syndrome 食管贲门黏膜撕裂综合征 02.180

esophageal and gastric fundal varix 食管胃底静脉曲张 02.182

esophageal aperistalsis 食管失蠕动 02.090

esophageal basaloid squamous cell carcinoma　食管基底细胞样鳞癌　02.147

esophageal Behçet disease　食管贝赫切特病，*食管白塞病　02.195

esophageal bolus clearance time　食管食团清除时间　17.114

esophageal bougie dilatation　食管探条扩张术　02.039

esophageal cancer　食管癌　02.120

esophageal carcinoma in situ　原位食管癌　02.132

esophageal chemical burn　食管化学性灼伤　02.073

esophageal cyst　食管囊肿　02.092

esophageal dilatation　食管扩张术　02.037

esophageal diverticulum　食管憩室　02.171

esophageal ectopic tissue　食管异位组织　02.162

esophageal endoscopic submucosal dissection　内镜食管黏膜下剥离术　02.035

esophageal ESD　内镜食管黏膜下剥离术　02.035

esophageal fibroma　食管纤维瘤　02.105

esophageal fistula　食管瘘　02.184

esophageal foreign body　食管异物　02.191

esophageal gas reflux　食管气体反流　17.107

esophageal giant-cell tumor　食管巨细胞瘤　02.118

esophageal granular cell tumor　食管颗粒细胞瘤　02.110

esophageal hemangioma　食管血管瘤　02.111

esophageal hiatal hernia　食管裂孔疝　02.175

esophageal hiatus of diaphragm　[膈肌]食管裂孔　02.011

esophageal high amplitude propulsive contraction　食管高幅蠕动收缩　17.039

esophageal high-grade intraepithelial neoplasia　食管高级别上皮内瘤变　02.130

esophageal hypercontraction　食管强收缩　17.078

esophageal ineffective swallow　食管无效吞咽　17.079

esophageal intraepithelial neoplasia　食管上皮内瘤变　02.128

esophageal intramucosal carcinoma　食管黏膜内癌　02.133

esophageal leiomyoma　食管平滑肌瘤　02.102

esophageal leiomyosarcoma　食管平滑肌肉瘤　02.157

esophageal leukoplakia　食管白斑　02.183

esophageal lipoma　食管脂肪瘤　02.106

esophageal liquid reflux　食管液体反流　17.106

esophageal long reflux　食管长反流　17.102

esophageal low-grade intraepithelial neoplasia　食管低级别上皮内瘤变　02.129

esophageal lymphangioma　食管淋巴管瘤　02.116

esophageal malignant melanoma　食管恶性黑色素瘤　02.158

esophageal manometry　食管测压　02.026

esophageal metastatic tumor　食管转移瘤　02.159

esophageal mixed reflux　食管混合反流　17.108

esophageal mucoepidermoid carcinoma　食管黏液表皮样癌　02.151

esophageal mucosa　食管黏膜层　02.016

esophageal mucosal exfoliation　食管黏膜剥脱症　02.189

esophageal myxofibroma　食管黏液纤维瘤　02.107

esophageal neuroendocrine neoplasm　食管神经内分泌肿瘤　02.119

esophageal non-acid reflux　食管非酸反流　17.112

esophageal osteochondroma　食管骨软骨瘤　02.117

esophageal papilloma　食管乳头状瘤　02.109

esophageal perforation　食管穿孔　02.170

esophageal peristalsis　食管蠕动　17.038

esophageal pH monitoring　食管pH监测　17.099

esophageal photodynamic therapy　食管光动力治疗　02.036

esophageal pneumatic dilatation　食管球囊扩张术　02.038

esophageal polyp　食管息肉　02.094

esophageal precancerous lesion　食管癌癌前病变　02.123

esophageal reflux　食管反流事件　17.105

esophageal rhabdomyosarcoma　食管横纹肌肉瘤　02.156

esophageal sarcomatoid carcinoma　食管肉瘤样癌　02.154

esophageal schwannoma　食管神经鞘瘤　02.108

esophageal septum dysmorphology　食管隔膜异常　02.160

esophageal small cell carcinoma　食管小细胞癌　02.153

esophageal spindle cell squamous carcinoma　食管梭形细胞鳞癌　02.149

esophageal squamous cell carcinoma　食管鳞[状细胞]癌　02.121

esophageal squamous intraepithelial neoplasia　食管鳞状上皮内瘤变　02.126

esophageal stromal tumor　食管间质瘤　02.113

esophageal submucosa　食管黏膜下层　02.017

esophageal submucosal carcinoma　食管黏膜下癌　02.134

esophageal transition zone　食管移行区　17.073

esophageal ulcer　食管溃疡　02.185

esophageal undifferentiated carcinoma　食管未分化癌　02.155

esophageal varix 食管静脉曲张 02.181

esophageal varix grade 1 轻度食管静脉曲张 12.119

esophageal varix grade 2 中度食管静脉曲张 12.120

esophageal varix grade 3 重度食管静脉曲张 12.121

esophageal venoma 食管静脉瘤 02.112

esophageal verrucous squamous cell carcinoma 食管疣状鳞癌 02.148

esophageal wall 食管壁 02.015

esophageal weak contraction 食管弱收缩 17.080

esophageal weakly acidic reflux 食管弱酸反流 17.110

esophageal weakly alkaline reflux 食管弱碱反流 17.111

esophagectomy 食管切除术 02.041

esophagitis 食管炎 02.054

esophagogastric junction 食管胃连接部 02.014

esophagogastric junction outflow obstruction 食管胃连接部流出道梗阻 02.088

esophagogastric variceal bleeding 食管胃静脉曲张出血 12.291

esophagojejunostomy stomatitis 食管空肠吻合口炎 02.072

esophagomyotomy 食管肌切开术 02.043

EST 内镜十二指肠乳头括约肌切开术 01.238

EST 食管间质瘤 02.113

ETV 恩替卡韦 12.228

EUS 超声内镜检查术 01.212

EUS-FNA 超声内镜引导细针穿刺抽吸术 01.214

EUS-FNB 超声内镜引导细针穿刺活检术 01.215

EUS-guided celiac plexus neurolysis 超声内镜引导腹腔神经丛阻滞术 14.083

EUS-guided fine needle aspiration 超声内镜引导细针穿刺抽吸术 01.214

EUS-guided fine needle biopsy 超声内镜引导细针穿刺活检术 01.215

excavated superficial neoplastic lesion of esophagus 凹陷型早期食管病变 02.084

exfoliative esophagitis 剥脱性食管炎 02.055

exocrine pancreatic diabetes 外分泌胰腺糖尿病 14.186

exogenous chronic mesenteric ischemia 外源性慢性肠系膜缺血 16.050

exogenous foreign body of small intestine 外源性小肠异物 04.227

exogenous gastric foreign body 外源性胃内异物 03.352

extensive ulcerative colitis 溃疡性结肠炎广泛结肠型，*溃疡性广泛结肠炎 15.053

external abdominal hernia 腹外疝 11.006

external anal sphincter 肛门外括约肌 07.013

external duodenal fistula 十二指肠外瘘 03.491

external hemorrhoid 外痔 07.059

extracorporeal shock wave lithotripsy for pancreatic duct stone 胰管结石体外震波碎石术 14.080

extrahepatic bile duct 肝外胆管 13.011

extrahepatic bile duct adenoma 肝外胆管腺瘤 13.170

extrahepatic bile duct obstruction 肝外胆管梗阻 13.107

extrahepatic cholangiocarcinoma 肝外胆管癌 13.165

extrahepatic cholestasis 肝外胆汁淤积 12.379

extrahepatic manifestation of hepatitis B 乙型肝炎肝外表现 12.219

extrahepatic manifestation of hepatitis C 丙型肝炎肝外表现 12.241

extrahepatic manifestation of hepatitis A 甲型病毒性肝炎肝外表现 12.202

extrahepatic portal vein obstruction 肝外门静脉阻塞 12.276

extraperitoneal penetrating injury 腹膜外贯通伤 07.076

extraperitonial appendix 腹膜外位阑尾 05.029

extrasphincteric anal fistula 括约肌外肛瘘 07.072

F

falciform ligament of liver 肝镰状韧带 12.008

false diverticulum of appendix 阑尾假性憩室 05.060

familial adenomatous polyposis 家族性腺瘤性息肉病 03.284

familial duodenal gastrinoma 家族型十二指肠胃泌素瘤 03.435

familial gastric cancer 家族性胃癌 03.240

familial mucocutaneous pigmentation gastrointestinal polyposis *家族性黏膜皮肤色素沉着胃肠道息肉病 06.135

FAP 家族性腺瘤性息肉病 03.284

farnesoid X receptor 法尼酯X受体 12.080

fasciolopsiasis　姜片虫病　04.180

fasting test　饥饿试验　12.140

fat absorption test　脂肪吸收试验　04.090

fatal drug-induced liver injury　致命性药物性肝损伤　12.360

fatty acid synthesis　脂肪酸合成　12.095

fatty liver disease　脂肪性肝病，*脂肪肝　12.331

fatty meal　脂肪餐　01.043

fecal calculus incarceration of colonic diverticulum　结肠憩室粪石嵌顿　06.099

fecal calprotectin　粪便钙卫蛋白　01.196

fecal impaction　粪便嵌塞　01.131

fecal incontinence　大便失禁　01.123

fecal lactoferrin　粪乳铁蛋白　15.029

fecal microbiota transplantation　粪菌移植　01.248

fecal myeloperoxidase　粪便髓过氧化物酶　15.030

fecal occult blood　粪便隐血　01.110

fecal occult blood test　粪便隐血试验　01.188

femoral hernia　股疝　11.010

fermentable oligosaccharides, dissaccharides, monosaccharides and polyol food　可酵解食物　17.063

ferritin　铁蛋白　12.052

α-fetoprotein　甲胎蛋白　01.189

α-fetoprotein variant　甲胎蛋白异质体　12.145

FGID　功能性胃肠病　17.001

FGP　胃底腺息肉　03.274

fibrinogen　纤维蛋白原　12.054

fibrolamellar hepatocellular carcinoma　纤维板层型肝癌　12.410

fibromyoma of esophagus　食管纤维肌瘤　02.103

fibrosarcoma of liver　肝纤维肉瘤　12.419

fibrous polyp of gallbladder　胆囊纤维性息肉　13.127

first sensation volume　初始感觉容量阈值　17.093

first stricture of esophagus　食管第1狭窄　02.007

fissuring ulcer　裂隙状溃疡　15.011

fistula of ischiorectal fossa　坐骨直肠窝瘘　06.090

flat abdomen　腹部平坦　01.145

flat superficial neoplastic lesion of esophagus　平坦型早期食管病变　02.083

flatulence　胀气　01.090

fluid thrill　液波震颤　01.176

FMPO　粪便髓过氧化物酶　15.030

focal nodular hyperplasia of liver　肝脏局灶性结节性增生　12.404

FODMAP food　可酵解食物　17.063

food allergic enteritis　食物致敏的变应性小肠炎　04.142

food antigen　食物抗原　01.017

food intake　食物摄取　01.026

food regurgitation　反食　01.065

foreign body granulomatous gastritis　异物肉芽肿性胃炎　03.185

foreign-body-induced ileus　异物性肠梗阻　06.069

foreign body in small intestine　小肠异物　04.226

foreign body in stomach　胃内异物　03.351

foreign body related enteritis　异物相关性小肠炎　04.149

foreign body sensation in pharynx　咽部异物感　01.048

fourth stricture of esophagus　食管第4狭窄　02.010

friction sound　摩擦音　01.166

frog belly　蛙腹　01.142

α-fucosidase　α-岩藻糖苷酶　12.147

fullness　饱胀　01.087

functional abdominal bloating　功能性腹胀　17.190

functional abdominal distension　功能性腹部膨胀　17.189

functional abdominal pain syndrome　*功能性腹痛综合征　17.195

functional anorectal disorder　功能性肛门直肠病　17.202

functional anorectal pain　功能性肛门直肠痛　17.204

functional bowel disorder　功能性肠道疾病　17.182

functional chest pain　功能性胸痛　17.165

functional constipation　功能性便秘　01.130

functional defecation disorder　功能性排便障碍　17.208

functional diarrhea　功能性腹泻　17.191

functional dyspepsia　功能性消化不良　01.084

functional dysphagia　功能性吞咽困难　17.169

functional esophageal disorder　功能性食管疾病　17.164

functional gastrointestinal disorder　功能性胃肠病　17.001

functional heartburn　功能性烧心　17.166

functional pancreatic neuroendocrine neoplasm　功能性胰腺神经内分泌肿瘤　14.162

fundic gland　胃底腺　03.004

fundic gland polyp　胃底腺息肉　03.274

fundoplication　胃底折叠术　02.045

fundus of gallbladder　胆囊底　13.002

fungal esophagitis　真菌性食管炎　02.061

fungal peritonitis　真菌性腹膜炎　08.015

fungating type of esophageal cancer　蕈伞型食管癌　02.142

FXR　法尼酯X受体　12.080

G

galactose elimination capacity test 半乳糖清除能力试验 12.111

gallbladder 胆囊 13.001

gallbladder adenocarcinoma 胆囊腺癌 13.142

gallbladder adenoma 胆囊腺瘤 13.132

gallbladder adenomyomatosis 胆囊腺肌症 13.190

gallbladder adenomyosis 胆囊腺肌病 13.137

gallbladder bile 胆囊胆汁 13.024

gallbladder carcinoma 胆囊癌 13.141

gallbladder contraction 胆囊收缩 13.029

gallbladder contracture 胆囊挛缩 13.085

gallbladder cystadenoma 胆囊囊腺瘤 13.133

gallbladder duodenum colon cord 胆囊十二指肠结肠索带 03.364

gallbladder dysfunction 胆囊功能障碍 13.186

gallbladder empyema 胆囊积脓 13.079

gallbladder hemangioma 胆囊血管瘤 13.153

gallbladder metaplastic polyp *胆囊化生性息肉 13.125

gallbladder mucinous cyst 胆囊黏液囊肿 13.086

gallbladder necrosis 胆囊坏死 13.081

gallbladder polyp 胆囊息肉 13.123

gallbladder sarcoma 胆囊肉瘤 13.145

gallbladder squamous cell carcinoma 胆囊鳞癌 13.144

gallbladder tumor 胆囊肿瘤 13.140

gallium radionuclide imaging of small intestine 小肠镓核素扫描 04.069

gallstone 胆囊结石 13.111

GALT 肠道相关淋巴组织 01.016

gangrene ischemic colitis 坏疽型缺血性结肠炎 16.056

gangrenous cholecystitis 坏疽性胆囊炎 13.071

GAPPS 胃腺癌和胃近端息肉病 03.286

gas-over-water sound 气过水声 01.162

gastral pattern 胃型 01.155

gastral peristaltic wave 胃蠕动波 01.157

gastric abdominal wall fistula 胃腹壁瘘 03.328

gastric acid 胃酸 03.093

gastric acid secretory function test 胃酸分泌功能测定 03.143

gastric adenocarcinoma 胃腺癌 03.259

gastric adenocarcinoma and proximal polyposis of stomach 胃腺癌和胃近端息肉病 03.286

gastric adenomatous polyp 胃腺瘤性息肉 03.276

gastric adenosquamous carcinoma 胃腺鳞癌 03.267

gastric amyloidosis 胃淀粉样变性 03.296

gastric angiodysplasia 胃血管发育不良 03.314

gastric antral vascular ectasia 胃窦血管扩张症 03.316

gastric antrum 胃窦 03.026

gastric artery aneurysm 胃动脉瘤 03.307

gastric atresia 胃闭锁 03.323

gastric belching 胃嗳气 17.175

gastric borderline tumor 胃交界性肿瘤 03.300

gastric calculus 胃结石 03.346

gastric cancer 胃癌 03.230

gastric cancer metastasis 胃癌转移 03.254

gastric capillary hemangioma 胃毛细血管瘤 03.309

gastric carcinoma in situ 胃原位癌 03.244

gastric cavernous hemangioma 胃海绵状血管瘤 03.310

gastric Crohn disease 胃克罗恩病 03.181

gastric cyst 胃囊肿 03.347

gastric D cell 胃D细胞 03.012

gastric diaphragm 胃隔膜 03.322

gastric diverticulitis 胃憩室炎 03.335

gastric diverticulum 胃憩室 03.334

gastric duplication 胃重复[畸形] 03.337

gastric electrical stimulation 胃电刺激 17.162

gastric emptying 胃排空 03.080

gastric emptying test by radiopaque marker 不透X射线标记物法胃排空检测 03.139

gastric eosinophilic granuloma 胃嗜酸细胞性肉芽肿 03.184

gastric epithelial dysplasia 胃黏膜上皮异型增生 03.232

gastric epithelioid haemangioendothelioma 胃上皮样血管内皮瘤 03.313

gastric exocrine 胃外分泌 03.091

gastric fistula 胃瘘 03.324

gastric fold 胃皱襞 03.029

gastric foveolar-type adenoma 胃小凹型腺瘤 03.278

gastric G cell 胃G细胞 03.011

gastric gland 胃腺 03.002

gastric hamartomatous polyp 胃错构瘤性息肉 03.275

gastric hemangioma　胃血管瘤　03.308

gastric hereditary hemorrhagic telangiectasia　胃遗传性出血性毛细血管扩张症　03.317

gastric heterotopic pancreas　胃异位胰腺　03.343

gastric hyperplastic polyp　胃增生性息肉　03.273

gastric hypotonic computed tomography　胃低张计算机体层成像　03.124

gastric inflammatory fibroid polyp　胃炎性纤维性息肉　03.282

gastric inflammatory polyp　胃炎性息肉　03.281

gastric inhibitory polypeptide　抑胃肽　03.100

gastric intestinal metaplasia　胃肠上皮化生　03.235

gastric intestinal-type adenoma　胃肠型腺瘤　03.277

gastric intraepithelial neoplasia　胃黏膜上皮内瘤变　03.233

gastric juice　胃液　03.092

gastric leimyosarcoma　胃平滑肌肉瘤　03.289

gastric leiomyoma　胃平滑肌瘤　03.290

gastric lipid island　*胃脂质岛　03.350

gastric lipoma　胃脂肪瘤　03.293

gastric metastatic carcinoma　胃转移性癌　03.287

gastric mixed hemangioma　胃混合性血管瘤　03.311

gastric mucinous adenocarcinoma　胃黏液腺癌　03.265

gastric mucosa　胃黏膜层　03.014

gastric mucosa associated lymphoid tissue lymphoma　胃黏膜相关淋巴组织淋巴瘤　03.295

gastric mucosa *Helicobacter pylori* culture　胃黏膜幽门螺杆菌培养　03.132

gastric mucosal barrier　胃黏膜屏障　01.023

gastric mucosal prolapse　胃黏膜脱垂症　03.342

gastric mucosal protective drug　胃黏膜保护剂　03.153

gastric mucous barrier　胃黏液屏障　03.113

gastric mucus　胃黏液　03.095

gastric muscularis mucosa　胃黏膜肌层　03.016

gastric neuroendocrine neoplasm　胃神经内分泌瘤　03.291

gastric omental artery arch　胃网膜动脉弓　09.017

gastric papillary adenocarcinoma　胃乳头状腺癌　03.264

gastric peristalsis　胃蠕动　03.077

gastric phase of gastric juice secretion　胃液分泌胃期　03.098

gastric phase of pancreatic secretion　胰液分泌胃期　14.052

gastric polyp　胃息肉　03.272

gastric polyposis　胃息肉病　03.283

gastric precancerous condition　胃癌前状态　03.234

gastric precancerous disease　*胃癌前疾病　03.234

gastric precancerous lesion　胃癌前病变　03.231

gastric receptive relaxation　胃容受性舒张　03.076

gastric remnant　残胃　03.237

gastric sarcoidosis　胃结节病　03.183

gastric schwannoma　胃神经鞘瘤　03.292

gastric secretion　胃分泌　03.090

gastric serosa layer　胃浆膜层　03.018

gastric signet-ring cell carcinoma　胃印戒细胞癌　03.266

gastric sinus G-cell hyperfunction associated ulcer　胃窦G细胞功能亢进相关性溃疡　03.226

gastric squamous cell carcinoma　胃鳞癌　03.268

gastric stromal tumor　胃间质瘤　03.288

gastric submucosa　胃黏膜下层　03.015

gastric syphilis　胃梅毒　03.188

gastric telangiectasia　胃毛细血管扩张症　03.315

gastric tonic contraction　胃紧张性收缩　03.075

gastric tuberculosis　胃结核　03.187

gastric tubular adenocarcinoma　胃管状腺癌　03.260

gastric-type duodenal adenoma　十二指肠胃型腺瘤　03.425

gastric ulcer　胃溃疡　03.196

gastric ulcer bleeding　胃溃疡出血　03.197

gastric ulcer with pyloric obstruction　胃溃疡幽门梗阻　03.199

gastric undifferentiated carcinoma　胃未分化癌　03.269

gastric varix　胃静脉曲张　03.301

gastric vessel　胃血管　03.032

gastric volvulus　胃扭转　03.329

gastric wall　胃壁　03.013

gastric web　*胃蹼　03.322

gastric xanthelasma　胃黄斑瘤　03.350

gastrin　胃泌素　01.195

gastrinoma　胃泌素瘤　03.345

gastrinoma triangle　胃泌素瘤三角区　03.439

gastritis verrucosa　疣状胃炎，*痘疹样胃炎　03.171

gastrocolic fistula　胃结肠瘘　03.326

gastroduodenal absorption　胃十二指肠吸收　03.087

gastroduodenal anastomotic ulcer　胃十二指肠吻合口溃疡　03.204

gastroduodenal aneurysm　胃十二指肠动脉瘤　03.462

gastroduodenal artery　胃十二指肠动脉　16.003

gastroduodenal biliary fistula　胃十二指肠胆管瘘　03.325

gastroduodenal complex ulcer　胃十二指肠复合性溃疡　03.202

gastroduodenal digestion　胃十二指肠消化　03.084

gastroduodenal motility　胃十二指肠运动　03.074

gastroduodenal ulcer cicatricial pyloric obstruction　胃十二指肠溃疡瘢痕性幽门梗阻　03.321

gastroenterology　消化病学　01.001

gastroesophageal anastomotic ulcer　胃食管吻合口溃疡　03.205

gastroesophageal reflux disease　胃食管反流病　02.192

gastroileum reflex　胃回肠反射　04.047

gastrointestinal hemorrhage　消化道出血　01.102

gastrointestinal central sensitization　胃肠感觉中枢敏感化　17.052

gastrointestinal compliance　胃肠顺应性　17.037

gastrointestinal cortical evoked potential　胃肠皮层诱发电位　17.012

gastrointestinal decompression　胃肠减压术　01.247

gastrointestinal endocrine system　胃肠道内分泌系统　01.010

gastrointestinal excitable cell　胃肠道可兴奋细胞　17.008

gastrointestinal hemangiomatosis　胃肠多发性血管瘤　03.312

gastrointestinal hormone　胃肠激素　01.021

gastrointestinal immune system　胃肠道免疫系统　01.011

gastrointestinal manometry　消化道测压　17.069

gastrointestinal motility　胃肠动力　01.019

gastrointestinal mucormycosis　胃肠型毛霉菌病　04.165

gastrointestinal mucosal barrier　胃肠黏膜屏障　03.112

gastrointestinal mucosal immunity　胃肠黏膜免疫　03.118

gastrointestinal nervous system　胃肠道神经系统　01.009

gastrointestinal neuroplasticity　胃肠神经可塑性　17.013

gastrointestinal smooth muscle　胃肠道平滑肌　01.020

gastrointestinal smooth muscle action potential　胃肠平滑肌动作电位　17.004

gastrointestinal smooth muscle depolarization　胃肠平滑肌细胞去极化　17.003

gastrointestinal smooth muscle electrical syncytium　胃肠平滑肌电合胞体　17.007

gastrointestinal smooth muscle fast wave potential　胃肠平滑肌快波电位　17.010

gastrointestinal smooth muscle hyperpolarization　胃肠平滑肌超极化　17.005

gastrointestinal smooth muscle membrane potential　胃肠平滑肌膜电位　17.002

gastrointestinal smooth muscle slow wave potential　胃肠平滑肌慢波电位　17.009

gastrointestinal smooth muscle unpolarizing　*胃肠平滑肌细胞除极　17.003

gastrointestinal tract　消化道　01.007

gastrojejunocolic fistula　胃空肠结肠瘘　03.327

gastroparesis　胃轻瘫　03.338

gastroptosis　胃下垂　03.336

gastroscopy　胃镜检查术　01.210

GAVE　胃窦血管扩张症　03.316

GERD　胃食管反流病　02.192

Gerlach valve　*格拉赫瓣　05.007

GGT　γ-谷氨酰转移酶　12.086

GHHT　胃遗传性出血性毛细血管扩张症　03.317

giant cell granuloma of mesenteric foreign body　肠系膜异物巨细胞肉芽肿　10.053

giant duodenal ulcer　十二指肠巨大溃疡　03.390

giant gastric ulcer　胃巨大溃疡　03.209

giant hypertrophy gastritis　巨大肥厚性胃炎　03.173

giant paraesophageal hiatal hernia　巨大食管旁裂孔疝　02.179

giardia duodenalis　十二指肠贾第虫病　03.377

giardiasis　贾第虫病　04.179

Gilbert syndrome　吉尔伯特综合征　12.383

GIN　胃黏膜上皮内瘤变　03.233

GI tract　消化道　01.007

gliomatosis peritonei　腹膜神经胶质瘤病　08.052

Glisson integument　*格利森包膜　12.006

globus　癔球症　17.168

GLP-1　胰高血糖素样肽-1　14.054

glucagon　胰高血糖素　14.039

glucagon-like peptide-1　胰高血糖素样肽-1　14.054

glucagonoma　胰高血糖素瘤　14.164

glucose-dependent insulinotropic peptide　*糖依赖性胰岛素释放肽　03.100

glutamic-oxaloacetic transaminase　*谷草转氨酶　12.085

glutamic-pyruvic transaminase　*谷丙转氨酶　12.084

γ-glutamyl transferase　γ-谷氨酰转移酶　12.086

gluten-free diet　去麦胶饮食　17.145

gluten-induced enteropathy　*麦胶性肠病　04.143

glycocholic acid　甘氨胆酸　12.076

glycogenesis　糖原合成　12.094

glycogen storage disease　糖原贮积病　12.440

glycogen storage disease type Ⅰ　糖原贮积病Ⅰ型　12.441

glycogen storage disease type Ⅱ　糖原贮积病Ⅱ型　12.442

glycogen storage disease type Ⅲ　糖原贮积病Ⅲ型　12.443

glycogen storage disease type Ⅳ　糖原贮积病Ⅳ型　12.444

Golgi protein 73　高尔基[体]蛋白73　12.146

golimumab　戈利木单克隆抗体　15.093

gonococcal peritonitis　淋球菌性腹膜炎　08.019

GOV1　胃食管静脉曲张1型　03.302

GOV2　胃食管静脉曲张2型　03.303

GP73　高尔基[体]蛋白73　12.146

granulocyte monocyte apheresis　粒细胞单核细胞吸附法　15.100

granulomatosis peritonitis　肉芽肿性腹膜炎　08.027

granulomatous duodenitis　肉芽肿性十二指肠炎　03.371

granulomatous gastritis　肉芽肿性胃炎　03.179

granulomatous liver disease　肉芽肿性肝病　12.455

granulomatous tissue polyp of gallbladder　*胆囊肉芽组织性息肉　13.126

granulosa cell tumor of gallbladder　胆囊颗粒细胞瘤　13.162

greater gastric curvature　胃大弯　03.023

greater omental abscess　大网膜脓肿　09.041

greater omental adhesion　大网膜粘连　09.048

greater omental artery arch　大网膜动脉弓　09.019

greater omental choriocarcinoma　大网膜绒毛膜癌　09.037

greater omental cyst　大网膜囊肿　09.044

greater omental endometriosis　大网膜子宫内膜异位症　09.053

greater omental hemorrhage　大网膜出血　09.042

greater omental hernia　大网膜疝　09.054

greater omental hiatal hernia　大网膜裂孔疝　09.056

greater omental incarcerated hernia　大网膜嵌顿疝　09.055

greater omental infarction　大网膜梗死　09.047

greater omental inflammatory fibroblastoma　大网膜炎性成纤维细胞瘤　09.036

greater omental teratoma　大网膜畸胎瘤　09.035

greater omental torsion　大网膜扭转　09.049

greater omental tuberculosis　大网膜结核　09.040

greater omentum　大网膜　09.002

greater omentum fibroma　大网膜纤维瘤　09.029

greater omentum hemangioma　大网膜血管瘤　09.026

greater omentum leiomyoma　大网膜平滑肌瘤　09.023

greater omentum lipoma　大网膜脂肪瘤　09.028

greater omentum mesenchymoma　大网膜间质瘤　09.024

greater omentum metastatic tumor　大网膜转移瘤　09.030

greater omentum mucinous carcinoma　大网膜黏液性癌　09.031

greater omentum myxoid liposarcoma　大网膜黏液脂肪肉瘤　09.032

great pancreatic artery　胰大动脉　14.016

Grey-Turner sign　格雷-特纳征　01.151

guanylate cyclase C receptor　鸟苷酸环化酶C受体　17.163

gut allodynia　胃肠痛觉异常　17.054

gut-associated lymphoid tissue　肠道相关淋巴组织　01.016

gut-brain axis　脑-肠轴　01.022

gut homeostasis　肠道稳态　01.025

gut hyperalgesia　胃肠痛觉过敏　17.055

gut hypersensitivity　胃肠内脏高敏　17.053

gut microbiota　肠道微生态　17.064

gut microbiota dysbiosis　肠道微生态失衡　15.002

gut mucosa associated lymphoid tissue　肠黏膜相关淋巴组织　03.117

gut nociception　胃肠伤害感受　17.051

gut pain catastrophizing　胃肠疼痛灾难化　17.060

gut reflex　胃肠道反射　17.014

gut somatization　胃肠躯体化　17.059

H

halitosis　口臭　01.044

hamartoma of liver　肝错构瘤　12.401

HAMN　高级别阑尾黏液性肿瘤　05.072

haptoglobin　触珠蛋白，*结合珠蛋白　12.056

Hartmann pouch　哈特曼囊，*哈氏囊　13.006

Harvey-Bradshaw index for Crohn disease　哈维–布拉德肖克罗恩病指数　15.042

haustration movement　[结肠]袋状往返运动　17.045

HAVF　肝内动–静脉瘘　12.278

HBcAb　HBV核心抗体　12.225

HBeAb　HBV e抗体　12.224

HBeAg　HBV e抗原　12.223

HBeAg-negative chronic hepatitis B　HBV e抗原阴性慢性乙型肝炎　12.214

HBeAg-positive chronic hepatitis B　HBV e抗原阳性慢性乙型肝炎　12.213

HBIg　HBV免疫球蛋白　12.233

HBsAb　HBV表面抗体　12.222

HBsAg　HBV表面抗原　12.221

HBV　乙型肝炎病毒　12.205

HBV cccDNA　HBV共价闭合环状DNA　12.207

HBV pgRNA　HBV前基因组RNA　12.208

HBV RC-DNA　HBV松弛环状DNA　12.209

HCV　丙型肝炎病毒　12.235

HCV-HIV coinfection　HCV与HIV重叠感染　12.247

HCV virion　*HCV颗粒　12.235

head of pancreas　胰头　14.002

health-related quality of life　健康相关生活质量　17.128

heartburn　烧心　01.067

Helicobacter heilmannii associated ulcer　海尔曼螺杆菌感染相关性溃疡　03.221

Helicobacter pylori　幽门螺杆菌　03.189

Helicobacter pylori antibody test　幽门螺杆菌抗体检测　03.135

Helicobacter pylori associated duodenal ulcer　幽门螺杆菌相关性十二指肠溃疡　03.215

Helicobacter pylori associated gastric ulcer　幽门螺杆菌相关性胃溃疡　03.214

Helicobacter pylori gastric mucosa histology examination　幽门螺杆菌胃黏膜组织学检查　03.131

Helicobacter pylori gastric mucosa smear examination　幽门螺杆菌胃黏膜涂片检查　03.130

Helicobacter pylori gastritis　幽门螺杆菌胃炎　03.190

Helicobacter pylori rapid urease test　幽门螺杆菌快速尿素酶试验　03.129

Helicobacter pylori stool antigen test　幽门螺杆菌粪便抗原检测　03.136

hemangiopericytoma of liver　肝血管外皮瘤　12.414

hemapoietic stem cell transplantation　造血干细胞移植　15.101

hematemesis　呕血　01.106

hematochezia　便血　01.108

hemobilia after choledochoscopy　胆道镜操作后胆道出血　13.061

hemochromatosis　血色病　12.433

hemochromatosis non-type 1　*血色病非1型　12.436

hemochromatosis type 1　*血色病1型　12.435

hemorrhagic esophagitis　出血性食管炎　02.056

hemorrhoid　痔　07.058

hepatic acinus zone one　肝腺泡1区　12.017

hepatic acinus zone three　肝腺泡3区　12.019

hepatic acinus zone two　肝腺泡2区　12.018

hepatic alveolar echinococciosis　肝泡状棘球蚴病　12.474

hepatic amyloidosis　肝淀粉样变性　12.463

hepatic arteriovenous fistula　肝内动–静脉瘘　12.278

hepatic artery　肝动脉　12.010

hepatic artery aneurysm　肝动脉血管瘤　12.329

hepatic artery atherosclerosis　肝动脉粥样硬化　12.328

hepatic bile　肝胆汁　13.025

hepatic capillaria　肝线虫病　12.475

hepatic clonorchiasis　肝吸虫病　12.471

hepatic cord　*肝索　12.026

hepatic duct obstruction　肝管梗阻　13.105

hepatic dysplasia　肝发育异常　12.041

hepatic echinococciosis　肝包虫病　12.472

hepatic encephalopathy　肝性脑病　12.303

hepatic extracellular matrix　肝细胞外基质　12.039

hepatic fibrosis　肝纤维化　12.280

hepatic fissure　肝裂　12.004

hepatic flexure of colon　*结肠肝曲　06.003

hepatic granuloma caused by foreign body　异物性肝肉芽肿　12.461

hepatic granuloma caused by sarcoidosis　结节病性肝肉芽肿　12.458

hepatic granuloma caused by schistosomiasis　血吸虫性肝肉芽肿　12.457

hepatic granuloma caused by tuberculosis　结核性肝肉芽肿　12.456

hepatic granulosus echinococciosis　肝细粒棘球蚴病　12.473

hepatic hemangioendothelioma　肝血管内皮瘤　12.397

hepatic hemangioma　肝血管瘤　12.395

hepatic histoplasmosis　肝组织胞浆菌感染　12.478

hepatic hydrothorax　肝性胸腔积液　12.302

hepatic integument　肝包膜　12.006

hepatic large granular lymphocyte　*肝内大颗粒淋巴细胞　12.037

hepatic lipogranuloma　脂肪性肝肉芽肿　12.460

hepatic macrophage　肝巨噬细胞　12.035

hepatic metabolism of fructose　肝脏果糖代谢　12.093

hepatic metabolism of galactose　肝脏半乳糖代谢　12.092

hepatic myelopathy　肝性脊髓病　12.315

hepatic myxosarcoma　肝黏液肉瘤　12.420

hepatic natural killer cell　肝自然杀伤细胞　12.037

hepatic nerve　肝神经　12.021

hepatic osteopathy　肝性骨病　12.317

hepatic parasitosis　肝脏寄生虫病　12.469

hepatic plate　肝板　12.026

hepatic perisinusoidal cell　肝窦周细胞　12.034

hepatic *Schistosoma mansoni*　血吸虫肝病　12.470

hepatic sclerosed hemangioma　肝硬化性血管瘤　12.396

hepatic sinusoid　肝窦　12.029

hepatic sinusoidal endothelial cell　肝窦内皮细胞　12.033

hepatic sinusoidal obstruction syndrome　肝窦阻塞综合征　12.326

hepatic steatosis　肝脂肪变性　12.332

hepatic stellate cell　肝星状细胞　12.036

hepatic stem cell　肝干细胞　12.030

hepatic teratoma　肝畸胎瘤　12.402

hepatic tuberculosis　肝结核　12.468

hepatic vascular injury pattern of drug-induced liver injury　药物性肝损伤肝血管损伤型　12.356

hepatic vein　肝静脉　12.015

hepatic venoocclusive disease　*肝小静脉闭塞症　12.326

hepatic venous pressure gradient　肝静脉压力梯度　12.124

hepatitis　肝炎　12.180

hepatitis A　甲型病毒性肝炎，*甲型肝炎，*甲肝　12.191

hepatitis A/B combination vaccine　甲乙型病毒性肝炎联合疫苗　12.201

hepatitis A virus antibody　甲型肝炎病毒抗体　12.196

hepatitis A virus antigen　甲型肝炎病毒抗原　12.192

hepatitis A virus genotype　甲型肝炎病毒基因型　12.195

hepatitis A virus receptor　甲型肝炎病毒受体　12.193

hepatitis A virus RNA　甲型肝炎病毒RNA　12.199

hepatitis A virus vaccine　甲型病毒性肝炎疫苗　12.200

hepatitis B　乙型病毒性肝炎，*乙型肝炎，*乙肝　12.204

hepatitis B core antibody　HBV核心抗体　12.225

hepatitis B e antibody　HBV e抗体　12.224

hepatitis B e antigen　HBV e抗原　12.223

hepatitis B immunoglobulin　HBV免疫球蛋白　12.233

hepatitis B surface antibody　HBV表面抗体　12.222

hepatitis B surface antigen　HBV表面抗原　12.221

hepatitis B vaccine　HBV疫苗　12.232

hepatitis B virus　乙型肝炎病毒　12.205

hepatitis B virus associated nephritis　HBV相关性肾小球肾炎　12.220

hepatitis B virus covalently closed circular DNA　HBV共价闭合环状DNA　12.207

hepatitis B virus genotype　HBV基因型　12.210

hepatitis B virus open reading frame　HBV开放阅读框　12.206

hepatitis B virus pregenomic RNA　HBV前基因组RNA　12.208

hepatitis B virus reactivation　HBV再激活　12.218

hepatitis B virus relaxed circular DNA　HBV松弛环状DNA　12.209

hepatitis C　丙型病毒性肝炎，*丙型肝炎，*丙肝　12.234

hepatitis C carrier　HCV携带者　12.240

hepatitis C RNA　丙型肝炎病毒核糖核酸　12.238

hepatitis C virus　丙型肝炎病毒　12.235

hepatitis C virus genotype　HCV基因型　12.239

hepatitis D　丁型病毒性肝炎，*丁型肝炎，*丁肝　12.248

hepatitis E　戊型病毒性肝炎，*戊型肝炎，*戊肝　12.249

hepatoblastoma　肝母细胞瘤　12.412

hepatocellular adenoma　肝细胞腺瘤　12.400

hepatocellular carcinoma　肝细胞肝癌　12.407

hepatocellular cholestasis　肝细胞性胆汁淤积　12.373

hepatocellular pattern of drug-induced liver injury　药物性肝损伤肝细胞损伤型　12.353

hepatocyte　肝细胞　12.031

hepatocyte apoptosis　肝细胞凋亡　12.046

hepatocyte growth factor　肝细胞生长因子　12.045

hepatocyte-matrix interaction　肝细胞–基质相互作用　12.040

hepatolenticular degeneration 肝豆状核变性 12.426

hepatomegaly 肝大 01.182

hepatopancreatic ampulla 肝胰壶腹 13.016

hepatopancreatic ampulla spasm 肝胰壶腹痉挛 13.184

hepatopulmonary syndrome 肝肺综合征 12.314

hepatorenal syndrome 肝肾综合征 12.310

hepatorenal syndrome-acute kidney disease 肝肾综合征-急性肾病 12.312

hepatorenal syndrome-acute kidney injury 肝肾综合征-急性肾损伤 12.311

hepatorenal syndrome-chronic kidney disease 肝肾综合征-慢性肾病 12.313

hepcidin 铁调素 12.051

hereditary colorectal carcinoma 遗传性结直肠癌 06.047

hereditary diffuse gastric cancer 遗传性弥漫性胃癌 03.242

hereditary fructose intolerance 遗传性果糖不耐受症 04.114

hereditary gastric cancer 遗传性胃癌 03.241

hereditary hemochromatosis 遗传性血色病 12.434

hereditary megaduodenum *遗传性巨十二指肠 03.362

hereditary nonpolyposis colorectal cancer *遗传性非息肉病性结直肠癌 06.048

hereditary pancreatitis 遗传性胰腺炎 14.126

hernia 疝 11.001

hernia content 疝内容物 11.004

hernia cover 疝被盖 11.005

hernia of lesser omentum sac 小网膜囊疝 09.071

hernia of linea alba 白线疝 11.015

hernia ring 疝环 11.002

hernia sac 疝囊 11.003

herpes simplex virus hepatitis 单纯性疱疹病毒肝炎 12.254

herpes simplex virus infection associated ulcer 单纯疱疹病毒感染相关性溃疡 03.220

Herring canal *赫林管 12.023

heterotopic gastric mucosa in esophagus 食管胃黏膜异位 02.190

heterotopic pancreas 异位胰腺 14.175

heterotopic pancreas of small intestine 小肠异位胰腺 04.219

HFE-related hereditary hemochromatosis *HFE*相关遗传性血色病 12.435

HGF 肝细胞生长因子 12.045

hiatal hernia 食管裂孔疝 02.175

hiccup 呃逆 01.059

high fat diet 高脂饮食 01.040

high-grade appendiceal mucinous neoplasm 高级别阑尾黏液性肿瘤 05.072

high-positioned appendix *高位阑尾 05.027

high resolution anorectal manometry 高分辨率直肠肛管测压 17.084

high resolution esophageal manometry 高分辨率食管测压 17.071

high resolution manometry 高分辨率测压 17.070

high-risk colorectal adenoma 结直肠高危性腺瘤 06.037

high small intestinal obstruction 高位小肠梗阻 06.082

Hirschsprung disease *希尔施普龙病 06.065

histamine 2 receptor antagonist 组胺2受体拮抗剂 03.149

HNPCC *遗传性非息肉病性结直肠癌 06.048

HREM 高分辨率食管测压 17.071

HRM 高分辨率测压 17.070

HRS 肝肾综合征 12.310

HRS-AKD 肝肾综合征-急性肾病 12.312

HRS-AKI 肝肾综合征-急性肾损伤 12.311

HRS-CKD 肝肾综合征-慢性肾病 12.313

HSV hepatitis *HSV肝炎 12.254

5-HT$_4$ receptor agonist 5-HT$_4$受体激动剂 17.153

5-HT$_3$ receptor antagonist 5-HT$_3$受体拮抗剂 17.152

5-HT transporter 5-羟色胺转运体 17.026

human hepatitis A virus strain 人甲型肝炎病毒株 12.194

human immunodeficiency virus associated gastric ulcer 人类免疫缺陷病毒相关性胃溃疡 03.216

humoral regulation of gastric motility 胃运动体液调节 03.079

HVPG 肝静脉压力梯度 12.124

hybrid artificial liver 混合型人工肝 12.171

hydrogen breath test 氢呼气试验 04.088

5-hydroxytryptamine 5-羟色胺 03.110

hyperactive bowel sound 肠鸣音亢进 01.161

hyperbilirubinemia 高胆红素血症 12.381

hypercalcemic pancreatitis 高钙血症性胰腺炎 14.106

hypercontractile esophagus 高压收缩食管 02.089

hyperorexia 食欲亢进 01.076

hyperplastic cholecystopathy 增生性胆囊病 13.089

hyperplastic esophageal polyp 增生性食管息肉 02.098

hyperplastic polyposis syndrome *增生性息肉病综合征 06.021

hypersplenism 脾功能亢进，*脾亢 12.297

hypertonic dehydration 高渗性脱水 01.118

hypertrophic duodenal tuberculosis 十二指肠结核增生型 03.383

hypoactive bowel sound 肠鸣音减弱 01.163

hypotonic dehydration 低渗性脱水 01.119

I

iatrogenic bile duct injury 医源性胆道损伤 13.180

iatrogenic esophagitis 医源性食管炎 02.063

iatrogenic small intestinal injury 医源性小肠损伤 04.133

IBD 炎症性肠病 15.001

IBD-DI 炎症性肠病失能指数 15.117

IBD disability index 炎症性肠病失能指数 15.117

IBDQ 炎症性肠病问卷 15.115

IBDU 炎症性肠病分型待定 15.082

IBil *间接胆红素 12.065

IBS 肠易激综合征 17.183

IBS-C 便秘型肠易激综合征 17.184

IBS-D 腹泻型肠易激综合征 17.185

IBS-M 混合型肠易激综合征 17.186

IBS-U 未定型肠易激综合征 17.187

IC 未定型结肠炎 15.083

ICT 控制抑制试验 12.131

idiopathic acute mesenteric venous thrombosis *特发性急性肠系膜静脉血栓 16.039

idiopathic acute pancreatitis 特发性急性胰腺炎 14.107

idiopathic contractile mesenteritis 特发性收缩性肠系膜炎 10.023

idiopathic esophagitis *特发性食管炎 02.057

idiopathic gastroparesis 特发性胃轻瘫 03.339

idiopathic greater omentitis *特发性大网膜炎 09.038

idiopathic hepatic granuloma 特发性肝肉芽肿 12.462

idiopathic hypersecretory duodenal ulcer 特发性高分泌相关性十二指肠溃疡 03.228

idiopathic mesenteric phlebosclerosis 特发性肠系膜静脉硬化性肠炎 10.021

idiopathic non-cirrhotic portal hypertension 特发性非硬化性门静脉高压［症］ 12.277

idiopathic portal hypertension *特发性门静脉高压 12.277

idiopathic steatorrhea 特发性脂肪泻 04.192

idiosyncratic drug-induced liver injury 药物性肝损伤特异质型 12.350

IFX 英夫利西单克隆抗体 15.089

IgG4-SC 免疫球蛋白G4相关硬化性胆管炎 12.371

IGV 孤立性胃静脉曲张 03.304

IGV1 孤立性胃静脉曲张1型 03.305

IGV2 孤立性胃静脉曲张2型 03.306

ileal artery 回肠动脉 16.008

ileal pouch-anal anastomosis 回肠储袋肛管吻合术 15.103

ileal vein 回肠静脉 16.021

ileocecal sphincter 回盲括约肌 04.004

ileocecal valve 回盲瓣 06.009

ileocolic artery 回结肠动脉 16.009

ileocolic vein 回结肠静脉 16.023

ileostomy 回肠造口术 15.102

ileum 回肠 04.003

ileus 肠梗阻 06.066

ILF 孤立淋巴滤泡 04.027

iliococcygeus muscle 髂尾肌 07.015

131I-MIBG radionuclide imaging of small intestine 小肠碘-131-间碘苄胍核素扫描 04.070

immune gastrointestinal disease 胃肠道免疫性疾病 01.018

immunoglobulin E mediated allergic enteritis 免疫球蛋白E介导的变应性小肠炎 04.141

immunoglobulin G associated infiltrative gastric ulcer 免疫球蛋白G相关浸润性胃溃疡 03.224

immunoglobulin G4 related sclerosing cholangitis 免疫球蛋白G4相关硬化性胆管炎 12.371

immuno proliferative duodenal disease 免疫增生性十二指肠病 03.452

immuno proliferative small intestinal disease 免疫增生性小肠病 04.233

immunosuppressant-resistant ulcerative colitis 溃疡性结肠炎免疫抑制剂抵抗型 15.065

immunotherapy 免疫治疗 12.178

IMP 特发性肠系膜静脉硬化性肠炎 10.021

impacted gallbladder stone 胆囊嵌顿性结石 13.114

impacted stone of cystic duct 胆囊管嵌顿性结石 13.113

impacted stone of hepatic duct 肝管嵌顿性结石 13.122

inactive HBsAg carrier 非活动性HBV表面抗原携带者，*HBeAg阴性HBV感染者 12.212

inadequate defecatory propulsion 排便推进力不足 17.210

incarcerated hernia 嵌顿疝 11.026

incisional hernia 切口疝 11.016

incomplete ileus 不完全性肠梗阻 06.081

incomplete penetrating injury 不完全贯通伤 07.077

indeterminate colitis 未定型结肠炎 15.083

indeterminate esophageal cancer 未定型食管癌 02.146

indirect bilirubin *间接胆红素 12.065

indirect inguinal hernia 腹股沟斜疝 11.008

indocyanine green clearance test 吲哚菁绿清除试验，*吲哚菁绿排泄试验 12.108

ineffective esophageal contraction 无效食管收缩 17.040

ineffective esophageal motility 无效食管动力 02.091

infant colic 婴儿腹绞痛 17.211

infant dyschezia 婴儿排便困难 17.212

infected acute pancreatic necrosis 急性胰腺炎坏死后感染 14.114

infection-associated gastroduodenal ulcer 感染相关性胃十二指肠溃疡 03.213

infectious coloproctitis 感染性结直肠炎 06.107

infectious duodenitis 感染性十二指肠炎 03.375

infectious gastritis 感染性胃炎 03.191

infectious granulomatous gastritis 感染性肉芽肿性胃炎 03.186

inferior anterior pancreaticoduodenal vein 胰十二指肠下前静脉 03.071

inferior border of omental foramen 网膜孔下界 09.014

inferior duodenal flexure 十二指肠下曲 03.052

inferior esophageal vein 食管下段静脉 02.023

inferior hemorrhoidal artery *痔下动脉 16.017

inferior mesenteric artery 肠系膜下动脉 16.013

inferior mesenteric artery lymphatic system 肠系膜下动脉淋巴系统 10.011

inferior mesenteric vein 肠系膜下静脉 16.030

inferior pancreatic artery 胰下动脉 14.015

inferior pancreatic lymph node 胰下淋巴结 14.024

inferior pancreaticoduodenal artery 胰十二指肠下动脉 03.067

inferior pancreaticoduodenal vein 胰十二指肠下静脉 03.073

inferior posterior pancreaticoduodenal vein 胰十二指肠下后静脉 03.072

inferior rectal artery 直肠下动脉 16.017

inferior rectal vein 直肠下静脉 16.034

inferior rectal venous plexus 直肠下静脉丛 07.034

inferior vena cava 下腔静脉 16.018

inferior wall of omental bursa 网膜囊下壁 09.009

inflammatory bowel disease 炎症性肠病 15.001

inflammatory bowel disease questionnaire 炎症性肠病问卷 15.115

inflammatory bowel disease unclassified 炎症性肠病分型待定 15.082

inflammatory esophageal polyp 炎性食管息肉 02.099

inflammatory granuloma of esophagus 食管炎性肉芽肿 02.069

inflammatory polyp of gallbladder 胆囊炎性息肉 13.126

inflammatory pseudopolyp *炎性假性息肉 03.404

inflammatory pseudotumor of liver 肝脏炎性假瘤 12.403

infliximab 英夫利西单克隆抗体，*英夫利西单抗 15.089

inguinal hernia 腹股沟疝 11.007

inhibitor of pancreatic enzyme 胰酶抑制剂 14.088

inhibitory control test 控制抑制试验 12.131

initial onset ulcerative colitis 溃疡性结肠炎初发型 15.055

insulin 胰岛素 14.038

insulinoma 胰岛素瘤 14.163

integrated relaxation pressure 整合松弛压 17.075

interlobular bile duct 小叶间胆管 12.024

internal abdominal hernia 腹内疝 11.018

internal anal sphincter 肛门内括约肌 07.011

internal duodenal fistula 十二指肠内瘘 03.478

internal hemorrhoid 内痔 07.062

internal hernia after biliary and enteral drainage 胆肠内引流术后内疝 10.107

intersphincteric abscess 括约肌间脓肿 07.066

intersphincteric anal fistula 括约肌间肛瘘 07.069

intersphincteric space 括约肌肌间间隙 07.022

interval colorectal carcinoma　间期结直肠癌　06.049

interventional hemostasis for pancreatic hemorrhage　胰腺出血介入止血术　14.076

intestinal acquired immunity　肠道获得性免疫　01.014

intestinal adaptive immunity　*肠道适应性免疫　01.014

intestinal ancylostomiasis　肠道钩虫病　04.173

intestinal and hepatic lipid transport　肠–肝脂质转运　12.097

intestinal ascariasis　肠蛔虫病　04.175

intestinal Behçet disease　肠贝赫切特病，*肠型白塞病　06.120

intestinal candidiasis　肠道念珠菌病　04.164

intestinal capillariasis　肠道毛细线虫病　04.174

intestinal immunity　肠道免疫　01.012

intestinal impaction　肠嵌塞　06.073

intestinal innate immunity　肠道先天性免疫　01.013

intestinal microbiota transplantation　*肠菌移植　01.248

intestinal mucosal barrier　肠黏膜屏障　01.024

intestinal mucosal immunity　肠黏膜免疫　01.015

intestinal myiasis　肠蝇蛆病　04.176

intestinal non-specific immunity　*肠道非特异性免疫　01.013

intestinal obstruction　肠梗阻　06.066

intestinal pattern　肠型　01.156

intestinal peristaltic wave　肠蠕动波　01.158

intestinal phase of gastric juice secretion　胃液分泌肠期　03.099

intestinal phase of pancreatic secretion　胰液分泌肠期　14.053

intestinal smooth muscle inhibitory junction potential　肠平滑肌抑制性连接电位　17.006

intestinal stenosis　肠狭窄　06.070

intestinal taeniasis　肠绦虫病　04.177

intestinal transit time　肠传输时间　17.044

intestinal trichomoniasis　肠道滴虫病　04.172

intestinal tuberculosis　肠结核　06.126

intestinal-type duodenal adenoma　十二指肠肠型腺瘤　03.424

intestinal-type gastric cancer　肠型胃癌　03.257

intra-abdominal pressure test　腹内压检测　14.066

intra-appendiceal hemorrhage　阑尾腔内出血　05.064

intrabolus pressure　食团内压力　17.083

intracavity type of esophageal cancer　腔内型食管癌　02.145

intractable distal colitis　难治性远端结肠炎　15.066

intractable hiccup　顽固性呃逆　01.062

intracystic injection　囊肿内注射术　01.250

intraductal papillary mucinous adenocarcinoma of pancreas　胰腺导管内乳头状黏液腺癌　14.148

intraductal papillary mucinous neoplasm of bile duct　胆管导管内乳头状黏液性肿瘤　13.139

intraductal papillary mucinous neoplasm of pancreas　胰腺导管内乳头状黏液瘤　14.158

intraductal papillary neoplasm of bile duct　胆管导管内乳头状肿瘤　13.175

intraepithelial neoplasia of biliary tract　胆道上皮内瘤变　13.134

intraepithelial neoplasia of gallbladder　胆囊上皮内瘤变　13.135

intrahepatic bile duct　肝内胆管　13.010

intrahepatic bile duct adenoma　肝内胆管腺瘤　13.169

intrahepatic cholangiocarcinoma　肝内胆管细胞癌　12.408

intrahepatic cholestasis　肝内胆汁淤积　12.374

intra-hepatic portal hypertension　肝内性门静脉高压［症］　12.273

intralobular bile duct　小叶内胆管　12.023

intramucosal colorectal carcinoma　结直肠黏膜内癌　06.044

intraperitoneal chemohyperthermia　腹腔内热灌注化疗　08.008

intraperitoneal penetrating injury　腹膜内贯通伤　07.074

intrinsic drug-induced liver injury　药物性肝损伤固有型　12.349

intrinsic factor　内因子　03.111

intrinsic factor antibody　内因子抗体　03.145

intussusception　肠套叠　06.071

invertase　*转化酶　14.046

iodized water radiography of upper digestive tract　上消化道碘水造影　03.126

IPAA　回肠储袋肛管吻合术　15.103

iritis　虹膜炎　15.024

IRP　整合松弛压　17.075

irreducible hernia　难复性疝　11.025

irritable bowel syndrome　肠易激综合征　17.183

irritable bowel syndrome-mixed　混合型肠易激综合征　17.186

irritable bowel syndrome-unsubtyped　未定型肠易激综合征　17.187

irritable bowel syndrome with constipation 便秘型肠易激综合征 17.184

irritable bowel syndrome with diarrhea 腹泻型肠易激综合征 17.185

ischemic colitis 缺血性结肠炎 16.052

ischemic duodenitis 缺血性十二指肠炎 03.379

ischemic gallbladder necrosis 缺血性胆囊坏死 13.082

ischemic hepatitis 缺血性肝炎 12.327

ischemic intestinal colic *缺血性肠绞痛 16.042

ischemic liver injury 缺血性肝损伤 12.261

ischemic pancreatic disease 缺血性胰腺病 14.189

ischemic pancreatitis 缺血性胰腺炎 14.104

ischiorectal abscess 坐骨直肠窝脓肿，*坐骨直肠间隙脓肿 07.065

ischiorectal fistula 坐骨直肠瘘 06.089

ischiorectal space 坐骨直肠间隙 07.020

island type of Barrett esophagus 岛型巴雷特食管 02.081

isolated gastric varix 孤立性胃静脉曲张 03.304

isolated lymphoid follicle 孤立淋巴滤泡 04.027

isotonic contraction *等张收缩 17.033

isotonic dehydration 等渗性脱水 01.120

J

jam-like stool 果酱样便 01.127

jaundice 黄疸 01.135

jejunal artery 空肠动脉 16.007

jejuno-ileal diverticulum 空回肠憩室 04.099

jejunum 空肠 04.002

jejunum vein 空肠静脉 16.020

Johanson-Blizzard syndrome 约翰松−布利泽德综合征 14.131

juvenile polyposis syndrome 幼年性息肉综合征 04.206

juxtapapillary duodenal diverticulum 十二指肠乳头旁憩室 03.499

K

Kaposi sarcoma of gallbladder 胆囊卡波西肉瘤 13.161

Kayser-Fleischer ring 凯−弗环，*K-F环 12.427

ketogenic diet 生酮饮食 01.042

kissing ulcer of duodenal bulb 十二指肠球部对吻溃疡 03.389

Krukenberg tumor 库肯伯格瘤 03.256

Kultschitsky cell *库尔吉茨基细胞 03.060

Kupffer cell *库普弗细胞 12.035

L

lactase 乳糖酶 14.047

lactase deficiency 乳糖酶缺乏症 04.111

lactose tolerance test 乳糖耐量试验 04.087

lamina propria lymphocyte 固有层内淋巴细胞 04.029

lamivudine 拉米夫定 12.231

LAMN 低级别阑尾黏液性肿瘤 05.073

Lanz point 兰茨点 05.003

laparoscopic cholecystectomy 腹腔镜胆囊切除术 13.054

laparoscopic fundoplication 腹腔镜下胃底折叠术 02.048

laparoscopic ultrasonography 腹腔镜超声检查术 01.224

laparoscopy 腹腔镜检查术 01.223

large intestine 大肠 06.011

laser lithotripsy of bile duct stone under peroral choledochoscope 经口胆道镜胆管结石激光碎石术 13.047

laxative 泻剂 17.146

LCA 石胆酸 12.074

lead-pipe sign 铅管征 15.003

leaky gut 微肠漏 17.067

left branch of portal vein 门静脉左支 12.013

left colic artery 左结肠动脉 16.014

left colic flexure 结肠左曲 06.005

left colic vein 左结肠静脉 16.031

left gastric artery 胃左动脉 03.033

left gastric vein 胃左静脉 03.037

left gastroepiploic artery 胃网膜左动脉 03.035

left gastroepiploic vein 胃网膜左静脉 03.039

left greater omental artery 大网膜左动脉 09.021

left lower abdominal appendix 左下腹阑尾 05.028

left mesenteric sinus 左肠系膜窦 10.006

left of omental bursa 网膜囊左侧 09.010

left sided ulcerative colitis 溃疡性结肠炎左半结肠型，
*溃疡性左半结肠炎 15.052

leiomyoma of gallbladder 胆囊平滑肌瘤 13.154

leiomyosarcoma of gallbladder 胆囊平滑肌肉瘤 13.155

Lemmel syndrome *莱梅尔综合征 03.497

lesser gastric curvature 胃小弯 03.022

lesser omental leiomyoma 小网膜平滑肌瘤 09.057

lesser omental mesenchymoma 小网膜间质瘤 09.058

lesser omentum 小网膜 09.003

lesser omentum abscess 小网膜脓肿 09.076

lesser omentum angioma 小网膜脉管瘤 09.067

lesser omentum cyst 小网膜囊肿 09.072

lesser omentum fibroma 小网膜纤维瘤 09.065

lesser omentum hemangioma 小网膜血管瘤 09.062

lesser omentum hemorrhage 小网膜出血 09.077

lesser omentum hernia 小网膜疝 09.068

lesser omentum hiatus hernia 小网膜裂孔疝 09.070

lesser omentum lipoma 小网膜脂肪瘤 09.064

lesser omentum lymphangioma 小网膜淋巴管瘤 09.063

lesser omentum lymphatic cyst 小网膜淋巴管囊肿
09.073

lesser omentum metastasis 小网膜转移瘤 09.066

lesser omentum tuberculosis 小网膜结核 09.075

leukocyte-labeled radionuclide imaging of small intestine
小肠标记白细胞核素扫描 04.071

levator ani muscle 肛提肌 07.014

levator ani syndrome 肛提肌综合征 17.205

Lewis score 刘易斯评分 15.046

LF 粪乳铁蛋白 15.029

lidocaine metabolite test 利多卡因代谢试验 12.109

Lieberkuhn gland *李氏腺 04.024

life stress 生活应激 17.057

ligamentum teres hepatis 肝圆韧带 12.007

ligamentum venosum fissure of liver 肝静脉韧带裂
12.009

Limberg score 林贝格评分 15.047

limiting plate 界板 12.027

lipase 脂肪酶 01.193

lipase deficiency 脂肪酶缺乏症 14.179

lipoma of gallbladder 胆囊脂肪瘤 13.156

lipoma of small intestine 小肠脂肪瘤 04.215

lipomyoma of esophagus 食管脂肪肌瘤 02.104

lipoprotein 脂蛋白 12.088

liposarcoma of gallbladder 胆囊脂肪肉瘤 13.157

lithocholic acid 石胆酸 12.074

liver 肝[脏] 12.001

liver abscess 肝脓肿 12.465

liver acinus 肝腺泡 12.028

liver angiosarcoma 肝血管肉瘤，*肝恶性血管内皮瘤
12.416

liver biopsy 肝活组织检查 12.117

liver *Candida albicans* infection 肝白念珠菌感染 12.477

liver cirrhosis 肝硬化 12.279

liver cystadenocarcinoma 肝囊腺癌 12.411

liver failure 肝衰竭 12.262

liver function test 肝功能试验 12.099

liver fungal infection 肝脏真菌感染 12.476

liver-gut axis 肝–肠轴 12.098

liver injury 肝损伤 12.258

liver leiomyosarcoma 肝平滑肌肉瘤 12.417

liver liposarcoma 肝脂肪肉瘤 12.418

liver nutrition metabolism 肝营养代谢 12.082

liver pseudolobule 肝假小叶 12.281

liver regeneration 肝再生 12.044

liver stiffness measurement 肝硬度值 12.115

liver transplantation 肝移植 12.179

lobe of liver 肝叶 12.002

lobule of liver 肝小叶 12.025

local ablation treatment 局部消融治疗 12.173

long segment Barrett esophagus 长段巴雷特食管 02.077

long squeeze 长程缩肛 17.087

long-term excessive alcohol consumption 长期过量饮
酒 12.339

loss of appetite 食欲缺乏 01.075

loss of colonic haustration 结肠袋消失 15.005

lower esophageal ring dysmorphology 下食管环异常
02.161

lower esophageal sphincter 食管下括约肌 02.013

lower gastrointestinal hemorrhage 下消化道出血 01.104

lower thoracic segment of esophagus 食管胸下段 02.005

low fat diet　低脂饮食　01.041

low-fiber diet　低纤维饮食　01.039

low-grade appendiceal mucinous neoplasm　低级别阑尾黏液性肿瘤　05.073

low small intestinal obstruction　低位小肠梗阻　06.083

LPL　固有层内淋巴细胞　04.029

LSM　肝硬度值　12.115

lupus mesenteric vasculitis　狼疮性肠系膜血管炎　10.024

lymphangiectasia　小肠淋巴管扩张症　04.191

lymphangioma of greater omentum　大网膜淋巴管瘤 09.027

lymphangioma of small intestine　小肠淋巴管瘤　04.216

lymphatic vessel of liver　肝淋巴管　12.020

lymphocytic coloproctitis　淋巴细胞性结直肠炎　06.116

lymphocytic duodenitis　淋巴细胞性十二指肠炎　03.370

lymphocytic gastritis　淋巴细胞性胃炎　03.172

lymphoid hyperplasia of small intestine　小肠淋巴组织增生　04.211

lymphoid polyp of gallbladder　胆囊淋巴样息肉　13.128

Lynch syndrome　林奇综合征　06.048

M

macronodular cirrhosis　大结节性肝硬化　12.285

magnetically controlled gastric capsule endoscope　磁控胶囊胃镜　03.127

magnetic resonance angiography　磁共振血管成像　01.208

magnetic resonance angiography of small bowel　磁共振小肠血管成像　04.065

magnetic resonance cholangiopancreatography　磁共振胆胰管成像　17.138

magnetic resonance elastography　磁共振弹性成像 12.116

magnetic resonance enterography　磁共振小肠成像 04.064

magnetic resonance imaging of abdomen　腹部磁共振成像　01.207

magnifying gastroscopy　放大胃镜　03.128

main pancreatic duct　主胰管　14.008

major duodenal papilla　十二指肠大乳头　13.017

malabsorption　吸收不良　01.082

malignant duodenocolic fistula　恶性十二指肠结肠瘘 03.484

malignant esophageal stromal tumor　恶性食管间质瘤 02.115

malignant hemangiopericytoma of liver　肝血管外皮肉瘤　12.422

malignant lymphoma of gallbladder　胆囊恶性淋巴瘤 13.160

malignant yolk sac tumor of greater omentum　大网膜恶性卵黄囊瘤　09.033

Mallory body　马洛里小体　12.429

Mallory-Weiss syndrome　*马洛里-魏斯综合征　02.180

malnutrition　营养不良　01.038

maltase　麦芽糖酶　14.045

Manning criteria　曼宁标准　17.126

MAP　MUTYH相关性息肉病　03.285

marasmus　消瘦　01.081

marginal ulcer　*边缘性溃疡　03.203

mature cystic teratoma of pancreas　胰腺成熟囊性畸胎瘤　14.160

maximal anal squeeze pressure　最大肛门收缩压　17.091

maximum tolerated volume　最大耐受阈值　17.096

Mayo endoscopic score　梅奥内镜评分　15.039

Mayo score　梅奥评分　15.037

MBM　多环套扎内镜黏膜切除术　02.034

McBurney point　麦氏点　05.002

McBurney point tenderness　麦氏点压痛　01.172

mean nocturnal baseline impedance　平均夜间基线阻抗　17.118

mechanical digestion　机械性消化　03.085

mechanical dysphagia　机械性吞咽困难　01.070

mechanical ileus　机械性肠梗阻　06.067

mechanical small intestinal obstruction　机械性小肠梗阻　04.117

Meckel diverticulum　梅克尔憩室　04.100

Meckel-Gruber syndrome　梅克尔-格鲁伯综合征 12.393

meconium peritonitis　胎粪性腹膜炎　08.029

median arcuate ligament syndrome　*中弓韧带综合征 16.044

medigus ultrasonic surgical endostapler　内镜胃底折叠术　02.046

medullary type of esophageal cancer 髓质型食管癌 02.141

melanoma of gallbladder 胆囊黑色素瘤 13.147

melanosis coli 结肠黑变病，*结肠黑色素沉着病 06.134

MELD score 终末期肝病模型评分 12.151

melena 黑便 01.109

Menetrier disease *梅内特里耶病 03.173

MES 梅奥内镜评分 15.039

mesalazine *美沙拉嗪 15.084

mesangial hamartoma of appendix 阑尾系膜错构瘤 10.099

mesangial ligament-like fibroma of appendix 阑尾系膜韧带样纤维瘤 10.096

mesangial plasmablast lymphoma of appendix 阑尾系膜浆母细胞淋巴瘤 10.097

mesangial teratoma of appendix 阑尾系膜畸胎瘤 10.098

mesangial tumor of appendix 阑尾系膜肿瘤 10.095

mesenteric aggressive fibromatosis *肠系膜侵袭性纤维瘤病 10.046

mesenteric amyloidoma 肠系膜淀粉样瘤 10.088

mesenteric angiomyolipoma 肠系膜血管平滑肌脂肪瘤 10.039

mesenteric angiosarcoma 肠系膜血管肉瘤 10.070

mesenteric arterial embolism 肠系膜动脉栓塞 04.195

mesenteric arteritis 肠系膜动脉炎 04.197

mesenteric artery balloon dilatation 肠系膜动脉气囊扩张 16.057

mesenteric atherosclerosis 肠系膜动脉粥样硬化 04.199

mesenteric axial type gastric volvulus 系膜轴型胃扭转 03.332

mesenteric Burkitt lymphoma 肠系膜伯基特淋巴瘤 10.074

mesenteric calcified fibroma 肠系膜钙化性纤维瘤 10.044

mesenteric capillary hemangioma 肠系膜毛细血管瘤 10.033

mesenteric carcinoma 肠系膜癌 10.082

mesenteric cavernous hemangioma 肠系膜海绵状血管瘤 10.034

mesenteric cavernous lymphoma 肠系膜海绵状淋巴瘤 10.077

mesenteric cyst 肠系膜囊肿 10.025

mesenteric cystic lymphangioma 肠系膜囊性淋巴管瘤 10.078

mesenteric desmoid tumor 肠系膜硬纤维瘤 10.045

mesenteric endodermal sinus tumor 肠系膜内胚窦瘤 10.081

mesenteric enterogenous cyst 肠系膜肠源性囊肿 10.029

mesenteric epithelioid inflammatory myofibroblastoma 肠系膜上皮样炎性肌成纤维细胞瘤 10.043

mesenteric extramedullary plasmacytoma 肠系膜髓外浆细胞瘤 10.094

mesenteric fibromatosis 肠系膜纤维瘤 10.040

mesenteric fibrosarcoma 肠系膜纤维肉瘤 10.064

mesenteric follicular dendritic cell sarcoma 肠系膜滤泡树突状细胞肉瘤 10.068

mesenteric germ cell tumor 肠系膜生殖细胞肿瘤 10.079

mesenteric giant lymph node hyperplasia 肠系膜巨淋巴结病 10.111

mesenteric granuloma 肠系膜肉芽肿 10.049

mesenteric hamartoma 肠系膜错构瘤 10.092

mesenteric hemangiolymphangioma 肠系膜内血管淋巴管瘤 10.086

mesenteric hemangioma 肠系膜血管瘤 10.032

mesenteric hiatal hernia 肠系膜裂孔疝 11.022

mesenteric Hodgkin lymphoma 肠系膜霍奇金淋巴瘤 10.075

mesenteric inflammatory granuloma 肠系膜炎性肉芽肿 10.050

mesenteric inflammatory myofibroblastoma 肠系膜炎性肌成纤维细胞瘤 10.042

mesenteric inflammatory pseudotumor 肠系膜炎性假瘤 10.051

mesenteric ischemia associated with arteriovenous fistula 动静脉瘘致肠系膜缺血 16.047

mesenteric Kaposi form hemangioendothelioma 肠系膜卡波西型血管内皮瘤 10.035

mesenteric leiomyoma 肠系膜平滑肌瘤 10.037

mesenteric leiomyosarcoma 肠系膜平滑肌肉瘤 10.061

mesenteric ligamentous fibroma 肠系膜韧带样纤维瘤 10.046

mesenteric lipid metabolic disorder 肠系膜脂肪代谢障碍 10.112

mesenteric lipoblastoma 肠系膜脂肪母细胞瘤 10.048

mesenteric lipoma 肠系膜脂肪瘤 10.047

mesenteric lymphadenitis 肠系膜淋巴结炎 10.019

mesenteric lymphangioma　肠系膜淋巴管瘤　10.076

mesenteric lymph node　肠系膜淋巴结　04.025

mesenteric lymphoma　肠系膜淋巴瘤　10.071

mesenteric mesenchymal tumor　肠系膜间叶瘤　10.090

mesenteric mesothelial sarcoma　肠系膜间皮肉瘤　10.063

mesenteric mesothelioma　肠系膜间皮瘤　10.091

mesenteric mucinous adenocarcinoma　肠系膜黏液腺癌　10.083

mesenteric mucoid liposarcoma　肠系膜黏液样脂肪肉瘤　10.067

mesenteric neuroblastoma　肠系膜神经母细胞瘤　10.058

mesenteric neuroendocrine tumor　肠系膜神经内分泌肿瘤　10.057

mesenteric neurofibroma　肠系膜神经纤维瘤　10.054

mesenteric neurofibrosarcoma　肠系膜神经纤维肉瘤　10.066

mesenteric non-Hodgkin lymphoma　肠系膜非霍奇金淋巴瘤　10.072

mesenteric osteosarcoma　肠系膜骨肉瘤　10.062

mesenteric panniculitis　肠系膜脂膜炎　10.022

mesenteric paraganglioma　肠系膜副神经节瘤　10.056

mesenteric parasitic cyst　肠系膜寄生虫性囊肿　10.031

mesenteric parasitic granuloma　肠系膜寄生虫性肉芽肿　10.052

mesenteric perivascular epithelioid cell tumor　肠系膜血管周上皮样细胞肿瘤　10.036

mesenteric pheochromocytoma　肠系膜嗜铬细胞瘤　10.059

mesenteric plasmablastic lymphoma　肠系膜浆母细胞淋巴瘤　10.073

mesenteric plexiform fibroma　肠系膜丛状纤维瘤　10.041

mesenteric protuberant fibrosarcoma　肠系膜隆突性纤维肉瘤　10.065

mesenteric rhabdomyosarcoma　肠系膜横纹肌肉瘤　10.069

mesenteric sarcoma　肠系膜肉瘤　10.060

mesenteric schwannoma　肠系膜神经鞘瘤　10.055

mesenteric serous cyst　肠系膜浆液性囊肿　10.026

mesenteric serous cystic carcinoma　肠系膜浆液性囊性癌　10.084

mesenteric stromal tumor　肠系膜间质瘤　10.089

mesenteric teratoma　肠系膜畸胎瘤　10.080

mesenteric torsion　肠系膜扭转　10.110

mesenteric traction syndrome　肠系膜牵拉综合征　10.108

mesenteric venous thrombosis　肠系膜静脉血栓形成　04.196

mesentery　肠系膜　10.001

mesoappendix　阑尾系膜　10.005

mesostenium　小肠系膜　10.002

metabolic associated fatty liver cirrhosis　代谢相关脂肪性肝硬化　12.335

metabolic associated fatty liver disease　代谢相关脂肪性肝病　12.334

metabolic syndrome　代谢综合征　01.037

metachronous gastric cancer　异时性胃癌　03.238

metastatic carcinoma of mesentery　肠系膜转移性癌　10.087

metastatic duodenal carcinoma　*转移性十二指肠癌　03.449

metastatic liver cancer　转移性肝癌　12.425

metastatic malignant tumor of small intestine　转移性小肠恶性肿瘤　04.225

metastatic peritoneal tumor　*转移性腹膜肿瘤　08.051

metastatic right lower abdominal pain　转移性右下腹痛　01.097

MGLNH　肠系膜巨淋巴结病　10.111

microecologics　微生态制剂　03.154

micro-gastric cancer　微小胃癌　03.246

micronodular cirrhosis　小结节性肝硬化　12.286

microscopic coloproctitis　微观结直肠炎　06.114

middle colic artery　中结肠动脉　16.012

middle colic vein　中结肠静脉　16.025

middle esophageal vein　食管中段静脉　02.022

middle stage liver failure　中期肝衰竭　12.268

middle thoracic segment of esophagus　食管胸中段　02.004

midesophageal diverticulum　*食管中段憩室　02.173

midgut malrotation　中肠旋转不良　03.365

migrating motor complex　移行性复合运动　17.036

MII-pH　多通道腔内阻抗pH监测　17.104

mild acute pancreatitis　轻症急性胰腺炎　14.093

mild alcoholic fatty liver disease　轻症酒精性肝病　12.340

mild Crohn disease　轻度克罗恩病　15.070

mild drug-induced liver injury　轻度药物性肝损伤　12.357

mild ulcerative colitis　轻度溃疡性结肠炎　15.059

mindfulness-based stress reduction　正念减压疗法　17.147

minimal hepatic encephalopathy　轻微型肝性脑病　12.304

minor duodenal papilla 十二指肠小乳头 13.018

mitochondrial hepatopathy 线粒体性肝病 12.454

mixed adeno-neuroendocrine carcinoma 混合腺癌–神经内分泌癌 14.170

mixed duodenal tuberculosis 十二指肠结核混合型 03.385

mixed hiatal hernia 混合型食管裂孔疝 02.178

mixed pattern of drug-induced liver injury 药物性肝损伤混合型 12.355

mixed polyp of gallbladder 胆囊混合性息肉 13.129

mixed stone 混合性结石 13.033

MKS 梅克尔–格鲁伯综合征 12.393

MLN 肠系膜淋巴结 04.025

MMC 移行性复合运动 17.036

MNBI 平均夜间基线阻抗 17.118

model for end-stage liver disease score 终末期肝病模型评分 12.151

moderate Crohn disease 中度克罗恩病 15.071

moderate drug-induced liver injury 中度药物性肝损伤 12.358

moderately differentiated gastric adenocarcinoma 胃中分化腺癌 03.262

moderate severe acute pancreatitis 中度重症急性胰腺炎 14.094

moderate ulcerative colitis 中度溃疡性结肠炎 15.060

modified Mayo score *改良梅奥评分 15.038

molecular targeted therapy 分子靶向治疗 12.177

Montreal classification of ulcerative colitis 溃疡性结肠炎蒙特利尔分型 15.050

Morgagni column *莫尔加尼柱 07.004

morning rush syndrome 五更泻，*鸡鸣泻 17.198

morphologic recurrence of Chron disease 克罗恩病形态学复发 15.111

motilin 胃动素 03.101

MRA 磁共振血管成像 01.208

MRCP 磁共振胆胰管成像 17.138

MRE 磁共振小肠成像 04.064

MRE 磁共振弹性成像 12.116

MRI of abdomen 腹部磁共振成像 01.207

MTS 肠系膜牵拉综合征 10.108

mucinous cystadenocarcinoma of pancreas 胰腺黏液性囊腺癌 14.147

mucinous cystic neoplasm of bile duct 胆管黏液性囊性肿瘤 13.174

mucinous cystic neoplasm of pancreas 胰腺黏液性囊性瘤 14.156

mucinous cystic tumor of gallbladder 胆囊黏液性囊性肿瘤 13.151

mucocele of Brunner gland *布伦纳腺黏液囊肿 03.403

mucosal healing of inflammatory bowel disease 炎症性肠病黏膜愈合 15.108

mucosal impedance test 黏膜阻抗检测 17.135

mucous bloody stool 黏液血便 01.112

mucous purulent bloody stool 黏液脓血便 01.113

mucous stool 黏液便 01.125

mucus-bicarbonate barrier 黏液–碳酸氢盐屏障 03.096

Müllerian adenosarcoma of peritoneum 腹膜米勒管腺肉瘤 08.048

multi-band mucosectomy 多环套扎内镜黏膜切除术 02.034

multichannel intraluminal impedance and pH monitoring 多通道腔内阻抗pH监测 17.104

multifocal atrophic gastritis 多灶性萎缩性胃炎 03.170

multilocular cyst of lesser omentum 小网膜多房囊肿 09.074

multiple duodenal ulcers 十二指肠多发溃疡 03.394

multiple endocrine neoplasia-1 *多发性内分泌腺瘤1型 03.435

multiple hamartoma syndrome 多发性错构瘤综合征 04.220

multiple haustrum propulsive movement ［结肠］多袋推进运动 17.046

Murphy sign positive 墨菲征阳性 01.178

muscular hypertrophy of esophagus 食管肌性肥厚 02.186

muscular layer of esophagus 食管肌层 02.018

muscular layer of stomach wall 胃壁肌层 03.017

MUSE 内镜胃底折叠术 02.046

mutation of cystic fibrosis transmembrane conductance regulator 囊性纤维化跨膜电导调节基因突变 14.129

MUTYH-associated polyposis MUTYH相关性息肉病 03.285

myeloproliferative disease associated gastric ulcer 骨髓增生性疾病相关性胃溃疡 03.225

myoma of esophagus 食管肌瘤 02.101

myopathic pseudo-obstruction 肌源性假性肠梗阻 17.217

N

narcotic bowel syndrome　*麻醉药肠道综合征　17.196

natalizumab　那他珠单克隆抗体　15.096

natural orifice transluminal endoscopic surgery　经自然腔道内镜手术　01.234

nausea　恶心　01.049

nausea and vomiting disorder　恶心呕吐症　17.176

NCCP　*非心源性胸痛　17.165

NCGS　非乳糜泻麦麸敏感　17.197

NCPH　非肝硬化性门静脉高压[症]　12.271

neck mucous cell　颈黏液细胞　03.007

neck of gallbladder　胆囊颈　13.004

neck of pancreas　胰颈　14.003

neonatal peritonitis　新生儿腹膜炎　08.034

NERD　非糜烂性反流疾病　02.194

nervous vomiting　神经性呕吐　01.055

neuroendocrine tumor of gallbladder　胆囊神经内分泌肿瘤　13.149

neuroendocrine tumor of greater omentum　大网膜神经内分泌肿瘤　09.025

neuroendocrine tumor of lesser omentum　小网膜神经内分泌肿瘤　09.061

neurogenic inflammation　神经源性炎症　17.068

neurogenic neoplasm of lesser omentum　小网膜神经源性肿瘤　09.059

neuromodulation of gastric motility　胃运动神经调节　03.078

neuropathic pseudo-obstruction　神经源性假性肠梗阻　17.201

neurophysiological test of hepatic encephalopathy　肝性脑病神经生理学检测　12.126

neuropsychological test of hepatic encephalopathy　肝性脑病神经心理学检测　12.128

neurotensin　神经降压素　03.103

neurotrophic factor　神经营养因子　17.029

nicotinic acid provocation test　烟酸激发试验　12.142

nitrogen balance test　蛋白质吸收试验　04.089

nodular regenerative hyperplasia　肝结节再生性增生　12.405

non-A-E viral hepatitis　非甲-戊型病毒性肝炎　12.250

nonalcoholic fatty liver disease　非酒精性脂肪性肝病　12.333

non-biologic artificial liver　非生物型人工肝　12.169

noncardiac chest pain　*非心源性胸痛　17.165

nonceliac gluten sensitivity　非乳糜泻麦麸敏感　17.197

non-cirrhotic portal hypertension　非肝硬化性门静脉高压[症]　12.271

non-functional pancreatic neuroendocrine neoplasm　无功能性胰腺神经内分泌肿瘤　14.168

non-erosive reflux disease　非糜烂性反流疾病　02.194

non-functional duodenal neuroendocrine tumor　无功能性十二指肠神经内分泌肿瘤　03.437

non-functional gallbladder　无功能性胆囊　13.074

non-HFE-related hereditary hemochromatosis　非HFE相关遗传性血色病　12.436

non-infectious cholangitis　非感染性胆管炎　13.095

non-infectious coloproctitis　非感染性结直肠炎　06.106

non-infectious enteritis　非感染性小肠炎　04.135

non-infectious granulomatous gastritis　非感染性肉芽肿性胃炎　03.180

non-infectious peritonitis　非感染性腹膜炎　08.025

non-obstructive cholangitis　非阻塞性胆管炎　13.096

non-occlusive mesenteric ischemia　非闭塞性肠系膜血管缺血　10.104

nonretentive fecal incontinence　非潴留性大便失禁　17.203

non-specific esophagitis　非特异性食管炎　02.057

non-specific multiple ulcers of small intestine　非特异性多发性小肠溃疡　04.138

non-specific ulcer of small intestine　非特异性小肠溃疡　04.136

non-steroidal anti-inflammatory drug related ulcer　非甾体抗炎药相关性溃疡　03.193

non-stricturing non-penetrating Crohn disease　克罗恩病炎症型　15.079

nontropic steatorrhea　*非热带性脂肪泻　04.143

non-viral hepatic infectious disease　非病毒感染性肝病　12.464

norovirus enteritis　诺如病毒肠炎　04.170

NOTES　经自然腔道内镜手术　01.234

NS3/4A protease inhibitor　NS3/4A蛋白酶抑制剂　12.244

NSAID-associated enteritis 非甾体抗炎药相关性小肠炎 04.144

NS5A inhibitor NS5A抑制剂 12.245

NS5B polymerase inhibitor NS5B聚合酶抑制剂 12.246

nucleoside analogue 核苷类似物 12.226

nucleotide analogue 核苷酸类似物 12.227

nutcracker esophagus 胡桃夹食管 02.087

nutritional status 营养状态 01.033

nutrition assessment 营养评估 01.034

O

obesity 肥胖 01.036

OBI 隐匿性HBV感染 12.215

obscure gastrointestinal bleeding 不明原因消化道出血 04.230

obstruction of common bile duct 胆总管梗阻 13.103

obstructive hyperbilirubinemia 梗阻性高胆红素血症 13.108

obstructive jaundice *梗阻性黄疸 13.108

obturator sign 闭孔内肌试验 05.033

occult gastrointestinal hemorrhage 隐匿性消化道出血 01.105

occult hepatitis B virus infection 隐匿性HBV感染 12.215

occult obscure gastrointestinal bleeding 隐性不明原因消化道出血 04.232

Oddi sphincter 奥狄括约肌 13.019

Oddi sphincter dysfunction 奥狄括约肌功能障碍 13.187

Oddi sphincteroplasty 奥狄括约肌成形术 17.155

Oddi sphincterotomy 奥狄括约肌切开术 17.156

Oddi sphincter spasm 奥狄括约肌痉挛 13.183

odynophagia 吞咽疼痛 01.072

oesophagostomiasis 结节线虫病 04.181

OFD syndrome 口-面-指综合征 12.394

OIC 阿片相关便秘 17.193

olsalazine 奥沙拉嗪 15.087

omental bursa 网膜囊 09.004

omental cystic lymphangioma 网膜囊性淋巴管瘤 09.082

omental foramen 网膜孔 09.012

omental pouch blood 网膜囊积血 09.081

omental pouch disease 网膜囊疾病 09.078

omental pouch effusion 网膜囊积液 09.079

omental pouch inflammatory exudate 网膜囊炎性渗出 09.080

omentum 网膜 09.001

on-demand treatment 按需治疗 17.148

open small intestinal injury 开放性小肠损伤 04.132

opioid-induced constipation 阿片相关便秘 17.193

opioid-induced gastrointestinal hyperalgesia 阿片相关胃肠痛觉过敏 17.196

oral-facial-digital syndrome 口-面-指综合征 12.394

organ axis type gastric volvulus 器官轴型胃扭转 03.333

organic constipation 器质性便秘 01.129

organic dyspepsia 器质性消化不良 01.085

orifice of appendix 阑尾口 05.006

osteoclast-like giant cell tumor of pancreas 胰腺破骨细胞样巨细胞瘤 14.152

overt hepatic encephalopathy 显性肝性脑病 12.305

overt obscure gastrointestinal bleeding 显性不明原因消化道出血 04.231

β oxidation of fatty acid 脂肪酸β氧化 12.096

oxyntic cell *泌酸细胞 03.006

oxyntic gland adenoma 泌酸腺腺瘤 03.280

P

p-ANCA 核周抗中性粒细胞胞质抗体 12.138

pancreas 胰腺 14.001

pancreas divisium 胰腺分裂 14.173

pancreas islet cell 胰岛细胞 14.037

pancreatic abscess 胰腺脓肿 14.115

pancreatic acinar cell 胰腺腺泡细胞 14.032

pancreatic acinus 胰腺腺泡 14.031

pancreatic agenesis 胰腺不发育 14.176

pancreatic ascariasis 胰腺蛔虫病 14.192

pancreatic ascites 胰源性腹水 14.117

pancreatic atrophy 胰腺萎缩 14.141

pancreatic autodigestion 胰腺自身消化 14.091

pancreatic benign marginal neoplasm 胰腺良性边缘性肿瘤 14.154

pancreatic biopsy 胰腺活组织检查术 14.059

pancreatic branch of splenic vein 脾静脉胰支 14.018

pancreatic cancer 胰腺癌 14.145

pancreatic cancer related diabetes 胰腺癌相关糖尿病 14.188

pancreatic collecting lymphatic vessel 胰腺集合淋巴管 14.026

pancreatic duct 胰腺导管 14.007

pancreatic duct calculus 胰管结石 14.140

pancreatic duct dilatation 胰管扩张 14.139

pancreatic duct stricture 胰管狭窄 14.137

pancreatic enzyme 胰酶 14.043

pancreatic enzyme formula 胰酶制剂 14.087

pancreatic enzyme replacement therapy 胰酶替代治疗 14.086

pancreatic exocrine insufficiency 胰腺外分泌功能不全 14.185

pancreatic exocrine tumor 胰腺外分泌肿瘤 14.144

pancreatic fistula 胰瘘 14.118

pancreatic head plexus 胰头神经丛 14.027

pancreatic hydatid disease 胰腺包囊虫病 14.193

pancreatic hypoplasia 胰腺发育不良 14.177

pancreatic injury 胰腺损伤 14.194

pancreatic interstitium 胰腺间质 14.036

pancreatic intraductal ultrasound 胰管内超声检查术 14.057

pancreatic intraepithelial neoplasm 胰腺导管上皮内肿瘤 14.155

pancreatic juice 胰液 14.041

pancreatic juice electrolyte 胰液电解质 14.042

pancreatic lipase 胰脂肪酶 14.049

pancreatic lymphatic capillary 胰腺毛细淋巴管 14.025

pancreatic motor nerve 胰腺运动神经 14.029

pancreatic neuroendocrine carcinoma 胰腺神经内分泌癌 14.169

pancreatic neuroendocrine neoplasm 胰腺神经内分泌肿瘤 14.161

pancreaticobiliary maljunction 胰胆管汇合异常 14.184

pancreaticoduodenal aneurysm 胰十二指肠动脉瘤 03.463

pancreaticoduodenal vein 胰十二指肠静脉 16.022

pancreatic oncofetal antigen 胰腺癌胚抗原 14.061

pancreatic plexus 胰丛 14.028

pancreatic polypeptide 胰多肽 14.040

pancreatic polypeptidoma 胰多肽瘤 14.166

pancreatic portal hypertension 胰源性门静脉高压[症] 12.275

pancreatic pseudocyst 胰腺假性囊肿 14.112

pancreatic sensory nerve 胰腺感觉神经 14.030

pancreatic specific antigen 胰腺特异性抗原 14.062

pancreatic steatosis 脂肪胰 14.142

pancreatic stellate cell 胰腺星状细胞 14.034

pancreatic tuberculosis 胰腺结核 14.190

pancreatic tumor 胰腺肿瘤 14.143

pancreaticus sphincter dysfunction 胰管括约肌功能障碍 13.189

pancreatitis associated with HIV infection HIV相关性胰腺炎 14.136

pancreatoblastoma 胰腺母细胞瘤 14.150

panesophageal pressurization 全食管增压 17.082

Paneth cell 帕内特细胞，*潘氏细胞 04.014

PanIN 胰腺导管上皮内肿瘤 14.155

papillary early esophageal cancer 乳头型早期食管癌 02.138

papillary tumor of gallbladder 胆囊乳头状肿瘤 13.150

papilloma of gallbladder 胆囊乳头状瘤 13.136

paracecal appendix 盲肠外侧位阑尾 05.024

paracellular absorption pathway 小肠细胞旁吸收途径 03.089

paradoxic anal sphincter contraction 肛门括约肌矛盾收缩 17.047

paraesophageal hiatal hernia 食管旁裂孔疝 02.177

paralytic ileus 麻痹性肠梗阻 06.075

paraneoplastic syndrome 副肿瘤综合征 03.271

pararectal abscess 直肠旁脓肿 06.131

parasitic disease of pancreas 胰腺寄生虫病 14.191

parasitic duodenitis 寄生虫性十二指肠炎 03.376

parasitic peritonitis 寄生虫性腹膜炎 08.016

parietal cell 壁细胞 03.006

parietal cell antibody 壁细胞抗体 03.146

parietal peritoneal malignancy 腹膜壁层恶性肿瘤 08.049

parietal peritoneum 壁腹膜 08.002

partial duodenal intussusception 部分性十二指肠肠套叠 03.467

partial Mayo score 部分梅奥评分 15.038

partial parenteral nutrition　部分胃肠外营养　01.032

partial trypsin deficiency　部分胰酶缺乏症　14.178

PBC　原发性胆汁性胆管炎　12.369

PDS　餐后不适综合征　17.170

Pearson marrow-pancreas syndrome　皮尔逊骨髓-胰腺综合征　14.132

PECC　经口内镜贲门缩窄术　02.031

pectinate line　*梳状线　07.003

pediatric Crohn disease　儿童克罗恩病　15.076

pediatric umbilical hernia　小儿脐疝　11.013

pedunculated esophageal polyp　带蒂食管息肉　02.097

peliosis hepatis　紫癜性肝病　12.330

pelvic appendix　盆位阑尾　05.022

pelvic pain　盆腔痛　17.220

pelvic rectal space　骨盆直肠间隙　07.028

pelvic tension myalgia　盆腔张力性肌痛　17.221

pemphigoid esophagitis　天疱疮样食管炎　02.066

penetrating Crohn disease　克罗恩病穿透型　15.081

penetrating duodenal ulcer　十二指肠穿透性溃疡　03.397

penicillamine　青霉胺　12.431

pepsin　胃蛋白酶　03.094

pepsinogen　胃蛋白酶原　01.194

pepsinogen test　胃蛋白酶原测定　03.141

peptic ulcer in elderly　老年人消化性溃疡　03.207

percutaneous cholecystostomy　经皮胆囊造瘘术　13.053

percutaneous electrical nerve stimulation　经皮神经电刺激　17.157

percutaneous endoscopic gastrostomy　经皮内镜下胃造口术　03.155

percutaneous microwave ablation　经皮微波消融术　12.175

percutaneous peritoneal drainage of pancreatic abscess　经皮胰腺脓肿引流术　14.071

percutaneous peritoneal drainage of pancreatic pseudo-cyst　经皮胰腺假性囊肿引流术　14.068

percutaneous radiofrequency ablation　经皮射频消融术　12.174

perforated duodenal ulcer　十二指肠溃疡穿孔　03.396

perforated gastric ulcer　胃溃疡穿孔　03.198

perforation of bile duct　胆管穿孔　13.181

perforation of colonic diverticulum　结肠憩室穿孔　06.098

perforation of duodenal diverticulum　十二指肠憩室穿孔　03.498

perforation of gallbladder　胆囊穿孔　13.083

perianal abscess　肛周脓肿　07.064

perianal space　肛周间隙　07.021

periappendiceal abscess　阑尾周围脓肿　05.044

periappendiceal effusion　阑尾周围积液　05.063

periappendiceal inflammation　阑尾周围炎　05.050

peribronchial esophageal diverticulum　支气管旁食管憩室　02.173

pericardial devascularization　贲门周围血管离断术　12.164

pericholecystic abscess　胆囊周围脓肿　13.080

perineal injury　会阴损伤　07.078

perineal nerve motor latency　会阴神经运动潜伏期　07.038

perinuclear anti-neutrophil cytoplasmic antibody　核周抗中性粒细胞胞质抗体　12.138

periodic vomiting　周期性呕吐　01.057

peripheral active opiate receptor antagonist　外周活性阿片受体拮抗剂　17.149

peripheral arthritis　外周关节炎　15.019

perirectal abscess　直肠周围脓肿　06.132

peritoneal adhesion　腹膜粘连　08.053

peritoneal angiosarcoma　腹膜血管肉瘤　08.045

peritoneal contusion　腹膜挫伤　08.055

peritoneal cyst　腹膜囊肿　08.035

peritoneal dialysis associated peritonitis　腹膜透析相关性腹膜炎　08.013

peritoneal drainage of pancreatic abscess　胰腺脓肿引流术　14.070

peritoneal drainage of pancreatic pseudocyst　胰腺假性囊肿引流术　14.067

peritoneal epithelioid hemangioendothelioma　腹膜上皮样血管内皮瘤　08.044

peritoneal irritation sign　腹膜刺激征　01.174

peritoneal lipomatous benign tumor　腹膜脂肪瘤样良性肿瘤　08.050

peritoneal malacoplakia　腹膜软斑症　08.056

peritoneal malignant mesothelioma　腹膜恶性间皮瘤　08.042

peritoneal Müllerian duct cyst　腹膜米勒管囊肿　08.036

peritoneal necrosis　腹膜坏死　08.054

peritoneal reflex penetrating injury　腹膜反折贯通伤　07.075

peritoneal tumor　腹膜肿瘤　08.037

peritoneocentesis 腹腔穿刺术 01.225

peritoneovenous shunt 腹腔-静脉分流术 12.162

peritoneum 腹膜 08.001

peritonitis 腹膜炎 08.009

peroral choledochoscopic lithotripsy of bile duct stone 经口胆道镜胆管结石碎石术 01.243

peroral choledochoscopy bile duct biopsy 经口胆道镜下胆管活检术 13.049

peroral endoscopic cardial constriction 经口内镜贲门缩窄术 02.031

peroral endoscopic gallbladder drainage 经口内镜胆囊引流 13.052

peroral endoscopic myotomy 经口内镜食管下括约肌切开术 01.237

peroral pancreatoscopy 经口胰管镜检查术 14.058

persistent hiccup 持续性呃逆 01.061

PET 正电子发射体层成像 01.206

PET of small bowel 小肠正电子发射体层成像 04.072

Peutz-Jeghers syndrome 黑斑息肉综合征 06.135

Peyer patch 派尔集合淋巴结 04.031

PFIC 进行性家族性肝内胆汁淤积症 12.375

PG 胃蛋白酶原 01.194

pharyngeal discomfort 咽部不适 01.046

pharyngoesophageal diverticulum 咽食管憩室 02.172

phasic contraction 时相性收缩 17.033

PHES 肝性脑病心理学评分 12.129

PI-FD 感染后功能性消化不良 17.172

pigmentation of colon *结直肠色素沉着症 17.199

PI-IBS 感染后肠易激综合征 17.188

pilonidal sinus 藏毛窦 07.073

pit cell *陷窝细胞 12.037

placebo 安慰剂 17.150

plaque early esophageal cancer 斑块型早期食管癌 02.137

plasma cell granuloma type duodenal inflammatory pseudo-tumor 浆细胞肉芽肿型十二指肠炎性假瘤 03.506

PLD 多囊肝病 12.390

PMP 腹膜假黏液瘤 08.047

pneumatosis coli 结肠气囊肿病 06.094

pneumatosis cystoides intestinalis 小肠气囊肿 04.128

pneumococcal peritonitis 肺炎球菌性腹膜炎 08.023

pneumoperitoneum 气腹 01.144

POA 胰腺癌胚抗原 14.061

POEM 经口内镜食管下括约肌切开术 01.237

polycystic liver disease 多囊肝病 12.390

polyp associated with multiple hamartoma syndrome 多发性错构瘤综合征相关息肉 06.029

polypoid advanced gastric cancer 息肉型进展期胃癌 03.250

polypous-type of primary duodenal adenocarcinoma 原发性息肉型十二指肠腺癌 03.444

poorly differentiated gastric adenocarcinoma 胃低分化腺癌 03.263

porcelain gallbladder 瓷样胆囊 13.078

porphyria 卟啉病 12.446

porta hepatis 肝门 12.005

portal-azygous disconnection 门奇静脉断流术 12.163

portal fibroblast 门静脉成纤维细胞 12.038

portal hypertension 门静脉高压[症] 12.270

portal hypertension secondary to pancreatic disease 胰源性门静脉高压 14.116

portal hypertensive biliopathy 门静脉高压性胆病 12.296

portal hypertensive enteropathy 门静脉高压性肠病 12.293

portal hypertensive gastropathy 门静脉高压性胃病 12.292

portal vein 门静脉 12.011

portal vein thrombosis 门静脉血栓 12.294

positron emission tomography 正电子发射体层成像 01.206

positron emission tomography of small bowel 小肠正电子发射体层成像 04.072

post balloon-assisted enteroscopy pancreatitis 气囊辅助小肠镜后胰腺炎 18.023

postbulbar duodenal ulcer 十二指肠球后溃疡 03.393

post colonoscopy colonic bleeding 结肠镜操作后结肠出血 18.012

post colonoscopy colonic perforation 结肠镜操作后结肠穿孔 18.013

post colonoscopy colonic stenosis 结肠镜操作后结肠狭窄 18.014

post colonoscopy colonic ulcer 结肠镜操作后结肠溃疡 18.015

post endoscopic retrograde cholangiopancreatography bleeding 内镜逆行胰胆管造影术后出血 18.028

post endoscopic retrograde cholangiopancreatography cholangitis 内镜逆行胰胆管造影术后胆管炎 18.025

post endoscopic retrograde cholangiopancreatography pancreatitis 内镜逆行胰胆管造影术后胰腺炎 18.024

post endoscopic retrograde cholangiopancreatography perforation 内镜逆行胰胆管造影术后穿孔 18.027

post endoscopic retrograde cholangiopancreatography sphincter of Oddi dysfunction 内镜逆行胰胆管造影术后奥狄括约肌功能障碍 18.026

post endoscopic retrograde cholangiopancreatography stent displacement 内镜逆行胰胆管造影术后支架移位 18.029

post endoscopic retrograde cholangiopancreatography stent obstruction 内镜逆行胰胆管造影术后支架阻塞 18.030

post enteroscopy intussusception 小肠镜操作后肠套叠 18.017

post enteroscopy small-bowel bleeding 小肠镜操作后小肠出血 18.020

post enteroscopy small-bowel obstruction 小肠镜操作后小肠梗阻 18.016

post enteroscopy small-bowel perforation 小肠镜操作后小肠穿孔 18.021

post enteroscopy small-bowel stenosis 小肠镜操作后小肠狭窄 18.019

post enteroscopy small-bowel ulcer 小肠镜操作后小肠溃疡 18.018

post-ERCP pancreatitis 逆行胰胆管造影术后胰腺炎 14.100

posterior border of omental foramen 网膜孔后界 09.016

posterior branch of inferior pancreaticoduodenal artery 胰十二指肠下动脉后支 14.013

posterior greater omental artery 大网膜后动脉 09.022

posterior inferior pancreaticoduodenal lymph node 胰十二指肠下后淋巴结 14.022

posterior superior pancreaticoduodenal artery 胰十二指肠上后动脉 14.011

posterior superior pancreaticoduodenal lymph node 胰十二指肠上后淋巴结 14.020

posterior wall of omental bursa 网膜囊后壁 09.007

posterior wall of the stomach 胃后壁 03.031

post esophagogastroduodenoscopy esophageal bleeding 胃镜操作后食管出血 18.007

post esophagogastroduodenoscopy esophageal obstruction 胃镜操作后食管梗阻 18.003

post esophagogastroduodenoscopy esophageal perforation 胃镜操作后食管穿孔 18.006

post esophagogastroduodenoscopy esophageal stenosis 胃镜操作后食管狭窄 18.002

post esophagogastroduodenoscopy esophageal ulcer 胃镜操作后食管溃疡 18.005

post esophagogastroduodenoscopy esophagitis 胃镜操作后食管炎 18.001

post esophagogastroduodenoscopy gastric bleeding 胃镜操作后胃出血 18.008

post esophagogastroduodenoscopy gastric perforation 胃镜操作后胃穿孔 18.009

post esophagogastroduodenoscopy gastric stenosis 胃镜操作后胃腔狭窄 18.011

post esophagogastroduodenoscopy gastric ulcer 胃镜操作后胃溃疡 18.010

post esophagogastroduodenoscopy pneumothorax 胃镜操作后气胸 18.004

post-hepatic portal hypertension 肝后性门静脉高压［症］ 12.274

postileal appendix 回肠后位阑尾 05.021

post-infectious functional dyspepsia 感染后功能性消化不良 17.172

post-infectious irritable bowel syndrome 感染后肠易激综合征 17.188

postoperative gastroparesis 术后胃轻瘫 03.341

postoperative nausea and vomiting 术后恶心呕吐 01.056

postoperative pancreatitis 外科术后胰腺炎 14.101

post-pancreatitis diabetes 胰腺炎后糖尿病 14.187

postprandial distress syndrome 餐后不适综合征 17.170

postprandial fullness 餐后饱胀 01.088

postreflux swallow-induced peristaltic wave 反流后吞咽诱发蠕动波 17.119

postreflux swallow-induced peristaltic wave index 反流后吞咽诱发蠕动波指数 17.120

potassium competitive acid blocker 钾离子竞争性酸拮抗剂 03.152

pouchitis 储袋炎 15.048

power propulsion 强力性推进 17.034

PP 派尔集合淋巴结 04.031

PPN 部分胃肠外营养 01.032

PPS 经口胰管镜检查术 14.058

prebiotics 益生元 17.159

precancerous lesion of esophageal adenocarcinoma 食管腺癌癌前病变 02.125

precancerous lesion of esophageal squamous cell carcinoma 食管鳞癌癌前病变 02.124

preduodenal portal vein 十二指肠前门静脉 03.366

pre-hepatic portal hypertension 肝前性门静脉高压［症］ 12.272

preileal appendix 回肠前位阑尾 05.020

premature contraction 早熟收缩 17.081

premature of pancreatic enzyme 胰酶提前激活 14.090

prepyloric ulcer *幽门前区溃疡 03.201

prepyloric vein 幽门前静脉 12.014

presacral space *骶前间隙 07.029

presynaptic inhibitory receptor 突触前抑制性受体 17.015

PRFA 经皮射频消融术 12.174

primary acute mesenteric venous thrombosis 原发性急性肠系膜静脉血栓 16.039

primary bile acid 初级胆汁酸 12.068

primary biliary cholangitis 原发性胆汁性胆管炎 12.369

primary chronic appendicitis 原发性慢性阑尾炎 05.046

primary duodenal adenocarcinoma 原发性十二指肠腺癌 03.442

primary duodenal diverticulum 原发性十二指肠憩室 03.493

primary duodenal intussusception 原发性十二指肠肠套叠 03.471

primary duodenal lymphoma 原发性十二指肠淋巴瘤 03.456

primary duodenal tuberculosis 原发性十二指肠结核 03.381

primary extraosseous chondroma of greater omentum 大网膜原发性骨外软骨瘤 09.034

primary gastric lymphoma 原发性胃淋巴瘤 03.294

primary greater omental pregnancy 原发性大网膜妊娠 09.052

primary greater omental torsion 原发性大网膜扭转 09.050

primary greater omentitis 原发性大网膜炎 09.038

primary liver cancer 原发性肝癌 12.406

primary lymphoma of liver 原发性肝淋巴瘤 12.424

primary malignant tumor of small intestine 原发性小肠恶性肿瘤 04.222

primary pancreatic lymphoma 原发性胰腺淋巴瘤 14.171

primary peritoneal tumor 原发性腹膜肿瘤 08.038

primary peritonitis 原发性腹膜炎 08.010

primary prophylaxis of esophageal and gastric variceal bleeding 食管胃静脉曲张出血一级预防 12.154

primary sarcoma of liver 原发性肝肉瘤 12.415

primary sclerosing cholangitis 原发性硬化性胆管炎 12.370

primary ulcer of small intestine 原发性小肠溃疡 04.137

probiotics 益生菌 17.160

procarboxypeptidase 羧肽酶原 04.053

proctalgia fugax 痉挛性肛门直肠痛 17.207

proctocolectomy 全结肠切除术 15.104

proelastase 弹性蛋白酶原 04.055

progressive familial intrahepatic cholestasis 进行性家族性肝内胆汁淤积症 12.375

progressive familial intrahepatic cholestasis type 1 进行性家族性肝内胆汁淤积症1型 12.376

progressive familial intrahepatic cholestasis type 2 进行性家族性肝内胆汁淤积症2型 12.377

progressive familial intrahepatic cholestasis type 3 进行性家族性肝内胆汁淤积症3型 12.378

prokinetics 促动力剂 17.151

prolapse of rectal mucosa 直肠黏膜脱垂 06.095

proliferative polyp of gallbladder 胆囊增生性息肉 13.125

prolipozyme deficiency 辅脂酶缺乏症 14.180

protease serine 1 gene mutation 阳离子胰蛋白酶原基因突变 14.127

protease serine 2 gene mutation 阴离子胰蛋白酶原基因突变 14.128

protein losing enteropathy 蛋白质丢失性肠病 04.190

proton pump inhibitor 质子泵抑制剂 03.151

proton pump inhibitor test 质子泵抑制剂试验 02.028

protruded superficial neoplastic lesion of esophagus 隆起型早期食管病变 02.082

protuberance of localized abdomen 局部膨隆 01.141

protuberance of whole abdomen 全腹膨隆 01.140

protuberant early gastric cancer 隆起型早期胃癌 03.247

pruritus 皮肤瘙痒 01.137

PSA 胰腺特异性抗原 14.062

PSC 原发性硬化性胆管炎 12.370

pseudo-affective response 假性传入反应 17.017

pseudocyst drainage 假性囊肿引流术 01.249

pseudocyst of greater omentum 大网膜假性囊肿 09.046

pseudo-diarrhea 假性腹泻 17.218

pseudodiverticulum of duodenum *十二指肠假性憩室 03.494

pseudomembranous enteritis 假膜性小肠炎 04.237

pseudomyxoma peritonei 腹膜假黏液瘤 08.047

pseudo-peritonitis 假性腹膜炎 08.026

psoas sign 腰大肌试验 05.032

PSPW 反流后吞咽诱发蠕动波 17.119

PSPW index 反流后吞咽诱发蠕动波指数 17.120

psychogenic hiccup 心因性呃逆 17.215

psychogenic vomiting 心因性呕吐 17.214

psychometric hepatic encephalopathy score 肝性脑病心理学评分 12.129

psychotherapy 心理疗法 17.142

pubococcygeus muscle 耻尾肌 07.016

puborectalis muscle 耻骨直肠肌 07.017

pudendal nerve motor latency 阴部神经运动潜伏期 07.037

puncture biopsy 穿刺活检 08.006

purulent cholecystitis 化脓性胆囊炎 13.070

push 模拟排便 17.088

push enteroscopy 推进式小肠镜检查术 04.074

pyloric antrum *幽门窦 03.028

pyloric canal 幽门管 03.028

pyloric channel ulcer 幽门管溃疡 03.201

pyloric gland 幽门腺 03.010

pyloric gland adenoma 幽门腺腺瘤 03.279

pyloric obstruction 幽门梗阻 03.320

pylorus 幽门 03.027

pyoderma gangrenosum 坏疽性脓皮病 15.017

pyriformis syndrome 梨状肌综合征 17.222

Q

quantitative liver function test 定量肝功能试验 12.107

R

radiation coloproctitis 放射性结直肠炎 06.109

radiation duodenitis 放射性十二指肠炎 03.372

radiation gastritis 放射性胃炎 03.176

radiation-induced esophagitis 放射性食管炎 02.062

radiation-related enteritis 射线相关性小肠炎 04.150

radical esophagectomy 食管根治术 02.042

radioactive abdominal pain 放射性腹痛 01.096

radioactive particle implantation for pancreatic cancer 胰腺癌粒子植入术 14.084

radioactive particle implantation therapy 放射性粒子植入治疗 01.246

radiography of intubation on small intestine 小肠插管造影 04.060

radioisotope scan 核素扫描 01.209

radionuclide imaging of ectopic gastric mucosa 放射性核素异位胃黏膜成像 04.066

radionuclide imaging of small intestinal hemorrhage 小肠出血核素扫描 04.067

radionuclide imaging of small intestinal protein losing 小肠蛋白漏出核素扫描 04.068

radiopaque marker test 不透X射线标记物检测 17.122

radiopharmaceutical gastric emptying test 核素法胃排空检测 03.137

radiotherapy 放射治疗, *放疗 12.176

radix of mesentery 肠系膜根 10.008

RAIR 直肠肛管抑制反射 17.089

rebound tenderness 反跳痛 01.173

receptor of pancreatic exocrine cell 胰腺外分泌细胞受体 14.055

rectal abscess 直肠脓肿 06.129

rectal adventitial venous plexus 直肠外膜静脉丛 07.035

rectal atresia 直肠闭锁 07.051

rectal cellulitis 直肠蜂窝织炎 06.133

rectal column *直肠柱 07.004

rectal furuncle 直肠疖 06.130

rectal hypersensitivity 直肠高敏感 17.097

rectal hyposensitivity 直肠低敏感 17.098

rectal prolapse 直肠脱垂 07.080

rectal sensory test 直肠感觉测试 17.090

rectal sparing 直肠赦免 15.007

SAAG 血清-腹水白蛋白梯度 12.123

sacral nerve stimulation 骶神经刺激 17.154

sacroiliac arthritis 骶髂关节炎 15.021

SALF 亚急性肝衰竭 12.265

Salmonella enteritis 沙门菌肠炎 04.154

SAP 症状相关可能性 17.117

sarcoidosis 结节病 03.182

sarcomatoid carcinoma of mesentery 肠系膜肉瘤样癌 10.085

sarcosporidiasis 肉孢子虫病 04.186

SARS hepatitis 严重急性呼吸综合征病毒肝炎，*SARS 病毒肝炎 12.256

SBE 单气囊小肠镜检查术 04.077

SBFT 小肠钡餐造影 15.034

SBP 自发性细菌性腹膜炎 12.301

scaphoid abdomen 舟状腹 01.149

Schilling test *希林试验 04.091

schistosomal cirrhosis 血吸虫性肝硬化 12.283

schistosomiasis 血吸虫病 04.183

schwannoma of lesser omentum 小网膜神经鞘瘤 09.060

sclerosing mesenteritis 硬化性肠系膜炎 10.020

sclerosing peritonitis 硬化性腹膜炎 08.028

secondary acute mesenteric venous thrombosis 继发性急性肠系膜静脉血栓 16.040

secondary bile acid 次级胆汁酸 12.071

secondary chronic appendicitis 继发性慢性阑尾炎 05.047

secondary duodenal carcinoma 继发性十二指肠癌 03.449

secondary duodenal diverticulum 继发性十二指肠憩室 03.494

secondary duodenal intussusception 继发性十二指肠肠套叠 03.472

secondary duodenal lymphoma 继发性十二指肠淋巴瘤 03.457

secondary duodenal tuberculosis 继发性十二指肠结核 03.382

secondary greater omental torsion 继发性大网膜扭转 09.051

secondary greater omentitis 继发性大网膜炎 09.039

secondary iron overload 继发性铁超载 12.438

secondary peritoneal tumor 继发性腹膜肿瘤 08.051

secondary peritonitis 继发性腹膜炎 08.011

secondary prophylaxis of esophageal and gastric variceal bleeding 食管胃静脉曲张出血二级预防 12.155

second stricture of esophagus 食管第2狭窄 02.008

secretin 促胰液素，*胰泌素 03.102

segmentation movement 分节推进运动 17.035

segment of liver 肝段 12.003

selective arteriography 选择性动脉造影 01.203

selective mesenteric arteriography 选择性肠系膜动脉造影 10.013

Sengstaken-Blakemore tube 三腔二囊管 12.159

sensory hypersensitivity 感觉高敏 17.050

serologic test 血清学检查 01.185

seroperitoneum *腹腔积液 01.179

serosa of abdominal esophagus 食管腹段浆膜 02.020

serotonin *血清素 03.110

serotonin-noradrenalin reuptake inhibitor 5-羟色胺去甲肾上腺素再摄取抑制剂 17.027

serotonin-selective reuptake inhibitor 5-羟色胺选择性再摄取抑制剂 17.031

serotonin transporter 5-羟色胺转运体 17.026

serous cystadenocarcinoma of pancreas 胰腺浆液性囊腺癌 14.151

serous cystadenoma of pancreas 胰腺浆液性囊腺瘤 14.157

serrated polyposis syndrome 锯齿状息肉病综合征 06.021

serum alanine transaminase 血清丙氨酸转氨酶 12.103

serum alkaline phosphatase 血清碱性磷酸酶 12.106

serum amylase 血清淀粉酶 14.063

serum amyloid protein A 血清淀粉样蛋白A 12.057

serum anti-hepatitis A virus IgM 血清甲型肝炎病毒IgM抗体 12.197

serum-ascites albumin gradient 血清-腹水白蛋白梯度 12.123

serum aspartate transaminase 血清天冬氨酸转氨酶 12.104

serum conjugated bilirubin　血清结合胆红素　12.101

serum gastrin test　血清胃泌素测定　03.142

serum γ-glutamyl transferase　血清γ-谷氨酰转移酶　12.105

serum lipase　血清脂肪酶　14.064

serum total bilirubin　血清总胆红素　12.100

serum unconjugated bilirubin　血清非结合胆红素　12.102

SES-CD　克罗恩病简化内镜评分　15.044

sessile esophageal polyp　广基食管息肉　02.095

severe acute pancreatitis　重症急性胰腺炎　14.095

severe acute respiratory syndrome hepatitis　严重急性呼吸综合征病毒肝炎，*SARS病毒肝炎　12.256

severe Crohn disease　重度克罗恩病　15.072

severe drug-induced liver injury　重度药物性肝损伤　12.359

severe ulcerative colitis　重度溃疡性结肠炎　15.061

severe viral hepatitis　重型病毒性肝炎　12.184

shifting dullness　移动性浊音　01.167

short gastric vein　胃短静脉　03.041

short inflammatory bowel disease questionnaire　简化炎症性肠病问卷　15.116

short segment Barrett esophagus　短段巴雷特食管　02.078

Shwachman-Diamond syndrome　施瓦赫曼–戴蒙德综合征　14.130

SI　症状指数　17.115

SIBDQ　简化炎症性肠病问卷　15.116

SIBO　小肠细菌过度生长　04.235

sigmoid artery　乙状结肠动脉　16.015

sigmoid colon　乙状结肠　06.007

sigmoid mesocolon　乙状结肠系膜　10.004

sigmoidoscopy　乙状结肠镜检查术　01.222

sigmoid vein　乙状结肠静脉　16.032

silent nociceptor　寂静性伤害感受器　17.016

simple endoscopic score for Crohn disease　克罗恩病简化内镜评分　15.044

simple hepatic cyst　单纯性肝囊肿　12.389

simple intestinal obstruction　单纯性肠梗阻　06.078

single-balloon enteroscopy　单气囊小肠镜检查术　04.077

single photon emission computed tomography　单光子发射计算机体层成像　17.134

sinus injury after choledochoscopy　胆道镜操作后窦道损伤　13.057

SISMAD　自发性孤立性肠系膜上动脉夹层　10.105

sliding esophageal hiatal hernia　滑动型食管裂孔疝　02.176

slow transit constipation　慢传输型便秘　06.100

small bowel dysbiosis　小肠菌群失调　04.234

small bowel external fistula　小肠外瘘　04.123

small-bowel follow-through　小肠钡餐造影　15.034

small bowel internal fistula　小肠内瘘　04.124

small bowel stromal tumor　小肠间质瘤　04.217

small bowel volvulus　小肠扭转　04.115

small gastric cancer　小胃癌　03.245

small intestinal absorptive cell　小肠吸收细胞　04.012

small intestinal adenocarcinoma　小肠腺癌　04.223

small intestinal adenoma　小肠腺瘤　04.221

small intestinal adventitia　小肠外膜　04.021

small intestinal angiodysplasia　小肠血管发育不良　04.200

small intestinal antiperistalsis　小肠逆蠕动　04.045

small intestinal arteriovenous malformation　小肠动静脉畸形　04.201

small intestinal atresia　小肠闭锁　04.119

small intestinal bacterial overgrowth　小肠细菌过度生长　04.235

small intestinal calculus　小肠石　04.229

small intestinal central lacteal　小肠中央乳糜管　04.011

small intestinal circular muscle　小肠环形肌　04.019

small intestinal endometriosis　小肠子宫内膜异位症　04.218

small intestinal epithelium　小肠黏膜上皮　04.007

small intestinal fistula　小肠瘘　04.122

small intestinal gland　小肠腺　04.024

small intestinal goblet cell　小肠杯状细胞　04.013

small intestinal hemangioma　小肠血管瘤　04.214

small intestinal hyperplastic polyp　小肠增生性息肉　04.208

small intestinal inflammatory fibroid polyp　小肠炎性纤维样息肉　04.209

small intestinal interstitial Cajal cell　小肠间质卡哈尔细胞　04.036

small intestinal injury　小肠损伤　04.130

small intestinal lamina propria　小肠黏膜固有层　04.008

small intestinal leiomyoma　小肠平滑肌瘤　04.212

small intestinal longitudinal muscle　小肠纵行肌　04.020

small intestinal lymphoma　小肠淋巴瘤　04.224

small intestinal malabsorption syndrome　小肠吸收不良综合征　04.188

small intestinal microfold cell　小肠微褶细胞　04.030

small intestinal microvillus　小肠微绒毛　04.023

small intestinal migrating motor complex　小肠移行性复合运动　04.046

small intestinal mucosa　小肠黏膜　04.006

small intestinal muscularis　小肠肌层　04.018

small intestinal muscularis mucosa　小肠黏膜肌层　04.009

small intestinal myenteric plexus　小肠肌间神经丛　04.040

small intestinal neuroendocrine cell　小肠神经内分泌细胞　04.015

small intestinal neuroendocrine tumor　小肠神经内分泌瘤　04.213

small intestinal obstruction　小肠梗阻　04.116

small intestinal paralysis　小肠麻痹　04.134

small intestinal peristalsis　小肠蠕动　04.043

small intestinal peristaltic rush　小肠蠕动冲　04.044

small intestinal polyp　小肠息肉　04.205

small intestinal pressure test　小肠压力测定　04.095

small intestinal segmentation contraction　小肠分节运动　04.042

small intestinal serosa　小肠浆膜层　04.010

small intestinal smooth muscle action potential　小肠平滑肌动作电位　04.035

small intestinal smooth muscle electric threshold　小肠平滑肌电阈　04.038

small intestinal smooth muscle gap junction　小肠平滑肌缝隙连接　04.032

small intestinal smooth muscle mechanical threshold　小肠平滑肌机械阈　04.037

small intestinal smooth muscle resting membrane potential　小肠平滑肌静息膜电位　04.033

small intestinal smooth muscle slow wave　小肠平滑肌慢波　04.034

small intestinal stem cell　小肠干细胞　04.016

small intestinal stenosis　小肠狭窄　04.120

small intestinal strictureplasty　小肠狭窄成形术　15.106

small intestinal submucosa　小肠黏膜下层　04.017

small intestinal submucosal lesion　小肠黏膜下病变　04.210

small intestinal submucosal plexus　小肠黏膜下神经丛　04.039

small intestinal telangiectasia　小肠毛细血管扩张　04.202

small intestinal tonic contraction　小肠紧张性收缩　04.041

small intestinal transit time test　小肠通过时间测定　04.094

small intestinal tuberculosis　小肠结核　04.163

small intestinal varix　小肠静脉曲张　04.203

small intestinal villus　小肠绒毛　04.022

small intestine　小肠　04.001

small intestine smooth muscle basic electrical rhythm　*小肠平滑肌基本电节律　04.034

SNRI　5-羟色胺去甲肾上腺素再摄取抑制剂　17.027

solid pseudopapillary neoplasm of pancreas　胰腺实性假乳头状瘤　14.159

solid pseudopapillary tumor of pancreas　胰腺实性假乳头状瘤　14.153

solitary rectal ulcer syndrome　孤立性直肠溃疡综合征　06.121

somatic abdominal pain　躯体性腹痛　01.095

somatostatin　生长抑素　03.105

somatostatin analogue　生长抑素类似物　14.085

somatostatin tumor　生长抑素瘤　14.165

sonde enteroscopy　探条式小肠镜检查术　04.073

SONIC　肝硬化神经认知功能变化谱　12.125

sparganosis　裂头蚴病　04.182

spasmodic contraction of internal anal sphincter　*肛管内括约肌痉挛性收缩　17.219

spastic ileus　痉挛性肠梗阻　06.076

spectrum of neuro-cognitive impairment in cirrhosis　肝硬化神经认知功能变化谱　12.125

sphincter of common bile duct　胆总管括约肌　13.020

sphincter of hepatopancreatic ampulla　肝胰壶腹括约肌　13.022

Spigelian hernia　半月线疝，*斯皮格尔疝　11.017

spinal motor latency　脊髓运动潜伏期　07.039

splenic artery　脾动脉　16.004

splenic flexure of colon　*结肠脾曲　06.005

splenic vein　脾静脉　16.026

splenomegaly　脾大　01.183

spontaneous bacterial peritonitis　自发性细菌性腹膜炎　12.301

spontaneous gastric rupture　自发性胃破裂　03.348

spontaneous isolated superior mesenteric artery dissection　自发性孤立性肠系膜上动脉夹层　10.105

spontaneous reno-duodenal fistula　自发性十二指肠肾瘘　03.490

spontaneous rupture of esophagus 食管自发性破裂 02.169

spontaneous vasogenic greater omental hematoma 自发性血管源性大网膜血肿 09.043

sporadic duodenal gastrinoma 散发型十二指肠胃泌素瘤 03.434

SPS 锯齿状息肉病综合征 06.021

squeeze 缩肛 17.086

SSI 症状敏感指数 17.116

SSRI 5-羟色胺选择性再摄取抑制剂 17.031

Staphylococcus aureus enteritis 金黄色葡萄球菌肠炎 04.159

steatorrhea 脂肪泻 01.124

stenosis of pancreaticogastric anastomosis 胰胃吻合口狭窄 14.198

stenting in splenic vein 脾静脉支架置入术 14.077

stent placement of colon stenosis 结肠狭窄支架置入术 06.013

STER 隧道法内镜黏膜下肿物切除术 01.242

steroid-dependant ulcerative colitis 溃疡性结肠炎激素依赖型 15.063

steroid-resistant ulcerative colitis 溃疡性结肠炎激素抵抗型 15.064

stomach 胃 03.001

stomach body 胃体 03.021

stomach endocrine cell 胃内分泌细胞 03.008

stomach fundus 胃底，*胃穹隆 03.024

stomach undifferentiated cell 胃未分化细胞 03.009

stomal ulcer *吻合口溃疡 03.203

stool routine test 大便常规 01.187

stool withholding 排便抑制 17.048

strangulated ileus 绞窄性肠梗阻 06.079

strangulated lesser omental hernia 绞窄性小网膜疝 09.069

stress 应激 17.056

stress reaction 应激反应 17.058

stress ulcer of duodenum 应激性十二指肠溃疡 03.395

stress ulcer of small intestine 应激性小肠溃疡 04.147

stress ulcer of stomach 应激性胃溃疡 03.210

stricture ischemic colitis 狭窄型缺血性结肠炎 16.055

stricturing Crohn disease 克罗恩病狭窄型 15.080

string sign 线样征 15.013

strongyloidiasis 类圆线虫病 04.171

Stroop test 斯特鲁普试验 12.130

stump appendicitis 阑尾残端炎 05.048

subacute Budd-Chiari syndrome 亚急性布-加综合征 12.324

subacute liver failure 亚急性肝衰竭 12.265

subacute severe viral hepatitis 亚急性重型病毒性肝炎 12.186

subcecal appendix 盲肠下位阑尾 05.023

subhepatic appendix 肝下位阑尾 05.027

submucosal colorectal carcinoma 结直肠黏膜下癌 06.045

submucosal space 黏膜下间隙 07.023

submucosal tunnel endoscopic resection 隧道法内镜黏膜下肿物切除术 01.242

submucosal tunnel endoscopic resection of esophageal tumor 隧道法内镜食管肿瘤切除术 02.050

subpedunculated esophageal polyp 亚蒂食管息肉 02.096

substance P P物质 03.106

subtotal colectomy 次全结肠切除术 15.105

succussion splash 振水音 01.177

sucrase 蔗糖酶 14.046

sucrose-isomaltose malabsorption 蔗糖-异麦芽糖吸收不良 04.112

sugar absorption test 糖吸收试验 04.085

sulfasalazine 柳氮磺吡啶 15.085

superficial early gastric cancer 表浅型早期胃癌 03.248

superficial postanal space 肛管后浅间隙 07.024

superficial preanal space 肛管前浅间隙 07.026

superior anterior pancreaticoduodenal vein 胰十二指肠上前静脉 03.068

superior border of omental foramen 网膜孔上界 09.013

superior duodenal flexure 十二指肠上曲 03.051

superior esophageal vein 食管上段静脉 02.021

superior hemorrhoidal artery *痔上动脉 16.016

superior mesenteric artery 肠系膜上动脉 16.006

superior mesenteric artery bypass 肠系膜上动脉旁路术 16.061

superior mesenteric artery compression syndrome 肠系膜上动脉压迫综合征 10.103

superior mesenteric artery lymphatic system 肠系膜上动脉淋巴系统 10.010

superior mesenteric artery syndrome 肠系膜上动脉综合征 03.476

superior mesenteric lymph node 肠系膜上淋巴结 04.026

superior mesenteric vein 肠系膜上静脉 16.019

superior omental recess 网膜囊上隐窝 09.006

superior pancreatic lymph node 胰上淋巴结 14.023

superior pancreaticoduodenal artery 胰十二指肠上动脉 03.066

superior pancreaticoduodenal vein 胰十二指肠上静脉 03.070

superior posterior pancreaticoduodenal vein 胰十二指肠上后静脉 03.069

superior rectal artery 直肠上动脉 16.016

superior rectal vein 直肠上静脉 16.033

superior rectal venous plexus 直肠上静脉丛 07.033

superior wall of omental bursa 网膜囊上壁 09.008

suppurative esophagitis 化脓性食管炎 02.059

supragastric belching 胃上嗳气 17.174

supralevator abscess 肛提肌上脓肿 07.067

suprasphincteric anal fistula 括约肌上肛瘘 07.071

surgical esophagomyotomy 外科食管肌切开术 02.044

surgical fundoplication 外科胃底折叠术 02.047

surgical necrosectomy of infected pancreatic necrosis 胰腺坏死物感染外科清创术 14.074

surgical portal systemic shunting 外科门体静脉分流术 12.165

sustained virologic response at 12 weeks 12周持续病毒学应答 12.243

SVR 12 12周持续病毒学应答 12.243

symptom association probability 症状相关可能性 17.117

symptom index 症状指数 17.115

symptom sensitivity index 症状敏感指数 17.116

synbiotics 合生元 17.161

synchronous gastric cancer 同时性胃癌 03.239

syndrome of obstructive jaundice due to duodenal diverticulum 十二指肠憩室梗阻性黄疸综合征 03.497

synthetic protein of liver 肝合成蛋白 12.047

syphilis of esophagus 食管梅毒 02.074

syphilitic peritonitis 梅毒性腹膜炎 08.018

T

TACE 肝动脉插管化疗栓塞术 12.172

TAF 富马酸丙酚替诺福韦 12.229

tail of pancreas 胰尾 14.005

target sign 靶征，*双晕征 15.014

taurochenodeoxycholic acid 牛磺鹅脱氧胆酸 12.078

taurocholic acid 牛磺胆酸 12.077

TBil 总胆红素 12.063

TBUS 经腹壁肠管超声 15.032

TCA 牛磺胆酸 12.077

TCDCA 牛磺鹅脱氧胆酸 12.078

TDF 富马酸替诺福韦酯 12.230

tenesmus 里急后重 01.121

tenofovir alafenamide fumarate 富马酸丙酚替诺福韦 12.229

tenofovir disoproxil fumarate 富马酸替诺福韦酯 12.230

teratoma of liver 肝畸胎瘤 12.402

terminal ileal intubation 回肠末端插管 15.035

third stricture of esophagus 食管第3狭窄 02.009

thoracic segment of esophagus 食管胸段 02.002

thrombopoietin 血小板生成素 12.053

thrombotic external hemorrhoid 血栓性外痔 07.061

thrombotomy of superior mesenteric artery 肠系膜上动脉切开取栓术 16.060

thyrotropin-releasing hormone 促甲状腺激素释放激素 17.022

TI intubation 回肠末端插管 15.035

timed esophagography 定时食管造影 02.025

TIPS 经颈静脉肝内门体静脉分流术 12.160

TLESR 一过性食管下括约肌松弛 17.041

tofacitinib 托法替尼 15.099

tongue type of Barrett esophagus 舌型巴雷特食管 02.080

total bilirubin 总胆红素 12.063

total parenteral nutrition 全胃肠外营养 01.031

toxic dilatation of colon 结肠中毒性扩张 06.103

toxic enteritis *中毒性小肠炎 04.145

toxic gastritis 中毒性胃炎 03.195

toxic liver disease 中毒性肝病 12.361

toxic megacolon 中毒性巨结肠 06.102

TPN 全胃肠外营养 01.031

TPO 血小板生成素 12.053

transabdominal bowel ultrasonography 经腹壁肠管超声 15.032

transaminase *转氨酶 12.083

transcatheter arterial chemoembolization 肝动脉插管化疗栓塞术 12.172

transcellular absorption pathway 小肠跨细胞吸收途径 03.088

transferrin 转铁蛋白 12.058

transferrin saturation 转铁蛋白饱和度 12.139

transient antibody to infliximab 短暂性抗英夫利西单抗抗体 15.091

transient colopathy 一过性结肠缺血病 16.053

transient hepatic elastography 肝脏瞬时弹性成像 12.114

transient hiccup 短暂性呃逆 01.060

transient ischemic colitis 一过性缺血性结肠炎 16.054

transient lower esophageal sphincter relaxation 一过性食管下括约肌松弛 17.041

transient receptor potential channel 瞬时受体电位通道 17.011

transient receptor potential vanilloid 辣椒素受体 17.020

transjugular intrahepatic portosystemic shunt 经颈静脉肝内门体静脉分流术 12.160

transmural inflammation 透壁性炎症 15.010

transoral incisionless fundoplication 经口无切口胃底折叠术 02.030

transsphincteric anal fistula 经括约肌肛瘘 07.070

transverse colon 横结肠 06.004

transverse mesocolon 横结肠系膜 10.003

transverse pancreatic vein 胰横静脉 16.028

trauma-related enteritis 创伤相关性小肠炎 04.151

traumatic bile duct injury 创伤性胆道损伤 13.179

traumatic diaphragmatic hernia 创伤性膈疝 11.021

traumatic esophageal stricture 创伤性食管狭窄 02.071

traumatic esophagitis 创伤性食管炎 02.065

traumatic gastric rupture 损伤性胃破裂 03.349

traumatic mesenteric cyst 肠系膜外伤性囊肿 10.030

traumatic pancreatitis 创伤性胰腺炎 14.102

traumatic reno-duodenal fistula 创伤性十二指肠肾瘘 03.489

traumatic rupture of small intestine 创伤性小肠破裂 04.129

trehalase deficiency 海藻糖酶缺乏症 04.113

TRH 促甲状腺激素释放激素 17.022

triad of peritonitis *膜炎三联征 01.174

trichostrongylosis 毛圆线虫病 04.184

triethylenetetramine 三乙烯四胺 12.432

tropical pancreatitis 热带性胰腺炎 14.134

tropical sprue 热带口炎性腹泻 04.189

TRPV 辣椒素受体 17.020

true cyst of greater omentum 大网膜真性囊肿 09.045

true diverticulum of appendix 阑尾真性憩室 05.059

Truelove and Witts severity index 楚拉弗-威茨指数 15.036

trypsin 胰蛋白酶 14.048

trypsin inhibitor 胰蛋白酶抑制物 14.050

tryptophan load test 色氨酸负荷试验 12.112

tuberculosis-associated duodenal ulcer 结核病相关性十二指肠溃疡 03.218

tuberculosis of esophagus 食管结核 02.075

tuberculosis of mesenteric lymph node 肠系膜淋巴结结核 10.109

tuberculous mesenteric lymphadenitis *结核性肠系膜淋巴结炎 10.109

tuberculous peritonitis 结核性腹膜炎 08.014

TWSI 楚拉弗-威茨指数 15.036

type Ⅰ advanced gastric cancer *Ⅰ型进展期胃癌 03.250

type Ⅰ early gastric cancer *Ⅰ型早期胃癌 03.247

type Ⅱ advanced gastric cancer *Ⅱ型进展期胃癌 03.251

type Ⅱ early gastric cancer *Ⅱ型早期胃癌 03.248

type Ⅲ advanced gastric cancer *Ⅲ型进展期胃癌 03.252

type Ⅲ early gastric cancer *Ⅲ型早期胃癌 03.249

type Ⅳ advanced gastric cancer *Ⅳ型进展期胃癌 03.253

type A hepatic encephalopathy 肝性脑病A型 12.307

type B hepatic encephalopathy 肝性脑病B型 12.308

type C hepatic encephalopathy 肝性脑病C型 12.309

type 1 gastroesophageal varix 胃食管静脉曲张1型 03.302

type 2 gastroesophageal varix 胃食管静脉曲张2型 03.303

type 1 isolated gastric varix 孤立性胃静脉曲张1型 03.305

type 2 isolated gastric varix 孤立性胃静脉曲张2型 03.306

typhia 伤寒 04.160

typhoid peritonitis 伤寒性腹膜炎 08.017

tyrosinemia 酪氨酸血症 12.448

U

UC 溃疡性结肠炎 15.049

UCB 非结合胆红素 12.065

UCEIS 溃疡性结肠炎内镜严重程度指数 15.040

UDCA 熊脱氧胆酸 12.072

U-FBD 非特异性功能性肠病 17.192

ulcerative advanced gastric cancer 溃疡型进展期胃癌 03.251

ulcerative colitis 溃疡性结肠炎 15.049

ulcerative colitis endoscopic index of severity 溃疡性结肠炎内镜严重程度指数 15.040

ulcerative colitis in remission 溃疡性结肠炎缓解期, *溃疡性结肠炎间歇期 15.062

ulcerative duodenal tuberculosis 十二指肠结核溃疡型 03.384

ulcerative infiltrating advanced gastric cancer 溃疡浸润型进展期胃癌 03.252

ulcerative pancolitis *溃疡性结肠炎全结肠型 15.053

ulcerative proctitis 溃疡性结肠炎直肠型, *溃疡性直肠炎 15.051

ulcerative type of esophageal cancer 溃疡型食管癌 02.143

ulcerative-type of primary duodenal adenocarcinoma 原发性溃疡型十二指肠腺癌 03.443

ultrasonic gastric emptying test 超声波胃排空检测 03.138

umbilical hernia 脐疝, *气肚脐 11.012

uncinate of pancreas 胰钩突 14.006

unconjugated bile acid 未结合胆汁酸, *游离胆汁酸 12.079

unconjugated bilirubin 非结合胆红素 12.065

undifferentiated carcinoma of gallbladder 胆囊未分化癌 13.152

undifferentiated sarcoma of liver *肝未分化肉瘤 12.421

unspecified functional anorectal pain 非特异性功能性肛门直肠痛 17.206

unspecified functional bowel disorder 非特异性功能性肠病 17.192

upper esophageal sphincter 食管上括约肌 02.012

upper gastrointestinal hemorrhage 上消化道出血 01.103

upper thoracic segment of esophagus 食管胸上段 02.003

upright abdominal plain film 腹部立位平片 04.058

urea cycle defect 尿素循环缺陷 12.449

urge sensation volume 窘迫感容量阈值 17.095

ursodeoxycholic acid 熊脱氧胆酸 12.072

USL *肝未分化肉瘤 12.421

ustekinumab 乌司奴单克隆抗体 15.098

V

vagal syncope 迷走神经性晕厥 17.224

vagotomy 迷走神经切断术 17.158

vago-vagal reflex 迷走–迷走反射 04.056

varicella-zoster virus hepatitis 水痘–带状疱疹病毒肝炎 12.255

vascular ileus 血运性肠梗阻 06.077

vascular murmur 血管杂音 01.165

vascular stenosis related ulcer 血管狭窄相关性溃疡 03.227

vasoactive intestinal peptide 血管活性肠肽, *舒血管肠肽 03.107

vasoactive intestinal peptide polypeptidoma 血管活性肠肽瘤 14.167

Vater ampulla *法特壶腹 13.016

vedolizumab 维得利珠单克隆抗体 15.097

vestibular dysfunction vomiting 前庭障碍性呕吐 01.054

viral esophagitis 病毒性食管炎 02.060

viral hepatitis 病毒性肝炎 12.181

viral hepatitis cirrhosis 肝炎肝硬化 12.282

viral hepatitis with systemic infection 系统性感染病毒肝炎 12.251

viral pancreatitis 病毒性胰腺炎 14.105

Virchow lymph node 菲尔绍淋巴结 03.255

visceral abdominal pain 内脏性腹痛 01.094

visceral peritoneum 脏腹膜 08.003

vitamin B$_{12}$ absorption test　维生素B$_{12}$吸收试验　04.091

volvulus　肠扭转　06.072

vomiting　呕吐　01.051

VZV hepatitis　水痘-带状疱疹病毒肝炎　12.255

W

watermelon stomach　*西瓜胃　03.316

watery stool　水样便　01.126

well-differentiated gastric adenocarcinoma　胃高分化腺癌　03.261

Whipple disease　惠普尔病　04.153

white spot duodenitis　*白点型十二指肠炎　03.510

Wilson disease　*威尔逊病　12.426

Winslow foramen　*温斯洛孔　09.012

winter vomiting disease　*冬季呕吐病　01.058

wireless esophageal pH monitoring　无线食管pH监测　17.103

wireless motility capsule　无线动力胶囊　17.123

X

xanthogranulomatous cholecystitis　黄色肉芽肿性胆囊炎　13.072

xanthogranulomatous type duodenal inflammatory pseudo-tumor　黄色肉芽肿型十二指肠炎性假瘤　03.507

xerostomia　口干燥[症]　01.045

X-ray barium enema　X射线钡剂灌肠　15.033

X-ray barium radiography of esophagus　食管X射线钡剂造影　02.024

X-ray examination of gastrointestinal tract　胃肠道X射线检查　01.200

Y

yellow dye of skin and sclera　皮肤巩膜黄染　01.136

Yersinia enteritis　耶尔森菌肠炎　04.158

Z

Zenker diverticulum　*岑克尔憩室　02.172

Zieve syndrome　齐维综合征　12.346

Zollinger-Ellison syndrome　*佐林格-埃利森综合征

03.433

zymogen granule　酶原颗粒　14.035

zymogenic cell　*胃酶细胞　03.005

汉 英 索 引

A

B

tomy 03.158

毕Ⅱ式胃大部切除术 Billroth type Ⅱ subtotal gastrec-
tomy 03.159

闭合性小肠损伤 closed small intestinal injury 04.131

闭孔内肌试验 obturator sign 05.033

闭襻性肠梗阻 closed loop intestinal obstruction 06.087

壁腹膜 parietal peritoneum 08.002

壁内阑尾 appendix located within the wall 05.030

壁细胞 parietal cell 03.006

壁细胞抗体 parietal cell antibody 03.146

*边缘性溃疡 marginal ulcer 03.203

变应性结直肠炎 allergic coloproctitis 06.117

变应性小肠炎 allergic enteritis 04.140

便秘 constipation 01.128

便秘型肠易激综合征 irritable bowel syndrome with
constipation, IBS-C 17.184

便血 hematochezia 01.108

便意感容量阈值 desire to defecate volume 17.094

HBV表面抗体 hepatitis B surface antibody, HBsAb
12.222

HBV表面抗原 hepatitis B surface antigen, HBsAg
12.221

表浅型早期胃癌 superficial early gastric cancer 03.248

丙氨酸转氨酶 alanine transaminase, ALT 12.084

*丙肝 hepatitis C 12.234

丙型病毒性肝炎 hepatitis C 12.234

*丙型肝炎 hepatitis C 12.234

丙型肝炎病毒 hepatitis C virus, HCV 12.235

丙型肝炎病毒核糖核酸 hepatitis C RNA 12.238

丙型肝炎肝外表现 extrahepatic manifestation of hepa-
titis C 12.241

*EB病毒肠炎 Epstein-Barr virus enteritis 04.166

EB病毒肝炎 Epstein-Barr virus hepatitis 12.252

*SARS病毒肝炎 severe acute respiratory syndrome

hepatitis, SARS hepatitis 12.256

病毒性肝炎 viral hepatitis 12.181

病毒性食管炎 viral esophagitis 02.060

病毒性胰腺炎 viral pancreatitis 14.105

剥脱性食管炎 exfoliative esophagitis 02.055

卟啉病 porphyria 12.446

补充和替代治疗 complementary and alternative therapy
17.143

补体成分3 complement 3, C3 12.060

补体成分4 complement 4, C4 12.061

不明原因消化道出血 obscure gastrointestinal bleeding
04.230

不透X射线标记物法胃排空检测 gastric emptying test
by radiopaque marker 03.139

不透X射线标记物检测 radiopaque marker test 17.122

不完全贯通伤 incomplete penetrating injury 07.077

不完全性肠梗阻 incomplete ileus 06.081

不协调性排便 dyssynergic defecation 17.209

布-加综合征 Budd-Chiari syndrome 12.319

布-加综合征肝静脉阻塞型 Budd-Chiari syndrome with
hepatic vena cava obstruction 12.320

布-加综合征混合型 Budd-Chiari syndrome with mixed
vena cava obstruction 12.322

布-加综合征下腔静脉阻塞型 Budd-Chiari syndrome
with inferior vena cava obstruction 12.321

*布伦纳腺黏液囊肿 mucocele of Brunner gland 03.403

*布伦纳腺腺管囊肿 Brunner gland duct cyst 03.403

*布伦尼曼综合征 Brenneman syndrome 10.015

部分梅奥评分 partial Mayo score 15.038

部分胃肠外营养 partial parenteral nutrition, PPN 01.032

部分性十二指肠肠套叠 partial duodenal intussuscep-
tion 03.467

部分胰酶缺乏症 partial trypsin deficiency 14.178

C

*蔡尔德-皮尤评分 Child-Pugh score 12.150

蔡-皮评分 Child-Pugh score 12.150

餐后饱胀 postprandial fullness 01.088

餐后不适综合征 postprandial distress syndrome, PDS
17.170

残胃 gastric remnant 03.237

残胃癌 remnant gastric cancer 03.270

藏毛窦 pilonidal sinus 07.073

*岑克尔憩室 Zenker diverticulum 02.172

产气杆菌肠炎 aerogenic enteritis 04.156

长程缩肛 long squeeze 17.087

长段巴雷特食管 long segment Barrett esophagus 02.077

长期过量饮酒 long-term excessive alcohol consumption 12.339

肠贝赫切特病 intestinal Behçet disease 06.120

肠传输时间 intestinal transit time 17.044

肠道滴虫病 intestinal trichomoniasis 04.172

肠道非特异性防御 enteric non-specific defense 03.119

*肠道非特异性免疫 intestinal non-specific immunity 01.013

肠道钩虫病 intestinal ancylostomiasis 04.173

肠道获得性免疫 intestinal acquired immunity 01.014

肠道局部免疫应答 enteric local immune response 03.121

肠道毛细线虫病 intestinal capillariasis 04.174

肠道免疫 intestinal immunity 01.012

肠道念珠菌病 intestinal candidiasis 04.164

*肠道适应性免疫 intestinal adaptive immunity 01.014

肠道特异性免疫 enteric specific immunity 03.120

肠道微生态 gut microbiota 17.064

肠道微生态失衡 gut microbiota dysbiosis 15.002

肠道稳态 gut homeostasis 01.025

肠道先天性免疫 intestinal innate immunity 01.013

肠道相关淋巴组织 gut-associated lymphoid tissue，GALT 01.016

肠肝循环 enterohepatic circulation 13.030

肠-肝脂质转运 intestinal and hepatic lipid transport 12.097

肠高血糖素 enteroglucagon 03.109

肠梗阻 intestinal obstruction，ileus 06.066

肠蛔虫病 intestinal ascariasis 04.175

肠激酶 enterokinase 04.051

肠激酶缺乏症 enterokinase deficiency 14.182

肠结核 intestinal tuberculosis 06.126

*肠菌移植 intestinal microbiota transplantation 01.248

肠鸣音 bowel sound 01.159

肠鸣音活跃 active bowel sound 01.160

肠鸣音减弱 hypoactive bowel sound 01.163

肠鸣音亢进 hyperactive bowel sound 01.161

肠鸣音消失 disappearance of bowel sound 01.164

*肠-脑互动异常 disorder of gut-brain interaction 17.001

肠内营养 enteral nutrition，EN 01.030

肠黏膜免疫 intestinal mucosal immunity 01.015

肠黏膜屏障 intestinal mucosal barrier 01.024

肠黏膜相关淋巴组织 gut mucosa associated lymphoid tissue 03.117

肠扭转 volvulus 06.072

肠平滑肌抑制性连接电位 intestinal smooth muscle inhibitory junction potential 17.006

肠嵌塞 intestinal impaction 06.073

肠蠕动波 intestinal peristaltic wave 01.158

肠绦虫病 intestinal taeniasis 04.177

肠套叠 intussusception 06.071

肠胃反射 entero-gastric reflex 04.048

肠系膜 mesentery 10.001

肠系膜癌 mesenteric carcinoma 10.082

肠系膜伯基特淋巴瘤 mesenteric Burkitt lymphoma 10.074

肠系膜肠源性囊肿 mesenteric enterogenous cyst 10.029

肠系膜丛状纤维瘤 mesenteric plexiform fibroma 10.041

肠系膜错构瘤 mesenteric hamartoma 10.092

肠系膜淀粉样瘤 mesenteric amyloidoma 10.088

肠系膜动脉气囊扩张 mesenteric artery balloon dilatation 16.057

肠系膜动脉栓塞 mesenteric arterial embolism 04.195

肠系膜动脉血管成像 angiography of mesenteric artery 10.012

肠系膜动脉炎 mesenteric arteritis 04.197

肠系膜动脉粥样硬化 mesenteric atherosclerosis 04.199

肠系膜非霍奇金淋巴瘤 mesenteric non-Hodgkin lymphoma 10.072

肠系膜副神经节瘤 mesenteric paraganglioma 10.056

肠系膜钙化性纤维瘤 mesenteric calcified fibroma 10.044

肠系膜根 radix of mesentery 10.008

肠系膜骨肉瘤 mesenteric osteosarcoma 10.062

肠系膜海绵状淋巴瘤 mesenteric cavernous lymphoma 10.077

肠系膜海绵状血管瘤 mesenteric cavernous hemangioma 10.034

肠系膜横纹肌肉瘤 mesenteric rhabdomyosarcoma 10.069

肠系膜霍奇金淋巴瘤 mesenteric Hodgkin lymphoma 10.075

肠系膜畸胎瘤 mesenteric teratoma 10.080

肠系膜寄生虫性囊肿 mesenteric parasitic cyst 10.031

肠系膜寄生虫性肉芽肿 mesenteric parasitic granuloma 10.052

肠系膜间皮瘤 mesenteric mesothelioma 10.091

肠系膜间皮肉瘤 mesenteric mesothelial sarcoma 10.063

肠系膜间叶瘤 mesenteric mesenchymal tumor 10.090

肠系膜间质瘤 mesenteric stromal tumor 10.089

肠系膜浆母细胞淋巴瘤 mesenteric plasmablastic lymphoma 10.073

肠系膜浆液性囊性癌 mesenteric serous cystic carcinoma 10.084

肠系膜浆液性囊肿 mesenteric serous cyst 10.026

肠系膜静脉血栓形成 mesenteric venous thrombosis 04.196

肠系膜巨淋巴结病 mesenteric giant lymph node hyperplasia, MGLNH 10.111

肠系膜卡波西型血管内皮瘤 mesenteric Kaposi form hemangioendothelioma 10.035

肠系膜裂孔疝 mesenteric hiatal hernia 11.022

肠系膜淋巴管瘤 mesenteric lymphangioma 10.076

肠系膜淋巴结 mesenteric lymph node，MLN 04.025

肠系膜淋巴结结核 tuberculosis of mesenteric lymph node 10.109

肠系膜淋巴结炎 mesenteric lymphadenitis 10.019

肠系膜淋巴瘤 mesenteric lymphoma 10.071

肠系膜隆突性纤维肉瘤 mesenteric protuberant fibrosarcoma 10.065

肠系膜滤泡树突状细胞肉瘤 mesenteric follicular dendritic cell sarcoma 10.068

肠系膜毛细血管瘤 mesenteric capillary hemangioma 10.033

肠系膜囊性淋巴管瘤 mesenteric cystic lymphangioma 10.078

肠系膜囊肿 mesenteric cyst 10.025

肠系膜内胚窦瘤 mesenteric endodermal sinus tumor 10.081

肠系膜内血管淋巴管瘤 mesenteric hemangiolymphangioma 10.086

肠系膜黏液腺癌 mesenteric mucinous adenocarcinoma 10.083

肠系膜黏液样脂肪肉瘤 mesenteric mucoid liposarcoma 10.067

肠系膜扭转 mesenteric torsion 10.110

肠系膜皮样囊肿 dermoid cyst of mesentery 10.028

肠系膜平滑肌瘤 mesenteric leiomyoma 10.037

肠系膜平滑肌肉瘤 mesenteric leiomyosarcoma 10.061

肠系膜牵拉综合征 mesenteric traction syndrome, MTS 10.108

*肠系膜侵袭性纤维瘤病 mesenteric aggressive fibromatosis 10.046

肠系膜韧带样纤维瘤 mesenteric ligamentous fibroma 10.046

肠系膜肉瘤 mesenteric sarcoma 10.060

肠系膜肉瘤样癌 sarcomatoid carcinoma of mesentery 10.085

肠系膜肉芽肿 mesenteric granuloma 10.049

肠系膜乳糜囊肿 chylous mesenteric cyst 10.027

肠系膜上动脉 superior mesenteric artery 16.006

肠系膜上动脉成形术 angioplasty of superior mesenteric artery 16.059

肠系膜上动脉淋巴系统 superior mesenteric artery lymphatic system 10.010

肠系膜上动脉旁路术 superior mesenteric artery bypass 16.061

肠系膜上动脉切开取栓术 thrombotomy of superior mesenteric artery 16.060

肠系膜上动脉压迫综合征 superior mesenteric artery compression syndrome 10.103

肠系膜上动脉综合征 superior mesenteric artery syndrome 03.476

肠系膜上静脉 superior mesenteric vein 16.019

肠系膜上淋巴结 superior mesenteric lymph node 04.026

肠系膜上皮样炎性肌成纤维细胞瘤 mesenteric epithelioid inflammatory myofibroblastoma 10.043

肠系膜神经母细胞瘤 mesenteric neuroblastoma 10.058

肠系膜神经内分泌肿瘤 mesenteric neuroendocrine tumor 10.057

肠系膜神经鞘瘤 mesenteric schwannoma 10.055

肠系膜神经纤维瘤 mesenteric neurofibroma 10.054

肠系膜神经纤维肉瘤 mesenteric neurofibrosarcoma 10.066

肠系膜生殖细胞肿瘤 mesenteric germ cell tumor 10.079

肠系膜嗜铬细胞瘤 mesenteric pheochromocytoma 10.059

肠系膜髓外浆细胞瘤 mesenteric extramedullary plasmacytoma 10.094

肠系膜外伤性囊肿 traumatic mesenteric cyst 10.030

肠系膜下动脉 inferior mesenteric artery 16.013

肠系膜下动脉淋巴系统 inferior mesenteric artery lymphatic system 10.011

肠系膜下静脉 inferior mesenteric vein 16.030

肠系膜纤维瘤 mesenteric fibromatosis 10.040

肠系膜纤维肉瘤 mesenteric fibrosarcoma 10.064

肠系膜血管瘤　mesenteric hemangioma　10.032

肠系膜血管平滑肌脂肪瘤　mesenteric angiomyolipoma　10.039

肠系膜血管肉瘤　mesenteric angiosarcoma　10.070

肠系膜血管周上皮样细胞肿瘤　mesenteric perivascular epithelioid cell tumor　10.036

肠系膜炎性肌成纤维细胞瘤　mesenteric inflammatory myofibroblastoma　10.042

肠系膜炎性假瘤　mesenteric inflammatory pseudotumor　10.051

肠系膜炎性肉芽肿　mesenteric inflammatory granuloma　10.050

肠系膜异位功能性胰岛细胞瘤　ectopic mesenteric functional islet cell tumor　10.093

肠系膜异物巨细胞肉芽肿　giant cell granuloma of mesenteric foreign body　10.053

肠系膜硬纤维瘤　mesenteric desmoid tumor　10.045

肠系膜脂肪代谢障碍　mesenteric lipid metabolic disorder　10.112

肠系膜脂肪瘤　mesenteric lipoma　10.047

肠系膜脂肪母细胞瘤　mesenteric lipoblastoma　10.048

肠系膜脂膜炎　mesenteric panniculitis　10.022

肠系膜转移性癌　metastatic carcinoma of mesentery　10.087

肠狭窄　intestinal stenosis　06.070

肠型　intestinal pattern　01.156

*肠型白塞病　intestinal Behçet disease　06.120

肠型胃癌　intestinal-type gastric cancer　03.257

*肠-胰反射　entero-pancreatic reflex　04.056

肠易激综合征　irritable bowel syndrome, IBS　17.183

肠蝇蛆病　intestinal myiasis　04.176

*肠源性囊肿　enterogenous cyst　03.359

肠脂垂　epiploic appendice　10.009

超声波胃排空检测　ultrasonic gastric emptying test　03.138

超声内镜胆管穿刺术　endoscopic ultrasonography bile duct puncture　13.046

超声内镜检查术　endoscopic ultrasonography, EUS　01.212

超声内镜引导腹腔神经丛阻滞术　EUS-guided celiac plexus neurolysis　14.083

超声内镜引导细针穿刺抽吸术　EUS-guided fine needle aspiration, EUS-FNA　01.214

超声内镜引导细针穿刺活检术　EUS-guided fine needle biopsy, EUS-FNB　01.215

成年发病克罗恩病　adult-onset Crohn disease　15.077

成人脐疝　adult umbilical hernia　11.014

持续性呃逆　persistent hiccup　01.061

齿状线　dentate line　07.003

耻骨直肠肌　puborectalis muscle　07.017

耻尾肌　pubococcygeus muscle　07.016

*重建性全结肠切除术　restorative proctocolectomy　15.103

出血性食管炎　hemorrhagic esophagitis　02.056

初级胆汁酸　primary bile acid　12.068

初始感觉容量阈值　first sensation volume　17.093

储袋炎　pouchitis　15.048

楚拉弗-威茨指数　Truelove and Witts severity index, TWSI　15.036

触珠蛋白　haptoglobin　12.056

穿刺活检　puncture biopsy　08.006

创伤相关性小肠炎　trauma-related enteritis　04.151

创伤性胆道损伤　traumatic bile duct injury　13.179

创伤性膈疝　traumatic diaphragmatic hernia　11.021

创伤性食管狭窄　traumatic esophageal stricture　02.071

创伤性食管炎　traumatic esophagitis　02.065

创伤性小肠破裂　traumatic rupture of small intestine　04.129

创伤性胰腺炎　traumatic pancreatitis　14.102

创伤性十二指肠肾瘘　traumatic reno-duodenal fistula　03.489

瓷样胆囊　porcelain gallbladder　13.078

磁共振胆胰管成像　magnetic resonance cholangiopancreatography, MRCP　17.138

磁共振弹性成像　magnetic resonance elastography, MRE　12.116

磁共振小肠成像　magnetic resonance enterography, MRE　04.064

磁共振小肠血管成像　magnetic resonance angiography of small bowel　04.065

磁共振血管成像　magnetic resonance angiography, MRA　01.208

磁控胶囊胃镜　magnetically controlled gastric capsule endoscope　03.127

次级胆汁酸　secondary bile acid　12.071

次全结肠切除术　subtotal colectomy　15.105

促动力剂　prokinetics　17.151
促甲状腺激素释放激素　thyrotropin-releasing hormone，TRH　17.022
促肾上腺皮质激素　adrenocorticotropic hormone，ACTH　17.025
促胰液素　secretin　03.102

D

大便常规　stool routine test　01.187
大便失禁　fecal incontinence　01.123
大肠　large intestine　06.011
大肠埃希菌肠炎　*Escherichia coli* enteritis　04.157
大动脉炎致慢性肠系膜缺血　chronic mesenteric ischemia due to arteritis　16.046
大结节性肝硬化　macronodular cirrhosis　12.285
大麻素剧吐综合征　cannabinoid hyperemesis syndrome，CHS　17.179
大网膜　greater omentum　09.002
大网膜出血　greater omental hemorrhage　09.042
大网膜动脉弓　greater omental artery arch　09.019
大网膜恶性卵黄囊瘤　malignant yolk sac tumor of greater omentum　09.033
大网膜梗死　greater omental infarction　09.047
大网膜后动脉　posterior greater omental artery　09.022
大网膜畸胎瘤　greater omental teratoma　09.035
大网膜假性囊肿　pseudocyst of greater omentum　09.046
大网膜间质瘤　greater omentum mesenchymoma　09.024
大网膜结核　greater omental tuberculosis　09.040
大网膜裂孔疝　greater omental hiatal hernia　09.056
大网膜淋巴管瘤　lymphangioma of greater omentum　09.027
大网膜囊肿　greater omental cyst　09.044
大网膜黏液性癌　greater omentum mucinous carcinoma　09.031
大网膜黏液脂肪肉瘤　greater omentum myxoid liposarcoma　09.032
大网膜扭转　greater omental torsion　09.049
大网膜脓肿　greater omental abscess　09.041
大网膜平滑肌瘤　greater omentum leiomyoma　09.023
大网膜前动脉　anterior greater omental artery　09.018
大网膜嵌顿疝　greater omental incarcerated hernia　09.055
大网膜绒毛膜癌　greater omental choriocarcinoma　09.037
大网膜疝　greater omental hernia　09.054

大网膜神经内分泌肿瘤　neuroendocrine tumor of greater omentum　09.025
大网膜纤维瘤　greater omentum fibroma　09.029
大网膜血管瘤　greater omentum hemangioma　09.026
大网膜炎性成纤维细胞瘤　greater omental inflammatory fibroblastoma　09.036
大网膜右动脉　right greater omental artery　09.020
大网膜原发性骨外软骨瘤　primary extraosseous chondroma of greater omentum　09.034
大网膜粘连　greater omental adhesion　09.048
大网膜真性囊肿　true cyst of greater omentum　09.045
大网膜脂肪瘤　greater omentum lipoma　09.028
大网膜转移瘤　greater omentum metastatic tumor　09.030
大网膜子宫内膜异位症　greater omental endometriosis　09.053
大网膜左动脉　left greater omental artery　09.021
代偿期肝硬化　compensated liver cirrhosis　12.288
代谢相关脂肪性肝病　metabolic associated fatty liver disease　12.334
代谢相关脂肪性肝硬化　metabolic associated fatty liver cirrhosis　12.335
代谢综合征　metabolic syndrome　01.037
带蒂食管息肉　pedunculated esophageal polyp　02.097
*丹氏颗粒　Dane virion　12.205
单纯疱疹病毒感染相关性溃疡　herpes simplex virus infection associated ulcer　03.220
单纯性肠梗阻　simple intestinal obstruction　06.078
单纯性肝囊肿　simple hepatic cyst　12.389
单纯性疱疹病毒肝炎　herpes simplex virus hepatitis　12.254
单光子发射计算机体层成像　single photon emission computed tomography　17.134
单气囊小肠镜检查术　single-balloon enteroscopy，SBE　04.077
胆肠内引流术后内疝　internal hernia after biliary and enteral drainage　10.107

胆道　biliary tract　13.008

胆道核素成像　biliary tract radionuclide imaging　17.139

胆道蛔虫症　biliary ascariasis　13.182

胆道镜并发症　complication of choledochoscopy　13.055

胆道镜操作后胆道出血　hemobilia after choledochoscopy　13.061

胆道镜操作后胆道感染　biliary tract infection after choledochoscopy　13.056

胆道镜操作后胆瘘　biliary fistula after choledochoscopy　13.060

胆道镜操作后窦道损伤　sinus injury after choledochoscopy　13.057

胆道镜操作后复发性胆道梗阻　recurrent biliary obstruction after choledochoscopy　13.059

胆道镜操作后逆行性胆管炎　retrograde cholangitis after choledochoscopy　13.058

胆道上皮内瘤变　intraepithelial neoplasia of biliary tract　13.134

胆道十二指肠瘘　biliary duodenal fistula　03.479

胆道损伤　bile duct injury　13.178

胆道造影　cholangiography　17.137

胆固醇　cholesterol　12.089

胆固醇结石　cholesterol stone　13.031

胆固醇7α-羟化酶　cholesterol 7α-hydroxylase　12.090

胆固醇贮积病　cholesterosis　13.088

胆管　bile duct　13.009

胆管癌　cholangiocarcinoma　13.164

胆管板畸形　ductal plate malformation　12.380

胆管闭塞　bile duct occlusion　13.098

胆管穿孔　perforation of bile duct　13.181

胆管错构瘤　biliary hamartoma　13.171

胆管导管内乳头状黏液性肿瘤　intraductal papillary mucinous neoplasm of bile duct　13.139

胆管导管内乳头状肿瘤　intraductal papillary neoplasm of bile duct　13.175

胆管梗阻　bile duct obstruction　13.099

胆管结石　calculus of bile duct　13.117

胆管镜电切治疗术　choledochoscopic resection therapy　13.044

胆管镜氩气治疗术　argon therapy under choledochoscope　13.045

胆管扩张症　biliary dilatation，BD　13.110

胆管括约肌功能障碍　biliary sphincter dysfunction　13.188

胆管瘘　bile duct fistula　13.100

胆管囊腺癌　biliary cystadenocarcinoma　13.167

胆管囊腺瘤　biliary cystadenoma　13.168

胆管黏液性囊性肿瘤　mucinous cystic neoplasm of bile duct　13.174

胆管上皮内瘤变　biliary intraepithelial neoplasia　13.138

胆管细胞　cholangiocyte　12.032

胆管狭窄　bile duct stricture　13.101

胆管腺纤维瘤　biliary adenofibroma　13.176

胆管炎　cholangitis　13.091

胆管肿瘤　bile duct tumor　13.163

胆红素代谢　bilirubin metabolism　12.062

胆红素清除试验　bilirubin clearance test　12.143

胆囊　gallbladder　13.001

胆囊癌　gallbladder carcinoma　13.141

胆囊癌肉瘤　carcinosarcoma of gallbladder　13.146

胆囊穿孔　perforation of gallbladder　13.083

胆囊胆固醇沉着症　cholesterosis of gallbladder　13.090

胆囊胆固醇性息肉　cholesterol polyp of gallbladder　13.124

胆囊胆汁　gallbladder bile　13.024

胆囊底　fundus of gallbladder　13.002

胆囊恶性淋巴瘤　malignant lymphoma of gallbladder　13.160

胆囊功能障碍　gallbladder dysfunction　13.186

胆囊管　ductus cysticus　13.005

胆囊管梗阻　cystic duct obstruction　13.075

胆囊管结石　cystic duct stone　13.112

胆囊管嵌顿性结石　impacted stone of cystic duct　13.113

胆囊管狭窄　cystic duct stenosis　13.076

胆囊黑色素瘤　melanoma of gallbladder　13.147

胆囊横纹肌瘤　rhabdomyoma of gallbladder　13.158

胆囊横纹肌肉瘤　rhabdomyosarcoma of gallbladder　13.159

*胆囊化生性息肉　gallbladder metaplastic polyp　13.125

胆囊坏死　gallbladder necrosis　13.081

胆囊混合性息肉　mixed polyp of gallbladder　13.129

胆囊积脓　gallbladder empyema　13.079

胆囊积液　cystic effusion　13.077

胆囊结石　gallstone　13.111

胆囊颈　neck of gallbladder　13.004

胆囊卡波西肉瘤　Kaposi sarcoma of gallbladder　13.161

胆囊颗粒细胞瘤　granulosa cell tumor of gallbladder　13.162

蛋白质吸收试验 nitrogen balance test 04.089
岛型巴雷特食管 island type of Barrett esophagus 02.081
倒灌性回肠炎 backwash ileitis 15.054
*德梅斯特评分 DeMeester score 17.101
等渗性脱水 isotonic dehydration 01.120
*等张收缩 isotonic contraction 17.033
低级别阑尾黏液性肿瘤 low-grade appendiceal mucinous neoplasm, LAMN 05.073
低渗性脱水 hypotonic dehydration 01.119
低位小肠梗阻 low small intestinal obstruction 06.083
低纤维饮食 low-fiber diet 01.039
低脂饮食 low fat diet 01.041
骶髂关节炎 sacroiliac arthritis 15.021
*骶前间隙 presacral space 07.029
骶神经刺激 sacral nerve stimulation 17.154
电子染色内镜检查术 electronic staining endoscopy 01.217
淀粉酶 amylase 01.192
淀粉样变性 amyloidosis 15.026
*丁肝 hepatitis D 12.248
丁型病毒性肝炎 hepatitis D 12.248
*丁型肝炎 hepatitis D 12.248
定量肝功能试验 quantitative liver function test 12.107
定时食管造影 timed esophagography 02.025
*冬季呕吐病 winter vomiting disease 01.058
动静脉瘘致肠系膜缺血 mesenteric ischemia associated with arteriovenous fistula 16.047
动力性肠梗阻 dynamic ileus 06.074

动力性吞咽困难 dynamic dysphagia 01.071
动脉硬化性慢性肠系膜缺血 arteriosclerotic chronic mesenteric ischemia 16.045
动脉 anal artery 07.030
*痘疹样胃炎 gastritis verrucosa 03.171
*杜宾-约翰逊综合征 Dubin-Johnson syndrome 12.385
*杜氏病 Dieulafoy disease 03.318
杜-约综合征 Dubin-Johnson syndrome 12.385
短段巴雷特食管 short segment Barrett esophagus 02.078
短暂性呃逆 transient hiccup 01.060
短暂性抗英夫利西单抗抗体 transient antibody to infliximab 15.091
多发性错构瘤综合征 multiple hamartoma syndrome 04.220
多发性错构瘤综合征相关息肉 polyp associated with multiple hamartoma syndrome 06.029
*多发性内分泌腺瘤1型 multiple endocrine neoplasia-1 03.435
多环套扎内镜黏膜切除术 multi-band mucosectomy, MBM 02.034
NS5B聚合酶抑制剂 NS5B polymerase inhibitor 12.246
多囊肝病 polycystic liver disease, PLD 12.390
多通道腔内阻抗pH监测 multichannel intraluminal impedance and pH monitoring, MII-pH 17.104
多灶性萎缩性胃炎 multifocal atrophic gastritis 03.170

E

鹅卵石征 cobblestone appearance 15.012
鹅脱氧胆酸 chenodeoxycholic acid, CDCA 12.070
恶心 nausea 01.049
恶心呕吐症 nausea and vomiting disorder 17.176
呃逆 hiccup 01.059
恶性十二指肠结肠瘘 malignant duodenocolic fistula

03.484
恶性食管间质瘤 malignant esophageal stromal tumor 02.115
恩替卡韦 entecavir, ETV 12.228
儿童克罗恩病 pediatric Crohn disease 15.076

F

法尼酯X受体 farnesoid X receptor, FXR 12.080
*法特壶腹 Vater ampulla 13.016

反刍 rumination 01.063
反刍综合征 rumination syndrome 17.180

反流　regurgitation　01.064

反流高敏感　reflux hypersensitivity　17.167

反流后吞咽诱发蠕动波　postreflux swallow-induced peristaltic wave, PSPW　17.119

反流后吞咽诱发蠕动波指数　postreflux swallow-induced peristaltic wave index, PSPW index　17.120

反流性食管狭窄　reflux endoscopic stricture　02.070

反流性食管炎　reflux esophagitis　02.193

反射痛　reflex pain　01.098

反射性呕吐　reflex vomiting　01.052

*反射性晕厥　reflex syncope　17.224

反食　food regurgitation　01.065

反酸　acid regurgitation　01.066

反跳痛　rebound tenderness　01.173

C反应蛋白　C-reactive protein, CRP　12.059

放大胃镜　magnifying gastroscopy　03.128

*放疗　radiotherapy　12.176

放射性腹痛　radioactive abdominal pain　01.096

放射性核素异位胃黏膜成像　radionuclide imaging of ectopic gastric mucosa　04.066

放射性结直肠炎　radiation coloproctitis　06.109

放射性粒子植入治疗　radioactive particle implantation therapy　01.246

放射性十二指肠炎　radiation duodenitis　03.372

放射性食管炎　radiation-induced esophagitis　02.062

放射性胃炎　radiation gastritis　03.176

放射治疗　radiotherapy　12.176

放血疗法　bloodletting therapy　12.167

非闭塞性肠系膜血管缺血　non-occlusive mesenteric ischemia　10.104

非病毒感染性肝病　non-viral hepatic infectious disease　12.464

非肝硬化性门静脉高压[症]　non-cirrhotic portal hypertension, NCPH　12.271

非感染性胆管炎　non-infectious cholangitis　13.095

非感染性腹膜炎　non-infectious peritonitis　08.025

非感染性结直肠炎　non-infectious coloproctitis　06.106

非感染性肉芽肿性胃炎　non-infectious granulomatous gastritis　03.180

非感染性小肠炎　non-infectious enteritis　04.135

非活动性HBV表面抗原携带者　inactive HBsAg carrier　12.212

非甲-戊型病毒性肝炎　non-A-E viral hepatitis　12.250

非结合胆红素　unconjugated bilirubin, UCB　12.065

非酒精性脂肪性肝病　nonalcoholic fatty liver disease　12.333

非糜烂性反流疾病　non-erosive reflux disease, NERD　02.194

*非热带性脂肪泻　nontropic steatorrhea　04.143

非乳糜泻麦麸敏感　nonceliac gluten sensitivity, NCGS　17.197

非生物型人工肝　non-biologic artificial liver　12.169

非特异性多发性小肠溃疡　non-specific multiple ulcers of small intestine　04.138

非特异性功能性肠病　unspecified functional bowel disorder, U-FBD　17.192

非特异性功能性肛门直肠痛　unspecified functional anorectal pain　17.206

非特异性食管炎　non-specific esophagitis　02.057

非特异性小肠溃疡　non-specific ulcer of small intestine　04.136

非HFE相关遗传性血色病　non-HFE-related hereditary hemochromatosis　12.436

*非心源性胸痛　noncardiac chest pain, NCCP　17.165

非甾体抗炎药相关性溃疡　non-steroidal anti-inflammatory drug related ulcer　03.193

非甾体抗炎药相关性小肠炎　NSAID-associated enteritis　04.144

非洲铁超载　African iron overload　12.437

非潴留性大便失禁　nonretentive fecal incontinence　17.203

非阻塞性胆管炎　non-obstructive cholangitis　13.096

菲尔绍淋巴结　Virchow lymph node　03.255

肥胖　obesity　01.036

肺炎球菌性腹膜炎　pneumococcal peritonitis　08.023

分节推进运动　segmentation movement　17.035

分子靶向治疗　molecular targeted therapy　12.177

粪便钙卫蛋白　fecal calprotectin　01.196

粪便嵌塞　fecal impaction　01.131

粪便髓过氧化物酶　fecal myelo-peroxidase, FMPO　15.030

粪便形状量表　Bristol stool scale　17.125

粪便隐血　fecal occult blood　01.110

粪便隐血试验　fecal occult blood test　01.188

粪菌移植　fecal microbiota transplantation　01.248

粪乳铁蛋白　fecal lactoferrin, LF　15.029

辅脂酶缺乏症　prolipozyme deficiency　14.180

腐蚀性食管炎　corrosive esophagitis　02.064

复发疝　recurrent hernia　11.027

复发性病毒性肝炎　recurrent viral hepatitis　12.189

复发性胰腺炎　recurrent pancreatitis　14.120

副胰管　accessory pancreatic duct　14.009

副肿瘤综合征　paraneoplastic syndrome　03.271

富马酸丙酚替诺福韦　tenofovir alafenamide fumarate，TAF　12.229

富马酸替诺福韦酯　tenofovir disoproxil fumarate，TDF　12.230

腹壁静脉曲张　abdominal wall varicosis　01.153

腹壁疝　abdominal hernia　11.011

腹部凹陷　abdominal concavity　01.146

腹部包块　abdominal mass　01.175

腹部不适　abdominal discomfort　01.101

腹部彩色多普勒超声检查　abdominal color Doppler ultrasonography　01.198

腹部磁共振成像　magnetic resonance imaging of abdomen，MRI of abdomen　01.207

腹部计算机体层成像　computed tomography of abdomen，CT of abdomen　01.204

腹部立位平片　upright abdominal plain film　04.058

腹部膨隆　abdominal protuberance　01.139

腹部平坦　flat abdomen　01.145

腹部器官　abdominal organ　01.005

腹部X射线检查　abdominal X-ray examination　01.199

腹部压痛　abdominal tenderness　01.171

腹股沟疝　inguinal hernia　11.007

腹股沟斜疝　indirect inguinal hernia　11.008

腹股沟直疝　direct inguinal hernia　11.009

腹膜　peritoneum　08.001

腹膜壁层恶性肿瘤　parietal peritoneal malignancy　08.049

腹膜刺激征　peritoneal irritation sign　01.174

腹膜挫伤　peritoneal contusion　08.055

腹膜恶性间皮瘤　peritoneal malignant mesothelioma　08.042

腹膜反折贯通伤　peritoneal reflex penetrating injury　07.075

腹膜后疝　retroperitoneal hernia　11.023

腹膜坏死　peritoneal necrosis　08.054

腹膜假黏液瘤　pseudomyxoma peritonei，PMP　08.047

腹膜良性乳头状皮瘤　benign papillary mesothelioma of peritoneum　08.041

腹膜良性腺瘤样间皮瘤　benign adenomatoid mesothe-lioma of peritoneum　08.039

腹膜米勒管囊肿　peritoneal Müllerian duct cyst　08.036

腹膜米勒管腺肉瘤　Müllerian adenosarcoma of peritoneum　08.048

腹膜囊性良性间皮瘤　cystic benign mesothelioma of peritoneum　08.040

腹膜囊肿　peritoneal cyst　08.035

腹膜内贯通伤　intraperitoneal penetrating injury　07.074

腹膜腔上皮样血管平滑肌脂肪瘤　epithelioid angio-myolipoma of peritoneal cavity　08.046

腹膜软斑症　peritoneal malacoplakia　08.056

腹膜软组织良性肿瘤　benign soft tissue tumor of peritoneum　08.043

腹膜上皮样血管内皮瘤　peritoneal epithelioid heman-gioendothelioma　08.044

腹膜神经胶质瘤病　gliomatosis peritonei　08.052

腹膜透析相关性腹膜炎　peritoneal dialysis associated peritonitis　08.013

腹膜外贯通伤　extraperitoneal penetrating injury　07.076

腹膜外位阑尾　extraperitonial appendix　05.029

腹膜血管肉瘤　peritoneal angiosarcoma　08.045

腹膜炎　peritonitis　08.009

*腹膜炎三联征　triad of peritonitis　01.174

腹膜粘连　peritoneal adhesion　08.053

腹膜脂肪瘤样良性肿瘤　peritoneal lipomatous benign tumor　08.050

腹膜肿瘤　peritoneal tumor　08.037

腹内疝　internal abdominal hernia　11.018

腹内压检测　intra-abdominal pressure test　14.066

腹腔　abdominal cavity　01.004

腹腔闭式引流术　closed abdominal drainage　01.252

腹腔冲洗　abdominal douche　08.007

腹腔穿刺术　peritoneocentesis　01.225

腹腔穿刺引流术　abdominal paracentesis　12.152

腹腔动脉压迫综合征　celiac artery compression syn-drome　16.044

腹腔干　celiac trunk　16.002

*腹腔积液　seroperitoneum　01.179

腹腔间室综合征　abdominal compartment syndrome　14.111

腹腔-静脉分流术　peritoneovenous shunt　12.162

腹腔镜超声检查术　laparoscopic ultrasonography　01.224

腹腔镜胆囊切除术　laparoscopic cholecystectomy　13.054

腹腔镜检查术　laparoscopy　01.223

腹腔镜下胃底折叠术　laparoscopic fundoplication　02.048

腹腔内热灌注化疗　intraperitoneal chemohyperthermia　08.008

腹水　ascites　01.179

腹水穿刺术　ascites inspection　08.004

腹水细菌培养　ascites bacterial culture　08.005

腹水胰酶检测　ascites pancreatic enzyme test　14.065

腹痛　abdominal pain　01.091

腹外疝　external abdominal hernia　11.006

腹泻　diarrhea　01.114

腹泻型肠易激综合征　irritable bowel syndrome with diarrhea，IBS-D　17.185

腹型偏头痛　abdominal migraine　17.213

腹胀　abdominal bloating　01.086

腹主动脉　abdominal aorta　16.001

G

*改良梅奥评分　modified Mayo score　15.038

*钙化性胆囊　calcific gallbladder　13.078

钙敏受体基因多态性　calcium-sensing receptor gene polymorphism　14.133

干呕　retching　01.050

甘氨胆酸　glycocholic acid　12.076

肝白念珠菌感染　liver *Candida albicans* infection　12.477

肝板　hepatic plate　12.026

肝包虫病　hepatic echinococciosis　12.472

肝包膜　hepatic integument　12.006

肝–肠轴　liver-gut axis　12.098

肝错构瘤　hamartoma of liver　12.401

肝大　hepatomegaly　01.182

肝胆汁　hepatic bile　13.025

肝淀粉样变性　hepatic amyloidosis　12.463

肝动脉　hepatic artery　12.010

肝动脉插管化疗栓塞术　transcatheter arterial chemoembolization，TACE　12.172

肝动脉血管瘤　hepatic artery aneurysm　12.329

肝动脉粥样硬化　hepatic artery athero-sclerosis　12.328

肝豆状核变性　hepatolenticular degeneration　12.426

肝豆状核变性急性肝衰竭　acute liver failure in hepatolenticular degeneration　12.430

肝窦　hepatic sinusoid　12.029

肝窦内皮细胞　hepatic sinusoidal endothelial cell　12.033

肝窦周细胞　hepatic perisinusoidal cell　12.034

肝窦阻塞综合征　hepatic sinusoidal obstruction syndrome　12.326

肝段　segment of liver　12.003

*肝恶性血管内皮瘤　liver angiosarcoma　12.416

肝发育异常　hepatic dysplasia　12.041

肝肺综合征　hepatopulmonary syndrome　12.314

肝附垂叶　appendicular lobe　12.042

肝干细胞　hepatic stem cell　12.030

肝功能试验　liver function test　12.099

肝管梗阻　hepatic duct obstruction　13.105

肝管结石　calculus of hepatic duct　13.121

肝管嵌顿性结石　impacted stone of hepatic duct　13.122

肝管缩窄　coarctation of hepatic duct　13.106

肝海绵状血管瘤　cavernous hemangioma of liver　12.399

肝合成蛋白　synthetic protein of liver　12.047

肝横纹肌肉瘤　rhabdomyosarcoma of liver　12.423

肝后性门静脉高压[症]　post-hepatic portal hypertension　12.274

肝活组织检查　liver biopsy　12.117

肝畸胎瘤　teratoma of liver，hepatic teratoma　12.402

肝假小叶　liver pseudolobule　12.281

肝结核　hepatic tuberculosis　12.468

肝结节再生性增生　nodular regenerative hyperplasia　12.405

肝静脉　hepatic vein　12.015

肝静脉韧带裂　ligamentum venosum fissure of liver　12.009

肝静脉压力梯度　hepatic venous pressure gradient，HVPG　12.124

肝巨噬细胞　hepatic macrophage　12.035

肝镰状韧带　falciform ligament of liver　12.008

肝裂　hepatic fissure　12.004

肝淋巴管　lymphatic vessel of liver　12.020

肝毛细血管瘤　capillary hemangioma of liver　12.398

肝门　porta hepatis　12.005

肝母细胞瘤　hepatoblastoma　12.412

肝囊腺癌　liver cystadenocarcinoma　12.411

*肝内大颗粒淋巴细胞　hepatic large granular lymphocyte　12.037

肝内胆管　intrahepatic bile duct　13.010

肝内胆管细胞癌　intrahepatic cholangiocarcinoma　12.408

肝内胆管腺瘤　intrahepatic bile duct adenoma　13.169

肝内胆汁淤积　intrahepatic cholestasis　12.374

肝内动-静脉瘘　hepatic arteriovenous fistula, HAVF　12.278

肝内性门静脉高压[症]　intra-hepatic portal hypertension　12.273

肝黏液肉瘤　hepatic myxosarcoma　12.420

肝脓肿　liver abscess　12.465

肝泡状棘球蚴病　hepatic alveolar echinococciosis　12.474

肝胚胎样肉瘤　embryoid sarcoma of liver　12.421

肝平滑肌肉瘤　liver leiomyosarcoma　12.417

*肝前体细胞　hepatic stem cell　12.030

肝前性门静脉高压[症]　pre-hepatic portal hypertension　12.272

肝上皮样血管内皮瘤　epithelioid hemangioendothelioma of liver　12.413

肝神经　hepatic nerve　12.021

肝肾综合征　hepatorenal syndrome, HRS　12.310

肝肾综合征-急性肾病　hepatorenal syndrome-acute kidney disease, HRS-AKD　12.312

肝肾综合征-急性肾损伤　hepatorenal syndrome-acute kidney injury, HRS-AKI　12.311

肝肾综合征-慢性肾病　hepatorenal syndrome-chronic kidney disease, HRS-CKD　12.313

肝衰竭　liver failure　12.262

肝损伤　liver injury　12.258

*肝索　hepatic cord　12.026

肝外胆管　extrahepatic bile duct　13.011

肝外胆管癌　extrahepatic cholangiocarcinoma　13.165

肝外胆管梗阻　extrahepatic bile duct obstruction　13.107

肝外胆管腺瘤　extrahepatic bile duct adenoma　13.170

肝外胆汁淤积　extrahepatic cholestasis　12.379

肝外门静脉阻塞　extrahepatic portal vein obstruction　12.276

*肝未分化肉瘤　undifferentiated sarcoma of liver, USL　12.421

肝吸虫病　hepatic clonorchiasis　12.471

肝细胞　hepatocyte　12.031

肝细胞肝癌　hepatocellular carcinoma　12.407

肝细胞凋亡　hepatocyte apoptosis　12.046

肝细胞-基质相互作用　hepatocyte-matrix interaction　12.040

肝细胞葡萄糖摄取与溢出调控　regulation of glucose uptake and efflux from hepatocyte　12.091

肝细胞生长因子　hepatocyte growth factor, HGF　12.045

肝细胞外基质　hepatic extracellular matrix　12.039

肝细胞腺瘤　hepatocellular adenoma　12.400

肝细胞性胆汁淤积　hepatocellular cholestasis　12.373

肝细粒棘球蚴病　hepatic granulosus echinococciosis　12.473

肝下位阑尾　subhepatic appendix　05.027

肝纤维化　hepatic fibrosis　12.280

肝纤维肉瘤　fibrosarcoma of liver　12.419

肝线虫病　hepatic capillaria　12.475

肝腺泡　liver acinus　12.028

肝腺泡1区　hepatic acinus zone one　12.017

肝腺泡2区　hepatic acinus zone two　12.018

肝腺泡3区　hepatic acinus zone three　12.019

*肝小静脉闭塞症　hepatic veno-occlusive disease　12.326

肝小叶　lobule of liver　12.025

肝星状细胞　hepatic stellate cell　12.036

肝性骨病　hepatic osteopathy　12.317

肝性脊髓病　hepatic myelopathy　12.315

肝性脑病　hepatic encephalopathy　12.303

肝性脑病神经生理学检测　neurophysiological test of hepatic encephalopathy　12.126

肝性脑病神经心理学检测　neuropsychological test of hepatic encephalopathy　12.128

肝性脑病心理学评分　psychometric hepatic encephalopathy score, PHES　12.129

肝性脑病A型　type A hepatic encephalopathy　12.307

肝性脑病B型　type B hepatic encephalopathy　12.308

肝性脑病C型　type C hepatic encephalopathy　12.309

肝性胸腔积液　hepatic hydrothorax　12.302

肝血管瘤　hepatic hemangioma　12.395

肝血管内皮瘤　hepatic hemangioendothelioma　12.397

肝血管肉瘤　liver angiosarcoma　12.416

肝血管外皮瘤　hemangiopericytoma of liver　12.414

肝血管外皮肉瘤　malignant hemangiopericytoma of liver　12.422

肝血管造影　angiography of liver　12.149

肝炎　hepatitis　12.180

*EBV肝炎　EBV hepatitis　12.252

*CMV肝炎 CMV hepatitis 12.253

*HSV肝炎 HSV hepatitis 12.254

肝炎病毒重叠感染 coinfection of hepatitis virus 12.190

肝炎肝硬化 viral hepatitis cirrhosis 12.282

肝叶 lobe of liver 12.002

肝胰壶腹 hepatopancreatic ampulla 13.016

肝胰壶腹结石 calculus of hepatopancreatic ampulla 13.119

肝胰壶腹痉挛 hepatopancreatic ampulla spasm 13.184

肝胰壶腹括约肌 sphincter of hepatopancreatic ampulla 13.022

肝胰壶腹位置异常 abnormal location of hepatopancreatic ampulla 03.367

肝移植 liver transplantation 12.179

肝营养代谢 liver nutrition metabolism 12.082

肝硬度值 liver stiffness measurement，LSM 12.115

肝硬化 liver cirrhosis 12.279

肝硬化并发症 complication of liver cirrhosis 12.290

肝硬化肌肉减少症 cirrhotic sarcopenia 12.318

肝硬化神经认知功能变化谱 spectrum of neuro-cognitive impairment in cirrhosis，SONIC 12.125

肝硬化心肌病 cirrhotic cardiomyopathy 12.316

肝硬化性血管瘤 hepatic sclerosed hemangioma 12.396

肝圆韧带 ligamentum teres hepatis 12.007

肝再生 liver regeneration 12.044

肝［脏］ liver 12.001

肝脏半乳糖代谢 hepatic metabolism of galactose 12.092

肝脏果糖代谢 hepatic metabolism of fructose 12.093

肝脏寄生虫病 hepatic parasitosis 12.469

肝脏局灶性结节性增生 focal nodular hyperplasia of liver 12.404

肝脏瞬时弹性成像 transient hepatic elastography 12.114

肝脏炎性假瘤 inflammatory pseudotumor of liver 12.403

肝脏真菌感染 liver fungal infection 12.476

肝脂肪变性 hepatic steatosis 12.332

肝脂肪肉瘤 liver liposarcoma 12.418

肝自然杀伤细胞 hepatic natural killer cell 12.037

肝总动脉 common hepatic artery 16.005

肝总管 common hepatic duct 13.014

肝组织胞浆菌感染 hepatic histoplasmosis 12.478

感觉高敏 sensory hypersensitivity 17.050

感染后肠易激综合征 post-infectious irritable bowel syndrome，PI-IBS 17.188

感染后功能性消化不良 post-infectious functional dyspepsia，PI-FD 17.172

感染相关性胃十二指肠溃疡 infection-associated gastroduodenal ulcer 03.213

感染性结直肠炎 infectious coloproctitis 06.107

感染性肉芽肿性胃炎 infectious granulomatous gastritis 03.186

感染性十二指肠炎 infectious duodenitis 03.375

感染性胃炎 infectious gastritis 03.191

肛瓣 anal valve 07.005

肛窦 anal sinus 07.006

肛管 anal canal 07.002

肛管表皮样囊肿 anal epidermoid cyst 07.100

肛管错构瘤 anal hamartoma 07.116

肛管电敏感性测定 anal electric sensitivity test 07.043

肛管恶性黑色素瘤 anal malignant melanoma 07.097

肛管恶性纤维组织细胞瘤 anal malignant fibrous histiocytoma 07.106

肛管黑色素细胞痣 anal melanocytic nevi 07.098

肛管横纹肌肉瘤 anal rhabdomyosarcoma 07.109

肛管后浅间隙 superficial postanal space 07.024

肛管后深间隙 deep postanal space 07.025

肛管基底细胞癌 anal basal cell carcinoma 07.096

*肛管胶样腺癌 anal colloid adenocarcinoma 07.095

肛管角化棘皮瘤 anal keratoacanthoma 07.101

肛管静息压 resting anal pressure 17.085

肛管颗粒细胞瘤 anal granular cell tumor 07.113

肛管淋巴样息肉 anal lymphoid polyp 07.084

肛管鳞状细胞癌 anal squamous cell carcinoma 07.088

肛管鳞状细胞乳头状瘤 anal squamous cell papilloma 07.087

*肛管内括约肌痉挛性收缩 spasmodic contraction of internal anal sphincter 17.219

肛管黏液腺癌 anal mucinous adenocarcinoma 07.095

肛管平滑肌瘤 anal leiomyoma 07.107

肛管平滑肌肉瘤 anal leiomyosarcoma 07.108

肛管前浅间隙 superficial preanal space 07.026

肛管前深间隙 deep preanal space 07.027

肛管乳头状汗腺腺瘤 anal hidradenoma papilliferum 07.099

肛管上皮内瘤变 anal intraepithelial neoplasia 07.089

肛管上皮原位癌 anal epithelial carcinoma in situ 07.090

功能性便秘 functional constipation 01.130

功能性肠道疾病 functional bowel disorder 17.182

功能性腹部膨胀 functional abdominal distension 17.189

*功能性腹痛综合征 functional abdominal pain syndrome 17.195

功能性腹泻 functional diarrhea 17.191

功能性腹胀 functional abdominal bloating 17.190

功能性肛门直肠病 functional anorectal disorder 17.202

功能性肛门直肠痛 functional anorectal pain 17.204

功能性排便障碍 functional defecation disorder 17.208

功能性烧心 functional heartburn 17.166

功能性食管疾病 functional esophageal disorder 17.164

功能性吞咽困难 functional dysphagia 17.169

功能性胃肠病 functional gastrointestinal disorder, FGID 17.001

功能性消化不良 functional dyspepsia 01.084

功能性胸痛 functional chest pain 17.165

功能性胰腺神经内分泌肿瘤 functional pancreatic neuroendocrine neoplasm 14.162

巩膜外层炎 episcleritis 15.025

HBV共价闭合环状DNA hepatitis B virus covalently closed circular DNA, HBV cccDNA 12.207

共聚焦内镜检查术 confocal laser endomicroscopy 01.216

孤立淋巴滤泡 isolated lymphoid follicle, ILF 04.027

孤立性胃静脉曲张 isolated gastric varix, IGV 03.304

孤立性胃静脉曲张1型 type 1 isolated gastric varix, IGV1 03.305

孤立性胃静脉曲张2型 type 2 isolated gastric varix, IGV2 03.306

孤立性直肠溃疡综合征 solitary rectal ulcer syndrome 06.121

孤立性结肠溃疡 colonic solitary ulcer 06.113

γ-谷氨酰转移酶 γ-glutamyl transferase, GGT 12.086

*谷丙转氨酶 glutamic-pyruvic transaminase 12.084

*谷草转氨酶 glutamic-oxaloacetic transaminase 12.085

股疝 femoral hernia 11.010

骨盆直肠间隙 pelvic rectal space 07.028

骨髓增生性疾病相关性胃溃疡 myeloproliferative disease associated gastric ulcer 03.225

固有层内淋巴细胞 lamina propria lymphocyte, LPL 04.029

广基食管息肉 sessile esophageal polyp 02.095

果酱样便 jam-like stool 01.127

*过敏性结直肠炎 allergic coloproctitis 06.117

H

*哈氏囊 Hartmann pouch 13.006

哈特曼囊 Hartmann pouch 13.006

哈维-布拉德肖克罗恩病指数 Harvey-Bradshaw index for Crohn disease 15.042

海尔曼螺杆菌感染相关性溃疡 *Helicobacter heilmannii* associated ulcer 03.221

海藻糖酶缺乏症 trehalase deficiency 04.113

合生元 synbiotics 17.161

核苷类似物 nucleoside analogue 12.226

核苷酸类似物 nucleotide analogue 12.227

核素法胃排空检测 radiopharmaceutical gastric emptying test 03.137

核素扫描 radioisotope scan 01.209

HBV核心抗体 hepatitis B core antibody, HBcAb 12.225

核周抗中性粒细胞胞质抗体 perinuclear anti-neutrophil cytoplasmic antibody, p-ANCA 12.138

*赫林管 Herring canal 12.023

黑斑息肉综合征 Peutz-Jeghers syndrome 06.135

黑便 melena 01.109

横结肠 transverse colon 06.004

横结肠系膜 transverse mesocolon 10.003

虹膜炎 iritis 15.024

后天胆管闭锁 acquired bile duct atresia 13.109

后天性胆囊管闭锁 acquired cystic duct atresia 13.097

后天性食管蹼 acquired esophageal web 02.168

后天性双糖不耐受症 acquired disaccharide intolerance 04.193

^{13}C-呼气试验胃排空检测 ^{13}C breath gastric emptying test 03.140

胡桃夹食管 nutcracker esophagus 02.087

壶腹癌 ampullary carcinoma 13.177

滑动型食管裂孔疝　sliding esophageal hiatal hernia 02.176

化脓性胆囊炎　purulent cholecystitis 13.070

化脓性食管炎　suppurative esophagitis 02.059

化学敏感受体　chemosensitive receptor 17.018

化学染色内镜检查术　chromoendoscopy 01.218

化学性结直肠炎　chemical coloproctitis 06.119

化学性十二指肠炎　chemical duodenitis 03.373

化学性胃炎　chemical gastritis 03.177

化学性消化　chemical digestion 03.086

坏疽型缺血性结肠炎　gangrene ischemic colitis 16.056

坏疽性胆囊炎　gangrenous cholecystitis 13.071

坏疽性脓皮病　pyoderma gangrenosum 15.017

*K-F环　Kayser-Fleischer ring 12.427

环状胰腺　annular pancreas 14.174

黄疸　jaundice 01.135

黄色肉芽肿型十二指肠炎性假瘤　xanthogranulomatous type duodenal inflammatory pseudotumor 03.507

黄色肉芽肿性胆囊炎　xanthogranulomatous cholecystitis 13.072

磺溴酞钠试验　bromsulphalein test 12.144

回肠　ileum 04.003

回肠储袋肛管吻合术　ileal pouch-anal anastomosis, IPAA 15.103

回肠动脉　ileal artery 16.008

回肠后位阑尾　postileal appendix 05.021

回肠静脉　ileal vein 16.021

回肠末端插管　terminal ileal intubation，TI intubation 15.035

回肠憩室　diverticulum of ileum 04.098

回肠前位阑尾　preileal appendix 05.020

回肠造口术　ileostomy 15.102

回结肠动脉　ileocolic artery 16.009

回结肠静脉　ileocolic vein 16.023

回盲瓣　ileocecal valve 06.009

回盲括约肌　ileocecal sphincter 04.004

会阴神经运动潜伏期　perineal nerve motor latency 07.038

会阴损伤　perineal injury 07.078

惠普尔病　Whipple disease 04.153

混合腺癌–神经内分泌癌　mixed adeno-neuroendocrine carcinoma 14.170

混合型肠易激综合征　irritable bowel syndrome- mixed, IBS-M 17.186

混合型肝癌　combined hepatocellular and intrahepatic cholangiocarcinoma 12.409

混合型人工肝　hybrid artificial liver 12.171

混合型食管裂孔疝　mixed hiatal hernia 02.178

混合性结石　mixed stone 13.033

霍乱　cholera 04.155

J

饥饿试验　fasting test 12.140

机械性肠梗阻　mechanical ileus 06.067

机械性吞咽困难　mechanical dysphagia 01.070

机械性消化　mechanical digestion 03.085

机械性小肠梗阻　mechanical small intestinal obstruction 04.117

肌电图　electromyography 17.133

肌源性假性肠梗阻　myopathic pseudo-obstruction 17.217

*鸡鸣泻　morning rush syndrome 17.198

基底细胞增生　basal cell hyperplasia 17.066

HBV基因型　hepatitis B virus genotype 12.210

HCV基因型　hepatitis C virus genotype 12.239

*激光共聚焦显微内镜检查术　confocal laser endomicroscopy 01.216

吉尔伯特综合征　Gilbert syndrome 12.383

急性丙型肝炎　acute hepatitis C 12.236

急性病毒性肝炎　acute viral hepatitis 12.182

急性布–加综合征　acute Budd-Chiari syndrome 12.323

急性肠梗阻　acute intestinal obstruction 06.085

急性肠系膜动脉缺血　acute mesenteric artery ischemia 10.102

急性肠系膜动脉栓塞　acute mesenteric artery embolism 16.036

急性肠系膜动脉血栓　acute mesenteric artery thrombosis 16.037

急性肠系膜静脉血栓　acute mesenteric venous thrombosis 16.038

急性肠系膜淋巴结炎　acute mesenteric lymphadenitis 10.015

急性肠系膜缺血　acute mesenteric ischemia　16.035

急性肠系膜上动脉栓塞　acute superior mesenteric artery embolism　10.101

急性肠系膜上静脉血栓形成　acute superior mesenteric venous thrombosis　10.100

急性肠系膜炎　acute mesenteritis　10.014

急性出血坏死性胰腺炎　acute hemorrhagic necrotizing pancreatitis　14.109

急性出血性胆囊炎　acute hemorrhagic cholecystitis　13.064

急性单纯性阑尾炎　acute simple appendicitis　05.039

急性单纯性胃炎　acute simple gastritis　03.161

急性胆管炎　acute cholangitis　13.092

急性胆囊炎　acute cholecystitis　13.063

急性胆源性胰腺炎　acute biliary pancreatitis　14.097

急性非闭塞性肠系膜缺血　acute non-occlusive mesenteric ischemia　16.041

*急性非复杂性阑尾炎　acute uncomplicated appendicitis　05.039

急性非结石性胆囊炎　acute acalculous cholecystitis　13.065

*急性非特异性肠系膜淋巴结炎　acute non-specificity mesenteric lymphadenitis　10.015

*急性蜂窝织炎性阑尾炎　acute phlegmonous appendicitis　05.039

*急性蜂窝织炎性胃炎　acute phlegmonous gastritis　03.165

急性腐蚀性胃炎　acute corrosive gastritis　03.163

急性复杂性阑尾炎　acute complicated appendicitis　05.040

急性腹膜炎　acute peritonitis　08.032

急性腹痛　acute abdominal pain　01.092

急性腹泻　acute diarrhea　01.115

急性肝衰竭　acute liver failure，ALF　12.263

急性肝损伤　acute liver injury　12.259

急性感染性胃炎　acute infectious gastritis　03.164

急性肛裂　acute anal fissure　07.056

急性高甘油三酯血症胰腺炎　acute hypertriglyceridemic pancreatitis　14.099

急性化脓性胆囊炎　acute purulent cholecystitis　13.066

急性化脓性腹膜炎　acute suppurative peritonitis　08.033

急性化脓性阑尾炎　acute suppurative appendicitis　05.041

急性化脓性胃炎　acute purulent gastritis　03.165

急性坏疽性阑尾炎　acute gangrenous appendicitis　05.042

急性坏死性肠系膜炎　acute necrotizing mesenteritis　10.016

*急性间质性胰腺炎　acute interstitial pancreatitis　14.108

急性结石性胆囊炎　acute calculous cholecystitis　13.116

急性酒精性胰腺炎　acute alcoholic pancreatitis　14.098

急性阑尾炎　acute appendicitis　05.038

急性糜烂出血性胃炎　acute erosive hemorrhagic gastritis　03.162

*急性糜烂性胃炎　acute erosive gastritis　03.162

急性食管炎　acute esophagitis　02.067

急性水肿性胰腺炎　acute edematous pancreatitis　14.108

急性胃扩张　acute gastric distention　03.344

急性胃扭转　acute gastric volvulus　03.330

急性胃炎　acute gastritis　03.160

急性小肠缺血　acute intestinal ischemia　04.194

急性药物性肝损伤　acute drug-induced liver injury　12.351

急性胰腺炎　acute pancreatitis　14.089

急性胰腺炎坏死后感染　infected acute pancreatic necrosis　14.114

急性胰腺炎坏死物包裹　acute pancreatic walled-off necrosis　14.113

急性胰周液体积聚　acute peripancreatic fluid collection　14.110

急性乙型肝炎　acute hepatitis B　12.216

急性中毒性肝病　acute toxic liver disease　12.362

急性重型病毒性肝炎　acute severe viral hepatitis　12.185

急性重症酒精性肝炎　acute severe alcoholic hepatitis　12.343

集合淋巴滤泡　aggregated lymphoid follicle，ALF　04.028

脊髓运动潜伏期　spinal motor latency　07.039

继发性大网膜扭转　secondary greater omental torsion　09.051

继发性大网膜炎　secondary greater omentitis　09.039

继发性腹膜炎　secondary peritonitis　08.011

继发性腹膜肿瘤　secondary peritoneal tumor　08.051

继发性急性肠系膜静脉血栓　secondary acute mesenteric venous thrombosis　16.040

继发性慢性阑尾炎　secondary chronic appendicitis　05.047

继发性十二指肠癌 secondary duodenal carcinoma 03.449

继发性十二指肠肠套叠 secondary duodenal intussusception 03.472

继发性十二指肠结核 secondary duodenal tuberculosis 03.382

继发性十二指肠淋巴瘤 secondary duodenal lymphoma 03.457

继发性十二指肠憩室 secondary duodenal diverticulum 03.494

继发性铁超载 secondary iron overload 12.438

寄生虫性腹膜炎 parasitic peritonitis 08.016

寄生虫性十二指肠炎 parasitic duodenitis 03.376

寂静性伤害感受器 silent nociceptor 17.016

家族型十二指肠胃泌素瘤 familial duodenal gastrinoma 03.435

*家族性黏膜皮肤色素沉着胃肠道息肉病 familial mucocutaneous pigmentation gastrointestinal polyposis 06.135

家族性胃癌 familial gastric cancer 03.240

家族性腺瘤性息肉病 familial adenomatous polyposis, FAP 03.284

*甲肝 hepatitis A 12.191

甲胎蛋白 α-fetoprotein, AFP 01.189

甲胎蛋白异质体 α-fetoprotein variant 12.145

甲型病毒性肝炎 hepatitis A 12.191

甲型病毒性肝炎肝外表现 extrahepatic manifestation of hepatitis A 12.202

甲型病毒性肝炎相关自身免疫性肝炎 autoimmune hepatitis associated with hepatitis A 12.203

甲型病毒性肝炎疫苗 hepatitis A virus vaccine 12.200

*甲型肝炎 hepatitis A 12.191

甲型肝炎病毒RNA hepatitis A virus RNA 12.199

甲型肝炎病毒基因型 hepatitis A virus genotype 12.195

甲型肝炎病毒抗体 hepatitis A virus antibody 12.196

甲型肝炎病毒IgG抗体 anti-hepatitis A virus IgG 12.198

甲型肝炎病毒抗原 hepatitis A virus antigen 12.192

甲型肝炎病毒受体 hepatitis A virus receptor 12.193

甲乙型病毒性肝炎联合疫苗 hepatitis A/B combination vaccine 12.201

贾第虫病 giardiasis 04.179

钾离子竞争性酸拮抗剂 potassium competitive acid blocker 03.152

假膜性小肠炎 pseudomembranous enteritis 04.237

假性传入反应 pseudo-affective response 17.017

假性腹膜炎 pseudo-peritonitis 08.026

假性腹泻 pseudo-diarrhea 17.218

假性囊肿引流术 pseudocyst drainage 01.249

尖腹 apical belly 01.143

间期结直肠癌 interval colorectal carcinoma 06.049

艰难梭菌感染性结直肠炎 Clostridium difficile infectious coloproctitis 06.127

简化炎症性肠病问卷 short inflammatory bowel disease questionnaire, SIBDQ 15.116

*碱性反流性胃炎 alkaline reflux gastritis 03.178

碱性磷酸酶 alkaline phosphatase, ALP, AKP 12.087

*间接胆红素 indirect bilirubin, IBil 12.065

健康相关生活质量 health-related quality of life 17.128

姜片虫病 fasciolopsiasis 04.180

浆细胞肉芽肿型十二指肠炎性假瘤 plasma cell granuloma type duodenal inflammatory pseudotumor 03.506

降钙素基因相关肽 calcitonin gene-related peptide, CGRP 17.023

降结肠 descending colon 06.006

胶囊内镜检查术 capsule endoscopy, CE 04.084

胶囊内镜克罗恩病活动指数 capsule endoscopy Crohn disease activity index, CECDAI 15.045

胶囊内镜滞留 capsule endoscopic retention 18.022

胶原性结直肠炎 collagenous coloproctitis 06.115

胶原性胃炎 collagenous gastritis 03.175

绞窄性肠梗阻 strangulated ileus 06.079

绞窄性小网膜疝 strangulated lesser omental hernia 09.069

结肠 colon 06.001

结肠肠壁积气 colonic pneumatosis 06.093

结肠充气试验 Rovsing sign 05.031

结肠传输时间 colon transit time 17.121

结肠袋消失 loss of colonic haustration 15.005

[结肠]袋状往返运动 haustration movement 17.045

[结肠]多袋推进运动 multiple haustrum propulsive movement 17.046

*结肠肝曲 hepatic flexure of colon 06.003

结肠梗阻 colonic obstruction 06.084

结肠黑变病 melanosis coli 06.134

*结肠黑色素沉着病 melanosis coli 06.134

结肠镜操作后结肠出血 post colonoscopy colonic bleeding 18.012

结肠镜操作后结肠穿孔　post colonoscopy colonic perforation　18.013

结肠镜操作后结肠溃疡　post colonoscopy colonic ulcer　18.015

结肠镜操作后结肠狭窄　post colonoscopy colonic stenosis　18.014

结肠镜检查术　colonoscopy　01.211

结肠脓肿　colonic abscess　06.128

*结肠脾曲　splenic flexure of colon　06.005

结肠气囊肿病　pneumatosis coli　06.094

结肠憩室　colonic diverticulum　06.096

结肠憩室穿孔　perforation of colonic diverticulum　06.098

结肠憩室粪石嵌顿　fecal calculus incarceration of colonic diverticulum　06.099

结肠憩室炎　colonic diverticulitis　06.097

结肠无力　atony of colon　06.101

结肠狭窄球囊扩张术　balloon dilatation of colon stenosis　06.012

结肠狭窄支架置入术　stent placement of colon stenosis　06.013

结肠隐窝炎　colonic cryptitis　15.006

结肠右曲　right colic flexure　06.003

结肠中毒性扩张　toxic dilatation of colon　06.103

结肠左曲　left colic flexure　06.005

结缔组织性外痔　connective tissue external hemorrhoid　07.060

结合胆红素　conjugated bilirubin, CB　12.064

结合胆汁酸　conjugated bile acid　12.075

*结合珠蛋白　haptoglobin　12.056

结核病相关性十二指肠溃疡　tuberculosis-associated duodenal ulcer　03.218

*结核性肠系膜淋巴结炎　tuberculous mesenteric lymphadenitis　10.109

结核性腹膜炎　tuberculous peritonitis　08.014

结核性肝肉芽肿　hepatic granuloma caused by tuberculosis　12.456

结节病　sarcoidosis　03.182

结节病性肝肉芽肿　hepatic granuloma caused by sarcoidosis　12.458

结节线虫病　oesophagostomiasis　04.181

结节性红斑　erythema nodosum　15.016

结膜炎　conjunctivitis　15.022

结石性胆囊炎　calculus cholecystitis　13.115

结直肠阿弗他溃疡　colorectal aphthous ulcer　06.112

结直肠癌　colorectal carcinoma　06.041

结直肠伴肉瘤样成分癌　colorectal carcinoma with sarcomatoid component　06.059

结直肠侧向发育型肿瘤　colorectal laterally spreading tumor　06.039

结直肠传统锯齿状腺瘤　colorectal traditional serrated adenoma　06.024

结直肠错构瘤性息肉　colorectal hamartomatous polyp　06.025

结直肠低黏附性腺癌　colorectal poorly cohesive adenocarcinoma　06.054

结直肠高危性腺瘤　high-risk colorectal adenoma　06.037

结直肠孤立性幼年性息肉　colorectal isolated juvenile polyp　06.027

结直肠管状腺瘤　colorectal tubular adenoma　06.032

结直肠广基无蒂锯齿状病变　colorectal sessile serrated lesion　06.023

结直肠黑变病　colonic melanosis　17.199

结直肠后天性神经节细胞减少症　acquired colorectal hypoganglionosis　06.104

结直肠混合性腺瘤　colorectal mixed adenoma　06.034

结直肠家族性腺瘤性息肉病　colorectal familial adenomatous polyposis　06.030

结直肠进行性腺瘤　advanced colorectal adenoma　06.036

结直肠进展性新生物　advanced colorectal neoplasia　06.035

结直肠锯齿状病变　colorectal serrated lesion　06.020

结直肠锯齿状腺癌　colorectal serrated adenocarcinoma　06.050

结直肠瘘　colorectal fistula　06.088

结直肠帽状息肉病　colorectal cap polyposis　06.018

结直肠黏膜内癌　intramucosal colorectal carcinoma　06.044

结直肠黏膜脱垂性炎性息肉　colorectal prolapsed inflammatory polyp　06.017

结直肠黏膜下癌　submucosal colorectal carcinoma　06.045

结直肠黏液腺癌　colorectal mucinous adenocarcinoma　06.053

结直肠绒毛状腺瘤　colorectal villous adenoma　06.033

*结直肠色素沉着症　pigmentation of colon　17.199

结直肠丝状息肉病　colorectal filiform polyposis　06.019

结直肠髓样癌　colorectal medullary carcinoma　06.056

结直肠微乳头状腺癌 colorectal micropapillary adenocarcinoma 06.052

结直肠未分化癌 colorectal undifferentiated carcinoma 06.058

结直肠腺癌 colorectal adenocarcinoma 06.042

结直肠腺鳞癌 colorectal adenosquamous carcinoma 06.057

结直肠腺瘤 colorectal adenoma 06.031

结直肠腺瘤样腺癌 colorectal adenoma-like adenocarcinoma 06.051

结直肠腺上皮内瘤变 colorectal glandular intraepithelial neoplasia 06.038

结直肠新生物 colorectal neoplasia 06.014

结直肠炎 coloproctitis 06.105

结直肠炎性假息肉 colorectal inflammatory pseudopolyp 06.016

结直肠炎性息肉 colorectal inflammatory polyp 06.015

结直肠异常隐窝灶 colorectal aberrant crypt focus 06.040

结直肠印戒细胞癌 colorectal signet-ring cell carcinoma 06.055

结直肠幼年性息肉 colorectal juvenile polyp 06.026

结直肠幼年性息肉病 colorectal juvenile polyposis 06.028

结直肠增生性息肉 colorectal hyperplastic polyp 06.022

界板 limiting plate 12.027

金黄色葡萄球菌肠炎 *Staphylococcus aureus* enteritis 04.159

进食呛咳 choking cough after eating 01.047

进行性家族性肝内胆汁淤积症 progressive familial intrahepatic cholestasis, PFIC 12.375

进行性家族性肝内胆汁淤积症1型 progressive familial intrahepatic cholestasis type 1 12.376

进行性家族性肝内胆汁淤积症2型 progressive familial intrahepatic cholestasis type 2 12.377

进行性家族性肝内胆汁淤积症3型 progressive familial intrahepatic cholestasis type 3 12.378

进展期结直肠癌 advanced colorectal carcinoma 06.046

进展期食管癌 advanced esophageal cancer 02.140

经腹壁肠管超声 transabdominal bowel ultrasonography, TBUS 15.032

经颈静脉肝内门体静脉分流术 transjugular intrahepatic portosystemic shunt，TIPS 12.160

经口胆道镜胆管结石激光碎石术 laser lithotripsy of bile duct stone under peroral choledochoscope 13.047

经口胆道镜胆管结石碎石术 peroral choledochoscopic lithotripsy of bile duct stone 01.243

经口胆道镜胆管结石液电碎石术 electrohydraulic lithotripsy of bile duct stone under peroral choledochoscope 13.048

经口胆道镜下胆管活检术 peroral choledochoscopy bile duct biopsy 13.049

经口内镜贲门缩窄术 peroral endoscopic cardial constriction, PECC 02.031

经口内镜胆囊引流 peroral endoscopic gallbladder drainage 13.052

经口内镜食管下括约肌切开术 peroral endoscopic myotomy，POEM 01.237

经口无切口胃底折叠术 transoral incisionless fundoplication 02.030

经口胰管镜检查术 peroral pancreatoscopy, PPS 14.058

经括约肌肛瘘 transsphincteric anal fistula 07.070

经皮胆囊造瘘术 percutaneous cholecystostomy 13.053

经皮内镜下胃造口术 percutaneous endoscopic gastrostomy 03.155

经皮射频消融术 percutaneous radiofrequency ablation, PRFA 12.174

经皮神经电刺激 percutaneous electrical nerve stimulation 17.157

经皮微波消融术 percutaneous micro-wave ablation 12.175

经皮小肠镜下空肠造瘘术 direct percutaneous enteroscopic jejunostomy 04.080

经皮胰腺假性囊肿引流术 percutaneous peritoneal drainage of pancreatic pseudocyst 14.068

经皮胰腺脓肿引流术 percutaneous peritoneal drainage of pancreatic abscess 14.071

经自然腔道内镜手术 natural orifice transluminal endoscopic surgery，NOTES 01.234

精氨酸酶缺乏症 arginase deficiency 12.450

颈黏液细胞 neck mucous cell 03.007

痉挛性肠梗阻 spastic ileus 06.076

痉挛性肛门直肠痛 proctalgia fugax 17.207

静脉曲张红色征 red color sign of varix 12.122

窘迫感容量阈值 urge sensation volume 17.095

酒精性肝病　alcoholic liver disease，ALD　12.338

酒精性肝纤维化　alcoholic liver fibrosis　12.344

酒精性肝炎　alcoholic hepatitis　12.342

酒精性肝硬化　alcoholic liver cirrhosis　12.345

酒精性泡沫样肝脂肪变性　alcoholic foamy degeneration　12.347

酒精性胃炎　alcoholic gastritis　03.194

酒精性脂肪肝　alcoholic fatty liver　12.341

局部凹陷　concavity of localized abdomen　01.148

局部膨隆　protuberance of localized abdomen　01.141

局部消融治疗　local ablation treatment　12.173

巨大肥厚性胃炎　giant hypertrophy gastritis　03.173

巨大食管旁裂孔疝　giant paraesophageal hiatal hernia　02.179

巨细胞病毒肠炎　cytomegalovirus enteritis　04.167

巨细胞病毒肝炎　cytomegalovirus hepatitis　12.253

巨细胞病毒结肠炎　cytomegalovirus colitis　06.125

巨细胞病毒感染相关性溃疡　cytomegalovirus infection associated ulcer　03.219

锯齿状息肉病综合征　serrated polyposis syndrome，SPS　06.021

*菌痢　bacillary dysentery　06.123

K

咖啡因清除试验　caffeine clearance test　12.113

*卡-克综合征　Canada-Cronkhite syndrome，CCS　04.207

卡伦征　Cullen sign　01.152

卡罗利病　Caroli disease　12.391

卡罗利综合征　Caroli syndrome　12.392

卡纳达-克朗凯特综合征　Canada-Cronkhite syndrome，CCS　04.207

开放性小肠损伤　open small intestinal injury　04.132

HBV开放阅读框　hepatitis B virus open reading frame　12.206

*开腹逆行肠系膜动脉支架置入术　retrograde open mesenteric stenting，ROMS　16.058

凯-弗环　Kayser-Fleischer ring　12.427

抗胆碱能药　anticholinergic drug　03.150

抗肝肾微粒体抗体　anti-liver-kidney microsome antibody　12.136

抗肝细胞溶质抗原Ⅰ型抗体　anti-liver cytosol antibody type 1，anti-LC1　12.137

抗核抗体　antinuclear antibody，ANA　12.133

抗可溶性肝抗原抗体　anti-soluble liver antigen antibody　12.135

抗酿酒酵母菌抗体　anti-*Saccharomyces cerevisiae* antibody，ASCA　15.028

抗平滑肌抗体　anti-smooth muscle antibody　12.134

抗生素相关性结肠炎　antibiotic-associated colitis　06.122

抗生素相关性小肠炎　antibiotic-associated enteritis　04.236

HBV e抗体　hepatitis B e antibody，HBeAb　12.224

抗体介导性免疫应答　antibody-mediated immune response　03.122

抗细胞黏附分子疗法　anti-adhesion therapy　15.095

抗线粒体抗体　antimitochondrial antibody，AMA　12.132

α1-抗胰蛋白酶　α1-antitrypsin，AAT　12.050

α1-抗胰蛋白酶清除率试验　α1 antitryptase clearance rate test　04.093

α1-抗胰蛋白酶缺乏症　α1-antitrypsin deficiency　12.439

α1-抗胰凝乳蛋白酶　α1-antichymotrypsin，α1-ACT　12.049

抗英夫利西单抗抗体　antibody to infliximab　15.090

HBV e抗原　hepatitis B e antigen，HBeAg　12.223

HBV e抗原阳性慢性乙型肝炎　HBeAg-positive chronic hepatitis B　12.213

HBV e抗原阴性慢性乙型肝炎　HBeAg-negative chronic hepatitis B　12.214

抗中性粒细胞胞质抗体　antineutrophil cytoplasmic antibody，ANCA　15.027

抗肿瘤坏死因子疗法　anti-TNF therapy　15.088

*考登综合征　Cowden syndrome　04.220

*考特尼括约肌后间隙　Courtney posterior sphincteric space　07.025

柯林溃疡　Curling ulcer　03.211

柯萨奇病毒肠炎　Coxsackievirus enteritis　04.168

*HCV颗粒　HCV virion　12.235

可复性疝　reducible hernia　11.024

可酵解食物　fermentable oligosaccharides, dissaccharides, monosaccharides and polyol food, FODMAP food　17.063

*可扩张性　distensibility　17.124

*克里格勒–纳贾尔综合征　Crigler-Najjar syndrome　12.384

克罗恩病　Crohn disease　15.068

克罗恩病穿透型　penetrating Crohn disease　15.081

克罗恩病缓解期　Crohn disease in remission　15.073

克罗恩病活动期　active Crohn disease　15.069

克罗恩病简化内镜评分　simple endoscopic score for Crohn disease, SES-CD　15.044

克罗恩病临床复发　clinical recurrence of Crohn disease　15.074

克罗恩病内镜严重程度指数　Crohn disease endoscopic index of severity, CDEIS　15.043

克罗恩病切除术后复发　recurrence of Crohn disease after surgical resection　15.075

克罗恩病狭窄型　stricturing Crohn disease　15.080

克罗恩病形态学复发　morphologic recurrence of Chron disease　15.111

克罗恩病炎症型　non-stricturing non-penetrating Crohn disease　15.079

克–纳综合征　Crigler-Najjar syndrome　12.384

空肠　jejunum　04.002

空肠动脉　jejunal artery　16.007

空肠静脉　jejunum vein　16.020

空肠憩室　diverticulum of jejunum　04.097

空回肠憩室　jejuno-ileal diverticulum　04.099

控制抑制试验　inhibitory control test, ICT　12.131

口臭　halitosis　01.044

*口疮样溃疡　aphthous ulcer　15.009

口干燥[症]　xerostomia　01.045

口–面–指综合征　oral-facial-digital syndrome, OFD syndrome　12.394

*库尔吉茨基细胞　Kultschitsky cell　03.060

库肯伯格瘤　Krukenberg tumor　03.256

*库普弗细胞　Kupffer cell　12.035

库欣溃疡　Cushing ulcer　03.212

溃疡浸润型进展期胃癌　ulcerative infiltrating advanced gastric cancer　03.252

溃疡型进展期胃癌　ulcerative advanced gastric cancer 03.251

溃疡型食管癌　ulcerative type of esophageal cancer　02.143

*溃疡性广泛结肠炎　extensive ulcerative colitis　15.053

溃疡性结肠炎　ulcerative colitis, UC　15.049

溃疡性结肠炎初发型　initial onset ulcerative colitis　15.055

溃疡性结肠炎复发　relapse of ulcerative colitis　15.109

溃疡性结肠炎广泛结肠型　extensive ulcerative colitis　15.053

溃疡性结肠炎缓解期　ulcerative colitis in remission　15.062

溃疡性结肠炎活动期　active ulcerative colitis　15.058

溃疡性结肠炎激素抵抗型　steroid-resistant ulcerative colitis　15.064

溃疡性结肠炎激素依赖型　steroid-dependant ulcerative colitis　15.063

*溃疡性结肠炎间歇期　ulcerative colitis in remission　15.062

溃疡性结肠炎慢性复发型　chronic relapsing ulcerative colitis　15.056

溃疡性结肠炎蒙特利尔分型　Montreal classification of ulcerative colitis　15.050

溃疡性结肠炎免疫抑制剂抵抗型　immunosuppressant-resistant ulcerative colitis　15.065

溃疡性结肠炎内镜严重程度指数　ulcerative colitis endoscopic index of severity, UCEIS　15.040

*溃疡性结肠炎全结肠型　ulcerative pancolitis　15.053

溃疡性结肠炎完全缓解　complete remission of ulcerative colitis　15.107

溃疡性结肠炎早期复发　early relapse of ulcerative colitis　15.110

溃疡性结肠炎直肠型　ulcerative proctitis　15.051

溃疡性结肠炎左半结肠型　left sided ulcerative colitis　15.052

*溃疡性直肠炎　ulcerative proctitis　15.051

*溃疡性左半结肠炎　left sided ulcerative colitis　15.052

括约肌肌间间隙　intersphincteric space　07.022

括约肌间肛瘘　intersphincteric anal fistula　07.069

括约肌间脓肿　intersphincteric abscess　07.066

括约肌上肛瘘　suprasphincteric anal fistula　07.071

括约肌外肛瘘　extrasphincteric anal fistula　07.072

L

拉米夫定　lamivudine　12.231

辣椒素　capsaicin　17.019

辣椒素受体　transient receptor potential vanilloid，TRPV　17.020

*莱梅尔综合征　Lemmel syndrome　03.497

兰茨点　Lanz point　05.003

阑尾　appendix　05.001

阑尾瓣　appendiceal valve　05.007

阑尾杯状细胞腺癌　appendiceal goblet cell adenocarcinoma　05.078

阑尾壁　appendiceal wall　05.014

阑尾残端炎　stump appendicitis　05.048

阑尾穿孔　appendiceal perforation　05.043

阑尾传统锯齿状腺瘤　appendiceal traditional serrated adenoma　05.070

阑尾动脉　appendiceal artery　05.008

阑尾粪石　appendiceal fecalith　05.056

阑尾根部　appendiceal root　05.005

阑尾广基无蒂锯齿状息肉　appendiceal sessile serrated polyp　05.069

阑尾混合性神经内分泌-非神经内分泌肿瘤　appendiceal mixed neuroendocrine-nonneuro-endocrine neoplasm　05.077

阑尾肌层　appendiceal muscle layer　05.017

阑尾假性憩室　false diverticulum of appendix　05.060

阑尾尖端　appendiceal tip　05.019

阑尾浆膜层　appendiceal serous membrane layer　05.018

阑尾结石　appendiceal calculus　05.055

阑尾静脉　appendiceal vein　05.009

阑尾锯齿状病变　appendiceal serrated lesion　05.067

*阑尾锯齿状息肉　appendiceal serrated polyp　05.068

阑尾口　orifice of appendix　05.006

阑尾口炎　appendiceal orifice inflammation　05.051

阑尾淋巴管　appendiceal lymphatic vessel　05.013

阑尾淋巴结　appendiceal lymph node　05.012

阑尾淋巴瘤　appendiceal lymphoma　05.080

阑尾淋巴组织　appendiceal lymphatic tissue　05.011

阑尾瘘　appendiceal fistula　05.062

阑尾米勒上皮异位　appendiceal ectopic Müller epithelium　05.054

阑尾黏膜层　appendiceal mucosa　05.015

阑尾黏膜下层　appendiceal submucosa　05.016

阑尾黏液性肿瘤　appendiceal mucinous neoplasm　05.071

阑尾憩室　appendiceal diverticulum　05.058

阑尾憩室破裂　ruptured appendiceal diverticulum　05.061

阑尾腔内出血　intra-appendiceal hemorrhage　05.064

阑尾切除术　appendectomy　05.036

阑尾神经　appendiceal nerve　05.010

阑尾神经内分泌癌　appendiceal neuroendocrine carcinoma, appendiceal NEC　05.076

阑尾神经内分泌瘤　appendiceal neuroendocrine tumor, appendiceal NET　05.075

阑尾神经内分泌肿瘤　appendiceal neuroendocrine neoplasm, appendiceal NEN　05.074

阑尾套叠　appendiceal intussusception　05.057

阑尾系膜　mesoappendix　10.005

阑尾系膜错构瘤　mesangial hamartoma of appendix　10.099

阑尾系膜畸胎瘤　mesangial teratoma of appendix　10.098

阑尾系膜浆母细胞淋巴瘤　mesangial plasmablast lymphoma of appendix　10.097

阑尾系膜韧带样纤维瘤　mesangial ligament-like fibroma of appendix　10.096

阑尾系膜肿瘤　mesangial tumor of appendix　10.095

阑尾狭窄　appendiceal stenosis　05.065

阑尾腺癌　appendiceal adenocarcinoma　05.079

阑尾形态　appendiceal shape　05.004

阑尾炎　appendicitis　05.037

阑尾异位组织　appendiceal ectopic tissue　05.053

阑尾异物　appendiceal foreign body　05.052

阑尾造影　appendiceal radiography　05.034

阑尾增生性息肉　appendiceal hyperplastic polyp　05.068

阑尾真性憩室　true diverticulum of appendix　05.059

阑尾肿瘤　appendiceal neoplasm　05.066

阑尾周围积液　periappendiceal effusion　05.063

阑尾周围脓肿　periappendiceal abscess　05.044

阑尾周围炎　periappendiceal inflammation　05.050

蓝色橡皮疱痣综合征　blue rubber bleb nevus syndrome　04.204

狼疮性肠系膜血管炎　lupus mesenteric vasculitis　10.024

老年发病克罗恩病 elderly-onset Crohn disease 15.078
老年人消化性溃疡 peptic ulcer in elderly 03.207
酪氨酸血症 tyrosinemia 12.448
雷诺五联征 Reynolds pentad 01.100
类圆线虫病 strongyloidiasis 04.171
梨状肌综合征 pyriformis syndrome 17.222
*李氏腺 Lieberkuhn gland 04.024
*里德尔叶 Riedel lobe 12.042
里急后重 tenesmus 01.121
利多卡因代谢试验 lidocaine metabolite test 12.109
利福平试验 rifampin test 12.141
利尿剂抵抗性腹水 diuretic resistance ascites 12.299
利尿剂难治性腹水 diuretic intractable ascites 12.300
粒细胞单核细胞吸附法 granulocyte monocyte apheresis 15.100
联合性纵行肌 conjoined longitudinal muscle 07.012
良性十二指肠结肠瘘 benign duodenocolic fistula 03.483
良性食管间质瘤 benign esophageal stromal tumor 02.114
裂头蚴病 sparganosis 04.182
裂隙状溃疡 fissuring ulcer 15.011

林贝格评分 Limberg score 15.047
林奇综合征 Lynch syndrome 06.048
临界闪烁频率 critical flicker frequency，CFF 12.127
淋巴细胞性结直肠炎 lymphocytic coloproctitis 06.116
淋巴细胞性十二指肠炎 lymphocytic duodenitis 03.370
淋巴细胞性胃炎 lymphocytic gastritis 03.172
淋球菌性腹膜炎 gonococcal peritonitis 08.019
铃蟾素 bombesin 03.108
领扣样溃疡 collar button ulcer 15.004
刘易斯评分 Lewis score 15.046
流行性呕吐 epidemic vomiting 01.058
柳氮磺吡啶 sulfasalazine 15.085
隆起型早期食管癌 elevated early esophageal cancer 02.139
隆起型早期食管病变 protruded superficial neoplastic lesion of esophagus 02.082
隆起型早期胃癌 protuberant early gastric cancer 03.247
鲁特格茨评分 Rutgeerts score 15.112
*卵石样外观 cobblestone appearance 15.012
轮状病毒肠炎 rotavirus enteritis 04.169
罗托综合征 Rotor syndrome 12.386

M

麻痹性肠梗阻 paralytic ileus 06.075
*麻醉药肠道综合征 narcotic bowel syndrome 17.196
*马洛里–魏斯综合征 Mallory-Weiss syndrome 02.180
马洛里小体 Mallory body 12.429
*麦胶性肠病 gluten-induced entero-pathy 04.143
麦氏点 McBurney point 05.002
麦氏点压痛 McBurney point tenderness 01.172
麦芽糖酶 maltase 14.045
曼宁标准 Manning criteria 17.126
慢传输型便秘 slow transit constipation 06.100
慢加急性肝衰竭 acute-on-chronic liver failure，ACLF 12.266
慢性丙型肝炎 chronic hepatitis C 12.237
慢性病毒性肝炎 chronic viral hepatitis 12.183
慢性布–加综合征 chronic Budd-Chiari syndrome 12.325
慢性肠梗阻 chronic intestinal obstruction 06.086
慢性肠系膜动脉供血不足 chronic mesenteric artery insufficiency 16.043

慢性肠系膜静脉闭塞 chronic mesenteric vein occlusion 16.048
慢性肠系膜淋巴结炎 chronic mesenteric lymphadenitis 10.017
慢性肠系膜缺血 chronic mesenteric ischemia 16.042
慢性持续性溃疡性结肠炎 chronic persistent ulcerative colitis 15.057
慢性胆管炎 chronic cholangitis 13.094
慢性胆囊炎 chronic cholecystitis 13.067
慢性胆囊炎急性发作 acute attack of chronic cholecystitis 13.068
慢性恶心呕吐综合征 chronic nausea and vomiting syndrome，CNVS 17.177
慢性非闭塞性肠系膜缺血 chronic nonocclusive mesenteric ischemia 16.049
慢性非结石性胆囊炎 chronic acalculous cholecystitis 13.069
慢性非萎缩性胃炎 chronic non-atrophic gastritis 03.167

慢性腹膜炎　chronic peritonitis　08.031

慢性腹痛　chronic abdominal pain　01.093

慢性腹泻　chronic diarrhea　01.116

慢性肝衰竭　chronic liver failure，CLF　12.264

慢性肝损伤　chronic liver injury　12.260

慢性肛裂　chronic anal fissure　07.057

慢性活动性乙型肝炎　chronic active hepatitis B　12.217

慢性阑尾炎　chronic appendicitis　05.045

慢性疲劳综合征　chronic fatigue syndrome　17.225

*慢性浅表性胃炎　chronic superficial gastritis　03.167

慢性缺血性小肠炎　chronic ischemic enteritis　04.198

慢性食管炎　chronic esophagitis　02.068

慢性萎缩性胃炎　chronic atrophic gastritis　03.168

慢性胃溃疡　chronic gastric ulcer　03.236

慢性胃扭转　chronic gastric volvulus　03.331

慢性胃炎　chronic gastritis　03.166

慢性纤维硬化性肠系膜炎　chronic fibrosclerosing mesenteritis　10.018

慢性HBV携带者　chronic hepatitis B virus carrier　12.211

慢性药物性肝损伤　chronic drug-induced liver injury　12.352

慢性胰腺炎　chronic pancreatitis　14.121

慢性中毒性肝病　chronic toxic liver disease　12.363

慢性重型病毒性肝炎　chronic severe viral hepatitis　12.187

慢性阻塞性胰腺炎　chronic obstructive pancreatitis　14.125

盲肠　cecum　06.008

盲肠斑　cecal patch　15.008

盲肠后位阑尾　retrocecal appendix　05.025

盲肠外侧位阑尾　paracecal appendix　05.024

盲肠下位阑尾　subcecal appendix　05.023

毛细胆管　bile capillary　12.022

毛圆线虫病　trichostrongylosis　04.184

梅奥内镜评分　Mayo endoscopic score，MES　15.039

梅奥评分　Mayo score　15.037

梅毒性腹膜炎　syphilitic peritonitis　08.018

梅克尔-格鲁伯综合征　Meckel-Gruber syndrome，MKS　12.393

梅克尔憩室　Meckel diverticulum　04.100

*梅内特里耶病　Menetrier disease　03.173

酶原颗粒　zymogen granule　14.035

*美沙拉嗪　mesalazine　15.084

门奇静脉断流术　portal-azygous disconnection　12.163

门静脉　portal vein　12.011

门静脉成纤维细胞　portal fibroblast　12.038

门静脉高压相关慢性肠系膜缺血　chronic mesenteric ischemia associated with portal hypertension　16.051

门静脉高压性肠病　portal hypertensive enteropathy　12.293

门静脉高压性胆病　portal hypertensive biliopathy　12.296

门静脉高压性胃病　portal hypertensive gastropathy　12.292

门静脉高压[症]　portal hypertension　12.270

门静脉海绵样变　cavernous transformation of portal vein　12.295

门静脉血栓　portal vein thrombosis　12.294

门静脉右支　right branch of portal vein　12.012

门静脉左支　left branch of portal vein　12.013

弥漫浸润型进展期胃癌　diffuse invasive advanced gastric cancer　03.253

弥漫性腹膜炎　diffuse peritonitis　08.030

弥漫性食管痉挛　diffuse esophageal spasm　02.086

弥漫性胃癌　diffuse gastric cancer　03.258

迷走-迷走反射　vago-vagal reflex　04.056

迷走神经切断术　vagotomy　17.158

迷走神经性晕厥　vagal syncope　17.224

糜蛋白酶　chymotrypsin　04.049

糜蛋白酶原　chymotrypsinogen　04.050

糜烂型早期食管癌　erosive early esophageal cancer　02.136

糜烂性结直肠炎　erosive coloproctitis　06.108

*泌酸细胞　oxyntic cell　03.006

泌酸腺腺瘤　oxyntic gland adenoma　03.280

HBV免疫球蛋白　hepatitis B immunoglobulin，HBIg　12.233

免疫球蛋白E介导的变应性小肠炎　immunoglobulin E mediated allergic enteritis　04.141

免疫球蛋白G相关浸润性胃溃疡　immunoglobulin G associated infiltrative gastric ulcer　03.224

免疫球蛋白G4相关硬化性胆管炎　immunoglobulin G4 related sclerosing cholangitis，IgG4-SC　12.371

免疫增生性十二指肠病　immuno proliferative duodenal disease　03.452

免疫增生性小肠病　immuno proliferative small intestinal disease　04.233

免疫治疗　immunotherapy　12.178

模拟排便　push　17.088

摩擦音　friction sound　01.166

*莫尔加尼柱　Morgagni column　07.004

墨菲征阳性　Murphy sign positive　01.178

D-木糖吸收试验　D-xylose absorption test　04.086

N

那他珠单克隆抗体　natalizumab　15.096

难复性疝　irreducible hernia　11.025

*难治性呃逆　refractory hiccup　01.062

难治性腹水　refractory ascites　12.298

难治性溃疡性直肠炎　refractory ulcerative proctitis　15.067

难治性远端结肠炎　intractable distal colitis　15.066

难治性胃溃疡　refractory gastric ulcer　03.206

囊性肠系膜平滑肌瘤　cystic mesenteric leiomyoma　10.038

囊性纤维化跨膜电导调节基因突变　mutation of cystic fibrosis transmembrane conductance regulator　14.129

囊性纤维化相关肝病　cystic fibrosis associated liver disease，CFLD　12.453

囊肿开窗术伴腹腔引流　cyst fenestration with abdominal drainage　01.251

囊肿内注射术　intracystic injection　01.250

蛲虫病　enterobiasis　04.185

脑-肠轴　gut-brain axis　01.022

脑-肠轴　brain-gut axis　17.061

脑源性神经营养因子　brain-derived neurotrophic factor，BDNF　17.030

内镜鼻胆管引流术　endoscopic nasal bile duct drainage　13.050

内镜鼻胰管引流术　endoscopic nasopancreatic drainage，ENBD　14.082

内镜胆管超声检查术　endoscopic bile duct ultrasonography　13.042

内镜胆管结石机械碎石术　endoscopic mechanical lithotripsy of bile duct stone　13.038

内镜胆管结石取出术　endoscopic bile duct stone removal　13.037

内镜胆管结石液电碎石术　endoscopic hydroelectric lithotripsy of bile duct stone　13.039

内镜胆管扩张术　endoscopic bile duct dilatation　13.040

内镜胆管射频消融术　endoscopic radiofrequency ablation of bile duct　13.043

内镜胆管支架引流术　endoscopic bile duct stent drainage　13.051

内镜胆管支架置入术　endoscopic bile duct stent implantation　13.041

内镜活组织检查术　endoscopic biopsy　01.213

内镜介入治疗　endoscopic interventional treatment　01.235

内镜经胃胰腺假性囊肿引流术　endoscopic transgastric peritoneal drainage of pancreatic pseudocyst　14.069

内镜经胃胰腺脓肿引流术　endoscopic transgastric peritoneal drainage of pancreatic abscess　14.072

内镜抗反流黏膜切除术　anti-reflux mucosectomy，ARMS　02.032

内镜扩张术　endoscopic dilatation　01.229

内镜逆行回肠造影检查　endoscopic retrograde ileography　04.061

内镜逆行阑尾炎治疗术　endoscopic retrograde appendicitis therapy　01.244

内镜逆行阑尾造影　endoscopic retrograde appendicography，ERA　05.035

内镜逆行胰胆管造影　endoscopic retrograde cholangiopancreatography　14.056

内镜逆行胰胆管造影　endoscopic retrograde cholangiopancreatography　13.036

内镜逆行胰胆管造影术后奥狄括约肌功能障碍　post endoscopic retrograde cholangiopancreatography sphincter of Oddi dysfunction　18.026

内镜逆行胰胆管造影术后出血　post endoscopic retrograde cholangiopancreatography bleeding　18.028

内镜逆行胰胆管造影术后穿孔　post endoscopic retrograde cholangiopancreatography perforation　18.027

内镜逆行胰胆管造影术后胆管炎　post endoscopic retrograde cholangiopancreatography cholangitis　18.025

内镜逆行胰胆管造影术后胰腺炎　post endoscopic retrograde cholangiopancreatography pancreatitis　18.024

内镜逆行胰胆管造影术后支架移位 post endoscopic retrograde cholangiopancreatography stent displacement 18.029

内镜逆行胰胆管造影术后支架阻塞 post endoscopic retrograde cholangiopancreatography stent obstruction 18.030

内镜黏膜切除术 endoscopic mucosal resection, EMR 01.228

内镜黏膜下剥离术 endoscopic submucosal dissection, ESD 01.239

内镜黏膜下肿瘤切除术 endoscopic enucleation of submucosal tumor 01.240

内镜曲张静脉套扎术 endoscopic variceal ligation 12.156

内镜曲张静脉硬化剂注射术 endoscopic sclerosing agent injection for varix 12.157

内镜曲张静脉组织黏合剂注射术 endoscopic tissue glue injection for varix 12.158

内镜肉毒毒素注射术 endoscopic botulinum toxin injection, EBTI 02.040

内镜射频治疗术 endoscopic radiofrequency therapy 01.232

内镜十二指肠乳头括约肌切开术 endoscopic sphincterotomy, EST 01.238

内镜食管黏膜切除术 endoscopic esophageal mucosal resection, EEMR 02.033

内镜食管黏膜下剥离术 esophageal endoscopic submucosal dissection, esophageal ESD 02.035

内镜食管射频消融术 endoscopic radiofrequency ablation of esophagus 02.029

内镜食管氩等离子体凝固术 endoscopic esophageal argon plasma coagulation 02.051

内镜食管止血术 endoscopic esophageal hemostasis 02.052

内镜食管肿瘤剜除术 endoscopic excavation of esophageal tumor 02.049

内镜胃底折叠术 medigus ultrasonic surgical endostapler, MUSE 02.046

内镜胃内止血术 endoscopic hemostasis for gastric bleeding 03.157

内镜息肉切除术 endoscopic polypectomy 01.227

内镜氩等离子体凝固术 endoscopic argon plasma coagulation 01.236

内镜胰管结石取石术 endoscopic removal of pancreatic duct stone 14.079

内镜胰管支架置入术 endoscopic stenting in pancreatic duct 14.081

内镜异物取出术 endoscopic foreign body retrieval 01.230

内镜支架置入术 endoscopic stent placement 01.233

内镜止血术 endoscopic hemostasis 01.231

内镜治疗 endoscopic therapy 01.226

*内瘘 colorectal fistula 06.088

内因子 intrinsic factor 03.111

内因子抗体 intrinsic factor antibody 03.145

内源性胃内异物 endogenous gastric foreign body 03.353

内源性小肠异物 endogenous foreign body of small intestine 04.228

内脏性腹痛 visceral abdominal pain 01.094

内痔 internal hemorrhoid 07.062

逆行肠系膜血管支架治疗术 retrograde mesenteric vascular stent therapy 16.058

逆行胰胆管造影术后胰腺炎 post-ERCP pancreatitis 14.100

黏膜下间隙 submucosal space 07.023

黏膜阻抗检测 mucosal impedance test 17.135

黏液便 mucous stool 01.125

黏液脓血便 mucous purulent bloody stool 01.113

黏液–碳酸氢盐屏障 mucus-bicarbonate barrier 03.096

黏液血便 mucous bloody stool 01.112

念珠菌感染相关性溃疡 *Candida* infection associated ulcer 03.222

鸟苷酸环化酶C受体 guanylate cyclase C receptor 17.163

^{13}C-尿素呼气试验 ^{13}C-urea breath test 03.133

^{14}C-尿素呼气试验 ^{14}C-urea breath test 03.134

尿素循环缺陷 urea cycle defect 12.449

凝血因子 coagulation factor 12.055

牛磺胆酸 taurocholic acid, TCA 12.077

牛磺鹅脱氧胆酸 taurochenodeoxycholic acid, TCDCA 12.078

脓血便 bloody purulent stool 01.111

诺如病毒肠炎 norovirus enteritis 04.170

O

呕吐　vomiting　01.051

呕血　hematemesis　01.106

P

帕内特细胞　Paneth cell　04.014

排便　defecation，bowel movement　01.029

排便不尽感　defecation incompletely　01.133

[排便]肛门出口梗阻　anal outlet obstruction　17.049

排便急迫　defecation urgency，bowel urgency　01.122

排便困难　difficult defecation　01.132

排便推进力不足　inadequate defecatory propulsion　17.210

排便抑制　stool withholding　17.048

排粪造影　defecography　17.131

派尔集合淋巴结　Peyer patch，PP　04.031

*潘氏细胞　Paneth cell　04.014

泡心细胞　centroacinar cell　14.033

盆腔痛　pelvic pain　17.220

盆腔张力性肌痛　pelvic tension myalgia　17.221

盆位阑尾　pelvic appendix　05.022

皮尔逊骨髓–胰腺综合征　Pearson marrow-pancreas syndrome　14.132

皮肤巩膜黄染　yellow dye of skin and sclera　01.136

皮肤瘙痒　pruritus　01.137

脾大　splenomegaly　01.183

脾动脉　splenic artery　16.004

脾功能亢进　hypersplenism　12.297

脾静脉　splenic vein　16.026

脾静脉胰支　pancreatic branch of splenic vein　14.018

脾静脉支架置入术　stenting in splenic vein　14.077

*脾亢　hypersplenism　12.297

平均夜间基线阻抗　mean nocturnal baseline impedance，MNBI　17.118

平坦型早期食管病变　flat superficial neoplastic lesion of esophagus　02.083

Q

齐维综合征　Zieve syndrome　12.346

脐疝　umbilical hernia　11.012

*气肚脐　umbilical hernia　11.012

气腹　pneumoperitoneum　01.144

气过水声　gas-over-water sound　01.162

气囊辅助小肠镜后胰腺炎　post balloon-assisted enteroscopy pancreatitis　18.023

气囊辅助小肠镜检查术　balloon-assisted enteroscopy　04.075

气肿性胆囊炎　emphysema cholecystitis　13.073

器官轴型胃扭转　organ axis type gastric volvulus　03.333

器质性便秘　organic constipation　01.129

器质性消化不良　organic dyspepsia　01.085

髂尾肌　iliococcygeus muscle　07.015

铅管征　lead-pipe sign　15.003

HBV前基因组RNA　hepatitis B virus pregenomic RNA，HBV pgRNA　12.208

前皮神经卡压综合征　anterior cutaneous nerve entrapment syndrome　17.223

前葡萄膜炎　anterior uveitis　15.023

前庭障碍性呕吐　vestibular dysfunction vomiting　01.054

嵌顿疝　incarcerated hernia　11.026

腔道功能性成像技术　endolumenal functional lumen imaging probe，Endo FLIP　17.124

腔内型食管癌　intracavity type of esophageal cancer　02.145

强力性推进　power propulsion　17.034

强直性脊柱炎　ankylosing spondylitis　15.020

5-羟色胺　5-hydroxytryptamine　03.110

5-羟色胺去甲肾上腺素再摄取抑制剂 serotonin-nora-drenalin reuptake inhibitor，SNRI 17.027

5-羟色胺选择性再摄取抑制剂 serotonin-selective reuptake inhibitor，SSRI 17.031

5-羟色胺转运体 serotonin transporter，5-HT transporter 17.026

切口疝 incisional hernia 11.016

青霉胺 penicillamine 12.431

轻度克罗恩病 mild Crohn disease 15.070

轻度溃疡性结肠炎 mild ulcerative colitis 15.059

轻度食管静脉曲张 esophageal varix grade 1 12.119

轻度药物性肝损伤 mild drug-induced liver injury 12.357

轻微型肝性脑病 minimal hepatic encephalopathy 12.304

轻症急性胰腺炎 mild acute pancreatitis 14.093

轻症酒精性肝病 mild alcoholic fatty liver disease 12.340

氢呼气试验 hydrogen breath test 04.088

倾倒激发试验 dumping excitation test 03.147

*清蛋白 albumin 12.048

球囊逼出试验 balloon forced out test 17.136

躯体性腹痛 somatic abdominal pain 01.095

去麦胶饮食 gluten-free diet 17.145

全腹凹陷 concavity of whole abdomen 01.147

全腹膨隆 protuberance of whole abdomen 01.140

全结肠切除术 proctocolectomy 15.104

全食管增压 panesophageal pressurization 17.082

全胃肠外营养 total parenteral nutrition，TPN 01.031

全周型巴雷特食管 circumference type of Barrett esophagus 02.079

*缺血性肠绞痛 ischemic intestinal colic 16.042

缺血性胆囊坏死 ischemic gallbladder necrosis 13.082

缺血性肝损伤 ischemic liver injury 12.261

缺血性肝炎 ischemic hepatitis 12.327

缺血性结肠炎 ischemic colitis 16.052

缺血性十二指肠炎 ischemic duodenitis 03.379

缺血性胰腺病 ischemic pancreatic disease 14.189

缺血性胰腺炎 ischemic pancreatitis 14.104

R

热带口炎性腹泻 tropical sprue 04.189

热带性胰腺炎 tropical pancreatitis 14.134

人工肝 artificial liver 12.168

人甲型肝炎病毒株 human hepatitis A virus strain 12.194

人类免疫缺陷病毒相关性胃溃疡 human immunode-ficiency virus associated gastric ulcer 03.216

认知行为疗法 cognitive behavior therapy 17.141

妊娠急性脂肪肝 acute fatty liver of pregnancy 12.336

妊娠期急性胰腺炎 acute pancreatitis in pregnancy 14.119

柔韧感 dough kneading sensation 01.170

*揉面感 doughy sensation 01.170

肉孢子虫病 sarcosporidiasis 04.186

肉芽肿性腹膜炎 granulomatosis peritonitis 08.027

肉芽肿性肝病 granulomatous liver disease 12.455

肉芽肿性十二指肠炎 granulomatous duodenitis 03.371

肉芽肿性胃炎 granulomatous gastritis 03.179

乳糜池 cisterna chyli 04.005

乳糜泻 celiac disease 04.143

乳糜样腹水 chylous ascites 01.181

乳糖耐量试验 lactose tolerance test 04.087

乳糖酶 lactase 14.047

乳糖酶缺乏症 lactase deficiency 04.111

乳头型早期食管癌 papillary early esophageal cancer 02.138

瑞氏综合征 Reye syndrome 12.337

S

赛妥珠单克隆抗体 certolizumab 15.094

三腔二囊管 Sengstaken-Blakemore tube 12.159

三乙烯四胺 triethylenetetramine 12.432

散发型十二指肠胃泌素瘤 sporadic duodenal gastrinoma 03.434

色氨酸负荷试验 tryptophan load test 12.112

*色素内镜检查术 chromoendoscopy 01.218

沙尔科热 Charcot fever 13.093

沙尔科三联征 Charcot triad 01.099

沙门菌肠炎 *Salmonella* enteritis 04.154

疝 hernia 11.001

疝被盖 hernia cover 11.005

疝环 hernia ring 11.002

疝囊 hernia sac 11.003

疝内容物 hernia content 11.004

膳食纤维 dietary fiber 17.062

伤寒 typhia 04.160

伤寒性腹膜炎 typhoid peritonitis 08.017

上腹烧灼感 epigastric burning 01.068

上腹痛综合征 epigastric pain syndrome, EPS 17.171

上消化道钡剂造影 barium radiography of upper digestive tract 03.125

上消化道出血 upper gastrointestinal hemorrhage 01.103

上消化道碘水造影 iodized water radiography of upper digestive tract 03.126

烧心 heartburn 01.067

舌型巴雷特食管 tongue type of Barrett esophagus 02.080

X射线钡剂灌肠 X-ray barium enema 15.033

射线相关性小肠炎 radiation-related enteritis 04.150

神经降压素 neurotensin 03.103

神经节细胞缺失症 aganglionosis 17.200

神经性呕吐 nervous vomiting 01.055

神经性贪食 bulimia nervosa 01.079

神经性畏食 afraid of eating 01.078

神经性厌食 anorexia nervosa 01.080

神经营养因子 neurotrophic factor 17.029

神经源性假性肠梗阻 neuropathic pseudo-obstruction 17.201

神经源性炎症 neurogenic inflammation 17.068

升结肠 ascending colon 06.002

生活应激 life stress 17.057

生酮饮食 ketogenic diet 01.042

生物反馈 biofeedback 17.140

生物反馈治疗 biofeedback therapy 01.245

生物型人工肝 biologic artificial liver 12.170

生长抑素 somatostatin 03.105

生长抑素类似物 somatostatin analogue 14.085

生长抑素瘤 somatostatin tumor 14.165

失代偿期肝硬化 decompensated liver cirrhosis 12.289

施瓦赫曼–戴蒙德综合征 Shwachman-Diamond syndrome 14.130

十二指肠 duodenum 03.042

十二指肠白点综合征 duodenal white spot syndrome 03.510

十二指肠杯状细胞 duodenal goblet cell 03.058

十二指肠壁 duodenal wall 03.044

十二指肠布伦纳腺囊肿 duodenal Brunner gland cyst 03.403

十二指肠布伦纳腺腺瘤 duodenal Brunner gland adenoma 03.428

十二指肠布伦纳腺增生性结节 duodenal Brunner gland hyperplastic nodule 03.402

十二指肠肠套叠 duodenal intussusception 03.465

十二指肠肠型腺瘤 intestinal-type duodenal adenoma 03.424

十二指肠穿孔 duodenal perforation 03.500

十二指肠穿透性溃疡 penetrating duodenal ulcer 03.397

十二指肠错构瘤性息肉 duodenal hamartomatous polyp 03.405

十二指肠大乳头 major duodenal papilla 13.017

十二指肠–胆管反流 duodenal-bile duct reflux 17.043

十二指肠倒位 duodenal inversion 03.363

十二指肠淀粉样变性 duodenal amyloidosis 03.503

十二指肠动静脉畸形 duodenal arteriovenous malformation 03.461

十二指肠多发溃疡 multiple duodenal ulcers 03.394

十二指肠多发性特发性出血性肉瘤 duodenal multiple idiopathic hemorrhagic sarcoma 03.416

十二指肠分节运动 duodenal segmentation contraction 03.082

十二指肠腹主动脉瘘 aorto-duodenal fistula 03.486

十二指肠梗阻 duodenal obstruction 03.464

十二指肠钩虫病 ancylostomiasis duodenale 03.378

十二指肠海绵状血管瘤 duodenal cavernous hemangioma 03.413

十二指肠混合型血管瘤 duodenal mixed hemangioma 03.415

十二指肠贾第虫病 giardia duodenalis 03.377

十二指肠假性淋巴瘤 duodenal pseudolymphoma 03.455

*十二指肠假性憩室 pseudodiverticulum of duodenum

03.494

十二指肠间质瘤　duodenal stromal tumor　03.431

十二指肠浆膜层　duodenal serosa layer　03.048

十二指肠降部　duodenal descending part　03.050

十二指肠节细胞性副神经节瘤　duodenal gangliocytic paraganglioma　03.436

十二指肠结肠瘘　duodenocolic fistula　03.482

十二指肠-结肠综合征　duodenum-colon syndrome 03.512

十二指肠结核　duodenal tuberculosis　03.380

十二指肠结核混合型　mixed duodenal tuberculosis 03.385

十二指肠结核溃疡型　ulcerative duodenal tuberculosis 03.384

十二指肠结核增生型　hypertrophic duodenal tuberculosis　03.383

十二指肠紧张性收缩　duodenal tonic contraction　03.081

十二指肠静脉曲张　duodenal varix　03.459

十二指肠镜检查术　duodenoscopy　01.219

十二指肠巨大溃疡　giant duodenal ulcer　03.390

十二指肠锯齿状腺瘤　duodenal serrated adenoma 03.429

十二指肠克罗恩病　duodenal Crohn disease　03.386

十二指肠空肠曲　duodenojejunal flexure　03.055

十二指肠-空肠套叠　duodenal-jejunum intussusception　03.470

十二指肠溃疡　duodenal ulcer　03.387

十二指肠溃疡瘢痕梗阻　duodenal ulcer scarring obstruction　03.399

十二指肠溃疡出血　duodenal ulcer bleeding　03.398

十二指肠溃疡穿孔　perforated duodenal ulcer　03.396

*十二指肠类癌　duodenal carcinoid　03.432

十二指肠淋巴管瘤　duodenal lymphangioma　03.421

十二指肠淋巴瘤　duodenal lymphoma　03.450

十二指肠瘘　duodenal fistula　03.477

十二指肠毛细血管瘤　duodenal capillary hemangioma 03.414

十二指肠难治性溃疡　refractory duodenal ulcer　03.391

十二指肠囊肿　duodenal cyst　03.509

十二指肠内瘘　internal duodenal fistula　03.478

十二指肠黏膜层　duodenal mucosal layer　03.045

十二指肠黏膜肌层　duodenal mucosal muscularis 03.047

十二指肠黏膜上皮机械屏障　duodenal mucosal epithelial mechanical barrier　03.115

十二指肠黏膜微生物屏障　duodenal mucosal microbial barrier　03.116

十二指肠黏膜细胞　duodenal mucosal cell　03.057

十二指肠黏膜下层　duodenal submucosa　03.046

十二指肠黏液屏障　duodenal mucous barrier　03.114

十二指肠黏液腺癌　duodenal mucinous adenocarcinoma　03.447

十二指肠帕内特细胞　duodenal Paneth cell　03.059

十二指肠平滑肌瘤　duodenal leiomyoma　03.407

*十二指肠平滑肌母细胞瘤　duodenal leiomyoblastoma 03.409

十二指肠平滑肌肉瘤　duodenal leiomyosarcoma　03.408

十二指肠憩室　duodenal diverticulum　03.492

十二指肠憩室出血　duodenal diverticular bleeding 03.496

十二指肠憩室穿孔　perforation of duodenal diverticulum 03.498

十二指肠憩室梗阻性黄疸综合征　syndrome of obstructive jaundice due to duodenal diverticulum　03.497

十二指肠憩室炎　duodenal diverticulitis　03.495

十二指肠前门静脉　preduodenal portal vein　03.366

十二指肠球部　duodenal bulb　03.049

十二指肠球部对吻溃疡　kissing ulcer of duodenal bulb 03.389

十二指肠球部溃疡　duodenal bulb ulcer　03.388

十二指肠球后溃疡　postbulbar duodenal ulcer　03.393

十二指肠球状活瓣综合征　duodenal ball valve syndrome　03.423

十二指肠绒毛　duodenal villus　03.063

十二指肠蠕动　duodenal peristalsis　03.083

十二指肠乳头癌　duodenal papillary carcinoma　03.448

十二指肠乳头旁憩室　juxtapapillary duodenal diverticulum　03.499

十二指肠乳头腺瘤　duodenal papillary adenoma　03.430

十二指肠上皮样平滑肌瘤　duodenal epithelioid leiomyoma　03.409

十二指肠上曲　superior duodenal flexure　03.051

十二指肠神经内分泌癌　duodenal neuroendocrine carcinoma　03.438

十二指肠神经内分泌肿瘤　duodenal neuroendocrine tumor　03.432

十二指肠神经鞘瘤　duodenal schwannoma　03.440

十二指肠神经纤维瘤　duodenal neurofibroma　03.418

食管第2狭窄　second stricture of esophagus　02.008

食管第3狭窄　third stricture of esophagus　02.009

食管第4狭窄　fourth stricture of esophagus　02.010

食管恶性黑色素瘤　esophageal malignant melanoma　02.158

食管反流事件　esophageal reflux　17.105

食管非酸反流　esophageal non-acid reflux　17.112

食管腹段　abdominal segment of esophagus　02.006

食管腹段浆膜　serosa of abdominal esophagus　02.020

食管高幅蠕动收缩　esophageal high amplitude propulsive contraction　17.039

食管高级别上皮内瘤变　esophageal high-grade intra-epithelial neoplasia　02.130

食管隔膜异常　esophageal septum dysmorphology　02.160

食管根治术　radical esophagectomy　02.042

食管骨软骨瘤　esophageal osteochondroma　02.117

食管光动力治疗　esophageal photodynamic therapy　02.036

食管横纹肌肉瘤　esophageal rhabdomyosarcoma　02.156

食管化学性灼伤　esophageal chemical burn　02.073

食管混合反流　esophageal mixed reflux　17.108

食管肌层　muscular layer of esophagus　02.018

食管肌瘤　myoma of esophagus　02.101

食管肌切开术　esophagomyotomy　02.043

食管肌性肥厚　muscular hypertrophy of esophagus　02.186

食管基底细胞样鳞癌　esophageal basaloid squamous cell carcinoma　02.147

食管间质瘤　esophageal stromal tumor, EST　02.113

食管pH监测　esophageal pH monitoring　17.099

食管结核　tuberculosis of esophagus　02.075

食管颈段　cervical segment of esophagus　02.001

食管静脉瘤　esophageal venoma　02.112

食管静脉曲张　esophageal varix　02.181

食管静脉曲张内镜分级　endoscopic grading of esophageal varix　12.118

食管巨细胞瘤　esophageal giant-cell tumor　02.118

食管颗粒细胞瘤　esophageal granular cell tumor　02.110

食管克罗恩病　Crohn disease of esophagus　02.187

食管空肠吻合口炎　esophagojejunostomy stomatitis　02.072

食管溃疡　esophageal ulcer　02.185

食管扩张术　esophageal dilatation　02.037

食管裂孔疝　hiatal hernia, esophageal hiatal hernia　02.175

食管淋巴管瘤　esophageal lymphangioma　02.116

食管鳞癌癌前病变　precancerous lesion of esophageal squamous cell carcinoma　02.124

食管鳞状上皮内瘤变　esophageal squamous intraepithelial neoplasia　02.126

食管鳞［状细胞］癌　esophageal squamous cell carcinoma　02.121

食管瘘　esophageal fistula　02.184

食管梅毒　syphilis of esophagus　02.074

食管囊肿　esophageal cyst　02.092

食管黏膜剥脱症　esophageal mucosal exfoliation　02.189

食管黏膜层　esophageal mucosa　02.016

食管黏膜内癌　esophageal intramucosal carcinoma　02.133

食管黏膜下癌　esophageal submucosal carcinoma　02.134

食管黏膜下层　esophageal submucosa　02.017

食管黏液表皮样癌　esophageal mucoepidermoid carcinoma　02.151

食管黏液纤维瘤　esophageal myxofibroma　02.107

食管脓肿　esophageal abscess　02.188

食管旁裂孔疝　paraesophageal hiatal hernia　02.177

食管平滑肌瘤　esophageal leiomyoma　02.102

食管平滑肌肉瘤　esophageal leiomyosarcoma　02.157

食管气体反流　esophageal gas reflux　17.107

食管憩室　esophageal diverticulum　02.171

食管强收缩　esophageal hypercontraction　17.078

食管切除术　esophagectomy　02.041

食管球囊扩张术　esophageal pneumatic dilatation　02.038

食管肉瘤样癌　esophageal sarcomatoid carcinoma　02.154

食管蠕动　esophageal peristalsis　17.038

食管乳头状瘤　esophageal papilloma　02.109

食管弱碱反流　esophageal weakly alkaline reflux　17.111

食管弱收缩　esophageal weak contraction　17.080

食管弱酸反流　esophageal weakly acidic reflux　17.110

食管上段静脉　superior esophageal vein　02.021

食管上括约肌　upper esophageal sphincter　02.012

食管上皮内瘤变　esophageal intraepithelial neoplasia　02.128

食管X射线钡剂造影　X-ray barium radiography of esophagus　02.024

食管神经内分泌肿瘤　esophageal neuroendocrine neoplasm　02.119

食管神经鞘瘤　esophageal schwannoma　02.108

食管失蠕动　esophageal aperistalsis　02.090

食管食团清除时间　esophageal bolus clearance time　17.114

食管酸暴露时间百分比　esophageal acid exposure time percentile　17.100

食管酸反流　esophageal acid reflux　17.109

食管酸清除时间　esophageal acid clearance time　17.113

食管梭形细胞鳞癌　esophageal spindle cell squamous carcinoma　02.149

食管探条扩张术　esophageal bougie dilatation　02.039

食管外膜　adventitia of esophagus　02.019

食管未分化癌　esophageal undifferentiated carcinoma　02.155

食管胃底静脉曲张　esophageal and gastric fundal varix　02.182

食管胃静脉曲张出血　esophagogastric variceal bleeding　12.291

食管胃静脉曲张出血二级预防　secondary prophylaxis of esophageal and gastric variceal bleeding　12.155

食管胃静脉曲张出血一级预防　primary prophylaxis of esophageal and gastric variceal bleeding　12.154

食管胃连接部　esophagogastric junction，EGJ　02.014

食管胃连接部癌　carcinoma of esophagogastric junction　03.298

食管胃连接部流出道梗阻　esophagogastric junction outflow obstruction　02.088

食管胃黏膜异位　heterotopic gastric mucosa in esophagus　02.190

食管无效吞咽　esophageal ineffective swallow　17.079

食管息肉　esophageal polyp　02.094

食管下段静脉　inferior esophageal vein　02.023

食管下括约肌　lower esophageal sphincter　02.013

食管纤维肌瘤　fibromyoma of esophagus　02.103

食管纤维瘤　esophageal fibroma　02.105

食管腺癌　esophageal adenocarcinoma　02.122

食管腺癌癌前病变　precancerous lesion of esophageal adenocarcinoma　02.125

食管腺鳞癌　esophageal adenosquamous carcinoma　02.150

食管腺样囊性癌　esophageal adenoid cystic carcinoma　02.152

食管小细胞癌　esophageal small cell carcinoma　02.153

食管胸段　thoracic segment of esophagus　02.002

食管胸上段　upper thoracic segment of esophagus　02.003

食管胸下段　lower thoracic segment of esophagus　02.005

食管胸中段　middle thoracic segment of esophagus　02.004

食管血管瘤　esophageal hemangioma　02.111

食管炎　esophagitis　02.054

食管炎性肉芽肿　inflammatory granuloma of esophagus　02.069

食管液体反流　esophageal liquid reflux　17.106

食管移行区　esophageal transition zone　17.073

食管异位组织　esophageal ectopic tissue　02.162

食管异物　esophageal foreign body　02.191

食管异物内镜取出术　endoscopic removal of esophageal foreign body　02.053

食管疣状鳞癌　esophageal verrucous squamous cell carcinoma　02.148

食管脂肪肌瘤　lipomyoma of esophagus　02.104

食管脂肪瘤　esophageal lipoma　02.106

食管中段静脉　middle esophageal vein　02.022

*食管中段憩室　midesophageal diverticulum　02.173

食管转移瘤　esophageal metastatic tumor　02.159

食管自发性破裂　spontaneous rupture of esophagus　02.169

食团内压力　intrabolus pressure　17.083

食物抗原　food antigen　01.017

食物摄取　food intake　01.026

食物致敏的变应性小肠炎　food allergic enteritis　04.142

食欲反常　abnormal appetite　01.077

食欲亢进　hyperorexia　01.076

食欲缺乏　loss of appetite　01.075

嗜水气单胞菌肠炎　*Aeromonas hydrophila* enteritis　04.161

嗜酸细胞性腹膜炎　eosinophilic peritonitis　08.022

嗜酸细胞性结直肠炎　eosinophilic coloproctitis　06.111

嗜酸细胞性十二指肠炎　eosinophilic duodenitis　03.369

嗜酸细胞性食管炎　eosinophilic esophagitis　02.058

嗜酸细胞性胃炎　eosinophilic gastritis　03.174

嗜酸细胞性小肠炎　eosinophilic enteritis　04.146

嗜酸细胞性胰腺炎　eosinophilic pancreatitis　14.135

嗜酸性粒细胞相关性胃溃疡　eosinophil-associated gastric ulcer　03.229

嗜酸性粒细胞蛋白X　eosinophil protein X，EPX　15.031

收缩活性　contractile activity　17.032

收缩减速点　contractile deceleration point，CDP　17.076

*收缩性肠系膜炎　contractile mesenteritis　10.018

5-HT₄受体激动剂　5-HT₄ receptor agonist　17.153

5-HT₃受体拮抗剂　5-HT₃ receptor antagonist　17.152

梳样征　comb sign　15.015

*梳状线　pectinate line　07.003

*舒血管肠肽　vasoactive intestinal peptide　03.107

术后恶心呕吐　postoperative nausea and vomiting　01.056

术后复发性溃疡　recurrent post-operative ulcer　03.203

术后胃轻瘫　postoperative gastroparesis　03.341

数字减影血管造影　digital subtraction angiography，DSA　01.201

双葡萄糖醛酸胆红素　bilirubin bisglucuronide　13.027

双气囊小肠镜检查术　double-balloon enteroscopy，DBE　04.076

双糖不耐受症　disaccharide intolerance　04.110

*双晕征　target sign　15.014

水痘-带状疱疹病毒肝炎　varicella-zoster virus hepatitis，VZV hepatitis　12.255

水母头征　caput medusa sign　01.154

水样便　watery stool　01.126

水肿　edema　01.184

*斯皮格尔疝　Spigelian hernia　11.017

斯特鲁普试验　Stroop test　12.130

HBV松弛环状DNA　hepatitis B virus relaxed circular DNA，HBV RC-DNA　12.209

酸敏感离子通道　acid-sensitive ion channel，ASIC　17.021

髓质型食管癌　medullary type of esophageal cancer　02.141

隧道法内镜黏膜下肿物切除术　submucosal tunnel endoscopic resection，STER　01.242

隧道法内镜食管肿瘤切除术　submucosal tunnel endoscopic resection of esophageal tumor　02.050

损伤性胃破裂　traumatic gastric rupture　03.349

羧基酯脂肪酶突变　carboxyl ester lipase mutation　14.181

羧肽酶　carboxypeptidase　04.052

羧肽酶原　procarboxypeptidase　04.053

缩肛　squeeze　17.086

缩窄型食管癌　constrictive type of esophageal cancer　02.144

瞬时受体电位通道　transient receptor potential channel　17.011

T

胎粪性腹膜炎　meconium peritonitis　08.029

弹性蛋白酶　elastase　04.054

弹性蛋白酶原　proelastase　04.055

探条式小肠镜检查术　sonde enteroscopy　04.073

碳酸钙结石　calcium carbonate stone　13.034

糖类抗原19-9　carbohydrate antigen 19-9，CA19-9　01.191

糖类消化酶　carbohydrate digestive enzyme　14.044

糖尿病性胃轻瘫　diabetic gastroparesis　03.340

糖吸收试验　sugar absorption test　04.085

*糖依赖性胰岛素释放肽　glucose-dependent insulinotropic peptide　03.100

糖原合成　glycogenesis　12.094

糖原贮积病　glycogen storage disease　12.440

糖原贮积病Ⅰ型　glycogen storage disease type Ⅰ　12.441

糖原贮积病Ⅱ型　glycogen storage disease type Ⅱ　12.442

糖原贮积病Ⅲ型　glycogen storage disease type Ⅲ　12.443

糖原贮积病Ⅳ型　glycogen storage disease type Ⅳ　12.444

特发性肠系膜静脉硬化性肠炎　idiopathic mesenteric phlebosclerosis，IMP　10.021

*特发性大网膜炎　idiopathic greater omentitis　09.038

特发性非硬化性门静脉高压［症］　idiopathic non-cirrhotic portal hypertension　12.277

特发性肝肉芽肿　idiopathic hepatic granuloma　12.462

特发性高分泌相关性十二指肠溃疡　idiopathic hypersecretory duodenal ulcer　03.228

*特发性急性肠系膜静脉血栓　idiopathic acute mesenteric venous thrombosis　16.039

特发性急性胰腺炎 idiopathic acute pancreatitis 14.107

*特发性门静脉高压 idiopathic portal hypertension 12.277

*特发性食管炎 idiopathic esophagitis 02.057

特发性收缩性肠系膜炎 idiopathic contractile mesenteritis 10.023

特发性胃轻瘫 idiopathic gastroparesis 03.339

特发性脂肪泻 idiopathic steatorrhea 04.192

*体质[量]指数 body mass index, BMI 01.035

体重指数 body mass index, BMI 01.035

天冬氨酸转氨酶 aspartate transaminase, AST 12.085

天疱疮样食管炎 pemphigoid esophagitis 02.066

铁蛋白 ferritin 12.052

铁调素 hepcidin 12.051

同时性胃癌 synchronous gastric cancer 03.239

铜蓝蛋白 ceruloplasmin 12.428

透壁性炎症 transmural inflammation 15.010

突触前抑制性受体 presynaptic inhibitory receptor 17.015

推进式小肠镜检查术 push enteroscopy 04.074

吞咽困难 dysphagia 01.069

吞咽疼痛 odynophagia 01.072

托法替尼 tofacitinib 15.099

脱水 dehydration 01.117

脱氧胆酸 deoxycholic acid, DCA 12.073

W

蛙腹 frog belly 01.142

*蛙皮素 bombesin 03.108

外分泌胰腺糖尿病 exocrine pancreatic diabetes 14.186

外科门体静脉分流术 surgical portal systemic shunting 12.165

外科食管肌切开术 surgical esophagomyotomy 02.044

外科术后胰腺炎 postoperative pancreatitis 14.101

外科胃底折叠术 surgical fundoplication 02.047

*外瘘 colorectal fistula 06.088

外源性慢性肠系膜缺血 exogenous chronic mesenteric ischemia 16.050

外源性胃内异物 exogenous gastric foreign body 03.352

外源性小肠异物 exogenous foreign body of small intestine 04.227

外痔 external hemorrhoid 07.059

外周关节炎 peripheral arthritis 15.019

外周活性阿片受体拮抗剂 peripheral active opiate receptor antagonist 17.149

弯曲菌肠炎 *Campylobacter* enteritis 04.162

完全性肠梗阻 complete ileus 06.080

完全性十二指肠肠套叠 complete duodenal intussusception 03.466

完全性自发排便 complete spontaneous defecation 17.127

顽固性呃逆 intractable hiccup 01.062

晚期肝衰竭 advanced stage liver failure 12.269

网膜 omentum 09.001

网膜孔 omental foramen 09.012

网膜孔后界 posterior border of omental foramen 09.016

网膜孔前界 anterior border of omental foramen 09.015

网膜孔上界 superior border of omental foramen 09.013

网膜孔下界 inferior border of omental foramen 09.014

网膜囊 omental bursa 09.004

网膜囊后壁 posterior wall of omental bursa 09.007

网膜囊积血 omental pouch blood 09.081

网膜囊积液 omental pouch effusion 09.079

网膜囊疾病 omental pouch disease 09.078

网膜囊前壁 anterior wall of omental bursa 09.005

网膜囊上壁 superior wall of omental bursa 09.008

网膜囊上隐窝 superior omental recess 09.006

网膜囊下壁 inferior wall of omental bursa 09.009

网膜囊性淋巴管瘤 omental cystic lymphangioma 09.082

网膜囊炎性渗出 omental pouch inflammatory exudate 09.080

网膜囊右侧 right of omental bursa 09.011

网膜囊左侧 left of omental bursa 09.010

危重急性胰腺炎 critical acute pancreatitis 14.096

*威尔逊病 Wilson disease 12.426

微肠漏 leaky gut 17.067

微观结直肠炎 microscopic coloproctitis 06.114

微生态制剂 microecologics 03.154

微小胃癌 micro-gastric cancer 03.246

维得利珠单克隆抗体 vedolizumab 15.097

维生素B$_{12}$吸收试验 vitamin B$_{12}$ absorption test 04.091

未定型肠易激综合征　irritable bowel syndrome-unsubtyped，IBS-U　17.187

未定型结肠炎　indeterminate colitis，IC　15.083

未定型食管癌　indeterminate esophageal cancer　02.146

未结合胆汁酸　unconjugated bile acid　12.079

胃　stomach　03.001

胃癌　gastric cancer　03.230

胃癌前病变　gastric precancerous lesion　03.231

*胃癌前疾病　gastric precancerous disease　03.234

胃癌前状态　gastric precancerous condition　03.234

胃癌转移　gastric cancer metastasis　03.254

胃嗳气　gastric belching　17.175

胃闭锁　gastric atresia　03.323

胃壁　gastric wall　03.013

胃壁肌层　muscular layer of stomach wall　03.017

胃肠道反射　gut reflex　17.014

胃肠道可兴奋细胞　gastrointestinal excitable cell　17.008

胃肠道免疫系统　gastrointestinal immune system　01.011

胃肠道免疫性疾病　immune gastrointestinal disease　01.018

胃肠道内分泌系统　gastrointestinal endocrine system　01.010

胃肠道平滑肌　gastrointestinal smooth muscle　01.020

胃肠道X射线检查　X-ray examination of gastrointestinal tract　01.200

胃肠道神经系统　gastrointestinal nervous system　01.009

胃肠道血管造影　angiography of gastrointestinal tract　03.144

胃肠动力　gastrointestinal motility　01.019

胃肠多发性血管瘤　gastrointestinal hemangiomatosis　03.312

胃肠感觉中枢敏感化　gastrointestinal central sensitization　17.052

胃肠恒压器　barostat　17.130

胃肠激素　gastrointestinal hormone　01.021

胃肠减压术　gastrointestinal decompression　01.247

胃肠内脏高敏　gut hypersensitivity　17.053

胃肠黏膜免疫　gastrointestinal mucosal immunity　03.118

胃肠黏膜屏障　gastrointestinal mucosal barrier　03.112

胃肠皮层诱发电位　gastrointestinal cortical evoked potential　17.012

胃肠平滑肌超极化　gastrointestinal smooth muscle hyperpolarization　17.005

胃肠平滑肌电合胞体　gastrointestinal smooth muscle electrical syncytium　17.007

胃肠平滑肌动作电位　gastrointestinal smooth muscle action potential　17.004

胃肠平滑肌快波电位　gastrointestinal smooth muscle fast wave potential　17.010

胃肠平滑肌慢波电位　gastrointestinal smooth muscle slow wave potential　17.009

胃肠平滑肌膜电位　gastrointestinal smooth muscle membrane potential　17.002

*胃肠平滑肌细胞除极　gastrointestinal smooth muscle unpolarizing　17.003

胃肠平滑肌细胞去极化　gastrointestinal smooth muscle depolarization　17.003

胃肠躯体化　gut somatization　17.059

胃肠伤害感受　gut nociception　17.051

胃肠上皮化生　gastric intestinal metaplasia　03.235

胃肠神经可塑性　gastrointestinal neuroplasticity　17.013

胃肠顺应性　gastrointestinal compliance　17.037

胃肠疼痛灾难化　gut pain catastrophizing　17.060

胃肠痛觉过敏　gut hyperalgesia　17.055

胃肠痛觉异常　gut allodynia　17.054

胃肠型毛霉菌病　gastrointestinal mucormycosis　04.165

胃肠型腺瘤　gastric intestinal-type adenoma　03.277

胃重复［畸形］　gastric duplication　03.337

胃错构瘤性息肉　gastric hamartomatous polyp　03.275

胃大弯　greater gastric curvature　03.023

胃蛋白酶　pepsin　03.094

胃蛋白酶原　pepsinogen，PG　01.194

胃蛋白酶原测定　pepsinogen test　03.141

胃低分化腺癌　poorly differentiated gastric adenocarcinoma　03.263

胃低张计算机体层成像　gastric hypotonic computed tomography　03.124

胃底　stomach fundus　03.024

胃底腺　fundic gland　03.004

胃底腺息肉　fundic gland polyp，FGP　03.274

胃底折叠术　fundoplication　02.045

胃电刺激　gastric electrical stimulation　17.162

胃电图　electrogastrogram　17.132

胃淀粉样变性　gastric amyloidosis　03.296

胃动脉瘤　gastric artery aneurysm　03.307

胃动素　motilin　03.101

胃窦　gastric antrum　03.026

胃窦节律失常　antral dysrhythmia　17.042

胃窦G细胞功能亢进相关性溃疡 gastric sinus G-cell hyperfunction associated ulcer 03.226

胃窦血管扩张症 gastric antral vascular ectasia, GAVE 03.316

胃短静脉 short gastric vein 03.041

胃分泌 gastric secretion 03.090

胃腹壁瘘 gastric abdominal wall fistula 03.328

胃高分化腺癌 well-differentiated gastric adenocarcinoma 03.261

胃隔膜 gastric diaphragm 03.322

胃管状腺癌 gastric tubular adenocarcinoma 03.260

胃海绵状血管瘤 gastric cavernous hemangioma 03.310

胃恒径动脉病 caliber-persistent artery of stomach 03.318

胃后壁 posterior wall of the stomach 03.031

胃黄斑瘤 gastric xanthelasma 03.350

胃回肠反射 gastro-ileum reflex 04.047

胃混合性血管瘤 gastric mixed hemangioma 03.311

胃间质瘤 gastric stromal tumor 03.288

胃浆膜层 gastric serosa layer 03.018

胃交界性肿瘤 gastric borderline tumor 03.300

胃角 angle of stomach 03.025

胃结肠瘘 gastrocolic fistula 03.326

胃结核 gastric tuberculosis 03.187

胃结节病 gastric sarcoidosis 03.183

胃结石 gastric calculus 03.346

胃紧张性收缩 gastric tonic contraction 03.075

胃静脉曲张 gastric varix 03.301

胃镜操作后气胸 post esophagogastroduodenoscopy pneumothorax 18.004

胃镜操作后食管出血 post esophagogastroduodenoscopy esophageal bleeding 18.007

胃镜操作后食管穿孔 post esophagogastroduodenoscopy esophageal perforation 18.006

胃镜操作后食管梗阻 post esophagogastroduodenoscopy esophageal obstruction 18.003

胃镜操作后食管溃疡 post esophagogastroduodenoscopy esophageal ulcer 18.005

胃镜操作后食管狭窄 post esophagogastroduodenoscopy esophageal stenosis 18.002

胃镜操作后食管炎 post esophagogastroduodenoscopy esophagitis 18.001

胃镜操作后胃出血 post esophagogastroduodenoscopy gastric bleeding 18.008

胃镜操作后胃穿孔 post esophagogastroduodenoscopy gastric perforation 18.009

胃镜操作后胃溃疡 post esophagogastroduodenoscopy gastric ulcer 18.010

胃镜操作后胃腔狭窄 post esophagogastroduodenoscopy gastric stenosis 18.011

胃镜检查术 gastroscopy 01.210

胃巨大溃疡 giant gastric ulcer 03.209

胃克罗恩病 gastric Crohn disease 03.181

胃空肠结肠瘘 gastrojejunocolic fistula 03.327

胃溃疡 gastric ulcer 03.196

胃溃疡癌变 canceration of gastric ulcer 03.200

胃溃疡出血 gastric ulcer bleeding 03.197

胃溃疡穿孔 perforated gastric ulcer 03.198

胃溃疡幽门梗阻 gastric ulcer with pyloric obstruction 03.199

胃鳞癌 gastric squamous cell carcinoma 03.268

胃瘘 gastric fistula 03.324

胃毛细血管扩张症 gastric telangiectasia 03.315

胃毛细血管瘤 gastric capillary hemangioma 03.309

胃梅毒 gastric syphilis 03.188

*胃酶细胞 zymogenic cell 03.005

胃泌素 gastrin 01.195

胃泌素瘤 gastrinoma 03.345

胃泌素瘤三角区 gastrinoma triangle 03.439

胃囊肿 gastric cyst 03.347

胃内分泌细胞 stomach endocrine cell 03.008

胃内异物 foreign body in stomach 03.351

胃黏膜保护剂 gastric mucosal protective drug 03.153

胃黏膜层 gastric mucosa 03.014

胃黏膜肌层 gastric muscularis mucosae 03.016

胃黏膜屏障 gastric mucosal barrier 01.023

胃黏膜上皮内瘤变 gastric intraepithelial neoplasia, GIN 03.233

胃黏膜上皮异型增生 gastric epithelial dysplasia 03.232

胃黏膜脱垂症 gastric mucosal prolapse 03.342

胃黏膜下层 gastric submucosa 03.015

胃黏膜相关淋巴组织淋巴瘤 gastric mucosa associated lymphoid tissue lymphoma 03.295

胃黏膜幽门螺杆菌培养 gastric mucosa *Helicobacter pylori* culture 03.132

胃黏液 gastric mucus 03.095

胃黏液屏障 gastric mucous barrier 03.113

胃黏液腺癌 gastric mucinous adenocarcinoma 03.265

胃扭转 gastric volvulus 03.329

胃排空　gastric emptying　03.080

胃平滑肌瘤　gastric leiomyoma　03.290

胃平滑肌肉瘤　gastric leimyosarcoma　03.289

*胃蹼　gastric web　03.322

胃憩室　gastric diverticulum　03.334

胃憩室炎　gastric diverticulitis　03.335

胃前壁　anterior wall of stomach　03.030

胃轻瘫　gastroparesis　03.338

*胃穹隆　stomach fundus　03.024

胃容受性舒张　gastric receptive relaxation　03.076

胃蠕动　gastric peristalsis　03.077

胃蠕动波　gastral peristaltic wave　01.157

胃乳头状腺癌　gastric papillary adenocarcinoma　03.264

胃上嗳气　supragastric belching　17.174

胃上皮样血管内皮瘤　gastric epithelioid haemangio-
endothelioma　03.313

胃神经内分泌瘤　gastric neuroendocrine neoplasm　03.291

胃神经鞘瘤　gastric schwannoma　03.292

胃十二指肠胆管瘘　gastroduodenal biliary fistula　03.325

胃十二指肠动脉　gastroduodenal artery　16.003

胃十二指肠动脉瘤　gastroduodenal aneurysm　03.462

胃十二指肠复合性溃疡　gastroduodenal complex ulcer
03.202

胃十二指肠溃疡瘢痕性幽门梗阻　gastroduodenal
ulcer cicatricial pyloric obstruction　03.321

胃十二指肠吻合口溃疡　gastroduodenal anastomotic
ulcer　03.204

胃十二指肠吸收　gastroduodenal absorption　03.087

胃十二指肠消化　gastroduodenal digestion　03.084

胃十二指肠运动　gastroduodenal motility　03.074

胃食管反流病　gastroesophageal reflux disease, GERD
02.192

胃食管反流积分　DeMeester score　17.101

胃食管静脉曲张1型　type 1 gastroesophageal varix,
GOV1　03.302

胃食管静脉曲张2型　type 2 gastroesophageal varix,
GOV2　03.303

胃食管吻合口溃疡　gastroesophageal anastomotic ulcer
03.205

胃嗜酸细胞性肉芽肿　gastric eosinophilic granuloma
03.184

胃酸　gastric acid　03.093

胃酸分泌功能测定　gastric acid secretory function test
03.143

胃体　stomach body　03.021

胃外分泌　gastric exocrine　03.091

胃网膜动脉弓　gastric omental artery arch　09.017

胃网膜右动脉　right gastroepiploic artery　03.036

胃网膜右静脉　right gastroepiploic vein　03.040

胃网膜左动脉　left gastroepiploic artery　03.035

胃网膜左静脉　left gastroepiploic vein　03.039

胃未分化癌　gastric undifferentiated carcinoma　03.269

胃未分化细胞　stomach undifferentiated cell　03.009

胃息肉　gastric polyp　03.272

胃息肉病　gastric polyposis　03.283

胃息肉内镜治疗术　endoscopic treatment of gastric
polyp　03.156

胃G细胞　gastric G cell　03.011

胃D细胞　gastric D cell　03.012

胃下垂　gastroptosis　03.336

胃腺　gastric gland　03.002

胃腺癌　gastric adenocarcinoma　03.259

胃腺癌和胃近端息肉病　gastric adenocarcinoma and
proximal polyposis of stomach, GAPPS　03.286

胃腺鳞癌　gastric adenosquamous carcinoma　03.267

胃腺瘤性息肉　gastric adenomatous polyp　03.276

胃小凹型腺瘤　gastric foveolar-type adenoma　03.278

胃小弯　lesser gastric curvature　03.022

胃型　gastral pattern　01.155

胃血管　gastric vessel　03.032

胃血管发育不良　gastric angiodysplasia　03.314

胃血管瘤　gastric hemangioma　03.308

胃炎性息肉　gastric inflammatory polyp　03.281

胃炎性纤维性息肉　gastric inflammatory fibroid polyp
03.282

胃液　gastric juice　03.092

胃液分泌肠期　intestinal phase of gastric juice secre-
tion　03.099

胃液分泌头期　cephalic phase of gastric juice secretion
03.097

胃液分泌胃期　gastric phase of gastric juice secretion
03.098

胃遗传性出血性毛细血管扩张症　gastric hereditary
hemorrhagic telangiectasia, GHHT　03.317

胃异位胰腺　gastric heterotopic pancreas　03.343

胃印戒细胞癌　gastric signet-ring cell carcinoma　03.266

胃右动脉　right gastric artery　03.034

胃右静脉　right gastric vein　03.038

X

先天性结肠狭窄 congenital colonic stenosis 06.062

先天性结肠旋转不良 congenital malrotation of colon 06.063

先天性巨结肠 congenital megacolon 06.065

先天性巨十二指肠 congenital giant duodenum 03.362

先天性十二指肠闭锁 congenital duodenal atresia 03.355

先天性十二指肠重复 congenital duodenal duplication 03.359

先天性十二指肠隔膜 congenital duodenal diaphragm 03.361

先天性十二指肠囊肿 congenital duodenal cyst 03.358

先天性十二指肠憩室 congenital duodenal diverticulum 03.357

先天性十二指肠狭窄 congenital duodenal stenosis 03.356

先天性十二指肠旋转不良 congenital duodenal malrotation 03.360

先天性食管闭锁 congenital esophageal atresia 02.166

先天性食管重复畸形 congenital duplication of esophagus 02.165

先天性食管过短 congenital brachyesophagus 02.164

先天性食管蹼 congenital esophageal web 02.167

先天性食管狭窄 congenital stenosis of esophagus 02.163

先天性糖基化障碍 congenital disorder of glycosylation, CDG 12.445

先天性小肠闭锁 congenital small intestinal atresia 04.101

先天性小肠动力异常 congenital small bowel motility abnormality 04.106

先天性小肠固定畸形 congenital small bowel fixation deformity 04.109

先天性小肠裂孔疝 congenital small bowel hiatus hernia 04.104

先天性小肠黏膜异位 congenital ectopic mucosa of small intestine 04.107

先天性小肠缺如 congenital absence of small intestine 04.108

先天性小肠双重肠 congenital double small intestine 04.103

先天性小肠狭窄 congenital small intestinal stenosis 04.102

先天性小肠转运缺陷 congenital small intestinal transit

defect 04.105

先天性胰腺疾病 congenital pancreatic disease 14.172

纤维板层型肝癌 fibrolamellar hepatocellular carcinoma 12.410

纤维蛋白原 fibrinogen 12.054

显性不明原因消化道出血 overt obscure gastrointestinal bleeding 04.231

显性肝性脑病 overt hepatic encephalopathy 12.305

线粒体性肝病 mitochondrial hepatopathy 12.454

线样征 string sign 15.013

*陷窝细胞 pit cell 12.037

腺瘤性食管息肉 adenomatous esophageal polyp 02.100

HBV相关性肾小球肾炎 hepatitis B virus associated nephritis 12.220

MUTYH相关性息肉病 MUTYH-associated polyposis, MAP 03.285

HIV相关性胰腺炎 pancreatitis associated with HIV infection 14.136

HFE相关遗传性血色病 *HFE*-related hereditary hemochromatosis 12.435

消化 digestion 01.027

消化病学 gastroenterology 01.001

消化不良 dyspepsia 01.083

消化道 gastrointestinal tract, GI tract 01.007

消化道测压 gastrointestinal manometry 17.069

消化道重复畸形 duplication of digestive tract 06.064

消化道出血 gastrointestinal hemorrhage 01.102

消化内镜隧道技术 digestive endoscopic tunnel technique, DETT 01.241

消化器官 digestive organ 01.006

消化系统 digestive system 01.002

消化系统疾病 digestive system disease 01.003

消化腺 digestive gland 01.008

消瘦 marasmus 01.081

小肠 small intestine 04.001

小肠杯状细胞 small intestinal goblet cell 04.013

小肠贝赫切特病 Behçet disease of small bowel 04.148

小肠钡餐造影 small-bowel follow-through, SBFT 15.034

小肠闭锁 small intestinal atresia 04.119

小肠标记白细胞核素扫描 leukocyte-labeled radionuclide imaging of small intestine 04.071

小肠插管造影 radiography of intubation on small intestine 04.060

小肠气囊肿　pneumatosis cystoides intestinalis　04.128

小肠憩室　diverticulum of small intestine　04.096

小肠绒毛　small intestinal villus　04.022

小肠蠕动　small intestinal peristalsis　04.043

小肠蠕动冲　small intestinal peristaltic rush　04.044

小肠神经内分泌瘤　small intestinal neuroendocrine tumor　04.213

小肠神经内分泌细胞　small intestinal neuroendocrine cell　04.015

小肠石　small intestinal calculus　04.229

小肠损伤　small intestinal injury　04.130

小肠套叠　enteric intussusception　04.121

小肠通过时间测定　small intestinal transit time test　04.094

小肠外瘘　small bowel external fistula　04.123

小肠外膜　small intestinal adventitia　04.021

小肠微绒毛　small intestinal microvillus　04.023

小肠微褶细胞　small intestinal microfold cell　04.030

*小肠污染综合征　contaminated small bowel syndrome　04.235

小肠吸收不良综合征　small intestinal malabsorption syndrome　04.188

小肠吸收细胞　small intestinal absorptive cell　04.012

小肠息肉　small intestinal polyp　04.205

小肠系膜　mesostenium　10.002

小肠细胞旁吸收途径　paracellular absorption pathway　03.089

小肠细菌感染　bacterial infection of small intestine　04.152

小肠细菌过度生长　small intestinal bacterial overgrowth, SIBO　04.235

小肠狭窄　small intestinal stenosis　04.120

小肠狭窄成形术　small intestinal strictureplasty　15.106

小肠腺　small intestinal gland　04.024

小肠腺癌　small intestinal adenocarcinoma　04.223

小肠腺瘤　small intestinal adenoma　04.221

CT小肠血管成像　CT angiography of small bowel　04.063

小肠血管发育不良　small intestinal angiodysplasia　04.200

小肠血管瘤　small intestinal hemangioma　04.214

*CT小肠血管造影　CT angiography of small bowel　04.063

小肠压力测定　small intestinal pressure test　04.095

小肠炎性纤维样息肉　small intestinal inflammatory fibroid polyp　04.209

小肠移行性复合运动　small intestinal migrating motor complex　04.046

小肠异位胰腺　heterotopic pancreas of small intestine　04.219

小肠异物　foreign body in small intestine　04.226

小肠阴道瘘　entero-vaginal fistula　04.127

小肠增生性息肉　small intestinal hyperplastic polyp　04.208

小肠正电子发射体层成像　positron emission tomography of small bowel, PET of small bowel　04.072

小肠脂肪瘤　lipoma of small intestine　04.215

小肠中央乳糜管　small intestinal central lacteal　04.011

小肠子宫瘘　entero-uterine fistula　04.126

小肠子宫内膜异位症　small intestinal endometriosis　04.218

小肠纵行肌　small intestinal longitudinal muscle　04.020

小儿脐疝　pediatric umbilical hernia　11.013

小结节性肝硬化　micronodular cirrhosis　12.286

小网膜　lesser omentum　09.003

小网膜出血　lesser omentum hemorrhage　09.077

小网膜多房囊肿　multilocular cyst of lesser omentum　09.074

小网膜间质瘤　lesser omental mesenchymoma　09.058

小网膜结核　lesser omentum tuberculosis　09.075

小网膜裂孔疝　lesser omentum hiatus hernia　09.070

小网膜淋巴管瘤　lesser omentum lymphangioma　09.063

小网膜淋巴管囊肿　lesser omentum lymphatic cyst　09.073

小网膜脉管瘤　lesser omentum angioma　09.067

小网膜囊疝　hernia of lesser omentum sac　09.071

小网膜囊肿　lesser omentum cyst　09.072

小网膜脓肿　lesser omentum abscess　09.076

小网膜平滑肌瘤　lesser omental leiomyoma　09.057

小网膜疝　lesser omentum hernia　09.068

小网膜神经内分泌肿瘤　neuroendocrine tumor of lesser omentum　09.061

小网膜神经鞘瘤　schwannoma of lesser omentum　09.060

小网膜神经源性肿瘤　neurogenic neoplasm of lesser omentum　09.059

小网膜纤维瘤　lesser omentum fibroma　09.065

小网膜血管瘤　lesser omentum hemangioma　09.062

小网膜脂肪瘤　lesser omentum lipoma　09.064

小网膜转移瘤　lesser omentum metastasis　09.066

小胃癌　small gastric cancer　03.245

小叶间胆管　interlobular bile duct　12.024

小叶内胆管　intralobular bile duct　12.023

HCV携带者　hepatitis C carrier　12.240

泄殖腔畸形　cloacal malformation　07.054

泻剂　laxative　17.146

心理疗法　psychotherapy　17.142

心因性呃逆　psychogenic hiccup　17.215

心因性呕吐　psychogenic vomiting　17.214

心源性肝硬化　cardiac cirrhosis　12.287

新生儿腹膜炎　neonatal peritonitis　08.034

新型冠状病毒相关肝炎　corona virus disease 2019 hepatitis，COVID-19 hepatitis　12.257

*Ⅰ型进展期胃癌　type Ⅰ advanced gastric cancer　03.250

*Ⅱ型进展期胃癌　type Ⅱ advanced gastric cancer　03.251

*Ⅲ型进展期胃癌　type Ⅲ advanced gastric cancer　03.252

*Ⅳ型进展期胃癌　type Ⅳ advanced gastric cancer　03.253

*A型萎缩性胃炎　atrophic gastritis type A　03.169

*B型萎缩性胃炎　atrophic gastritis type B　03.170

*Ⅰ型早期胃癌　type Ⅰ early gastric cancer　03.247

*Ⅱ型早期胃癌　type Ⅱ early gastric cancer　03.248

*Ⅲ型早期胃癌　type Ⅲ early gastric cancer　03.249

1型自身免疫性胰腺炎　autoimmune pancreatitis type 1　14.123

2型自身免疫性胰腺炎　autoimmune pancreatitis type 2　14.124

胸骨后疼痛　retrosternal pain　01.074

熊脱氧胆酸　ursodeoxycholic acid，UDCA　12.072

选择性肠系膜动脉造影　selective mesenteric arteriography　10.013

选择性动脉造影　selective arteriography　01.203

血常规　blood routine test　01.186

血管活性肠肽　vasoactive intestinal peptide　03.107

血管活性肠肽瘤　vasoactive intestinal peptide polypeptidoma　14.167

血管狭窄相关性溃疡　vascular stenosis related ulcer　03.227

血管杂音　vascular murmur　01.165

血管造影　angiography　01.202

血管造影CT　angiography computed tomography，angiography CT　01.205

血清丙氨酸转氨酶　serum alanine transaminase　12.103

血清淀粉酶　serum amylase　14.063

血清淀粉样蛋白A　serum amyloid protein A　12.057

血清非结合胆红素　serum unconjugated bilirubin　12.102

血清-腹水白蛋白梯度　serum-ascites albumin gradient，SAAG　12.123

血清γ-谷氨酰转移酶　serum γ-glutamyl transferase　12.105

血清甲型肝炎病毒IgM抗体　serum anti-hepatitis A virus IgM　12.197

血清碱性磷酸酶　serum alkaline phosphatase　12.106

血清结合胆红素　serum conjugated bilirubin　12.101

*血清素　serotonin　03.110

血清天冬氨酸转氨酶　serum aspartate transaminase　12.104

血清胃泌素测定　serum gastrin test　03.142

血清学检查　serologic test　01.185

血清脂肪酶　serum lipase　14.064

血清总胆红素　serum total bilirubin　12.100

血色病　hemochromatosis　12.433

*血色病非1型　hemochromatosis non-type 1　12.436

*血色病1型　hemochromatosis type 1　12.435

血栓性外痔　thrombotic external hemorrhoid　07.061

血吸虫病　schistosomiasis　04.183

血吸虫肝病　hepatic Schistosoma mansoni　12.470

血吸虫性肝肉芽肿　hepatic granuloma caused by schistosomiasis　12.457

血吸虫性肝硬化　schistosomal cirrhosis　12.283

血小板生成素　thrombopoietin，TPO　12.053

血性腹水　bloody ascites　01.180

血运性肠梗阻　vascular ileus　06.077

蕈伞型食管癌　fungating type of esophageal cancer　02.142

Y

亚蒂食管息肉　subpedunculated esophageal polyp　02.096

亚急性布-加综合征　subacute Budd-Chiari syndrome　12.324

亚急性肝衰竭　subacute liver failure, SALF　12.265

亚急性重型病毒性肝炎　subacute severe viral hepatitis　12.186

烟酸激发试验　nicotinic acid provocation test　12.142

严重急性呼吸综合征病毒肝炎　severe acute respiratory syndrome hepatitis, SARS hepatitis　12.256

α-岩藻糖苷酶　α-fucosidase　12.147

*炎性假性息肉　inflammatory pseudopolyp　03.404

炎性食管息肉　inflammatory esophageal polyp　02.099

炎症性肠病　inflammatory bowel disease, IBD　15.001

炎症性肠病分型待定　inflammatory bowel disease unclassified, IBDU　15.082

炎症性肠病黏膜愈合　mucosal healing of inflammatory bowel disease　15.108

炎症性肠病失能指数　IBD disability index, IBD-DI　15.117

炎症性肠病问卷　inflammatory bowel disease questionnaire, IBDQ　15.115

厌食症　anorexia　17.216

咽部不适　pharyngeal discomfort　01.046

咽部异物感　foreign body sensation in pharynx　01.048

咽食管憩室　pharyngoesophageal diverticulum　02.172

阳离子胰蛋白酶原基因突变　protease serine 1 gene mutation　14.127

HBeAg阳性HBV感染者　chronic hepatitis B virus carrier　12.211

腰大肌试验　psoas sign　05.032

药物相关性肝肉芽肿　drug-related hepatic granuloma　12.459

药物性肝损伤　drug-induced liver injury　12.348

药物性肝损伤胆汁淤积型　cholestatic pattern of drug-induced liver injury　12.354

药物性肝损伤肝细胞损伤型　hepatocellular pattern of drug-induced liver injury　12.353

药物性肝损伤肝血管损伤型　hepatic vascular injury pattern of drug-induced liver injury　12.356

药物性肝损伤固有型　intrinsic drug-induced liver injury　12.349

药物性肝损伤混合型　mixed pattern of drug-induced liver injury　12.355

药物性肝损伤特异质型　idiosyncratic drug-induced liver injury　12.350

药物性结直肠炎　drug-induced coloproctitis　06.110

药物性十二指肠炎　drug-induced duodenitis　03.374

药物性胃炎　drug-induced gastritis　03.192

药物性小肠炎　drug-induced enteritis　04.145

药物性胰腺炎　drug-induced pancreatitis　14.103

耶尔森菌肠炎　*Yersinia* enteritis　04.158

液波震颤　fluid thrill　01.176

一过性结肠缺血病　transient colopathy　16.053

一过性缺血性结肠炎　transient ischemic colitis　16.054

一过性食管下括约肌松弛　transient lower esophageal sphincter relaxation, TLESR　17.041

衣原体腹膜炎　chlamydia peritonitis　08.020

医源性胆道损伤　iatrogenic bile duct injury　13.180

医源性食管炎　iatrogenic esophagitis　02.063

医源性小肠损伤　iatrogenic small intestinal injury　04.133

胰背动脉　dorsal pancreatic artery　14.014

胰背静脉　dorsal pancreatic vein　16.027

胰丛　pancreatic plexus　14.028

胰大动脉　great pancreatic artery　14.016

胰胆管汇合异常　pancreaticobiliary maljunction　14.184

胰蛋白酶　trypsin　14.048

胰蛋白酶抑制物　trypsin inhibitor　14.050

胰岛素　insulin　14.038

胰岛素瘤　insulinoma　14.163

胰岛细胞　pancreas islet cell　14.037

*胰岛A细胞瘤　A-cell tumor of pancreatic islet　14.164

*胰岛B细胞瘤　B-cell tumor of pancreatic islet　14.163

胰多肽　pancreatic polypeptide　14.040

胰多肽瘤　pancreatic polypeptidoma　14.166

胰高血糖素　glucagon　14.039

胰高血糖素瘤　glucagonoma　14.164

胰高血糖素样肽-1　glucagon-like peptide-1, GLP-1　14.054

胰钩突　uncinate of pancreas　14.006

胰管结石　pancreatic duct calculus　14.140

胰管结石体外震波碎石术　extracorporeal shock wave lithotripsy for pancreatic duct stone　14.080

胰腺导管腺癌　ductal adenocarcinoma of pancreas　14.146

胰腺发育不良　pancreatic hypoplasia　14.177

胰腺分裂　pancreas divisium　14.173

胰腺钙化　calcification of pancreas　14.138

胰腺感觉神经　pancreatic sensory nerve　14.030

胰腺化学性炎症　chemical inflammation of pancreas　14.092

胰腺坏死物感染内镜清创术　endoscopic necrosectomy of infected pancreatic necrosis　14.075

胰腺坏死物感染清创术　debridement of infected pancreatic necrosis　14.073

胰腺坏死物感染外科清创术　surgical necrosectomy of infected pancreatic necrosis　14.074

胰腺蛔虫病　pancreatic ascariasis　14.192

胰腺活组织检查术　pancreatic biopsy　14.059

胰腺集合淋巴管　pancreatic collecting lymphatic vessel　14.026

胰腺寄生虫病　parasitic disease of pancreas　14.191

胰腺假性囊肿　pancreatic pseudocyst　14.112

胰腺假性囊肿引流术　peritoneal drainage of pancreatic pseudocyst　14.067

胰腺间质　pancreatic interstitium　14.036

胰腺浆液性囊腺癌　serous cystadenocarcinoma of pancreas　14.151

胰腺浆液性囊腺瘤　serous cystadenoma of pancreas　14.157

胰腺结核　pancreatic tuberculosis　14.190

胰腺良性边缘性肿瘤　pancreatic benign marginal neoplasm　14.154

胰腺毛细淋巴管　pancreatic lymphatic capillary　14.025

胰腺母细胞瘤　pancreatoblastoma　14.150

胰腺黏液性囊腺癌　mucinous cystadenocarcinoma of pancreas　14.147

胰腺黏液性囊性瘤　mucinous cystic neoplasm of pancreas　14.156

胰腺脓肿　pancreatic abscess　14.115

胰腺脓肿引流术　peritoneal drainage of pancreatic abscess　14.070

*胰腺皮样囊肿　dermoid cyst of pancreas　14.160

胰腺破骨细胞样巨细胞瘤　osteoclast-like giant cell tumor of pancreas　14.152

胰腺破裂　rupture of pancreas　14.197

胰腺神经内分泌癌　pancreatic neuroendocrine carcinoma　14.169

胰腺神经内分泌肿瘤　pancreatic neuroendocrine neoplasm　14.161

胰腺实性假乳头状瘤　solid pseudopapillary tumor of pancreas　14.153

胰腺实性假乳头状瘤　solid pseudopapillary neoplasm of pancreas　14.159

胰腺损伤　pancreatic injury　14.194

胰腺特异性抗原　pancreatic specific antigen，PSA　14.062

胰腺外分泌功能不全　pancreatic exocrine insufficiency　14.185

胰腺外分泌细胞受体　receptor of pancreatic exocrine cell　14.055

胰腺外分泌肿瘤　pancreatic exocrine tumor　14.144

胰腺萎缩　pancreatic atrophy　14.141

胰腺先天囊肿　congenital pancreatic cyst　14.183

胰腺腺泡　pancreatic acinus　14.031

胰腺腺泡细胞　pancreatic acinar cell　14.032

胰腺腺泡细胞癌　acinic cell carcinoma of pancreas　14.149

胰腺星状细胞　pancreatic stellate cell　14.034

胰腺炎后糖尿病　post-pancreatitis diabetes　14.187

胰腺运动神经　pancreatic motor nerve　14.029

胰腺肿瘤　pancreatic tumor　14.143

胰腺肿瘤生物标志物　biomarker of pancreatic tumor　14.060

胰腺自身消化　pancreatic autodigestion　14.091

胰液　pancreatic juice　14.041

胰液电解质　pancreatic juice electrolyte　14.042

胰液分泌肠期　intestinal phase of pancreatic secretion　14.053

*胰液分泌神经相　cephalic phase of pancreatic secretion　14.051

胰液分泌头期　cephalic phase of pancreatic secretion　14.051

胰液分泌胃期　gastric phase of pancreatic secretion　14.052

胰源性腹水　pancreatic ascites　14.117

胰源性门静脉高压　portal hypertension secondary to pancreatic disease　14.116

胰源性门静脉高压［症］　pancreatic portal hypertension　12.275

胰脂肪酶　pancreatic lipase　14.049

移动性浊音　shifting dullness　01.167

移行性复合运动　migrating motor complex，MMC　17.036

*遗传性非息肉病性结直肠癌　hereditary nonpolyposis colorectal cancer，HNPCC　06.048

遗传性果糖不耐受症　hereditary fructose intolerance　04.114

遗传性结直肠癌　hereditary colorectal carcinoma　06.047

*遗传性巨十二指肠　hereditary megaduodenum　03.362

遗传性弥漫性胃癌　hereditary diffuse gastric cancer　03.242

遗传性胃癌　hereditary gastric cancer　03.241

遗传性血色病　hereditary hemochromatosis　12.434

遗传性胰腺炎　hereditary pancreatitis　14.126

*乙肝　hepatitis B　12.204

乙酰胆碱　acetylcholine，ACh　17.024

乙酰胆碱酯酶　acetylcholinesterase，AChE　17.028

乙型病毒性肝炎　hepatitis B　12.204

*乙型肝炎　hepatitis B　12.204

乙型肝炎病毒　hepatitis B virus，HBV　12.205

乙型肝炎肝外表现　extrahepatic manifestation of hepatitis B　12.219

乙状结肠　sigmoid colon　06.007

乙状结肠动脉　sigmoid artery　16.015

乙状结肠静脉　sigmoid vein　16.032

乙状结肠镜检查术　sigmoidoscopy　01.222

乙状结肠系膜　sigmoid mesocolon　10.004

异常凝血酶原　abnormal prothrombin　12.148

异尖线虫病　anisakiasis　04.187

异时性胃癌　metachronous gastric cancer　03.238

异位阑尾　ectopic appendix　05.026

异位阑尾炎　ectopic appendicitis　05.049

异位胰腺　heterotopic pancreas　14.175

异物肉芽肿性胃炎　foreign body granulomatous gastritis　03.185

异物相关性小肠炎　foreign body related enteritis　04.149

异物性肠梗阻　foreign-body-induced ileus　06.069

异物性肝肉芽肿　hepatic granuloma caused by foreign body　12.461

抑酸药　acid-inhibitory drug　03.148

抑胃肽　gastric inhibitory polypeptide　03.100

NS5A抑制剂　NS5A inhibitor　12.245

HBV疫苗　hepatitis B vaccine　12.232

益生菌　probiotics　17.160

益生元　prebiotics　17.159

癔球症　globus　17.168

阴部神经运动潜伏期　pudendal nerve motor latency　07.037

阴离子胰蛋白酶原基因突变　protease serine 2 gene mutation　14.128

*HBeAg阴性HBV感染者　inactive HBsAg carrier　12.212

*吲哚菁绿排泄试验　indocyanine green clearance test　12.108

吲哚菁绿清除试验　indocyanine green clearance test　12.108

隐孢子虫病　cryptosporidiosis　04.178

隐伏型早期食管癌　concealed early esophageal cancer　02.135

隐匿性肝性脑病　covert hepatic encephalopathy　12.306

隐匿性HBV感染　occult hepatitis B virus infection，OBI　12.215

隐匿性消化道出血　occult gastrointestinal hemorrhage　01.105

隐球菌性腹膜炎　cryptococcal peritonitis　08.024

隐性不明原因消化道出血　occult obscure gastrointestinal bleeding　04.232

隐源性多灶性溃疡性狭窄性小肠炎　cryptogenic multifocal ulcerating stenosing enteritis，CMUSE　04.139

隐源性肝硬化　cryptogenic cirrhosis　12.284

*英夫利西单抗　infliximab，IFX　15.089

英夫利西单克隆抗体　infliximab，IFX　15.089

婴儿腹绞痛　infant colic　17.211

婴儿排便困难　infant dyschezia　17.212

营养不良　malnutrition　01.038

营养评估　nutrition assessment　01.034

营养状态　nutritional status　01.033

应激　stress　17.056

应激反应　stress reaction　17.058

应激性十二指肠溃疡　stress ulcer of duodenum　03.395

应激性胃溃疡　stress ulcer of stomach　03.210

应激性小肠溃疡　stress ulcer of small intestine　04.147

硬化性肠系膜炎　sclerosing mesenteritis　10.020

硬化性腹膜炎　sclerosing peritonitis　08.028

硬化性十二指肠炎性假瘤　duodenal sclerosing inflammatory pseudotumor　03.508

硬脂酸钙结石　calcium stearate stone　13.035

幽门　pylorus　03.027

*幽门窦　pyloric antrum　03.028

幽门梗阻　pyloric obstruction　03.320

幽门管　pyloric canal　03.028

幽门管癌　carcinoma of pyloric canal　03.299

幽门管溃疡　pyloric channel ulcer　03.201

幽门螺杆菌　Helicobacter pylori　03.189

幽门螺杆菌粪便抗原检测　Helicobacter pylori stool antigen test　03.136

幽门螺杆菌检测　detection of Helicobacter pylori　01.197

幽门螺杆菌抗体检测　Helicobacter pylori antibody test　03.135

幽门螺杆菌快速尿素酶试验　Helicobacter pylori rapid urease test　03.129

幽门螺杆菌胃黏膜涂片检查　Helicobacter pylori gastric mucosa smear examination　03.130

幽门螺杆菌胃黏膜组织学检查　Helicobacter pylori gastric mucosa histology examination　03.131

幽门螺杆菌胃炎　Helicobacter pylori gastritis　03.190

幽门螺杆菌相关性十二指肠溃疡　Helicobacter pylori associated duodenal ulcer　03.215

幽门螺杆菌相关性胃溃疡　Helicobacter pylori associated gastric ulcer　03.214

幽门前静脉　prepyloric vein　12.014

*幽门前区溃疡　prepyloric ulcer　03.201

幽门腺　pyloric gland　03.010

幽门腺腺瘤　pyloric gland adenoma　03.279

疣状胃炎　gastritis verrucosa　03.171

*游离胆汁酸　unconjugated bile acid　12.079

右肠系膜窦　right mesenteric sinus　10.007

右肝管　ductus hepaticus dexter　13.013

右结肠动脉　right colic artery　16.010

右结肠静脉　right colic vein　16.024

右曲动脉　right curved artery　16.011

幼年性息肉综合征　juvenile polyposis syndrome　04.206

淤胆型病毒性肝炎　cholestatic viral hepatitis　12.188

HCV与HIV重叠感染　HCV-HIV coinfection　12.247

原发性大网膜扭转　primary greater omental torsion　09.050

原发性大网膜妊娠　primary greater omental pregnancy　09.052

原发性大网膜炎　primary greater omentitis　09.038

原发性胆汁性胆管炎　primary biliary cholangitis, PBC　12.369

原发性腹膜炎　primary peritonitis　08.010

原发性腹膜肿瘤　primary peritoneal tumor　08.038

原发性肝癌　primary liver cancer　12.406

原发性肝淋巴瘤　primary lymphoma of liver　12.424

原发性肝肉瘤　primary sarcoma of liver　12.415

原发性急性肠系膜静脉血栓　primary acute mesenteric venous thrombosis　16.039

原发性溃疡型十二指肠腺癌　ulcerative-type of primary duodenal adenocarcinoma　03.443

原发性慢性阑尾炎　primary chronic appendicitis　05.046

原发性弥漫型十二指肠腺癌　diffuse-type of primary duodenal adenocarcinoma　03.446

原发性十二指肠肠套叠　primary duodenal intussusception　03.471

原发性十二指肠结核　primary duodenal tuberculosis　03.381

原发性十二指肠淋巴瘤　primary duodenal lymphoma　03.456

原发性十二指肠憩室　primary duodenal diverticulum　03.493

原发性十二指肠腺癌　primary duodenal adenocarcinoma　03.442

原发性缩窄型十二指肠腺癌　constrictive-type of primary duodenal adenocarcinoma　03.445

原发性胃淋巴瘤　primary gastric lymphoma　03.294

原发性息肉型十二指肠腺癌　polypous-type of primary duodenal adenocarcinoma　03.444

原发性小肠恶性肿瘤　primary malignant tumor of small intestine　04.222

原发性小肠溃疡　primary ulcer of small intestine　04.137

原发性硬化性胆管炎　primary sclerosing cholangitis, PSC　12.370

原发性胰腺淋巴瘤　primary pancreatic lymphoma　14.171

原位食管癌　esophageal carcinoma in situ　02.132

远端胆管癌　distal cholangiocarcinoma　13.166

远端收缩积分　distal contraction integral, DCI　17.074

远端延迟期　distal latency, DL　17.077

约翰松-布利泽德综合征　Johanson-Blizzard syndrome　14.131

Z

HBV再激活 hepatitis B virus reactivation 12.218

脏腹膜 visceral peritoneum 08.003

早饱 early satiety 01.089

早期肝衰竭 early stage liver failure 12.267

早期结直肠癌 early stage of colorectal carcinoma 06.043

早期联合免疫抑制 early combined immunosuppression, ECI 15.114

早期食管癌 early esophageal cancer 02.131

早期胃癌 early gastric cancer 03.243

早熟收缩 premature contraction 17.081

造血干细胞移植 hemapoietic stem cell transplantation 15.101

增生性胆囊病 hyperplastic cholecystopathy 13.089

增生性食管息肉 hyperplastic esophageal polyp 02.098

*增生性息肉病综合征 hyperplastic polyposis syndrome 06.021

粘连性肠梗阻 adhesive ileus 06.068

粘连性小肠梗阻 adhesive small intestinal obstruction 04.118

胀气 flatulence 01.090

蔗糖酶 sucrase 14.046

蔗糖-异麦芽糖吸收不良 sucrose-isomaltose malabsorption 04.112

真菌性腹膜炎 fungal peritonitis 08.015

真菌性食管炎 fungal esophagitis 02.061

振水音 succussion splash 01.177

整合松弛压 integrated relaxation pressure, IRP 17.075

正电子发射体层成像 positron emission tomography, PET 01.206

正念减压疗法 mindfulness-based stress reduction 17.147

症状敏感指数 symptom sensitivity index, SSI 17.116

症状相关可能性 symptom association probability, SAP 17.117

症状指数 symptom index, SI 17.115

支气管旁食管憩室 peribronchial esophageal diverticulum 02.173

芝加哥分类 Chicago classification 17.072

脂蛋白 lipoprotein 12.088

脂肪餐 fatty meal 01.043

*脂肪肝 fatty liver disease 12.331

脂肪酶 lipase 01.193

脂肪酶缺乏症 lipase deficiency 14.179

脂肪酸合成 fatty acid synthesis 12.095

脂肪酸β氧化 β oxidation of fatty acid 12.096

脂肪吸收试验 fat absorption test 04.090

脂肪泻 steatorrhea 01.124

脂肪性肝病 fatty liver disease 12.331

脂肪性肝肉芽肿 hepatic lipogranuloma 12.460

脂肪胰 pancreatic steatosis 14.142

直肠 rectum 06.010

直肠闭锁 rectal atresia 07.051

直肠低敏感 rectal hyposensitivity 17.098

直肠蜂窝织炎 rectal cellulitis 06.133

直肠感觉测试 rectal sensory test 17.090

直肠肛管抑制反射 rectoanal inhibition reflex, RAIR 17.089

直肠高敏感 rectal hypersensitivity 17.097

直肠后间隙 retrorectal space 07.029

直肠疖 rectal furuncle 06.130

直肠镜 rectoscope 07.041

直肠黏膜脱垂 prolapse of rectal mucosa 06.095

直肠黏膜下静脉丛 rectal submucosal venous plexus 07.032

直肠尿道瘘 rectourethral fistula 07.049

直肠脓肿 rectal abscess 06.129

直肠旁脓肿 pararectal abscess 06.131

直肠膀胱瘘 rectovesical fistula 06.092

直肠膨出 rectocele 07.081

直肠前庭瘘 rectovestibular fistula 07.053

直肠上动脉 superior rectal artery 16.016

直肠上静脉 superior rectal vein 16.033

直肠上静脉丛 superior rectal venous plexus 07.033

直肠赦免 rectal sparing 15.007

直肠脱垂 rectal prolapse 07.080

直肠外膜静脉丛 rectal adventitial venous plexus 07.035

直肠狭窄 rectal stenosis 07.052

直肠下动脉 inferior rectal artery 16.017

直肠下静脉 inferior rectal vein 16.034

直肠下静脉丛 inferior rectal venous plexus 07.034

直肠阴道瘘 rectovaginal fistula 06.091

直肠周围脓肿　perirectal abscess　06.132

*直肠柱　rectal column　07.004

*直接胆红素　direct bilirubin，DBil　12.064

直接抗病毒药物　direct-acting antiviral agent，DAA　12.242

直流电刺激疗法　direct current stimulation therapy　17.144

质子泵抑制剂　proton pump inhibitor　03.151

质子泵抑制剂试验　proton pump inhibitor test　02.028

致命性药物性肝损伤　fatal drug-induced liver injury　12.360

致失能克罗恩病　disabling Chron disease　15.113

痔　hemorrhoid　07.058

*痔上动脉　superior hemorrhoidal artery　16.016

*痔下动脉　inferior hemorrhoidal artery　16.017

中肠旋转不良　midgut malrotation　03.365

中度克罗恩病　moderate Crohn disease　15.071

中度溃疡性结肠炎　moderate ulcerative colitis　15.060

中度食管静脉曲张　esophageal varix grade 2　12.120

中度药物性肝损伤　moderate drug-induced liver injury　12.358

中度重症急性胰腺炎　moderate severe acute pancreatitis　14.094

*中弓韧带综合征　median arcuate ligament syndrome　16.044

中结肠动脉　middle colic artery　16.012

中结肠静脉　middle colic vein　16.025

中期肝衰竭　middle stage liver failure　12.268

中枢相关腹痛综合征　centrally mediated abdominal pain syndrome，CAPS　17.195

中枢相关胃肠疼痛病　centrally mediated disorder of gastrointestinal pain　17.194

中枢性呕吐　central vomiting　01.053

中央静脉　central vein　12.016

终末期肝病模型评分　model for end-stage liver disease score，MELD score　12.151

中毒性肝病　toxic liver disease　12.361

中毒性巨结肠　toxic megacolon　06.102

中毒性胃炎　toxic gastritis　03.195

*中毒性小肠炎　toxic enteritis　04.145

重度克罗恩病　severe Crohn disease　15.072

重度溃疡性结肠炎　severe ulcerative colitis　15.061

重度食管静脉曲张　esophageal varix grade 3　12.121

重度药物性肝损伤　severe drug-induced liver injury　12.359

重型病毒性肝炎　severe viral hepatitis　12.184

重症急性胰腺炎　severe acute pancreatitis　14.095

舟状腹　scaphoid abdomen　01.149

12周持续病毒学应答　sustained virologic response at 12 weeks，SVR 12　12.243

周期性呕吐　periodic vomiting　01.057

周期性呕吐综合征　cyclic vomiting syndrome，CVS　17.178

主细胞　chief cell　03.005

主胰管　main pancreatic duct　14.008

*转氨酶　transaminase　12.083

*转化酶　invertase　14.046

转流性结直肠炎　diversion coloproctitis　06.118

转铁蛋白　transferrin　12.058

转铁蛋白饱和度　transferrin saturation　12.139

*转移性腹膜肿瘤　metastatic peritoneal tumor　08.051

转移性肝癌　metastatic liver cancer　12.425

*转移性十二指肠癌　metastatic duodenal carcinoma　03.449

转移性小肠恶性肿瘤　metastatic malignant tumor of small intestine　04.225

转移性右下腹痛　metastatic right lower abdominal pain　01.097

紫癜性肝病　peliosis hepatis　12.330

自动低流量腹水引流泵　automated low-flow ascites pump　12.161

自发性孤立性肠系膜上动脉夹层　spontaneous isolated superior mesenteric artery dissection，SISMAD　10.105

自发性十二指肠肾瘘　spontaneous reno-duodenal fistula　03.490

自发性胃破裂　spontaneous gastric rupture　03.348

自发性细菌性腹膜炎　spontaneous bacterial peritonitis，SBP　12.301

自发性血管源性大网膜血肿　spontaneous vasogenic greater omental hematoma　09.043

自身抗体阴性的自身免疫性肝炎　autoantibody-negative autoimmune hepatitis　12.368

自身免疫相关性溃疡　autoimmune associated ulcer　03.223

自身免疫性肝病　autoimmune liver disease，AILD　12.364

自身免疫性肝炎　autoimmune hepatitis，AIH　12.365

自身免疫性肝炎1型　autoimmune hepatitis type 1，

（R-9865.01）

ISBN 978-7-03-073448-8

定价：198.00元